2020 Japan College of Rheumatology Clinical Practice Guidelines
for the Management of Rheumatoid Arthritis

関節リウマチ
診療ガイドライン
2020

編集　一般社団法人日本リウマチ学会

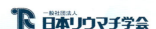

本診療ガイドラインのクイックリファレンス

1 関節リウマチ診療ガイドライン作成の背景と目的

わが国の関節リウマチ患者数は約83万人と推定され，その診療には全国のリウマチ専門医を中心に多くの医療従事者が関与しています．日本の関節リウマチ患者さんが，全国のどこででも同様な治療を受けられるようにするためには，これまでわかっている医学的な事実（エビデンス）に基づく標準的な治療方針を記した診療ガイドラインが必要とされています．

「関節リウマチ診療ガイドライン」は2014年に旧版が作成されてから6年以上が経過しました．この間に関節リウマチに対する新しい治療薬が開発され，医療を取り巻く環境も大きく変化してきたことから，診療ガイドラインの改訂が必要であると考えられました．そこで厚生労働省が中心となり，日本リウマチ学会と協力して「関節リウマチ診療ガイドライン」を改訂することとなりました．

本診療ガイドラインは，日本における関節リウマチの診療レベルを標準化し，関節リウマチ患者さんが適切な治療を受け，病気の活動性をコントロールすることにより，長期的な生活の質を最大限まで改善し，様々なライフイベントに対応したきめ細やかな支援を可能にすることを目的として作成されました．

2 本診療ガイドラインの使い方

臨床現場における治療の意思決定の際に，本書を判断材料の1つとして役立てるために，正しく使用していただきたいと思います．

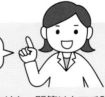

実際に使用される前に，下記の注意点をご確認ください

- 本診療ガイドラインは関節リウマチ専門医をおもな利用者と想定していますが，関節リウマチ診療にかかわる医療従事者や患者さんとそのご家族の方も利用できます
- 患者さん向けの資料として「クイックリファレンス」を設けました．しかし，これ以外の部分につきましては，医療従事者以外の方にはわかりにくい内容が多く含まれることを，どうかご理解ください．
- 本診療ガイドラインの推奨は，成人の関節リウマチが対象です．推奨された治療を行う前に，治療対象となる患者さんの診断名が関節リウマチであることを確認して下さい．なお，小児については関節リウマチに病態が近い関節型若年性特発性関節炎（juvenile idiopathic arthritis：JIA）を対象に「成人移行期」として別章を設けて，Q&A形式で解説をしています（「第4章6．関節型若年性特発性関節炎の成人移行期診療」，p.204）．
- 診療ガイドラインは実際の治療を束縛するものではありません．関節リウマチ診療に精通した専門医や治療経験豊富な医師は，診療ガイドラインの推奨とは異なる治療を行うことがあります．また，本診療ガイドラインで示されるのは一般的な治療方法であるため，必ずしも個々の患者さんの治療に当てはまるとは限りません．臨床現場においての最終的な判断は，主治医と患者さんが協働して行うものであることをご理解ください．
- 関節リウマチ診療の経験や推奨される薬剤の使用経験が少ない医師は，それらの経験が豊富な医師に可能であれば相談して下さい．
- 今後，研究の発展や医療環境の整備とともに治療法が変化・進歩する可能性があり，本診療ガイドラインもこれらに応じて定期的に改訂される予定です．
- 本診療ガイドラインは臨床現場で関節リウマチ診療にかかわる医療従事者や患者さんが，適切な判断や決断を下せるように支援する目的で作成されました．医事紛争や医療裁判の資料としての利用は，その目的から逸脱しているので用いないでください．

3 クリニカルクエスチョンと推奨

　診療の現場において意見が分かれる，あるいは判断に迷う問題点についてその構成要素を明確にして疑問文で表したものがクリニカルクエスチョン（CQ）であり，CQに対する回答が推奨です．関節リウマチの専門家，診療ガイドラインの専門家，患者さんの代表（日本リウマチ友の会）が参加して推奨を検討するための会議（パネル会議）を開催し，「エビデンスの確実性」，「患者さんの価値観と意向」，「利益と害のバランス」，「コスト（医療費と医療資源）」の4つの要因を総合的に検討し，推奨を作成しました．推奨の作成過程は「第2章 2. 推奨の作成手順」（p.11）を，その読み方については本ページ下部の「推奨を読み解くポイント」および「4. 推奨と解説の読み方」（p.iv）を参照してください．

推奨を読み解くポイントです

① 推奨にはどのような種類がありますか？

　推奨は強さ（強い推奨，弱い推奨）と方向（推奨する，推奨しない）で，4段階に分かれます．すなわち，「〜することを推奨する」（強い推奨），「〜することを推奨する（条件付き）」（弱い推奨），「〜しないことを推奨する（条件付き）」（弱い推奨），「〜しないことを推奨する」（強い推奨）となります．

　なお，前述のように，必ずしもすべてが個々の患者さんの治療にあてはまるとは限りません．患者さんにとっての強い推奨とは，説明を受けたほとんどの患者さんがその内容を選択する推奨であり，弱い推奨とは，説明を受けた患者さんの価値観や意向によりその内容を選択するかどうかが変わる推奨を意味します．

② 「エビデンスの確実性」とは何ですか？

　重大な治療結果（アウトカム）（例：臨床的寛解の達成割合，人工関節再置換術の頻度など）（「第2章 1. 2) アウトカムの重要性に関する合意形成」，p.8 参照）に関する研究結果をまとめた内容の「確からしさ」のことです．複数の要因をもとに判定し，「高」「中」「低」「非常に低」の4段階に分かれています．治療Aについての「エビデンスの確実性」とは，治療Aの真の効果（どの程度有効か，安全か）とエビデンス（＝研究論文の中で示された結果）から推定した治療Aの効果の方向と大きさが同程度かどうかについての「確からしさ」を意味します．エビデンスの確実性が高いほど，研究論文で示された治療Aの効果が，真の効果を表している可能性が高いと考えられます．逆にエビデンスの確実性が低いと，研究論文で示された治療Aの効果が真の効果とは異なる可能性が高いと考えられます．

③ 「推奨の強さ」と「エビデンスの確実性」の関係は？

　「推奨の強さ」は，クリニカルクエスチョンと推奨の項で前述した4つの要因（「エビデンスの確実性」，「患者さんの価値観と意向」，「利益と害のバランス」，「コスト（医療費と医療資源）」）で決まります．「エビデンスの確実性」は推奨の強さを決める1つの要因ですが，「エビデンスの確実性」のみで推奨の強さが決まるわけではありません．しかしエビデンスの確実性が非常に低い場合には，一般的に弱い推奨になります．

4 推奨と解説の読み方

　ここでは,「推奨」に書かれた内容および「解説文」の読み方について解説します.

1. 推奨
CQ（クリニカルクエスチョン）ごとの推奨文が記載されています

2. 推奨の強さ
推奨の強さが2段階で示されています（「3. クリニカルクエスチョンと推奨」〔p.iii〕を参照）

3. エビデンスの確実性
「高」「中」「低」「非常に低」の4段階で示されています

5. CQ
今回取り上げた関節リウマチ治療上の疑問点です

6. サマリー
本推奨の要約です

7. 注記
本推奨の注意点や付け加えて説明すべき点が記載されてます

8. 推奨の背景
本CQが取り上げられた理由やその背景を記載しています

9. エビデンスの要約
推奨の根拠として採用されたエビデンス（研究論文の結果）の要約です

4. 同意度
パネル会議で診療ガイドライン作成委員が,9点満点で投票した推奨に対する同意度の平均点です

10. エビデンスの確実性
重大な治療結果（アウトカム）（例：臨床的寛解の達成割合,人工関節再置換術の頻度など）ごとのエビデンスの確実性と,それらをまとめたエビデンスの確実性を評価しています

第3章 クリニカルクエスチョンと推奨

推奨 1   MTX 1

推奨文

疾患活動性を有する RA 患者に MTX 投与を推奨する

推奨の強さ **強い**　エビデンスの確実性 **低**　パネルメンバーの同意度 **8.78**

CQ1

疾患活動性を有する RA 患者に MTX 投与は有用か？

サマリー	疾患活動性を有する RA 患者に MTX 投与は,疾患活動性の改善効果と骨びらん進行の抑制効果が期待で〔…〕る.
注記	MTX は,RA 薬物治療の基本的な薬剤であり,副作用に注意すべきであるが,csDMARD としての総体〔…〕な有用性は高い.

1）推奨の背景

　メトトレキサート（MTX）は,葉酸を核酸合成に必要な活性型薬剤に還元させる酵素 dihydrofolate reductase の働きを阻止し,ピリミジル酸合成およびプリン合成系を阻害して,抗免疫・抗〔…〕症作用を発揮する薬剤である（参考文献 1）.疾患活動性を〔有す〕る関節リウマチ（RA）患者の治療において,MTX は中心〔的〕な存在を占めており,特に欧米では MTX はアンカードラッ〔グ〕とよばれ,第一選択薬として使用されている.活動性を有す〔る〕RA 患者に対する MTX の有用性を確認し,利益と害のバラ〔ン〕ス,患者の価値観や意向を考慮し推奨の強さを決定すること〔の〕重要性は高い.

2）エビデンスの要約

　201〔4〕年から 2018 年まで,PubMed,Cochrane Central Register of C〔on〕trolled Trials,医学中央雑誌で報告された MTX の有用性を〔検討〕した論文を抽出した.2014 年以降の報告について追加検〔索〕したが MTX とプラセボを比較する研究はみられなかったた〔め〕,2014 年の Cochrane systematic review で,RA 患者を対象と〔した〕MTX 単剤とプラセボを比較した計 6 件のランダム化比較試〔験〕（RCT）（n＝732）がエビデンスの解析に選ばれた.MTX 以〔外〕の従来型抗リウマチ薬（csDMARD）（金製剤,ペニシラミン,〔ア〕ザチオプリン,抗マラリア薬）不応性の RA 患者において,〔プ〕ラセボ群に比し,MTX 投与群は統計的に有意な有効性が観〔察〕された.1999 年の Strand らによる RCT では投与 52 週時点の〔A〕CR50 が評価され,有効性において統計的な有意差が示されて〔（絶〕対値 3.03,95%CI〔1.53,5.98〕）（採用論文 1）.プラセボ〔群で〕MTX 投与群は 15%多く ACR50 を達成している（絶〔対値〕％,95%CI〔8,23〕）.その他の重要なアウトカム

である身体障害指標の HAQ や関節破壊進行の指標である mTSS においても MTX の有効性が示されている（HAQ：MD＝ −0.30,95%CI〔−0.42,−0.18〕,mTSS：MD＝−1.28,95%CI〔−2.30,−0.26〕）（採用論文 1）.

　一方で,投与 12～52 週で MTX 投与群では 16%,プラセボ群では 8%と両群比較し約 2 倍の患者が副作用により治療を継続することができず（RR＝2.06,95%CI〔1.30,3.25〕）,副作用発症も 12 週時点で MTX 投与群では 45%,プラセボ群では 15%と有意差をもって多く観察された.ただし,27～52 週における重篤な副作用の発症は MTX 投与群で 3%,プラセボ群で 2%と差は示さなかった（RR＝1.44,95%CI〔0.36,5.74〕）（採用論文 1,6）.対象はすべて MTX 以外の csDMARD 不応例であり,かつ罹患歴も 10 年前後と長い難治例であるが,短期使用（12～52 週）においてはプラセボ群に比べ MTX 群では有意な効果をもたらすことが示されている.

3）エビデンスの確実性

　本 CQ で検討したアウトカムは,いずれも RCT に基づいており,ACR50 達成割合と副作用による中止〔の〕アウトカムでは総サンプル数およびイベント発生の総数が少な〔く,〕また HAQ と mTSS のアウトカムでは総サンプル数が少な〔く,〕「不精確さ」に深刻な限界があると判断された.また重〔大なアウトカムに〕おいては RR の 95%CI の下限と上限がそれ〔ぞれ〕みなされる基準 RR＜0.75 と「相当な害〔と〕＞1.25 の双方を含んでいるため「不精確〔さ」に深刻な限〕界があると判断された.「バイアスのリ〔スク」「非直〕接性」など他の項目では問題は認めら〔れなかったこ〕とから,ACR50 達成割合,HAQ,mTSS〔および副作用の〕アウトカムのエビデンスの確実性は「中〔…〕

iv

Quick Reference

11. 利益と害のバランスの評価
取り上げた治療の望ましい点と望ましくない点を考慮し，有用性を評価しています

12. 患者の価値観・意向
取り上げた治療に対する患者さんの評価をアンケート結果などから検討しています

13. コスト
取り上げた治療のコストやその医療経済的評価，医療資源の必要性などを記載しています

14. パネル会議での意見
エビデンスの確実性，患者の価値観や意向，利益と害のバランス，コストなどを踏まえて診療ガイドライン作成委員のパネル会議で出された意見，海外のガイドラインでの評価，最終的に推奨の方向と強さを決定した経緯などを記載しています

15. 採用論文リスト
この推奨を作成するために使用した研究論文の一覧です

---

2. クリニカルクエスチ...

...と評価した．

重大なアウトカムの RR の点推定値は ACR50 達成割合，HAQ，mTSS では同じ方向を向いていたが，重篤な副作用や副作用による中止は逆の方向を向いていたことから，アウトカム全般にわたる全体的なエビデンスの確実性は最も低いグレードである「低」とした．

4）推奨の強さ決定の理由

① 利益と害のバランスの評価

MTX 投与によって，RA の疾患活動性を抑制する効果は示されており，利益の効果の確実性は高い．一方で感染症，口内炎，...害，肝酵素上昇などの副作用の頻度についてインタ...ォームでは頻度不明とされているが，エビデンスの要...たとおり重篤な副作用発現割合はプラセボと比較し有...されなかった．よって，総合的に MTX の投与による...効果は望ましくない効果を上回ると考えられるが，副...重なモニタリングと適切な患者選択を行うことを前提...とする．

② 患者の価値観・意向

患者アンケート（第4章2）の結果では，MTX の効果を「良い点のほうが多い」との回答は 50.3%（531 人）で，一方「悪い点のほうが多い」との回答は 11.0%（116 人）であった．良かったか悪かったか「どちらでもない」との回答が 36.5%（385人）であった．半数以上の患者に有効性を感じられている一方で，一部の患者では有効性を感じていない結果であった．

③ コスト

MTX 2mg の薬価は 210.10 円/カプセル（2020 年 8 月現在）であり，最大量の 16mg/週を内服した場合，年間 87,360 円（52 週計算）となる．MTX 以外の csDMARD の年間薬価は 34,625 円（サラゾスルファピリジン）から 673,327 円（タクロリムス）と幅広いが，MTX はこれらの中では比較的安価な部類に該当す...，先行バイオ医薬品の年間薬価 844,610 円（トシリズ...注製剤シリンジ：162mg/2 週）～1,637,376 円（アダリ...下注製剤シリンジ：40mg/2 週）や JAK 阻害薬の年間

薬価 1,851,631 円（ペフィシチニブ：150mg/日）～1...（トファシチニブ：10mg/日）と比較すると安価であ...イオ後続品の年間薬価は，最安値で 873,392 円（エ...ト BS シリンジ：50mg/週）となり，これと比較して...る．

④ パネル会議での意見

パネル会議において，MTX 投与の RA 治療での有...され，8.78 という高い同意度が得られた．利益と害の...患者アンケート，コストを総合的に判断し，推奨の...の 2014 年のガイドラインと同様に「強い」となった．EULAR リコメンデーション 2019，ACR ガイドライン 2015 でも MTX が使用できる患者では第一選択として MTX を使用することを推奨すると述べており，今回の結果と一致する．MTX は本診療ガイドラインにおいても，治療アルゴリズムの基本的な薬剤として位置づけされており，その有用性の評価に変化はない．

5）採用論文リスト

1) Strand V, et al：Arch Intern Med ...9：159：2542-2550.
2) Pinheiro GR, et al：Rev Assoc Med ...1992），1993：39：91-94.
3) Weinblatt M, et al：N Engl J Med 1985：312...
4) Furst D, et al：J Rheumatol 1989：16：313-320.
5) Williams H, et al：Arthritis Rheum 1985：28：721-...
6) Andersen P, et al：Ann Intern Med 1985：103：489...

6）推奨作成関連資料一覧（推奨作成関連資...）

資料A CQ1 文献検索式
資料B CQ1 文献検索フローチャート
資料C CQ1 エビデンスプロファイル
資料D CQ1 フォレストプロット

■参考文献

1) Cronstein BN, et al：Nat Rev Rheumatol 2020：16：145-154.

5 CQ と推奨一覧

通し推奨番号	推奨	CQ	推奨文	推奨の強さ	エビデンスの確実性	同意度【9点満点】
1	MTX 1	疾患活動性を有する RA 患者に MTX 投与は有用か？	疾患活動性を有する RA 患者に MTX 投与を推奨する.	強い	低 ⊕⊕○○	8.78
2	MTX 2	MTX 使用 RA 患者に葉酸または活性型葉酸の投与は有用か？	MTX 使用 RA 患者に葉酸の投与を推奨する.	強い	低 ⊕⊕○○	8.59
3	MTX 3	MTX で効果不十分な RA 患者に，MTX と csDMARD の併用療法は MTX 単独療法に比して有用か？	MTX で効果不十分な RA 患者に，MTX と csDMARD の併用療法を推奨する（条件付き）.	弱い	非常に低 ⊕○○○	7.76
4	csDMARD 1	疾患活動性を有する RA 患者に，MTX 以外の csDMARD は有用か？	MTX が使えないまたは効果不十分の RA 患者に，MTX 以外の csDMARD の使用を推奨する（条件付き）.	弱い	低 ⊕⊕○○	8.00
5	csDMARD 2	bDMARD または JAK 阻害薬と csDMARD 併用で寛解または低疾患活動性を維持している RA 患者に，csDMARD の減量は可能か？	bDMARD または JAK 阻害薬と csDMARD 併用で寛解または低疾患活動性を維持している RA 患者に，csDMARD の減量を推奨する（条件付き）.	弱い	非常に低 ⊕○○○	7.18
6	NSAID	RA 患者に NSAID 投与は有用か？	RA 患者に疼痛軽減目的で NSAID 使用を推奨する（条件付き）.	弱い	低 ⊕⊕○○	7.78
7	ステロイド	疾患活動性を有する RA 患者に副腎皮質ステロイド投与は有用か？	疾患活動性を有する早期 RA 患者に，csDMARD に短期間の副腎皮質ステロイド投与の併用を推奨する（条件付き）.	弱い	非常に低 ⊕○○○	7.39
8	bDMARD 1	csDMARD で効果不十分で中等度以上の疾患活動性を有する RA 患者に，TNF 阻害薬 の併用は有用か？	csDMARD で効果不十分で中等度以上の疾患活動性を有する RA 患者に，TNF 阻害薬の併用を推奨する.	強い	高 ⊕⊕⊕⊕	8.67
9	bDMARD 2	csDMARD で効果不十分で中等度以上の疾患活動性を有する RA 患者に，非 TNF 阻害薬 の併用は有用か？	csDMARD で効果不十分で中等度以上の疾患活動性を有する RA 患者に，非 TNF 阻害薬の併用を推奨する.	強い	低 ⊕⊕○○	8.82
10	bDMARD 3	MTX が使えないまたは MTX を含む csDMARD で効果不十分の中等度以上の疾患活動性を有する RA 患者に，TNF 阻害薬の単剤療法は有用か？	MTX が使えないまたは MTX を含む csDMARD で効果不十分の中等度以上の疾患活動性を有する RA 患者に，TNF 阻害薬単剤投与を推奨する（条件付き）.	弱い	非常に低 ⊕○○○	7.61

通し推奨番号	推奨	CQ	推奨文	推奨の強さ	エビデンスの確実性	同意度【9点満点】
11	bDMARD 4	MTX が使えないまたは MTX を含む csDMARD で効果不十分の中等度以上の疾患活動性を有する RA 患者に，非 TNF 阻害薬の単剤療法は有用か？	MTX が使えないまたは MTX を含む csDMARD で効果不十分の中等度以上の疾患活動性を有する RA 患者に，非 TNF 阻害薬単剤投与を推奨する（条件付き）．	弱い	低 ⊕⊕○○	8.24
12	bDMARD 5	MTX で効果不十分，かつ，中等度以上の疾患活動性を有する RA 患者に，MTX に追加して bDMARD を併用する場合，非 TNF 阻害薬（IL-6 阻害薬，T 細胞選択的共刺激調節薬）は，TNF 阻害薬と比べ有用か？	MTX で効果不十分，かつ，中等度以上の疾患活動性を有する RA 患者に，MTX に追加して bDMARD を併用する場合，非 TNF 阻害薬（T 細胞選択的共刺激調節薬）と TNF 阻害薬を同等に推奨する．	強い	高 ⊕⊕⊕⊕	8.19
13	bDMARD 6	MTX が使えないまたは効果不十分，かつ，中等度以上の疾患活動性を有する RA 患者に，MTX を併用せずに bDMARD を投与する場合，非 TNF 阻害薬（IL-6 阻害薬，T 細胞選択的共刺激調節薬）は，TNF 阻害薬 と比べ有用か？	MTX が使えないまたは効果不十分，かつ，中等度以上の疾患活動性を有する RA 患者に，MTX を併用せずに bDMARD を投与する場合，TNF 阻害薬よりも非 TNF 阻害薬（IL-6 阻害薬）を推奨する．	強い	中 ⊕⊕⊕○	7.94
14	bDMARD 7	TNF 阻害薬が効果不十分で中等度以上の疾患活動性を有する RA 患者に，非 TNF 阻害薬への切替えは，他の TNF 阻害薬への切替えと比べ有用か？	TNF 阻害薬が効果不十分で中等度以上の疾患活動性を有する RA 患者に，他の TNF 阻害薬よりも非 TNF 阻害薬への切替えを推奨する（条件付き）．	弱い	非常に低 ⊕○○○	7.82
15	bDMARD 8	TNF 阻害薬で寛解または低疾患活動性を維持している RA 患者に，TNF 阻害薬の減量は可能か？	TNF 阻害薬で寛解を維持している RA 患者に，TNF 阻害薬の減量を推奨する（条件付き）．	弱い	非常に低 ⊕○○○	7.33
16	bDMARD 9	IL-6 阻害薬で寛解または低疾患活動性を維持している RA 患者に，IL-6 阻害薬の減量は可能か？	IL-6 阻害薬で寛解または低疾患活動性を維持している RA 患者に，IL-6 阻害薬の減量を推奨する（条件付き）．	弱い	非常に低 ⊕○○○	7.29
17	bDMARD 10	T 細胞選択的共刺激調節薬で寛解または低疾患活動性を維持している RA 患者に，T 細胞選択的共刺激調節薬の減量は可能か？	T 細胞選択的共刺激調節薬で寛解または低疾患活動性を維持している RA 患者に，T 細胞選択的共刺激調節薬の減量を推奨する（条件付き）．	弱い	非常に低 ⊕○○○	7.29

通し推奨番号	推奨	CQ	推奨文	推奨の強さ	エビデンスの確実性	同意度【9点満点】
18	JAKi 1	MTX で効果不十分な RA 患者に，JAK 阻害薬単剤投与は有用か？	MTX で効果不十分な RA 患者に，JAK 阻害薬単剤投与を推奨する（条件付き）．使用にあたっては，長期安全性が十分に確立されていないことを考慮する．	弱い	中 ⊕⊕⊕◯	8.06
19	JAKi 2	MTX で効果不十分な RA 患者に，JAK 阻害薬と MTX の併用投与は有用か？	MTX で効果不十分な RA 患者に，JAK 阻害薬と MTX の併用投与を推奨する（条件付き）．JAK 阻害薬の使用にあたっては，長期安全性が十分に確立されていないことを考慮する．	弱い	中 ⊕⊕⊕◯	8.24
20	JAKi 3	MTX で効果不十分な RA 患者に，JAK 阻害薬と MTX の併用投与は，TNF 阻害薬と MTX の併用投与に比して有用か？	MTX で効果不十分な RA 患者に，JAK 阻害薬と MTX の併用投与と，TNF 阻害薬と MTX の併用投与をともに推奨する（条件付き）．JAK 阻害薬の使用にあたっては，長期安全性が十分に確立されていないことを考慮する．	弱い	中 ⊕⊕⊕◯	7.82
21	JAKi 4	bDMARD で効果不十分な RA 患者に，JAK 阻害薬と MTX の併用投与は有用か？	bDMARD で効果不十分な RA 患者に，JAK 阻害薬と MTX の併用投与を推奨する（条件付き）．JAK 阻害薬の使用にあたっては，長期安全性が十分確立されていないことを考慮する．	弱い	中 ⊕⊕⊕◯	8.12
22	JAKi 5	JAK 阻害薬で寛解または低疾患活動性を維持している RA 患者に JAK 阻害薬の減量は可能か？	JAK 阻害薬で寛解または低疾患活動性を維持している RA 患者に，JAK 阻害薬の減量を推奨する（条件付き）．	弱い	低 ⊕⊕◯◯	7.18
23	denosumab	疾患活動性を有する RA 患者に抗 RANKL 抗体投与は有用か？	骨びらんを伴い疾患活動性を有する RA 患者に，骨びらんの進行抑制目的に，DMARD への上乗せとして抗 RANKL 抗体の投与を推奨する（条件付き）．	弱い	高 ⊕⊕⊕⊕	6.88
24	バイオ後続品 1	RA に対し，バイオ後続品は先行バイオ医薬品と比して，同様に有用か？	既存治療で効果不十分の中または高疾患活動性を有する RA 患者に，先行バイオ医薬品と同様にバイオ後続品投与を推奨する．	強い	高 ⊕⊕⊕⊕	8.24
25	バイオ後続品 2	先行バイオ医薬品を使用中の RA 患者に，バイオ後続品への切替えは，切替えない場合と比して，同様に有用か？	先行バイオ医薬品を使用中の RA 患者において，バイオ後続品投与への切替えを推奨する（条件付き）．	弱い	非常に低 ⊕◯◯◯	7.59

通し推奨番号	推奨	CQ	推奨文	推奨の強さ	エビデンスの確実性	同意度【9点満点】
26	合併症1	呼吸器合併症，特に間質性肺疾患を有するRA患者にDMARDの投与は安全か？	間質性肺疾患を合併しているRA患者では，間質性肺疾患の急性増悪に注意したうえで，DMARDの投与を推奨する（条件付き）．	弱い	非常に低 ⊕◯◯◯	8.06
27	合併症2	循環器合併症，特に心不全，心血管疾患（冠動脈疾患，脳血管疾患，末梢血管疾患）を有するRA患者にDMARDの投与は安全か？	重症心不全を有するRA患者では，TNF阻害薬を投与しないことを推奨する（条件付き）．	弱い	非常に低 ⊕◯◯◯	8.12
28	合併症3	中等度以上の腎機能障害を有するRA患者にDMARDの投与は安全か？	中等度以上の腎機能障害を有するRA患者では，安全性を慎重に検討し，適切な用量のDMARDを用いることを推奨する．	強い	非常に低 ⊕◯◯◯	8.17
29	合併症4	B型肝炎ウイルス感染RA患者にDMARDの投与は安全か？	HBs抗原陽性のRA患者では，肝臓専門医と連携することを推奨する．HBs抗原陰性のRA患者では，HBV感染を定期的に観察したうえで，通常の治療戦略に沿いRAを治療することを推奨する．	強い	非常に低 ⊕◯◯◯	8.17
30	合併症5	C型肝炎ウイルス感染RA患者にDMARDの投与は安全か？	HCV感染RA患者では，肝臓専門医と連携し，通常の治療戦略に沿いRAを治療することを推奨する．	強い	非常に低 ⊕◯◯◯	8.06
31	合併症6	HTLV-1陽性RA患者にDMARDの投与は安全か？	HTLV-1陽性RA患者では，経過を注意深く観察しながらDMARDを投与することを推奨する（条件付き）．	弱い	非常に低 ⊕◯◯◯	7.59
32	合併症7	悪性腫瘍の合併または既往のあるRA患者にDMARDの投与は安全か？	悪性腫瘍の合併または既往のあるRA患者では，悪性腫瘍を治療する主治医と連携し，十分な説明による患者の同意のうえ，bDMARDを使用することを推奨する（条件付き）．	弱い	非常に低 ⊕◯◯◯	7.50
33	合併症8	副腎皮質ステロイド，DMARD投与中のRA患者にワクチン接種は有効かつ安全か？	副腎皮質ステロイド，DMARD投与中のRA患者にインフルエンザワクチンおよび肺炎球菌ワクチンの接種を推奨し，生ワクチンは接種しないことを推奨する（条件付き）．	弱い	非常に低 ⊕◯◯◯	8.12
34	高齢者1	高齢RA患者にMTXは有用か？	RAと診断された高齢患者で予後不良因子を有する場合，安全性に十分配慮したうえで，MTXの使用を推奨する（条件付き）．	弱い	非常に低 ⊕◯◯◯	7.89

通し推奨番号	推奨	CQ	推奨文	推奨の強さ	エビデンスの確実性	同意度【9点満点】
35	高齢者 2	高齢 RA 患者に対して bDMARD，JAK 阻害薬の投与は有用か？	MTX を含めた csDMARD が十分量投与され効果不十分な高齢 RA 患者において，安全性に十分配慮したうえで，分子標的薬投与を推奨する（条件付き）．使用にあたっては，長期安全性の確立が不十分であることを考慮する．	弱い	非常に低 ⊕○○○	7.94
36	高齢者 3	高齢 RA 患者に副腎皮質ステロイドは有用か？	疾患活動性を有する高齢早期 RA 患者に，csDMARD と短期間の副腎皮質ステロイドの併用を推奨する（条件付き）．	弱い	非常に低 ⊕○○○	7.67
37	手術・リハビリテーション 1	整形外科手術の周術期に MTX の休薬は必要か？	整形外科手術の周術期には MTX を休薬しないことを推奨する（条件付き）．	弱い	非常に低 ⊕○○○	7.11
38	手術・リハビリテーション 2	整形外科手術の周術期に bDMARD の休薬は必要か？	整形外科手術の周術期には bDMARD の休薬を推奨する（条件付き）．	弱い	非常に低 ⊕○○○	8.35
39	手術・リハビリテーション 3	RA 治療において人工肘関節全置換術は有用か？	RA 患者の肘関節破壊を伴う機能障害に対して人工肘関節全置換術を推奨する（条件付き）．	弱い	非常に低 ⊕○○○	7.71
40	手術・リハビリテーション 4	RA 治療において手関節形成術（人工関節以外）は有用か？	RA 患者の手関節障害に対する橈骨手根関節の部分関節固定術および Sauvé-Kapandji 手術を推奨する（条件付き）．	弱い	非常に低 ⊕○○○	7.67
41	手術・リハビリテーション 5	RA 治療において人工指関節置換術は有用か？	RA 患者の MCP 関節障害に対してシリコンインプラントによる人工指関節置換術を推奨する（条件付き）．	弱い	非常に低 ⊕○○○	7.53
42	手術・リハビリテーション 6	RA 治療において人工肩関節全置換術は有用か？	RA 患者の肩関節破壊を伴う機能障害に対して人工肩関節全置換術を推奨する（条件付き）．	弱い	非常に低 ⊕○○○	7.56
43	手術・リハビリテーション 7	RA 患者の肩関節障害に対して人工肩関節全置換術は，上腕骨人工骨頭置換術よりも有用か？	RA 患者の肩関節障害に対して人工肩関節全置換術，上腕骨人工骨頭置換術をともに推奨する（条件付き）．	弱い	非常に低 ⊕○○○	7.40
44	手術・リハビリテーション 8	RA 治療において人工股関節全置換術は有用か？	RA 患者の股関節破壊を伴う機能障害に対して人工股関節全置換術を推奨する．	強い	非常に低 ⊕○○○	8.44
45	手術・リハビリテーション 9	RA 患者の股関節障害に対してセメントレス人工股関節全置換術は，セメント人工股関節全置換術と同等に有用か？	RA 患者の股関節障害に対してセメントおよびセメントレス人工股関節全置換術をともに推奨する（条件付き）．	弱い	非常に低 ⊕○○○	7.93
46	手術・リハビリテーション 10	RA 治療において人工膝関節全置換術は有用か？	RA 患者の膝関節破壊を伴う機能障害に対して人工膝関節全置換術を推奨する．	強い	非常に低 ⊕○○○	8.50

通し推奨番号	推奨	CQ	推奨文	推奨の強さ	エビデンスの確実性	同意度【9点満点】
47	手術・リハビリテーション11	RA 治療において人工足関節全置換術は足関節固定術より有用か？	RA 患者の足関節破壊を伴う機能障害に対して人工足関節全置換術，足関節固定術をともに推奨する（条件付き）．	弱い	非常に低 ⊕○○○	7.67
48	手術・リハビリテーション12	併存症を有する RA 患者に対して整形外科手術を行った場合，手術部位感染，創傷治癒遅延，死亡の発生が増えるか？	併存症を有する RA 患者に対して整形外科手術を行った場合，手術部位感染，創傷治癒遅延，死亡の発生が増える可能性があり，特に注意し観察・治療を行うことを推奨する．	強い	低 ⊕⊕○○	8.39
49	手術・リハビリテーション13	RA 治療において足趾形成術における関節温存手術は切除関節形成術よりも有用か？	RA 患者の足趾変形による機能障害に対して切除関節形成術，関節温存手術をともに推奨する（条件付き）．	弱い	非常に低 ⊕○○○	8.00
50	手術・リハビリテーション14	RA 患者の頚髄症に対し頚椎手術は有用か？	RA 患者の頚髄症に対して，神経症状が重症になる前に，また環軸椎不安定性が整復可能である間に頚椎手術を行うことを推奨する（条件付き）．	弱い	非常に低 ⊕○○○	8.06
51	手術・リハビリテーション15	将来の整形外科手術のリスク因子をもつ RA 患者に対して，薬物治療は整形外科手術の発生率を減少させるか？	将来の整形外科手術が必要になるリスクを低減するために，RA 患者に対する早期ないし有効性の高い薬物治療を行うことを推奨する（条件付き）．	弱い	非常に低 ⊕○○○	8.00
52	手術・リハビリテーション16	RA 患者に対する運動療法は，患者主観的評価を改善させる有用な治療か？	RA 患者に対する運動療法は，患者主観的評価を改善させるため，推奨する．	強い	中 ⊕⊕⊕○	8.50
53	手術・リハビリテーション17	RA 患者に対する作業療法は，患者主観的評価を改善させる有用な治療か？	RA 患者に対する作業療法は，患者主観的評価を改善させるため，推奨する．	強い	非常に低 ⊕○○○	8.50
54	手術・リハビリテーション18	RA 患者に対するステロイド関節内注射は，患者主観的評価を改善させる有用な治療か？	RA 患者に対するステロイド関節内注射は，患者主観的評価を改善させるため，推奨する（条件付き）．十分な薬物治療を継続することを前提とし，短期使用に限定する．	弱い	非常に低 ⊕○○○	7.94
55	手術・リハビリテーション19	RA 患者に対する関節手術は，患者主観的評価を改善する有用な治療か？	RA 患者に対する関節手術は，患者主観的評価を改善させるため，推奨する（条件付き）．慎重な身体機能評価により，適正なタイミングで行うことが望ましい．	弱い	非常に低 ⊕○○○	8.17

6 エビデンスプロファイルの読み方

エビデンスプロファイルは推奨を作成するのに重要な資料です．「重大」とされた個々のアウトカムにおける，エビデンスの確実性を評価するために，各研究論文の確実性を5つの要素（バイアスのリスク，非一貫性，非直接性，不精確さ，その他）で評価しています．

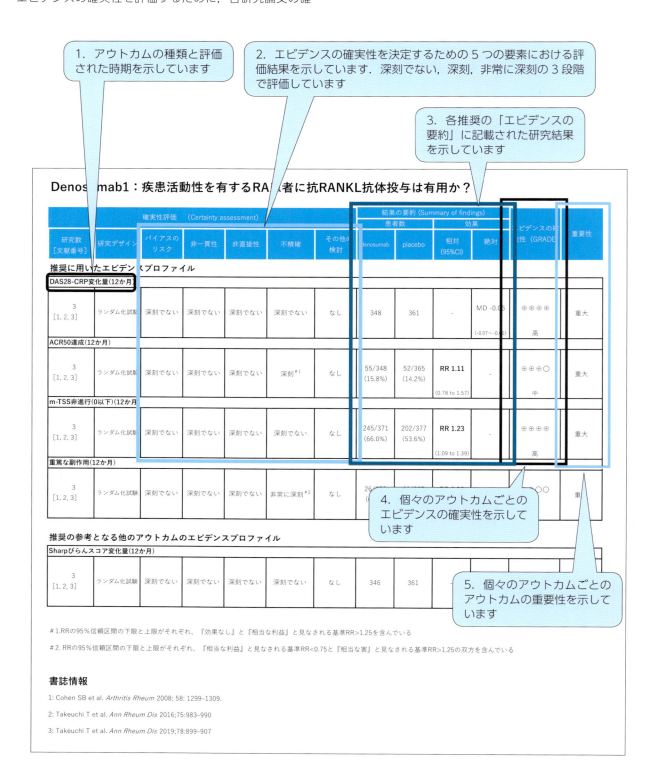

序　文

　関節リウマチの診療体系は，直近の 10 年間で劇的な変貌を遂げた．グローバルでは，分類基準，目標達成に向けた治療戦略，寛解基準，そして標準的治療推奨・指針などが新たに作成され，また定期的に改訂されてきた．わが国においても，世界的な流れと同様に，診療の標準化に向けた取り組みは行われ，日本ならではの薬剤や，日本人に特有の課題などに応えるべく「関節リウマチ診療ガイドライン」初版は，2014 年に刊行された．それから 7 年が経過し，この間膨大なエビデンスが収集された．それらの情報を満載した 2020 年版は，厚生労働省免疫・アレルギー疾患政策研究事業の一環として東京女子医科大学の針谷正祥教授の下，全国のエキスパートの力を結集して作成され，日本リウマチ学会・日本小児リウマチ学会・日本整形外科学会評議員のパブリックコメントを頂戴した．これを受けて，日本リウマチ学会は，この診療ガイドラインを学会ガイドラインとして承認させていただいた．学会を代表して，ここに針谷先生はじめ作成にご尽力された先生方に心より感謝を申し上げたい．

　皆様に本診療ガイドラインを広く臨床現場で活用していただき，関節リウマチ診療のさらなるレベルアップが図られることを祈念して，刊行の挨拶とさせていただきたい．

一般社団法人日本リウマチ学会理事長
慶應義塾大学医学部リウマチ・膠原病内科教授
竹内　勤

刊行によせて

　わが国の関節リウマチ診療に携わる医師および医療関係者の皆様に，「関節リウマチ診療ガイドライン 2020」を
お届けすることができ，大変うれしく思います．関節リウマチ診療はこの 20 年間で最も進歩した医学領域の 1 つ
といわれています．新規治療薬開発と治療戦略の進歩によってもたらされた果実を，関節リウマチ患者とそのご
家族の皆様に確実にお届けすることは，リウマチ専門医の使命であり，喜びでもあります．

　関節リウマチは原因不明の多発関節炎を主徴とする炎症性疾患であり，最新の疫学研究では全国で約 83 万人の
患者がいると推定されています．30 歳代から 50 歳代の女性に好発する病気であり，患者は病気と上手に付き合
いながら様々なライフイベントに対応しなければなりません．また，関節リウマチ患者はその経過中に多くの合
併症を経験します．そのため，リウマチ専門医は単に関節のみを評価・治療するだけでなく，家庭や社会の中で
患者がおかれている状況や役割を理解し，医学的に全身状態を評価しつつ，その時々で最適な治療方法を提案し，
患者との協働的意思決定を積み重ねていくことが求められています．

　私たちはこのような要請に応えるべく「関節リウマチ診療ガイドライン 2014」の改訂を企画・立案し，3 年の
年月をかけて本書を完成させました．この間，診療・教育・研究でご多忙な中，本書の作成に多くの時間を割い
てご尽力いただいた医師，研究者の先生方，患者代表として会議にご参加いただくとともにアンケート調査にご
協力いただいた公益社団法人日本リウマチ友の会の皆様に厚く御礼申し上げます．また，本診療ガイドラインを
学会の診療ガイドラインとしてご承認いただきました，一般社団法人日本リウマチ学会に深謝申し上げます．3
年間の作成期間中，膨大な事務作業を担当していただいた「我が国の関節リウマチ診療の標準化に関する臨床疫
学研究」事務局の皆様，どうもありがとうございました．

　本ガイドラインの普及により，関節リウマチ患者とご家族の皆様の日々の笑顔が今よりももっと増えていくこ
とを，本ガイドラインの作成者一同，心より祈念しております．

厚生労働行政推進調査事業費（免疫・アレルギー疾患政策研究事業）
我が国の関節リウマチ診療の標準化に関する臨床疫学研究 研究代表者
東京女子医科大学医学部膠原病リウマチ内科学講座 教授・講座主任
針谷正祥

刊行によせて

2020 年，日本リウマチ友の会は創立 60 周年となりました．患者会としての 60 年間に，リウマチ医療は大きく進展し，「治療は患者と医師の合意に基づいて行う」というところまできました．

その中で，2014 年の「関節リウマチ診療ガイドライン」作成に，患者の価値観や意向を反映することを目的に当会会員はアンケート調査に参加，また 3 名が患者代表として作成分科会に参加しました．

患者にとって，初めての場であり，また遠い存在であったガイドライン作成にどう対応するか戸惑いながら新たな経験を積む場となりました．

患者として臨床の場でしか会うことのない医師が，多くの文献や症例の検証を重ねる姿も，この場でなければ知ることもありませんでした．2014 年のガイドラインは高い評価を得，リウマチ患者として誇らしい思いでした．

そして，2014 年より 6 年が経過し「関節リウマチ診療ガイドライン 2020」作成には，当然のように作成分科会に患者代表 3 名が参加．また，会員は患者の声をエビデンスとして反映させることを目的としたアンケート実施に参加協力しました．今回の作成グループでは，患者アンケートや患者代表の意見，患者とリウマチ専門医が協働的意思決定に基づいて治療を選択できるよう考えられた推奨が作成され，患者代表として理解しやすく推奨の合意形成に参加できました．関節リウマチのガイドライン作成がここまで進展した中，住む地域を選べない患者が望むことは，地域間の医療格差，医療費，医師との協働的意思決定，チームによる医療，病診連携などの問題が解決されることです．

この「関節リウマチ診療ガイドライン 2020」が，全国のリウマチ医療の質の向上，を目指してエビデンスに基づいて作成・活用されて，格差の縮小につながった時，患者はどこに住んでいても安心して必要な医療を受けることができます．

「関節リウマチ診療ガイドライン 2020」によりリウマチ医療のより一層の進展を期待しています．

公益社団法人日本リウマチ友の会会長
長谷川三枝子

目　次

本診療ガイドラインのクイックリファレンス ……………………………………………… ii

序文 ……………………………………………………………………………………………… xiii

刊行によせて …………………………………………………………………………………… xiv

執筆者一覧 ……………………………………………………………………………………… xix

略語一覧 ………………………………………………………………………………………… xx

第1章　本診療ガイドラインについて

1. 背景・特徴と使用上の注意 ……………………………………………………………… 2

2. ガイドライン作成組織 …………………………………………………………………… 5

第2章　重要臨床課題と推奨作成手順

1. 重要臨床課題・アウトカムとクリニカルクエスチョン ……………………………… 8

2. 推奨の作成手順 …………………………………………………………………………… 11

第3章　クリニカルクエスチョンと推奨

1. 治療方針 …………………………………………………………………………………… 16

2. クリニカルクエスチョンと推奨

　推奨 1　MTX 1 ……………………………………………………………………………… 20

　推奨 2　MTX 2 ……………………………………………………………………………… 22

　推奨 3　MTX 3 ……………………………………………………………………………… 24

　推奨 4　csDMARD 1 ……………………………………………………………………… 27

　推奨 5　csDMARD 2 ……………………………………………………………………… 31

　推奨 6　NSAID ……………………………………………………………………………… 33

　推奨 7　ステロイド ………………………………………………………………………… 36

　推奨 8　bDMARD 1 ……………………………………………………………………… 40

　推奨 9　bDMARD 2 ……………………………………………………………………… 42

　推奨 10　bDMARD 3 ……………………………………………………………………… 45

　推奨 11　bDMARD 4 ……………………………………………………………………… 48

　推奨 12　bDMARD 5 ……………………………………………………………………… 51

　推奨 13　bDMARD 6 ……………………………………………………………………… 54

　推奨 14　bDMARD 7 ……………………………………………………………………… 56

　推奨 15　bDMARD 8 ……………………………………………………………………… 58

　推奨 16　bDMARD 9 ……………………………………………………………………… 61

　推奨 17　bDMARD 10 …………………………………………………………………… 63

　推奨 18　JAKi 1 …………………………………………………………………………… 65

　推奨 19　JAKi 2 …………………………………………………………………………… 68

推奨 20	JAKi 3	71
推奨 21	JAKi 4	74
推奨 22	JAKi 5	77
推奨 23	denosumab	79
推奨 24	バイオ後続品 1	81
推奨 25	バイオ後続品 2	84
推奨 26	合併症 1	87
推奨 27	合併症 2	90
推奨 28	合併症 3	93
推奨 29	合併症 4	95
推奨 30	合併症 5	97
推奨 31	合併症 6	99
推奨 32	合併症 7	102
推奨 33	合併症 8	105
推奨 34	高齢者 1	108
推奨 35	高齢者 2	111
推奨 36	高齢者 3	114
推奨 37	手術・リハビリテーション 1	116
推奨 38	手術・リハビリテーション 2	119
推奨 39	手術・リハビリテーション 3	122
推奨 40	手術・リハビリテーション 4	125
推奨 41	手術・リハビリテーション 5	128
推奨 42	手術・リハビリテーション 6	131
推奨 43	手術・リハビリテーション 7	134
推奨 44	手術・リハビリテーション 8	137
推奨 45	手術・リハビリテーション 9	139
推奨 46	手術・リハビリテーション 10	142
推奨 47	手術・リハビリテーション 11	145
推奨 48	手術・リハビリテーション 12	148
推奨 49	手術・リハビリテーション 13	150
推奨 50	手術・リハビリテーション 14	152
推奨 51	手術・リハビリテーション 15	155
推奨 52	手術・リハビリテーション 16	158
推奨 53	手術・リハビリテーション 17	160
推奨 54	手術・リハビリテーション 18	162
推奨 55	手術・リハビリテーション 19	164

3. 関節リウマチ治療の Q&A

1. ヒドロキシクロロキン 166
2. 整形外科手術のリスク因子 168

4. ガイドラインを広めるために 170

第4章　多様な患者背景に対応するために

1. わが国における関節リウマチ診療の実態 ………………………………………… 174
2. 本診療ガイドライン作成のための患者の価値観の評価〜患者アンケート調査〜 …………… 182
3. 今日の関節リウマチ治療における患者教育 …………………………………… 188
4. 関節リウマチ治療における医療経済評価 ……………………………………… 191
5. 関節リウマチ治療と妊娠・出産 ………………………………………………… 199
6. 関節型若年性特発性関節炎の成人移行期診療 ……………………………… 204
7. 関節リウマチとリンパ増殖性疾患 ……………………………………………… 211

索引 …………………………………………………………………………………………… 223

推奨作成関連資料は下記の Web ページの本書紹介ページにて掲載
[http://www.shindan.co.jp/]

執筆者一覧

◆編　集

針谷正祥	東京女子医科大学医学部膠原病リウマチ内科学講座

◆執　筆（50音順）

伊藤　宣	京都大学大学院医学研究科リウマチ性疾患先進医療学講座
井上永介	昭和大学統括研究推進センター
梅林宏明	宮城県立こども病院総合診療科
金子祐子	慶應義塾大学医学部リウマチ・膠原病内科
川人　豊	京都府立医科大学大学院医学研究科免疫内科学
岸本暢将	杏林大学医学部腎臓・リウマチ膠原病内科
河野正孝	京都府立医科大学大学院医学研究科免疫内科学
小嶋俊久	名古屋大学医学部附属病院整形外科
小嶋雅代	国立長寿医療研究センターフレイル研究部
後藤美賀子	国立成育医療研究センター周産期・母性診療センター／妊娠と薬情報センター
酒井良子	東京女子医科大学医学部膠原病リウマチ内科学講座リウマチ性疾患 先進的集学医療寄附研究部門
杉原毅彦	東京医科歯科大学生涯免疫難病学講座
鈴木康夫	東海大学医学部内科学系リウマチ内科学
瀬戸洋平	東京女子医科大学八千代医療センターリウマチ膠原病内科
祖父江康司	名古屋大学医学部附属病院整形外科
田中榮一	東京女子医科大学医学部膠原病リウマチ内科学講座
中島亜矢子	三重大学医学部附属病院リウマチ・膠原病センター
中山健夫	京都大学大学院医学研究科社会健康医学系専攻健康情報学分野
西田圭一郎	岡山大学大学院医歯薬総合研究科整形外科
長谷川三枝子	公益社団法人日本リウマチ友の会
平田信太郎	広島大学病院リウマチ・膠原病科
松下　功	金沢医科大学リハビリテーション医学科
宮前多佳子	東京女子医科大学病院膠原病リウマチ痛風センター小児リウマチ科
村島温子	国立成育医療研究センター周産期・母性診療センター／妊娠と薬情報センター
森　雅亮	東京医科歯科大学生涯免疫難病学講座
森信暁雄	京都大学大学院医学研究科臨床免疫学

略語一覧

●薬剤名

略語	欧語	和語
ABT	abatacept	アバタセプト
ADA	adalimumab	アダリムマブ
AZA	azathioprine	アザチオプリン
BUC	bucillamine	ブシラミン
CZP	cetolizumab pegol	セルトリズマブ ペゴル
ETN	etanercept	エタネルセプト
GOL	golimumab	ゴリムマブ
GST	sodium aurothiomalate	金チオリンゴ酸ナトリウム
HCQ	hydroxychloroquine	ヒドロキシクロロキン
IFX	infliximab	インフリキシマブ
IGU	iguratimod	イグラチモド
LEF	leflunomide	レフルノミド
MTX	methotrexate	メトトレキサート
PSL	prednisolone	プレドニゾロン
SAR	sarilumab	サリルマブ
SASP	salazosulfapyridine	サラゾスルファピリジン
TAC	tacrolimus	タクロリムス
TCZ	tocilizumab	トシリズマブ

●臨床試験・臨床研究名

略語	欧語	和語
ADACTA	Tocilizumab monotherapy versus adalimumab monotherapy for treatment of rheumatoid arthritis	—
AMPLE	Abatacept versus adalimumab comparison in biologic-naive rheumatoid arthritis subjects with background methotrexate	—
ANOUVEAU	The Adalimumab Non-interventional Trial for Up-verified Effects and Utility	—
ATTEST	Abatacept or infliximab versus placebo, a Trial for Tolerability, Efficacy and Safety in Treating RA	—
AVERT	Assessing Very Early Rheumatoid Arthritis Treatment	—
BSRBR-RA	British Society for Rheumatology Biologics Register for Rheumatoid Arthritis	—
CIMESTRA	Combination treatment with methotrexate, cyclosporine, and intraarticular betamethasone compared with methotrexate and intraarticular betamethasone in early active rheumatoid arthritis	—
FIRST ACT-SC	—	生物学的製剤未使用の関節リウマチ患者に対する疾患活動性等に関するトシリズマブ皮下注の有効性
FUNCTION	Tocilizumab in early progressive rheumatoid arthritis	—

略語	欧語	和語
GO-FORWARD	Golimumab, a human antibody to tumour necrosis factor α given by monthly subcutaneous injections, in active rheumatoid arthritis despite methotrexate therapy	—
IORRA	Institute of Rheumatology, Rheumatoid Arthritis	—
KAKEHASHI	Sarilumab plus methotrexate in patients with active rheumatoid arthritis and inadequate response to methotrexate	—
NinJa	National Database of Rheumatic Diseases by iR-net in Japan	—
NOAR	Norfolk Arthritis Register	—
MOBILITY	Monoclonal antibody to IL-6R α in RA patients : a pivotal trial with X-ray	—
MONARCH	Efficacy and safety of sarilumab monotherapy versus adalimumab monotherapy for the treatment of patients with active rheumatoid arthritis	—
OPERA	Certolizumab-Optimal Prevention of joint damage for Early RA	—
RABBIT	rheumatoid arthritis—observation of biologic therapy	—
RANKL	receptor activator of NF-κB ligand	—
SAMURAI	Study of active controlled monotherapy used for rheumatoid arthritis, an IL-6 inhibitor	—
SECURE	Safety of Biologics in Clinical Use in Japanese Patients with Rheumatoid Arthritis	—
SRR	Swedish Rheumatology Quality of Care Register	—
TEMPO	The Trial of Etanercept and Methotrexate with Radiographic Patient Outcomes	—

●組織名

略語	欧語	和語
AAOS	American Academy of Orthopaedic Surgeons	米国整形外科学会
ACR	American College of Rheumatology	米国リウマチ学会
APLAR	Asia Pacific League of Associations for Rheumatology	アジア太平洋リウマチ学会
CDC	Centers for Disease Control and Prevention	米国疾病予防管理センター
CORRONA	Consortium of Rheumatology Researchers of North America	—
ENTIS	European Network of Teratology Information Services	—
EULAR	European League Against Rheumatism	欧州リウマチ学会
JOA	The Japanese Orthopaedic Association	日本整形外科学会
Minds	medical information network distribution service	医療情報サービスマインズ
MSIS	Musculoskeletal Infection Society	筋骨格感染症学会
NHS	National Health Service	英国国民保健サービス
NICE	National Institute for Health and Care Excellence	英国国立医療技術評価機構
NYHA	New York Heart Association	ニューヨーク心臓協会
OTIS	Organization of Teratology Information Specialists	—
PReS	Paediatric Rheumatology European Society	小児リウマチヨーロッパ協会
WHO	World Health Organization	世界保健機構

●おもな略語

略語	欧語	和語
3E Initiative	3E（Evidence, Expertise, Exchange）Initiative	―
ACPA	anti-citrullininated ptotein antibody	抗シトルリン化蛋白抗体
ADL	activities of daily living	日常生活動作
AGREE	Appraisal of Guidelines for Research and Evaluation	―
AITL	angioimmunoblastic T-cell lymphoma	血管免疫芽球性 T 細胞リンパ腫
ALT	alanine aminotransferase	アラニンアミノ基転移酵素
AMSTAR	A Measurement Tool to Assess systematic Reviews	―
AST	aspartate transaminase	アスパラギン酸アミノトランスフェラーゼ
ATL	adult T-cell leukemia-lymphoma	成人 T 細胞白血病
bDMARD	biologic synthetic disease-modifying antirheumatic drug	生物学的抗リウマチ薬
BMI	body mass index	ボディマス指数／体格指数
BS	biosimilar	バイオ後続品
CCP	cyclic citrullinated peptid	シトルリン化ペプチド
CDAI	clinical disease activity index	―
CHAQ	childhood health assessment questionnaire	小児健康評価質問票
CHL	classic Hodgkin lymphoma	古典的 Hodgkin リンパ腫
CI	confidence interval	信頼区間
CKD	chronic kidney disease	慢性腎臓病
CLL	chronic lymphocytic leukemia	慢性リンパ性白血病
CoCr	cobalt-chromium alloy	コバルト・クロム合金
COPD	chronic obstructive pulmonary disease	慢性閉塞性肺疾患
COX	cyclooxygenase	シクロオキシゲナーゼ
CPG	clinical practice guideline	診療ガイドライン
CQ	clinical question	クリニカルクエスチョン
CRP	C-reactive protein	C 反応性蛋白
csDMARD	conventional synthetic disease-modifying antirheumatic drugs	従来型抗リウマチ薬
CTLA-4	cytotoxic T lymphocyte-associated antigen 4	細胞傷害性 T リンパ球抗原
CVD	cardiovascular disease	心血管疾患
DANBIO	Danish Database for Biological Treatment	―
DAS	disease activity score	―
DASH	disability of the arm, shoulder and hand	上肢障害評価表
DCER	decremental cost-effectiveness ratio	費用対効果の減少率
DLBCL	diffuse large B-cell lymphoma	びまん性大細胞型 B 細胞リンパ腫
DLCO	diffusing capacity for carbon monoxide	一酸化炭素肺拡散能
DMARD	disease-modifying antirheumatic drug	疾患修飾性抗リウマチ薬
DPC	diagnosis procedure combination	包括払い制度
EBM	evidence-based medicine	根拠（エビデンス）に基づく医療
EBV	Epstein-Barr virus	EB ウイルス
EBV-MCU	Epstein-Barr virus -positive mucocutaneous ulcer	EBV 陽性 mucocutaneous ulcer（EBV-MCU）の皮膚所見
eGFR	estimated glomerular filtration rate	推算糸球体濾過量
EQ-5D	EuroQol 5 dimention	―
ESR	erythrocyte sedimentation rate	赤血球沈降速度

略語	欧語	和語
EUROCAT	European network of congenital anomaly registers	―
FL	follicular lymphoma	濾胞性リンパ腫
FVC	forced vital capacity	努力肺活量
GH	global health	患者全般評価／患者総合評価
GRADE	Grading of Recommendations Assessment, Development and Evaluation	―
GRADEpro GDT	GRADEpro Guideline development tool	―
HA	hemiarthroplasty	人工骨頭置換術
HAD	high disease activity	高疾患活動性
HAM	HTLV-1 associated myelopathy	HTLV-1 関連脊髄症
HAQ	health assessment questionnaire	健康評価質問票
HAQ-DI	health assessment questionnaire-isability index	健康評価質問票を用いた機能障害指数
HBV	hepatitis B virus	B 型肝炎ウイルス
HCV	hepatitis C virus	C 型肝炎ウイルス
HL	Hodgkin lymphoma	ホジキンリンパ腫
HR	hazard ratio	ハザード比
HTLV-1	Human T-cell leukemia virus type 1	ヒト T 細胞白血病ウイルス 1 型
HTLV-1PVL	HTLV-1 proviral load	HTLV-1 プロウイルス負荷
HU/HAU	HTLV-1 uveitis / HTLV-1 associated uveitis	HTLV-1 ぶどう膜炎／ HTLV-1 関連ぶどう膜炎
ICER	incremental cost-effectiveness ratio	増分費用効果比
Ig	immunoglobulin	免疫グロブリン
IL-6	interleukin-6 inhibitors	インターロイキン 6
ILD	interstitial lung disease	間質性肺疾患
JADAS	Juvenile arthritis disease activity score	―
JAK	Janus kinase	ヤヌスキナーゼ
J-HAQ	Japanese version of health assessment questionnaire	日本語版 HAQ（身体機能評価スケール）
JIA	juvenile idiopathic arthritis	若年性特発性関節炎
JIA-U	JIA-associated uveitis	JIA 関連ぶどう膜炎
LDA	low disease activity	低疾患活動性
LPD	lymphoproliferative disorder	リンパ増殖性疾患
MAD median	mean absolute deviation about the median	平均絶対偏差
MALT	mucosa associated lymphoid tissue lymphoma	粘膜関連リンパ組織型リンパ腫
MCID	minimally clinical important difference	臨床的意義のある最小差／最小変化量
MCL	mantle cell lymphoma	マントル細胞リンパ腫
MCP	metacarpophalangeal joint	中手指節関節
MD	mean difference	平均値差／平均値の差
MDA	moderate disease activity	中疾患活動性
MEPI	Mayo elbow performance index	メイヨー肘パフォーマンス指数
MHQ	Michigan Hand Outcome Questionnaire	ミシガン手の質問票
MID	minimally important difference	最小重要差
MMRC	Medical Research Council dyspnea scale	修正 MRC（英国医学研究会議）息切れスケール
MTP	metatarsophalangeal joint	中足趾節関節
mTSS	modified total sharp score	修正総 Sharp スコア
MZL	marginal zone lymphoma	辺縁帯リンパ腫

略語	欧語	和語
N/A	not applicable	該当なし
NDB Japan	National Database of Japan	ナショナルデータベース
NHL	non Hodgkin lymphoma	非 Hodgkin リンパ腫
NNT	number needed to treat	必要治療数
NSAID	nonsteroidal anti-inflammatory drugs	非ステロイド系抗炎症薬
OA	osteoarthritis	変形性関節症
OIIA-LPD	Other iatrogenic immunodeficiency-associated lymphoproliferative disorders	医原性免疫不全関連リンパ増殖性疾患
OR	odds ratio	オッズ比
OS	overall survival	全生存率
PCP	pneumocystis pneumonia	ニューモシスチス肺炎
PFS	progression-free survival	無増悪生存率
PIP	proximal interphalangeal joint	近位指節間関節
PMS	post marketing surveillance	市販後調査
PRO	patient reported outcome	患者報告アウトカム
PTCL	peripheral T-cell lymphoma	末梢性 T 細胞リンパ腫
PtGA	patient global assessment	患者による包括的評価／患者全般評価
QALY	quality adjusted life year	質調整生存年
QOL	quality of life	生活の質
RA	rheumatoid arthritis	関節リウマチ
RAPID-3	routine assessment of patient index 3	―
RCT	randomized controlled trial	ランダム化比較試験
REAL	Registry of Japanese Rheumatoid Arthritis Patients on Biologics for Long-term Safety	日本における生物学的製剤使用関節リウマチ患者に関する疫学研究
RevMan	Review Manager	―
RF	rheumatoid factor	リウマトイド因子
RFH	reactive follicular hyperplasia	反応性濾胞過形成
RID	relative infant dose	相対的乳児薬物投与量
RLH	reactive lymphoid hyperplasia	反応性リンパ過形成結
RP	reference product	先行バイオ医薬品
RR	risk ratio	リスク比
RSD	reflex sympathetic dystrophy	反射性交感神経性ジストロフィー
SDAI	simplified disease activity index	―
SF-36	short form-36	―
SIR	standardized incidence ratio	標準化罹患比
SJC	swollen joint count	腫脹関節数
SLE	systemic lupus erythematosus	全身性エリテマトーデス
SLL	small lymphocytic lymphoma	小リンパ球性リンパ腫
SR	systematic review	システマティックレビュー
SS	Sjögren's syndrome	シェーグレン症候群
SSI	surgical site infection	手術部位感染
S-vdH	Sharp/van der Heijde score	―
T2T	treat to target	目標達成に向けた治療
TAA	total ankle arthroplasty	人工足関節全置換術
TEA	total elbow arthroplasty	人工肘関節全置換術
THA	total hip arthroplasty	人工股関節全置換術

略語	欧語	和語
TJC	tender joint count	圧痛関節数
TKA	total knee arthroplasty	人工膝関節全置換術
TNF	tumor necrosis factor	腫瘍壊死因子
TSA	total shoulder arthroplasty	人工肩関節全置換術
tsDMARD	targeted synthetic disease-modifying antirheumatic drug	分子標的型合成抗リウマチ薬
TSS	total sharp score	総シャープスコア
VAS	visual analogue scale	―
VTE	venous thromboembolism	静脈血栓塞栓症
WMD	weighted mean difference	加重平均差
WOMAC	Western Ontario and McMaster Universities Osteoarthritis Index	ウェスタンオンタリオとマクマスター大学の変形性関節症指数
WPAI	work productivity and activity impairment	仕事の生産性および活動障害に関する質問票

第1章

本診療ガイドラインについて

第1章　本診療ガイドラインについて

1 背景・特徴と使用上の注意

1) 本診療ガイドラインの背景・特徴

(1)「関節リウマチ診療ガイドライン」の動向

近年，関節リウマチ（RA）は，有効性の高い生物学的製剤（bDMARD）やヤヌスキナーゼ（JAK）阻害薬などの新規分子標的治療薬の登場で，その予後は飛躍的に改善した．2010年に早期RAを診断するためのACR/EULAR関節リウマチ分類基準，2011年には将来の関節破壊の進行を抑えるための治療目標としてACR/EULAR寛解基準が発表され，治療の開始時期と治療目標が明確になった．また，RA患者が身体機能障害をきたさないためには，厳密な疾患活動性の管理による早期からの「臨床的寛解」の達成，すなわちタイトコントロールを行う必要があるが，そのアプローチ法として，国際的なエキスパートコンセンサスとして2010年に公表されたT2T[1]がある．このT2Tの概念を日常診療に応用し，多様化したRA治療薬をいかに有効に使用してRA患者の機能的予後を改善させるかについては，いまだに多くの問題点が存在している．その解決の1つの"道しるべ"となる診療ツールが，T2T概念を反映させた「関節リウマチ診療ガイドライン」である．近年，欧米からのガイドライン，リコメンデーションが数多く発表されているが，日本は欧米と比較して人口構成，薬剤の種類，保険制度や専門医制度などの医療提供体制が異なり，わが国の医療環境を反映した独自の診療ガイドラインが求められている．

(2) 日本の「関節リウマチ診療ガイドライン」の歴史

わが国における最初の「関節リウマチ診療ガイドライン」は，1997年に現・公益財団法人日本リウマチ財団（以下，日本リウマチ財団）から発行され，2004年に厚生労働省のエビデンスに基づく診療ガイドライン作成研究班（班長：越智隆弘）により作成された改訂版が，日本リウマチ財団から出版された[2]．その後，厚生労働科学研究費補助金免疫アレルギー疾患等予防・治療研究事業我が国における関節リウマチ治療の標準化に関する多層的研究（2011〜2013年，研究代表者：宮坂信之）関節リウマチ診療ガイドライン作成分科会（分科会長：山中　寿）が「関節リウマチ診療ガイドライン2014」を作成し，一般社団法人日本リウマチ学会の承認を受けて，公表された[3]．欧米のガイドラインに先行して，GRADE法[4]を使用して作成され，わ

が国で初めてbDMARDの使用の推奨が明記されたほか，様々な抗リウマチ薬や手術，リハビリに関する推奨を含めた包括的な診療ガイドラインであった．近年海外では，ACRやEULARが数年ごとに関節リウマチ診療ガイドラインやリコメンデーションを改訂しており，先頃EULARはアップデート版であるリコメンデーション2019を公表している．わが国の「関節リウマチ診療ガイドライン」は，2014年よりすでに6年が経過しており，この間，JAK阻害薬を含む新規RA治療薬の承認，医療保険制度の変化をはじめとして，RA診療を取り巻く環境はさらなる変化をとげている．RA治療の目標も，"深い寛解"から"関節破壊の進行抑制とさらなる身体機能の改善"や"社会的寛解"へと変化してきた．また，わが国のRA診療における解決すべき課題として，地域間の医療格差，ライフステージ別のRA治療，高騰する医療費，患者との協働的意思決定の在り方，多職種によるチームワーク医療の実践などが指摘されている．「関節リウマチ診療ガイドライン2020」は，これらの課題を念頭に，厚生労働行政推進調査事業費補助金（免疫・アレルギー疾患政策研究事業）我が国の関節リウマチ診療の標準化に関する臨床疫学研究（研究代表者：針谷正祥）の関節リウマチ診療ガイドライン分科会（分科会長：川人　豊）において，「関節リウマチ診療ガイドライン2014」のアップデート版として，RAの包括的な診療ガイドラインを策定し，日本リウマチ学会の承認を得て公表に至った．

(3) 診療ガイドラインの作成方法と特徴

本診療ガイドラインの作成には，エビデンスの質の評価と各治療が対象アウトカムに与える影響を提示するための具体的なアプローチとして確立されたGRADE法を用いている．医療は患者のアウトカムの改善を目的として，医師と患者で治療の意思決定を行うものであるが，ランダム化比較試験（RCT）のエビデンスは限られている．参考となるエビデンスがなくても実際の医療現場では治療しなくてはならないため，診療ガイドラインが単なるエビデンス集となってしまうと，臨床応用可能な有用な情報を提供できない．GRADE法は，患者にとって重要なアウトカムについてのエビデンスの確実性に加え，利益と害のバランス，患者の価値観や意向，資源の利用を考慮して作成する方法である．このGRADE法を用い，12人から構成された

システマティックレビュー（SR）グループと，リウマチ専門医，ガイドライン専門家で構成された18人の診療ガイドライン（CPG）作成グループが，患者アンケート調査や患者代表の意見を含め，患者とリウマチ専門医が協働的意思決定に基づいて治療を選択ができるように工夫された55の推奨を作成した．最終的には，CPG作成グループ，3人の患者の代表（日本リウマチ友の会）で，推奨の合意形成がなされた．

「関節リウマチ診療ガイドライン2020」のおもな特徴は，①バイオ後続品を含むbDMARD，JAK阻害薬などの新規薬剤に関連した推奨の作成・改訂，②高齢者，合併症を伴う患者を対象とした推奨の作成，③手術治療・リハビリテーション治療の進歩に伴う推奨の作成・改訂，④薬物治療および非薬物治療・外科的治療のアルゴリズムの作成，⑤医療経済学的評価，⑥患者アンケート調査による患者の価値観・意向の検討，⑦若年性特発性関節炎，移行期，妊娠・授乳などの幅広いライフステージにおけるRA治療に関するレビューである．また，厚生労働省研究班「我が国の関節リウマチ診療の標準化に関する臨床疫学研究」の関節リウマチ関連リンパ増殖性疾患分科会（分科会長：鈴木康夫）と関節リウマチ疫学研究分科会（分科会長：中島亜矢子）の研究データを加えて，RA患者におけるリンパ増殖性疾患と地域医療対策のためのエビデンスも提供する．

(a) 薬物療法と非薬物療法のアップデート

RAの新規薬剤として，前回の診療ガイドライン発刊以降で，抗RANKL抗体，JAK阻害薬，バイオ後続品がわが国で承認されている．本診療ガイドラインの薬物療法では，JAK阻害薬の有効性と安全性，抗RANKL抗体治療の有用性とその位置づけ，医療経済を考慮したバイオ後続品の使用について解説した．また，リツキシマブは，海外ではRAの治療薬として承認され豊富なエビデンスが存在する．わが国ではB細胞性非ホジキンリンパ腫のほか，顕微鏡的多発血管炎，多発血管炎性肉芽腫症，ネフローゼ症候群などで承認されているが，RAでは保険適用外である．そのため，非TNF阻害bDMARDの推奨の中でその有用性のエビデンスを紹介した．ヒドロキシクロロキンも，海外ではRA治療薬として承認され広く使用されているが，わが国では保険適用のある全身性エリテマトーデスにおける市販後調査を実施中であり，RAに対する国内のエビデンスが集積すれば今後わが国での適用拡大も期待されることから，別章としてその有用性のエビデンスを紹介した．非薬物療法については，人工関節手術を含めた広範囲の関節手術療法，および近年重要視されているリハビリテーション治療についての推奨を作成した．

(b) 治療のアルゴリズム

「関節リウマチ診療ガイドライン2014」では，EULARリコメンデーションのアルゴリズムを基本にして，わが国の実情をふまえて修正したアルゴリズムを採用した．今回の診療ガイドラインでは，T2Tの基本概念は順守しながら，わが国のRA治療薬や高齢社会の背景を念頭におき，医療経済も考慮して新たなアルゴリズムを作成した．非薬物治療・外科的治療のアルゴリズムは，関節機能再建手術，関節注射，リハビリテーションを組み合わせて作成した．欧米の診療ガイドライン，リコメンデーションでも作成されていない，世界で初めてのRAに対する非薬物治療・外科的治療のアルゴリズムである．

(c) ライフステージ別のRA診療

① 高齢者

わが国のRA患者は急速に高齢化している．その理由として，RA治療の進歩による生命予後の改善があげられる．加齢に伴う筋力，免疫能，肝・腎機能の低下が存在し，治療強度の調節が非常にむずかしい．具体的には，腎機能低下に伴うメトトレキサート（MTX）を初めとする抗リウマチ薬投与量の調整，重症感染症発症リスクの増大，免疫不全関連リンパ増殖性疾患発症リスクの増大などの問題を高齢者は抱えており，薬剤選択および用法・用量の設定に工夫が必要である．各個人の合併症やアドヒアランスを考え，安全性の高い治療を実施するため，医師は多様な抗リウマチ薬の特性を十分把握しておかなければならない．これらの点をふまえて，bDMARD，JAK阻害薬，副腎皮質ステロイドの使用の指針を示した．

② 移行期

RAの薬物治療の進歩により，若年性特発性関節炎（JIA）の関節機能の予後は著明に改善した．しかし，小児から成人への移行期の患者に対し，必ずしも適切な医療を提供できていない．移行期JIAの基本的な病態，疾患活動性評価，治療，保険制度等における留意点について成人科のリウマチ専門医が理解するため，本ガイドラインでは，GRADE法を用いた成人RAの推奨とは別章で，エビデンスをもとにQ&A形式で解説した．

③ 周産期医療

高齢社会とともにわが国で課題となっているのが人口の少子化である．これまでは，RAのために妊娠がむずかしく諦めてしまうケースも多々あったが，RAの治療が進歩し，疾患活動性制御による妊孕性の改善，妊娠中および授乳期で使用可能な薬剤の増加によって，安全性の高い妊娠・出産，子育てが可能となってきている．本診療ガイドラインでは，男性RA患者の配偶者が妊娠を望む場合の注意点なども含め，移行期医療と同様に，周産期医療も別章にしてエビデンスをもとにQ&A形式で解説した．

(d) 医療経済

「関節リウマチ診療ガイドライン2014」では，診療ガイドラインに収載される可能性のある医薬品すべてについて網羅的に経済的指標としての薬価を調査し，欧米の状況を主として総論的に医療経済評価を検討した．診療ガイドラインにおける経済評価は，近年さらにその重要性が増している．医療資源は有限

であり，臨床的有用性と同時に，その公平な配分の基礎となる費用対効果や効率性を考慮する社会的必要性がある．しかし，わが国での医療経済を考慮したRA治療薬のエビデンスは限られており，不確実性が大きい．高齢社会における医療コストの負担増やTNF阻害薬のバイオ後続品が承認使用されている背景から，今回のガイドラインでは，バイオ後続品についてはGRADE法に基づき推奨を作成し，RA治療の医療経済評価については別章で解説した．

(4) さいごに

RA治療は本診療ガイドラインに示されている治療アルゴリズムと推奨をふまえて実践されることが期待されるが，日常臨床で遭遇する多様な背景を有するすべての患者に診療ガイドラインに基づいた治療を行うことは困難である．リウマチ専門医は，治療法の選択には患者と情報を共有し，利益と不利益，患者の価値観や意向，医療経済的視点も加えたうえで，患者と協働的意思決定していかなければならない．本診療ガイドラインがどのような過程を経て作成されたかを理解したうえで，その内容を評価し，日常診療に役立てていただきたい．

2) 本診療ガイドラインの対象疾患と利用者

本診療ガイドラインの対象患者は全ライフステージのRA患者であり，利用者はリウマチ専門医である．リウマチ専門医が本ガイドラインの内容を十分に理解し，リウマチ診療に携わるメディカルスタッフを教育し，自らの診療経験と患者背景をふまえて，関節リウマチのトータルケアを実践していただくことを期待する．

3) 使用上の注意

・CQおよび推奨は，リウマチ専門医を対象とした記述となっているが，リウマチ診療に携わるメディカルスタッフや患者とその家族が，本書を参考にする場合も考慮し，「クリックリファレンス」を作成した．
・本診療ガイドラインは，個々の患者背景を考慮したリウマチ専門医による治療の判断を支援するために使用されるべきであり，実際の医療を束縛するものではない．
・本診療ガイドラインはRA医療の向上を目指しエビデンスに基づき作成されたため，わが国で保険収載されていない薬剤についても言及されており，注意が必要である．保険適用外薬剤は推奨文の中に明記した．
・本診療ガイドラインは，リウマチ専門医が日常臨床で適切な治療の判断を下せるように支援する目的で作成された．医事紛争や医療裁判の資料としての利用は本来の目的とは逸脱しているので用いないこと．

■文献

1) Smolen JS, et al：Ann Rheum Dis 2010；69：631-637.
2) 日本リウマチ財団，越智隆弘，他編：診断のマニュアルとEBMに基づく治療ガイドライン．2004.
3) 日本リウマチ学会編：関節リウマチ診療ガイドライン2014．メディカルレビュー社 2014.
4) The GRADE working group. http://www.gradeworkinggroup.org/

第1章 本診療ガイドラインについて

2 ガイドライン作成組織

1) ガイドライン作成組織

研究代表者
針谷　正祥　東京女子医科大学医学部膠原病リウマチ内科学講座

分科会長
川人　豊　京都府立医科大学大学院医学研究科免疫内科学

統括委員会
川人　豊　京都府立医科大学大学院医学研究科免疫内科学
針谷　正祥　東京女子医科大学医学部膠原病リウマチ内科学講座
中山　健夫　京都大学大学院医学研究科社会健康医学系専攻健康情報学分野
山中　寿　山王メディカルセンターリウマチ・痛風・膠原病センター

診療ガイドライン（CPG）作成グループ
伊藤　宣　京都大学大学院医学研究科リウマチ性疾患先進医療学講座
河野　正孝　京都府立医科大学大学院医学研究科免疫内科学
金子　祐子　慶應義塾大学医学部リウマチ・膠原病内科
川人　豊　京都府立医科大学大学院医学研究科免疫内科学
岸本　暢将　杏林大学医学部腎臓・リウマチ膠原病内科
小嶋　俊久　名古屋大学医学部附属病院整形外科
小嶋　雅代　国立長寿医療研究センターフレイル研究部
杉原　毅彦　東京医科歯科大学生涯免疫難病学講座
瀬戸　洋平　東京女子医科大学八千代医療センターリウマチ膠原病内科
田中　榮一　東京女子医科大学医学部膠原病リウマチ内科学講座
中山　健夫　京都大学大学院医学研究科社会健康医学系専攻健康情報学分野
西田圭一郎　岡山大学大学院医歯薬総合研究科整形外科
平田信太郎　広島大学病院リウマチ・膠原病科

松下　功　金沢医科大学リハビリテーション医学科
村島　温子　国立成育医療研究センター周産期・母性診療センター／妊娠と薬情報センター
森　雅亮　東京医科歯科大学生涯免疫難病学講座
森信　暁雄　京都大学大学院医学研究科臨床免疫学

患者代表
門永登志栄　公益社団法人日本リウマチ友の会
角田美佐枝　公益社団法人日本リウマチ友の会
長谷川三枝子　公益社団法人日本リウマチ友の会

システマティックレビュー（SR）グループ
梅林　宏明　宮城県立こども病院総合診療科
大西　輝　神戸大学医学部附属病院膠原病リウマチ内科
金下　峻也　京都府立医科大学大学院医学研究科免疫内科学
河野　紘輝　広島大学病院リウマチ・膠原病科
後藤美賀子　国立成育医療研究センター周産期・母性診療センター／妊娠と薬情報センター
祖父江康司　名古屋大学医学部附属病院整形外科
玉井　博也　慶應義塾大学医学部リウマチ・膠原病内科
那須　義久　岡山大学病院整形外科
松浦　功　東京女子医科大学八千代医療センターリウマチ膠原病内科
宮前多佳子　東京女子医科大学病院膠原病リウマチ痛風センター小児リウマチ科
村田　浩一　京都大学大学院医学研究科リウマチ性疾患先進医療学講座
元村　拓　富山大学医学部整形外科

関節リウマチ疫学研究担当者
中島亜矢子　三重大学医学部附属病院リウマチ・膠原病センター
井上　永介　昭和大学統括研究推進センター
酒井　良子　東京女子医科大学医学部膠原病リウマチ内科学講座リウマチ性疾患先進的集学医療寄附研究部門

関節リウマチ関連リンパ増殖性疾患担当者

鈴木　康夫	東海大学医学部内科学系リウマチ内科学
金子　祐子	慶應義塾大学医学部リウマチ・膠原病内科
齋藤　和義	産業医科大学第1内科学講座
田中　真生	京都大学大学院医学研究科リウマチ性疾患先進医療学講座
中野　和久	産業医科大学第1内科学講座
藤井　隆夫	和歌山県立医科大学医学部リウマチ・膠原病科学講座

関節型若年性特発性関節炎の成人移行期診療執筆協力者

井上なつみ	金沢大学医薬保健研究域医学系小児科
大倉　有加	KKR札幌医療センター小児・アレルギーリウマチセンター
木澤　敏毅	札幌医科大学医学部附属病院小児科／JCHO札幌北辰病院小児科
久保田知洋	鹿児島市立病院小児科
謝花　幸祐	第一東和会病院小児科
中岸　保夫	兵庫県立こども病院リウマチ科
西村　謙一	横浜市立大学大学院医学研究科発生成育小児医療学
水田　麻雄	金沢大学医薬保健研究域医学系小児科
八代　将登	岡山大学病院小児科
安村　純子	広島大学病院小児科／JR広島病院小児科
山出　晶子	千葉県こども病院アレルギー・膠原病科
脇口　宏之	山口大学大学院医学系研究科医学専攻小児科学講座
岡本　奈美	大阪医科大学大学院医学研究科泌尿生殖・発達医学講座小児科／大阪医科大学附属病院難病総合センター
清水　正樹	東京医科歯科大学大学院医歯学総合研究科小児地域成育医療学講座
八角　高裕	京都大学大学院医学研究科発生発達医学講座発達小児科学

事務局

河野　正孝	京都府立医科大学大学院医学研究科免疫内科学
川人　豊	京都府立医科大学大学院医学研究科免疫内科学

文献検索協力

特定非営利活動法人日本医学図書館協会

患者アンケート調査協力

公益社団法人日本リウマチ友の会

2）ガイドライン作成資金

　本診療ガイドラインは，厚生労働行政推進調査事業費（免疫・アレルギー疾患政策研究事業）我が国の関節リウマチ診療の標準化に関する臨床疫学研究および日本リウマチ学会の研究費を用いて作成された．研究費は，本診療ガイドライン作成のための旅費，通信費，消耗品，委託費，人件費などに使用した．

　上述のように，本研究にかかわる資金の提供はガイドラインの内容には影響を与えていない．

3）利益相反（COI）の管理とガイドライン作成に及ぼす影響

　統括委員会，診療ガイドライン作成チーム，システマティックレビューグループの構成員は，経済的COIおよび学術的COIの自己申告書を作成した．経済的COIは日本リウマチ学会利益相反マネジメント委員会にて審議され，問題がないことが確認された．学術的COIは，本書のWeb付録にて公開している．

　利益相反がガイドライン作成過程や推奨作成にできる限り影響を与えないようにCPG作成グループとSRグループのメンバーを選出した．また，特定非営利活動法人医学図書館協会の協力を得た偏りのないエビデンスの集積，患者代表を交えたパネル会議での意見の収集を実施し，推奨に対する投票にCPG作成グループ全員が参加することにより，利益相反がガイドライン作成過程や推奨作成に影響しないように努めた．

第 2 章

重要臨床課題と推奨作成手順

第2章 重要臨床課題と推奨作成手順

1 重要臨床課題・アウトカムとクリニカルクエスチョン

1) ガイドラインスコープの選択

本診療ガイドライン統括委員会が，ガイドラインのスコープの原案を作成した．本診療ガイドラインは，「関節リウマチ診療ガイドライン2014」のupdate版であるが，原案作成時に2014年よりすでに4年が経過し，この間に新たな生物学的製剤（bDMARD），ヤヌスキナーゼ（JAK）阻害薬，抗RANKL抗体，バイオ後続品が承認されていた．また，手術治療やリハビリテーション療法についても近年の治療の変化に伴う変更が求められていた．これらのことから，新規薬剤を含むRAに対する薬物治療，非薬物治療をまず重要臨床課題とした．さらにRA患者の幅広いライフステージに対応可能な診療ガイドラインを目指して，新たな重要臨床課題として，①患者教育，②RA治療の医療経済，③RA治療と妊娠・出産，④小児特発性関節炎の移行期医療，⑤高齢患者のRA治療を取り上げた．

上記のスコープは，厚生労働省研究班の関節リウマチ診療ガイドライン第1回分科会において委員全員で審議し，修正のうえ決定した．新たな重要臨床課題のうちの①～④までの項目については，GRADE法で推奨を作成することはむずかしいと判断し，Q&A形式または総説形式で進めることとした．

RA診療に対する本診療ガイドライン利用者の理解を深めるため，厚生労働行政推進調査事業費（免疫・アレルギー疾患政策研究事業）我が国の関節リウマチ診療の標準化に関する臨床疫学研究で実施した研究成果をふまえて，「わが国における関節リウマチ診療の実態」，「関節リウマチとリンパ増殖性疾患」についての総説を本書に含めることとした．

2) アウトカムの重要性に関する合意形成

診療ガイドラインで扱われるべきCQは，患者にとって重要なアウトカムについての治療介入効果を決定するものでなければならない．そのため2018年7月12日に開催された，第1回

の診療ガイドライン作成分科会において，まず最初にアウトカムの重要性を決定することとした．また今後の作業に対する分科会委員の意見を標準化する手段として，修正Delphi法を用いて決定することとなった（**表1**）．

前回の「関節リウマチ診療ガイドライン2014」におけるアウトカムの再評価に関し各委員からの投票を行い，必要ないものについては削除し，また，各委員からの追加アウトカムの提案を募り，それらすべてに対し修正Delphi法で評価を行った．それぞれのアウトカムに対し各2回の投票を行い，ガイドライン作成委員全員で討議し，合意が得られた結果を**表2**に示す．

GRADE法では，エビデンスプロファイルに含める重大アウトカムの数を絞り込んだうえで，エビデンスを評価する手順が推奨されている．そこで，本ガイドラインの薬物治療の推奨作成に用いる重大なアウトカムを，GRADE working groupの推奨[1]に従い原則7個以内に絞り込んだ（**表3a**）．臨床試験が実施された年代，薬物の種類等により薬物治療の効果判定に用いる複合指標が異なるため，特定の複合指標には限定しなかった．ただし，古くから使用されている薬剤等で複合指標によるエビデンスが存在しない場合には，代替指標として圧痛関節数（TJC），腫脹関節数（SJC）の使用を認めた．またCQ MTX 2のアウトカムについては**表3a**のアウトカムの使用は困難と判断し，**表3b**のアウトカムを用いて推奨を作成した．合併症を有する患者の薬物治療については，各CQごとに推奨に用いるべきアウトカムが異なると考えられるため，CQごとに推奨作成に使用するアウトカムを最大7個程度まで設定した（**表3c**）．**表3b，3c**に記載したアウトカムについては通常のGRADE法のアウトカム選定とは異なる手順で選定したため，エビデンスプロファイルに重大・重要等の区分を記載せず，N/A（not applicable）と記載した．

整形外科領域については，特有のアウトカム指標を用いるので，薬物治療とは別に重大アウトカムを7個選定した（**表4a**）．その際，当初の修正Delphi投票で重要だが重大でないアウトカ

表1 アウトカムとしての重要性の等級スケール

1～3点：重要でない ⇔ 4～6点：重要だが重大でない ⇔ 7～9点：重大である		

1. 重要臨床課題・アウトカムとクリニカルクエスチョン

表2 修正 Delphi 法によるアウトカム重要性の合意形成

	・死亡率	8.5
	・複合指標（DAS28, SDAI, CDAI, RAPID3 など）	8
	・HAQ	8
	・関節破壊に関する指標（TSS など）	8
	・重篤副作用頻度	8
	・重篤感染症頻度	8
	・腫脹関節数	8
	・寛解率	8
	・患者満足度	8
	・患者疼痛評価（Pain）	7.5
	・ACR20, 50, 70	7
	・薬剤継続率	7
	・副作用頻度	7
	・疼痛関節数	7
	・術後合併症	7
	・人工関節再置換頻度	7
	・手術後の patient reported outcome	7
意思決定として	・患者全般評価（GH）	7
重大（7〜9点）	・患者疾患評価（PtGA）	7
	・医師疾患評価	7
	・感染症頻度	7
	・間質性肺炎頻度	7
	・QALY	7
	・SF-36 またはその変法	7
	・EQ-5D	7
	・結核発症率	7
	・悪性新生物発症率	7
	・出産率	7
	・離職率ないし就業継続率	7
	・患者経済負担	7
	・低疾患活動性達成率	7
	・悪性リンパ腫発症率	7
	・出生率	7
	・妊娠合併症発症率	7
	・周産期合併症発症率	7
	・出生児・新生児合併症発症率	7
	・骨折頻度	6.5
	・JOA スコア	6
	・再手術頻度（人工関節手術以外）	6
	・疲労度	6
	・骨密度	6
	・MRI 指標	6
	・超音波指標	6
意思決定として	・心血管障害頻度	6
重要だが	・消化管傷害頻度	6
重大ではない	・入院頻度	6
（4〜6点）	・抑うつ	6
	・低出生児率	6
	・早産の頻度	6
	・流産の頻度	6
	・死産の頻度	6
	・朝のこわばり持続時間	5
	・手術時間	5

DAS：disease activity score, SDAI：simplified disease activity index, CDAI：clinical disease activity index, RAPID3：routine assessment of patient index 3, HAQ：health assessment questionnaire, QALY：quality adjusted life years, SF：short form, EQ-5D：EuroQol 5 dimention, JOA：Japanese Orthopaedic Association

---

表3 重大なアウトカム，推奨作成に使用したアウトカム（薬物治療）

a：薬物治療（CQ2 MTX 2 除く）の重大なアウトカム

- ・複合指標（DAS28, SDAI, CDAI, RAPID3 など）
- ・ACR20，ACR50，ACR70
- ・HAQ
- ・関節破壊に関する指標（TSS など）
- ・重篤副作用頻度
- ・重篤感染症頻度
- ・薬剤継続率

複合指標が使用されていない場合は，圧痛関節数，腫脹関節痛を代替指標として使用する．

b：CQ2 MTX 2 の推奨作成に使用したアウトカム

- ・腫脹関節数
- ・疼痛関節数
- ・消化管症状
- ・口内炎
- ・肝障害
- ・好中球減少抑制
- ・MTX 中止

CQ2 MTX 2 に対する推奨作成に表 3a のアウトカムを使用することは困難と判断し，推奨作成に使用するアウトカムを別途選定した．

c：合併症を有する患者の薬物治療に関する推奨作成に使用したアウトカム

呼吸器合併症（ILD）	・Modified Medical Research Council（MMRC）の悪化なし ・FVC の悪化なし ・DLCO の悪化なし ・CT 所見の悪化なし ・CT スコア
循環器合併症（心不全, 心血管疾患）	・複合心血管イベント ・心不全 ・副作用
腎機能障害	・副作用 ・eGFR ・死亡
肝機能障害	・ALT ・ウイルス量 ・ALT＞100 IU/L またはウイルス量＞1 log/mL ・肝硬変 ・HBV 再活性化
HTLV-1	・EULAR response criteria の good or moderate response ・低疾患活動性または寛解 ・成人 T 細胞白血病（ATL），HTLV-1 関連脊髄症（HAM），HTLV-1 ブドウ膜炎（HU/HAU）の発症
悪性腫瘍	・癌の再発 ・再発を含むすべての癌の発生　　・死亡
ワクチン	・Seroprotection　Seroresponse ・インフルエンザ罹患 ・インフルエンザに関連する合併症 ・肺炎での入院 ・感染症 ・重篤な感染症 ・重篤な副作用　　・死亡

合併症を有する患者の薬物治療に関する推奨作成に表 3a のアウトカムを使用することは困難と判断し，推奨作成に使用するアウトカムを別途選定した．

ILD：interstitial lung disease, RAPID3：routine assessment of patient index 3, HAQ：health assessment questionnaire, FVC：forced vital capacity, DLCO：diffusing capacity for carbon monoxide, eGFR：estimated glomerular filtration rate, ALT：alanine aminotransferase, HBV：hepatitis B virus

第2章 重要臨床課題と推奨作成手順

表4 重大なアウトカム，推奨作成に使用したアウトカム
（非薬物治療・外科治療）

a：非薬物治療・外科治療（CQ51 手術・リハビリテーション 15 除く）の重大なアウトカム

> ・人工関節生存率
> ・人工関節以外手術生存率
> ・手術後の patient reported outcome
> ・臨床スコア
> ・術後合併症
> ・関節破壊指標
> ・複合指標（DAS28，SDAI）

b：CQ51 手術・リハビリテーション 15 の推奨作成に使用したアウトカム

> ・整形外科手術（以下を含む）
> ・人工関節置換術
> ・人工膝関節置換術
> ・大関節の人工関節置換術
> ・手関節手術

CQ51 手術・リハビリテーション 15 に対する推奨作成に表 4a のアウトカムを使用することは困難と判断し，推奨作成に使用するアウトカムを別途選定した。

ムとされた人工関節手術以外の再手術頻度と JOA スコア等の臨床スコアは，RA 診療ガイドライン分科会で手術の重大なアウトカム指標であると討議のうえ再評価されたため，重大なアウトカムとして採用した。

CQ51 手術・リハビリテーション 15 のアウトカムについては**表 4a** のアウトカムの使用は困難と判断し，人工関節置換術などの整形外科手術をアウトカムとして用い推奨を作成した（**表4b**）。表 3b，3c に記載したアウトカムと同様に，エビデンスプロファイルには N/A（not applicable）と記載した。

3) クリニカルクエスチョン（CQ）の策定

GRADE 法では，ガイドラインの作成手順としてまず初めに

臨床上の疑問を定式化し，先に述べた重大なアウトカムごとに複数の研究のエビデンスを統合して評価を行う。PICO 形式は CQ の定式化によく用いられるフォーマットで，これを使用することでキーワードを整理することができる。すなわち，

> P：Patient（患者）／Population（集団）……推奨が使用されることが意図されている患者や集団
>
> I：Intervention（介入）……調査対象の治療，検査，またはその他の介入（実験的介入，観察研究における曝露因子）
>
> C：Comparison（比較）……代替介入，対照群の介入
>
> O：Outcome（転帰）……関心のあるアウトカム

である。

2018 年 7 月 12 日に開催された，第 1 回診療ガイドライン作成分科会において，前回の「関節リウマチ診療ガイドライン 2014」における CQ を基本的に踏襲するが，スコープで取り上げるべき重要臨床課題をもとにして CQ 設定をするため，その中で必要のないものは削除し，新規 CQ の追加をすることとし，ガイドラインパネルメンバーよりすべての分野から各自 5 個ずつ PICO 形式での CQ 案を募った。各推奨担当者を交えて議論を行ったのちに，2018 年 11 月 11 日に今回検討する CQ が提案された。これらの CQ をもとに，移行期，高齢者，周産期の各ライフステージ別についても各担当者が CQ の設定を行い，分科会の討議を経たのちに最終的に計 55（薬物療法 25，合併症 8，高齢者 3，手術・リハビリテーション 19）の CQ が決定された。

■参考文献

1）相原守夫：診療ガイドラインのための GRADE システム 第 3 版．中外医学社 2018．

第2章 重要臨床課題と推奨作成手順

2 推奨の作成手順

エビデンスの検索から推奨の作成までの流れを**図1**に示す.

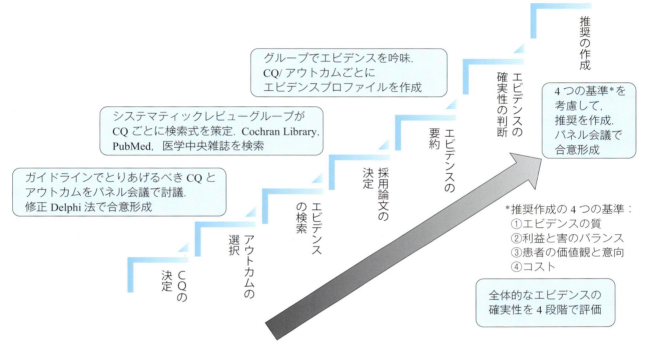

図1 推奨の作成までの流れ

1) エビデンスの採用基準, エビデンスの検索方法

　全18名の診療ガイドライン（CPG）作成グループメンバーと12名のシステマティックレビュー（SR）グループメンバーがペアを組み, 共同して推奨作成のためのSRを行った.

　担当者がクリニカルクエスチョン（CQ）ごとにキーワード, 検索式を決め, PubMed, The Cochrane Library, 医学中央雑誌Webについて, 特定非営利活動法人日本医学図書館協会に検索を依頼した. 前回のCPG作成時に用いた文献検索期間が2005年～2012年8月であったので, 原則として2012年9月～2019年9月を検索期間としたが, CQによりその前後を含めることも可とした. CQごとの検索期間は各解説文を参照のこと（「第3章 2. クリニカルクエスチョンと推奨」p.20）. 組み入れ対象とする研究デザインは, ランダム化比較試験（RCT）, 縦断的コホート研究, 横断研究とした. 検索はSR文献とそれ以外の文献に分けて行った.

2) SRの方法

　検索結果は各CQに対して2名がペアになり, 主担当者がタイトル, アブストラクト, 必要な場合は本文を読み, CQに合致しているかを吟味し, 副担当者がその過程と結果について確認した. 検索過程をフローチャートにして明示し（**図2**）, 不採用論文については不採用とした理由を記録することとした.

　CQに合致する既存のSRが存在する場合, SRのレビューの質, 関連性, 最新性を評価し, そのまま採用するか, 新たなSRを行うかを判断した. SRの質の評価にはAMSTARチェックリスト[1]を用いた. 追加的エビデンスが必要と担当者が判断した場合, および既存のSRが存在しない場合には, 新規のSRを行うこととした. 引用検索, ハンドサーチを行うかについては, 担当者の判断に任された. 未出版データについては, 今回は対象としなかった. メタ解析を行うかどうかの判断も担当者の判断に委ねた.

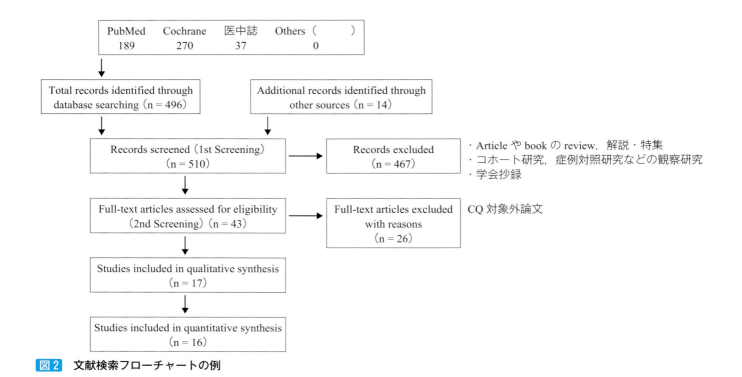

図2 文献検索フローチャートの例

3）エビデンスの要約

CQに合致した文献から，各アウトカムに関する効果の推定値，予期される利益や害，エビデンスの確実性やコストについて必要なデータを抽出し，エビデンスプロファイルを作成した（クイックリファレンス p.ii 参照）．エビデンスプロファイルの作成前に，本ガイドラインで取り上げる重大アウトカムについて，疫学者2名を含むCPG作成グループ，患者代表3名，アドバイザー1名によるパネルメンバーで討議し，GRADE working Group の推奨[2]に従い最終的に7個に絞り込んだ．有効性に関して，複合指標（DAS28，SDAIなど），ACR改善基準，HAQ，TSS，薬剤継続率，安全性に関して，死亡および重篤副作用とした．ただし，古くから使用されているメトトレキサート（MTX）と一部の従来型抗リウマチ薬（csDMARD）においては，複合指標によるエビデンスが十分存在しないため，圧痛関節数（TJC）・腫脹関節数（SJC）を代替指標とし，合併症を有する患者の薬物治療についても，独自のアウトカムを最大7個まで設定した．整形外科領域については術後合併症，人工関節再置換頻度を共通のアウトカムとし，ほかに手術部位ごとのアウトカムを設定した．

エビデンスの質の評価およびエビデンスプロファイルの作成には，ガイドライン作成支援のためのフリーソフトウェア RevMan[3]およびGRADEpro GDT[4]の使用を推奨し，外部講師を招いて作成方法に関する研修会を行った．作業は適宜，メールやWebミーティングを行い，意見交換しながら進めた．

4）エビデンスの確実性の判断

各CQについて，担当者が個々の重大なアウトカムに関するエビデンスの確実性の評価を行い，続いてアウトカム全般の評価を行った．

エビデンスの確実性の評価は，GRADE法に基づいて行った[2]．GRADE法では，エビデンスの確実性は，研究デザインと8個のグレード要因によって評価される．RCTであればエビデンスの確実性のグレードは「高」，RCT以外は「低」から開始する．グレードを下げる要因として，①「バイアスのリスク」，②「非直接性」，③「不精確さ」，④「非一貫性」，および⑤「出版バイアス」の5個がある．グレードを上げる要因としては，①効果の程度が大きい，②用量反応勾配がみられる，③交絡因子による効果の過小評価がある，の3個があげられる．

担当者は各CQについて，GRADEpro GDT[4]のフォーマットに準じて，アウトカムごとに研究数，患者数，研究デザイン，前述の8個のグレード要因，結果の要約，エビデンスの確実性，重要性をExcelファイルにまとめたものを作成した（クイックリファレンス p.ii 参照）．エビデンスの確実性の評価に「深刻」，「非常に深刻」な項目がある場合は，脚注に判断の根拠を記載することとした．

なお，エビデンスの確実性の評価を行う際には，推奨の作成に用いるCQの再評価をパネルメンバーで討議した．その結果，ガイドラインから除外するCQはなかったが，移行期，周産期，医療経済，患者教育に関してはGRADE法を適用せず，より自由度をもたせ別章に掲載することとした．

5）推奨の作成，推奨の強さの決定

GRADE法においては，推奨は「介入による望ましい効果が望ましくない効果を上回るか下回るかについて，どの程度確信できるかを示すもの」と定義されており，推奨の強さは4個の基準により決定される．4個の基準とは，①アウトカム全体のエビデンスの確実性，②望ましい効果と望ましくない効果とのバランス，③患者の価値観や意向，④コストや資源の利用である．

推奨の決定のために，各担当者は以下の資料を用意し，4個の基準についてサマリーを作成した．

①エビデンスプロファイル（クイックリファレンス p.ii 参照）：アウトカム全体のエビデンスの確実性のまとめ．
②添付文書，PMS（市販後調査）：望ましくない効果については原著論文として出版されにくいことがわかっており，各薬剤の添付文書，PMS を資料の1つとした．
③患者アンケート：治療に関する患者の価値観や意向については，新たに患者アンケートを行い，その結果を資料とした．
④医科診療報酬点数表：コストに関する資料として採用した．

推奨の強さは「強い」と「弱い／条件付き」の2種類，推奨の方向は「実施する」か「実施しない」かの2種類とした．各担当者が提示した推奨案に対し，パネルメンバーによる診療ガイドライン修正 Delphi 法の投票により，同意度1～9点で7点以上を同意の基準とし，1回目の投票で70%以上，2回目，3回目の投票では3分の2以上の参加者が同意した場合に，合意が得られたと判断した．すべての CQ について，初回の投票で合意が得られた（クイックリファレンス「5. CQ と推奨一覧」p.vi 参照）．

6）推奨の報告

パネル会議でのディスカッションをふまえ，各 CQ 担当者が推奨文案を作成した．推奨文は，平易な表現で簡潔に推奨の強さと方向を示し，エビデンスの確実性，パネルメンバーの同意度と注意点を掲載した．また，解説文として，推奨の背景，エビデンスの要約，エビデンスの確実性，推奨の強さ決定の理由（利益と害，患者の価値観・意向，コスト）を文献リストとともにまとめた．検索データベース，検索式（図書館協会のデータ），文献検索フローチャート，エビデンスプロファイル，フォレストプロットやその他の参考資料は Web 上に公開することとした．

担当者が作成した推奨文および解説文案はパネルメンバーによる確認・修正後に承認された．十分なエビデンスが得られない等の理由により，推奨文の内容は必ずしも当該 CQ と完全には対応しない場合がある．本診療ガイドラインは，一般社団法人日本リウマチ学会，一般社団法人日本小児リウマチ学会，公益社団法人日本整形外科学会で2週間パブリックコメントを募り，最終案を決定した．最終案を日本リウマチ学会に提出し，同学会理事会による審議・承認を受けた．また，公益財団法人日本医療機能評価機構 EBM 普及推進事業（Minds）[5] による公開前評価を受けた．

■参考文献

1）Shea BJ, et al：BMJ 2017；358：j4008.
2）相原守夫：診療ガイドラインのための GRADE システム 第3版．中外医学社 2018.
3）Cochran training；Review Manager（RevMan）. https://training.cochrane.org/online-learning/core-software-cochrane-reviews/revman
4）The GRADE working group. http://www.gradeworkinggroup.org/
5）日本医療機能評価機構 EBM 普及推進事業（Minds）ガイドラインライブラリ．https://minds.jcqhc.or.jp/

第3章

クリニカルクエスチョンと推奨

第3章 クリニカルクエスチョンと推奨

1 治療方針

1) 治療目標

　関節リウマチ（RA）は関節炎を主徴とする慢性炎症性疾患であり，肺・神経・血管などの関節以外の臓器にも病変が波及しうる全身性疾患でもある．関節炎が遷延すれば関節破壊が進行し，より重症な身体機能障害とQOLの低下をきたす．さらに病状が進行すれば，関節外病変の出現・進行，感染症，心血管病変の合併などによって，生命予後にも影響が及ぶ．

　RA診療は過去20年間で飛躍的に進歩した．現在の薬物治療はRAの病態を改善することにより臨床症状を改善させ，関節破壊の進行を防止するものであり，RAの病因を標的にした治療法や，発症リスクの高い個体に対する発症予防策はいまだ開発途上にある．

　これらの状況，2014年版の治療目標およびわが国のリウマチ対策の全体目標をふまえて，本診療ガイドラインにおけるRAの治療目標を以下のように定める．

治療目標	関節リウマチの疾患活動性の低下および関節破壊の進行抑制を介して，長期予後の改善，特にQOLの最大化と生命予後の改善を目指す．

2) 治療原則

　RA患者の治療を行う際には，本診療ガイドラインで提唱する個々の治療推奨の基盤となる治療原則が必要である．RAの

	A. 関節リウマチ患者の治療目標は最善のケアであり，患者とリウマチ医の協働的意思決定に基づかねばならない．
治療原則	B. 治療方針は，疾患活動性や安全性とその他の患者因子（合併病態，関節破壊の進行など）に基づいて決定する．
	C. リウマチ医は関節リウマチ患者の医学的問題にまず対応すべき専門医である．
	D. 関節リウマチは多様であるため，患者は作用機序が異なる複数の薬剤を必要とする．生涯を通じていくつもの治療を順番に必要とするかもしれない．
	E. 関節リウマチ患者の個人的，医療的，社会的な費用負担が大きいことを，治療にあたるリウマチ医は考慮すべきである．

治療原則は，EULARやACRのリコメンデーションにも記載されており，これらは国・地域を越えて共通の原則と考えられる．したがって，本診療ガイドラインでは，2014年版と同様に，最新のEULARリコメンデーション2019改訂版の治療原則を採用することとした．

3) 薬物治療のアルゴリズム

　「関節リウマチ診療ガイドライン」では，患者とリウマチ専門医の協働的意思決定に基づく治療選択を行い，T2Tの概念のもと速やかに臨床的寛解をめざし，その寛解を維持し薬物の減量も検討することが示されている．これらを背景に，GRADE法に基づきリウマチ専門医と患者代表が作成した推奨から，医療経済面も考慮しながら薬物治療のアルゴリズムを作成した．

　薬物治療のアルゴリズムは，T2Tの治療概念である"6か月以内に治療目標である「臨床的寛解もしくは低疾患活動性」が達成できない場合には，次のフェーズに進む"を原則にし，フェーズⅠからフェーズⅢまで順に治療を進める．また，RF/ACPA陽性（特に高力価陽性）や早期からの骨びらんを有する症例は関節破壊が進みやすいため，より積極的な治療を考慮し，1〜3か月ごとに疾患活動性を評価し，治療開始後3か月で改善がみられなければ治療を見直す．本診療ガイドラインにおける強い推奨（90〜100％が介入に同意する内容）は太い矢印，弱い推奨（60〜90％が介入に同意する内容）は細い矢印，エキスパートオピニオンは点線矢印で表した．

　この治療のアルゴリズムは，RAと診断された患者を対象にしている．RAと診断後は速やかに，フェーズⅠでまずメトトレキサート（MTX）の使用を検討し（推奨1），すべてのフェーズにおいてMTXを基本的な薬剤として考慮すべきとした．ただし，わが国のRA患者は高齢者が多く，また海外と比較しリンパ増殖性疾患や間質性肺炎の合併頻度が高く，禁忌事項のほかに，年齢，腎機能，肺合併症等を考慮して（推奨26，27，28，34），MTXの適応の有無と開始量を判断する．MTXの副作用の予防目的では葉酸の使用が推奨され（推奨2），MTX使用がむずかしいもしくは不可の場合，MTX以外の従来型抗リウマチ薬（csDMARD）を使用する（推奨4）．また，MTX単剤使

1. 治療方針

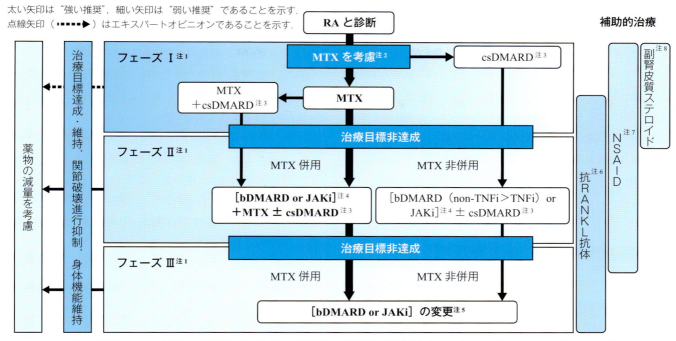

図1 関節リウマチ診療ガイドライン2020 薬物治療アルゴリズム

用で効果が不十分な場合は，他のcsDMARDを追加して併用療法を検討する（推奨3）．欧米で使用されていないわが国独自のcsDMARDとして，ブシラミン，イグラチモド，タクロリムスなどがあり，併用で治療効果の増強が期待できる．フェーズIで治療目標非達成の場合フェーズIIに進む．

フェーズIIでは，MTX併用・非併用のいずれの場合も生物学的製剤（bDMARD）またはヤヌスキナーゼ（JAK）阻害薬の使用を検討するが，長期安全性，医療経済の観点からbDMARDの使用を考慮する（推奨8，9，12，13，19，35）．MTX非併用の場合はbDMARDでは非TNF阻害薬をTNF阻害薬より優先するが，この場合の非TNF阻害薬はIL-6阻害薬を意味する（推奨13）．また，MTX非併用の場合，bDMARDまたはJAK阻害薬の単剤療法も考慮できる（推奨10，11，18）．フェーズIIで治療目標非達成の場合はさらにフェーズIIIに進む．

フェーズIIでbDMARDまたはJAK阻害薬を使用しても効果不十分である場合，フェーズIIIでは他のbDMARDまたはJAK阻害薬への変更を検討する．この場合，TNF阻害薬が効果不十分な場合は非TNF阻害薬への切り替えを優先するが（推奨14），その他の薬剤については，どの薬剤への変更が適切であるかのエビデンスは不足しているため推奨は作成しておらず，future

questionとして次のガイドラインでアップデート予定とした．

治療目標達成・維持，関節破壊進行抑制，身体機能維持ができた場合に，薬物の減量を考慮する．フェーズIよりのMTXを含むcsDMARDの減量は推奨には含まれていないが，実臨床ではこれらの薬剤を減量可能な症例も存在する．エビデンスによる推奨は今後の課題として，今回のアルゴリズムではエキスパートオピニオンとした．

「関節リウマチ診療ガイドライン2014」と異なり，NSAIDに加えて副腎皮質ステロイド（以下，ステロイド）（経口や筋肉注射などによる全身投与），抗RANKL抗体はすべて補助的治療と位置づけた．ステロイドは，早期のRA患者で少量短期間の使用にとどめ（推奨7，36）減量後，フェーズI期間内に可能な限り中止する．ステロイドの関節内投与は非薬物治療・外科的治療のアルゴリズムに組み入れた．抗RANKL抗体による治療は，海外のリコメンデーションやガイドラインに推奨がなく，薬物治療のアルゴリズムの中でわが国独自のRAの補助的治療薬として組み入れた．抗RANKL抗体は，疾患活動性改善効果や軟骨破壊抑制効果はないが骨破壊抑制効果があり，疾患活動性が低下しても骨びらんの進行がある患者，特にRF/ACPA陽性患者で使用を考慮する．このため，フェーズIの中程からの

17

使用を検討することが図1で示されている．NSAIDは，長期使用での消化管障害などの副作用を考慮し，疼痛緩和目的に必要最小量で短期間の使用が望ましいとした．

集学的なRA治療において，薬物療法とともに治療の4本柱にも含まれている手術療法やリハビリテーション治療，あるいは関節注射による補助的治療は，RAの経過中に必要に応じて適切な時期に実施されるべきである．本診療ガイドラインでは，これら治療を非薬物治療・外科的治療と位置づけ，薬物治療とは別のアルゴリズムを作成した．次項で非薬物治療のアルゴリズムについて解説する．

4) 非薬物治療・外科的治療のアルゴリズム

本診療ガイドラインでは，おそらく世界初の試みとして，RA診療における非薬物治療・外科的治療アルゴリズムを作成した（図2）．MTXおよび分子標的治療薬の世界規模の導入によって，RA患者の疾患活動性は著明に低下し，臨床的寛解のみならず，構造的寛解，さらに機能的寛解も達成されるようになった．さらに生命予後の改善についてもエビデンスが徐々に発表されつつある．しかしながら，医療環境が非常に良好であると考えられるわが国においても，居住地域の医療提供体制，経済的理由，合併症の存在などにより，必ずしも早期に，また効果的な治療を導入できない患者群が存在する．また，どのように早期に効果的な治療を導入したとしても，一定割合の患者で関節破壊や関節変形が中・長期的には徐々に進行する．

RAでは古くから治療の4本柱を集学的に使用して患者を支えることが推奨されてきた．それは現在の医療環境でもまったく変わっていない．薬物治療が進歩した現在の医療環境においても，またそのような環境であるからこそ，非薬物治療・外科的治療を適切な時期に検討し，必要に応じて速やかに実行することが求められる．特にこの分野は，薬物治療を担当するリウマチ専門医だけでなく，整形外科専門医，リハビリテーション専門医，理学療法士，作業療法士，看護師や介護関係者などが緊密に連携をとり，適切な機能評価と治療検討を進める必要がある．今回薬物治療のアルゴリズムと同様に，リウマチ専門医と患者代表が作成した推奨から非薬物治療・外科的治療アルゴリズムを作成した．非薬物治療・外科的治療は，分野や部位によって治療の考え方が異なるため，単一のアルゴリズムの作成には困難を伴った．今回のアルゴリズムは，急性病態や緊急手術が必要な状態，また脊椎病変を除く，「残存する四肢関節症状・機能障害」に対する全般的な考え方として提示するためのものであることを前提とした．

非薬物治療・外科的治療のアルゴリズムは，薬物治療アルゴリズムに付随するものとして存在することをまず明記したい．すなわちあらゆるRA患者において，薬物治療を必要かつ十分行うことは，身体機能の維持・改善を含めた，すべての治療目

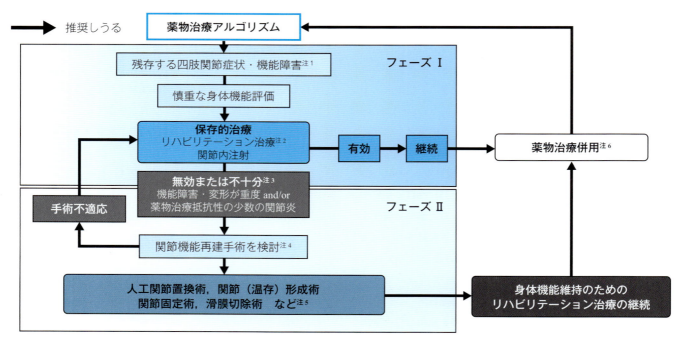

注1：骨折，感染，脊髄障害，腱断裂など急性病態や緊急手術が必要な状態を除く．
注2：装具療法，生活指導を含む．
注3：適切な手術のタイミングが重要である．
注4：手術によって十分な改善が得られない，または不利益が益を上回ると判断される場合，不適応とする．患者の意思・サポート体制を考慮する．
注5：有効な人工関節置換術，関節温存手術がある場合はまず考慮する．
注6：保存的治療継続中および外科的治療後も，適正な薬物治療を常に検討する．

図2 関節リウマチ診療ガイドライン2020 非薬物治療・外科的治療アルゴリズム

標達成のための原則である．したがって，薬物治療アルゴリズムに則って治療を行い，それでもなおかつ四肢関節症状および機能障害が残存する場合に，非薬物治療・外科的治療を検討し，このアルゴリズムのフェーズⅠに入る．フェーズⅠでまず重要なのは，慎重な身体機能評価である．画像診断による関節破壊の評価は必須であり，1つ1つの関節の機能評価およびいくつかの関節にまたがる複合的な機能評価も行う必要がある．画像診断として単純X線撮影に加え，関節超音波検査，MRI検査，CT検査を適宜行う．そのうえで，包括的な保存的治療を決定し実行する．保存的治療には，装具療法，生活指導を含むリハビリテーション治療，短期的なステロイドなどの関節内注射が含まれる．もしこれらの治療が有効であればそれらを継続し，適切な薬物治療を併用して機能的寛解の達成・維持を目指す．

保存的治療を十分に行っても無効ないし不十分な場合には，フェーズⅡに進む．特に機能障害や変形が重度である場合，または薬物治療抵抗性の少数の関節炎が残存する場合は，関節機能再建手術を検討する．しかし手術によっても十分な改善が得られないと予想される場合，または不利益が利益を上回ると判断される場合は手術不適応とする．これらの問題がないと判断

した場合であっても，十分な説明にもかかわらず患者が手術を選択しない場合，また周術期および術後に患者に対する十分なサポート体制が得られないと判断した場合は，手術不適応となる．そのような場合は再び可能な限りの保存的治療を検討する．

手術によって十分な機能回復が得られると判断し，患者も手術に同意した場合に，手術を行う．手術には人工関節置換術，関節（温存）形成術，関節固定術，滑膜切除術などがある．年齢，要求される関節機能，該当関節の関節破壊の程度，それぞれの手術の長期成績などを総合的に判断し，患者との協働的意思決定によって手術内容・時期等を決定する．有効な人工関節置換術や関節温存手術がある場合は，まずそれらを優先して検討する．

術後は当該関節に対する術後早期のリハビリテーション治療を行うが，その後も長期的に身体機能を維持するためにリハビリテーション治療を継続する．そして適正な薬物治療を継続し，機能的寛解達成・維持を目指す．このアルゴリズムを遂行するうえで最も重要なのは薬物治療を担当するリウマチ専門医との連携であることを強調したい．

第3章 クリニカルクエスチョンと推奨

推奨 1

MTX 1

推 奨 文

疾患活動性を有する RA 患者に MTX 投与を推奨する.

推奨の強さ **強い** エビデンスの確実性 **低** パネルメンバーの同意度 **8.78**

CQ1

疾患活動性を有する RA 患者に MTX 投与は有用か？

サマリー	疾患活動性を有する RA 患者に MTX 投与は，疾患活動性の改善効果と関節破壊進行の抑制効果が期待できる.
注　記	MTX は，RA 薬物治療の基本的な薬剤であり，副作用に注意すべきであるが，csDMARD としての総体的な有用性は高い.

1）推奨の背景

　メトトレキサート（MTX）は，葉酸を核酸合成に必要な活性型葉酸に還元させる酵素 dihydrofolate reductase の働きを阻止し，チミジル酸合成およびプリン合成系を阻害して，抗免疫・抗炎症作用を発揮する薬剤である（参考文献 1）. 疾患活動性を有する関節リウマチ（RA）患者の治療において，MTX は中心的な存在を占めており，特に欧米では MTX はアンカードラッグとよばれ，第一選択薬として使用されている. 活動性を有する RA 患者に対する MTX の有用性を確認し，利益と害のバランス，患者の価値観や意向を考慮し推奨の強さを決定することの重要性は高い.

2）エビデンスの要約

　2014 年から 2018 年まで，PubMed，Cochrane Central Register of Controlled Trials，医学中央雑誌で報告された MTX の有用性を評価した論文を抽出した. 2014 年以降の報告について追加検索したが MTX とプラセボを比較する研究はみられなかったため，2014 年の Cochrane systematic review で，RA 患者を対象とし MTX 単剤とプラセボを比較した計 6 件のランダム化比較試験（RCT）（$n=732$）がエビデンスの解析に選ばれた. MTX 以外の従来型抗リウマチ薬（csDMARD）（金製剤，ペニシラミン，アザチオプリン，抗マラリア薬）不応性の RA 患者において，プラセボ群に比し，MTX 投与群は統計的に有意な有効性が観察された. 1999 年の Strand らによる RCT では投与 52 週時点の ACR50 が評価され，有効性において統計的な有意差が示されている（$RR=3.03$, 95%CI[1.53, 5.98]）（採用論文 1）. プラセボ群と比較し MTX 投与群は 15% 多く ACR50 を達成している（絶対治療効果 15%, 95%CI[8, 23]）. その他の重要なアウトカム

である身体障害指標の HAQ や関節破壊進行の指標である mTSS においても MTX の有効性が示されている（HAQ：MD=-0.30, 95%CI[-0.42, -0.18], mTSS：MD=-1.28, 95%CI[-2.30, -0.26]）（採用論文 1）.

　一方で，投与 12〜52 週で MTX 投与群では 16%，プラセボ群では 8% と両群比較し約 2 倍の患者が副作用により治療を継続することができず（$RR=2.06$, 95%CI[1.30, 3.25]），副作用発症も 12 週時点で MTX 投与群では 45%，プラセボ群では 15% と有意差をもって多く観察された. ただし，27〜52 週における重篤な副作用の発症は MTX 投与群で 3%，プラセボ群で 2% と差は示さなかった（$RR=1.44$, 95%CI[0.36, 5.74]）（採用論文 1, 6）. 対象はすべて MTX 以外の csDMARD 不応例であり，かつ罹患歴も 10 年前後と長い難治例であるが，短期使用（12〜52 週）においてはプラセボ群に比べ MTX 群では有意な効果をもたらすことが示されている.

3）エビデンスの確実性

　本 CQ で検討したアウトカムは，いずれも RCT に基づいており，ACR50 達成割合と副作用による中止のアウトカムでは総サンプル数およびイベント発生の総数が少なく，また HAQ と mTSS のアウトカムでは総サンプル数が少ないため，「不精確さ」に深刻な限界があると判断された. また重篤副作用においては RR の 95%CI の下限と上限がそれぞれ，「相当な利益」とみなされる基準 RR<0.75 と「相当な害」とみなされる基準 RR>1.25 の双方を含んでいるため「不精確さ」に非常に深刻な限界があると判断された.「バイアスのリスク」「非一貫性」「非直接性」など他の項目では問題は認められなかった. これらのことから，ACR50 達成割合，HAQ，mTSS，副作用による中止のアウトカムのエビデンスの確実性は「中」，重篤な副作用のアウ

トカムは「低」と評価した.

重大なアウトカムの RR の点推定値は ACR50 達成割合,HAQ, mTSS では同じ方向を向いていたが,重篤な副作用や副作用による中止は逆の方向を向いていたことから,アウトカム全般にわたる全体的なエビデンスの確実性は最も低いグレードである「低」とした.

4) 推奨の強さ決定の理由

① 利益と害のバランスの評価

MTX 投与によって,RA の疾患活動性を抑制する効果は示されており,利益の効果の確実性は高い.一方で感染症,口内炎,消化管障害,肝酵素上昇などの副作用の頻度についてインタビューフォームでは頻度不明とされているが,エビデンスの要約で述べたとおり重篤な副作用発現割合はプラセボと比較し有意差が示されなかった.よって,総合的に MTX の投与による望ましい効果は望ましくない効果を上回ると考えられるが,副作用の慎重なモニタリングと適切な患者選択を行うことを前提とする.

② 患者の価値観・意向

患者アンケート（第4章2）の結果では,MTX の効果を「良い点のほうが多い」との回答は 50.3%（531人）で,一方「悪い点のほうが多い」との回答は 11.0%（116人）であった.良かったか悪かったか「どちらでもない」との回答が 36.5%（385人）であった.半数以上の患者に有効性を感じられている一方で,一部の患者では有効性を感じていない結果であった.

③ コスト

MTX 2mg の薬価は 210.10 円/カプセル（2020年8月現在）であり,最大量の 16mg/週を内服した場合,年間 87,401 円（52週計算）となる.MTX 以外の csDMARD の年間薬価は 34,625 円（サラゾスルファピリジン）から 673,327 円（タクロリムス）と幅広いが,MTX はこれらの中では比較的安価な部類に該当する.また,先行バイオ医薬品の年間薬価 844,610 円（トシリズマブ皮下注製剤シリンジ：162mg/2週）〜1,637,376 円（アダリムマブ皮下注製剤シリンジ：40mg/2週）や JAK 阻害薬の年間薬価 1,851,631 円（ペフィシチニブ：150mg/日）〜1,936,407 円（トファシチニブ：10mg/日）と比較すると安価である.またバイオ後続品の年間薬価は,最安値で 873,392 円（エタネルセプト BS シリンジ：50mg/週）となり,これと比較しても安価である.

④ パネル会議での意見

パネル会議において,MTX 投与の RA 治療での有用性が支持され,8.78 という高い同意度が得られた.利益と害のバランス,患者アンケート,コストを総合的に判断し,推奨の強さは前回の 2014 年のガイドラインと同様に「強い」となった.EULAR リコメンデーション 2019,ACR ガイドライン 2015 でも MTX が使用できる患者では第一選択薬として MTX を使用することを推奨すると述べており,今回の結果と一致する.MTX は本診療ガイドラインにおいても,治療アルゴリズムの基本的な薬剤として位置づけされており,その有用性の評価に変化はない.

5) 採用論文リスト

1) Strand V, et al：Arch Intern Med 1999；159：2542-2550.
2) Pinheiro GR, et al：Rev Assoc Med Bras（1992）. 1993；39：91-94.
3) Weinblatt M, et al：N Engl J Med 1985；312：818-822.
4) Furst D, et al：J Rheumatol 1989；16：313-320.
5) Williams H, et al：Arthritis Rheum 1985；28：721-730.
6) Andersen P, et al：Ann Intern Med 1985；103：489-496.

6) 推奨作成関連資料一覧（推奨作成関連資料1に掲載）

資料A　CQ1　文献検索式
資料B　CQ1　文献検索フローチャート
資料C　CQ1　エビデンスプロファイル
資料D　CQ1　フォレストプロット

■参考文献

1) Cronstein BN, et al：Nat Rev Rheumatol 2020；16：145-154.

第3章 クリニカルクエスチョンと推奨

推奨 2

MTX 2

推 奨 文

MTX 使用 RA 患者に葉酸の投与を推奨する.

推奨の強さ **強い** エビデンスの確実性 **低** パネルメンバーの同意度 **8.59**

CQ2

MTX 使用 RA 患者に葉酸または活性型葉酸の投与は有用か?

サマリー 葉酸もしくは活性型葉酸は MTX による消化管症状や肝障害などの副作用を軽減し,MTX 継続率を上げる効果が期待できる.

1) 推奨の背景

葉酸代謝拮抗剤であるメトトレキサート(MTX)は関節リウマチ(RA)治療における中心的薬剤である一方,嘔気や腹痛などの消化管症状や AST,ALT 値の上昇などの肝障害等の副作用により治療継続が困難になることがある.葉酸もしくは活性型葉酸は MTX の副作用を軽減する可能性があり,葉酸もしくは活性型葉酸併用が有用であるかどうかを明らかにすることは重要である.

2) エビデンスの要約

2012 年から 2018 年まで,PubMed,Cochrane Central Register of Controlled Trials,医学中央雑誌で報告された,RA 患者において MTX 内服時の葉酸もしくは活性型葉酸投与の有用性について評価した論文を検索し系統的レビューを行った.2011 年以前の報告に関しては 2013 年に報告された RA 患者に対する MTX 使用時の葉酸,活性型葉酸の併用効果を評価した Cochrane systematic review を参考に文献を抽出した.その結果,今回の CQ の対象となる 6 件のランダム化比較試験(RCT)が同定された.

本 CQ の重大なアウトカムとして,薬剤継続率の評価に関して MTX の中止を取り上げた.重大なアウトカムである重篤な副作用ではないが,RA 治療の第一選択薬である MTX 使用における日常臨床で最も重要視される副作用として,消化管症状,口内炎,肝障害,血球減少も推奨作成に用いるアウトカムとして取り上げた.また,葉酸の投与により MTX の効果が減弱するかは,やはり日常臨床の課題でありかつ葉酸の推奨を考慮するうえでも重要事項であるが,MTX を評価したエビデンスは古く DAS28 などの複合性指標がないため,代替評価指標として圧痛関節数(TJC),腫脹関節数(SJC)を取り上げた(第 2 章 1.重要臨床課題・アウトカムとクリニカルクエスチョンを参照).

MTX の継続率に関する解析では投与開始後 8〜52 週の MTX 中止率はプラセボ群に対し葉酸もしくは活性型葉酸併用群は有意に低い結果となった(RR = 0.39,95%CI[0.28,0.53])(採用論文 1〜6).

副作用予防については,6 件の RCT から MTX 使用 RA 患者に対し 1 週間で 7mg 以下の低用量の葉酸もしくは活性型葉酸併用における効果を評価した.

嘔気や嘔吐,腹痛など消化管症状を評価した 6 件の RCT($n = 644$)では,発現割合の有意な低下が示された(RR = 0.74,95%CI[0.59,0.92])(採用論文 1〜6).また,口内炎あるいは口腔内びらんの発現を評価した 4 件の RCT($n = 575$)では有意な差は示さなかったが減少する傾向が示され(RR = 0.72,95%CI[0.49,1.06]),MTX による血清 AST,ALT 値の異常上昇を評価した 4 件の RCT($n = 551$)では,有意な発現割合の低下が示された(RR = 0.23,95%CI[0.15,0.34])(採用論文 1,2,4〜6).一方で,MTX による好中球減少症の抑制効果を評価した 2 件の RCT($n = 443$)では,有意な有効性は示されなかった(RR = 1.55,95%CI[0.40,5.91])(採用論文 2,5).

MTX の効果減弱に対する評価では,葉酸もしくは活性型葉酸併用群とプラセボ群を比較した RCT では,TJC,SJC いずれにおいても有意な MTX の効果減弱を示さなかった(TJC:standardized MD = 0.09,95%CI[−0.27,0.45],SJC:standardized MD = 0.05,95%CI[−0.28,0.38])(採用論文 1,3,4,6).

総括すると RA 患者において MTX 投与時の葉酸もしくは活性型葉酸の併用は消化管障害,肝障害の副作用発現を有意に軽減し,MTX の効果減弱は示さなかった.

3) エビデンスの確実性

本 CQ においては,いずれのアウトカムも RCT に基づいている.MTX 中止に関しては,総サンプル数とイベント発生総数が少ないため,「不精確さ」に深刻な限界があると判断された.同

22

様に消化管症状と肝障害についても，いずれも総サンプル数と
イベント発生総数が少ないため，「不精確さ」に深刻な限界があ
ると判断された．口内炎についてはRRの95％CIの下限と上限
がそれぞれ，「相当な利益」とみなされる基準RR＜0.75と「効
果なし」を含んでおり，また好中球減少抑制についてはRRの
95％CIの下限と上限がそれぞれ，「相当な利益」とみなされる
基準RR＜0.75と「相当な害」とみなされる基準RR＞1.25の双
方を含んでいるため，それぞれ「不精確さ」に深刻な限界，非
常に深刻な限界があると評価された．またTJC，SJCの変化に
ついては，いずれも総サンプル数が少ないため「不精確さ」に
深刻な限界があると判断された．口内炎については点推定値の
ばらつきが認められ，中等度の異質性があるため，「非一貫性」
に深刻な限界があると判断された．「バイアスのリスク」「非直
接性」に関してはいずれのアウトカムにおいても深刻な問題は
ないと判断された．

これらのことからエビデンスの確実性は口内炎および好中球
減少抑制については「低」，それ以外のアウトカムについては
「中」と評価した．

すべてのアウトカムにおいて異なる方向を向いていることか
ら，アウトカム全般にわたる全体的なエビデンスの確実性は，
重大なアウトカムの中で最も低いグレードである「低」と評価
した．

4）推奨の強さ決定の理由

① 利益と害のバランスの評価

MTX使用RA患者への葉酸または活性型葉酸の投与は，MTX
による消化管症状・肝障害等の副作用抑制効果やMTX投与継
続率を上げる利益が期待でき，MTXの効果減弱も示されてい
ない．また葉酸または活性型葉酸の添付文書・インタビュー
フォームでは副作用に過敏症（頻度不明）の記載はあるが頻度
として非常に少なく，総合的に葉酸または活性型葉酸の併用に
よる利益は害を上回ると考えられる．GRADE法では推奨作成
には重大なアウトカムのみを用いるが，本推奨に関してはパネ
ル会議で討議のうえ，重要なアウトカムも用いることとした．

② 患者の価値観・意向

患者アンケート（第4章2）の結果では，MTXの副作用に関
して，「強い」との回答は27.2％（287人），「弱い」との回答は

37.2％（392人），「どちらでもない」との回答は32.9％（347人）
であった．薬剤による副作用が「強い」との回答割合は，ステ
ロイド（32.0％）に次いで多く，患者の意識において，MTXの
副作用は比較的大きなウエイトを占めていることがうかがわれ
た．

③ コスト

葉酸5mgの薬価は9.80円/錠（2020年8月現在）であり，5mg/週
内服した場合，年間509円（52週計算）と比較的安価である．
併用によりMTXの継続率を上げることができれば，高額であ
る生物学的製剤（bDMARD）等の使用も回避できる可能性があ
り，コスト面で有用であると考えられる．

活性型葉酸5mgの薬価は728.80円/錠（2020年8月現在）で
あり，5mg/週内服した場合，年間37,897円（52週計算）とな
り，葉酸と比較すると高額である．

④ パネル会議での意見

パネル会議において，高齢者を含めたRA患者にMTXの副
作用を軽減して安全に使用し，また十分量を投与するために，
葉酸併用の有用性が支持された．葉酸または活性型葉酸は副作
用も少なく，利益が害を上回ると考えられるため，推奨の強さ
としては「強い」となった．また葉酸よりも活性型葉酸を使用
すべきであるとするエビデンスは限られており，コスト面から
も，まずは活性型葉酸ではなく葉酸の投与を推奨した．

5）採用論文リスト

1）Buckley L, et al：J Rheumatol 1990；17：1158-1161.

2）Morgan SL, et al：Arthritis Rheum 1990；33：9-18.

3）Morgan SL, et al：Ann Intern Med 1994；121：833-841.

4）Shiroky JB, et al：Arthritis Rheum 1993；36：795-803.

5）Van Ede AE, et al：Arthritis Rheum 2001；44：2525-2530.

6）Weinblatt M, et al：J Rheumatol 1993；20：950-952.

6）推奨作成関連資料一覧 （推奨作成関連資料1に掲載）

資料A　CQ2　文献検索式

資料B　CQ2　文献検索フローチャート

資料C　CQ2　エビデンスプロファイル

資料D　CQ2　フォレストプロット

第3章　クリニカルクエスチョンと推奨

推奨3

MTX 3

推奨文

MTX で効果不十分な RA 患者に，MTX と csDMARD の併用療法を推奨する（条件付き）．

推奨の強さ　**弱い**　エビデンスの確実性　**非常に低**　パネルメンバーの同意度　**7.76**

CQ3

MTX で効果不十分な RA 患者に，MTX と csDMARD の併用療法は MTX 単独療法に比して有用か？

サマリー	十分量の MTX で効果不十分な RA 患者に，MTX と csDMARD の併用療法はエビデンスは限定的であるが，考慮できる治療選択肢である．
注　記	効果を示した報告が限られているため，予後不良因子，患者の価値観・優先度などを総合的に判断し，MTX と csDMARD 併用療法に適した患者を選択することが必要である．

1）推奨の背景

　十分量のメトトレキサート（MTX）で効果不十分な関節リウマチ（RA）患者において，bDMARD 1・2（推奨4・5）や JAKi 2（推奨19）でも記載のとおり生物学的製剤（bDMARD）やヤヌスキナーゼ（JAK）阻害薬の併用は疾患活動性や関節破壊進行の抑制に有用である．一方で，これらの薬剤による害やコスト面により導入が困難な症例も存在する．

　MTX と従来型抗リウマチ薬（csDMARD）の併用療法は MTX 単剤で効果不十分な RA 患者の治療戦略として有用であるかどうかを明らかにすることは重要である．

2）エビデンスの要約

　2012年1月から2018年12月の期間に限定し，PubMed，Cochrane Central Register of Controlled Trials，医学中央雑誌で報告された MTX で効果不十分な RA 患者に対して csDMARD 併用療法を評価した論文を抽出し系統的レビューを行った．2011年以前の報告に関しては2016年に報告された MTX と csDMARD の併用療法の効果を評価した Cochrane systematic review を参考に文献を評価した．

　まずサラゾスルファピリジン（SASP）についてであるが，MTX で効果不十分な RA 患者において MTX と SASP 併用群と MTX 単剤群を比較したランダム化比較試験（RCT）は存在しなかった．ただし，2016年に報告された Cochrane systematic review のネットワークメタ解析において MTX で効果不十分な RA 患者を対象に上記2群を比較した解析結果が報告された．ACR50達成割合をアウトカムとした解析で，有意な効果は示されなかった（OR=2.5，95%CI[0.49，13.76]）が，エビデンスの評価も「低」となっており，確定的な結論には至っていない．この報告の中で，MTX で効果不十分な RA 患者において，MTX と SASP とヒドロキシクロロキン（HCQ）の3剤併用群と MTX 単独群も比較されており，直接比較した研究の結果ではないが，3剤併用群の有効性を示す結果となっている（OR=10.51，95%CI[4.46，30.81]）．

　イグラチモド（IGU）に関しては，MTX で効果不十分な RA 患者において MTX と IGU 併用群と MTX 単剤群を比較した RCT（$n=252$）がわが国より報告されている（採用論文1）．投与開始24週後の ACR20，50，70いずれにおいても有意な有効性が示されており（ACR20：RR=2.27，95%CI[1.63，3.15]，ACR50：RR=2.41，95%CI[1.44，4.05]，ACR70：RR=3.00，95%CI[1.20，7.51]），DAS28-CRP 寛解，HAQ においても有効性が示されている（DAS28-CRP 寛解：RR=3.02，95%CI[1.49，6.11]，HAQ：MD=−0.38，95%CI[−0.51，−0.25]）．また重篤な副作用については両群に有意差は示されていない（RR=0.89，95%CI[0.22，3.65]）．

　ブシラミン（BUC）に関しては MTX で効果不十分な RA 患者を対象に，BUC の追加併用を評価した RCT は存在しなかった．MTX，SASP，BUC いずれかに効果不十分な RA 患者を対象に MTX，BUC，SASP の3剤併用と MTX，TNF 阻害薬（インフリキシマブ，エタネルセプト，アダリムマブ，ゴリムマブ）併用を比較した非 RCT（$n=112$）がわが国より報告されている（採用論文2）．投与開始52週後の DAS28-CRP と mTSS のいずれにおいても両群に有意な差は示されなかった（52週後 DAS28：3剤併用群 3.39±1.43，TNF 阻害薬群 3.05±1.43，$p=0.39$．52週後 mTSS：3剤併用群 4.14±6.63，TNF 阻害薬群 3.82±8.37，$p=0.87$）．

タクロリムス（TAC）に関してもBUCと同様，TACの追加併用を評価したRCTは存在しなかった．シングルアーム試験になるが，MTXに効果不十分なRA患者にTACを追加併用した観察研究（*n* = 19）がわが国より報告されている（採用論文3）．投与開始52週後の寛解が0例（0.0%）から3例（15.8%），低疾患活動性が1例（5.3%）から2例（10.5%）という改善が示された．またMTXで効果不十分なRA患者においてMTXとTAC併用群とMTX単剤もしくはTAC以外のcsDMARD併用群を比較したプロペンシティスコアマッチングを用いた観察研究（*n* = 599）がわが国より報告されており，投与開始28週以降のDAS28-CRPにおいて有効性が示されている（TAC併用：4.54→3.62，MTX単剤もしくはTAC以外のcsDMARD併用：4.12→3.61，*p* < 0.05）（採用論文4）．

3) エビデンスの確実性

本CQに対する推奨は，IGUに関する1件のRCTおよびcsDMARD併用に関する3件の観察研究に基づいている．

MTXで効果不十分例に対するIGU投与に関しては，複合指標，ACR20，50，70達成率，HAQのアウトカムにおいて，総サンプル数もしくはイベント発生の総数が少ないため，「不精確さ」に深刻な限界があると判断されたが，「バイアスのリスク」「非一貫性」「非直接性」では深刻な問題はないと評価され，エビデンスの確実性は「中」と評価した．重篤な副作用に関してはRRの95%CIの下限と上限がそれぞれ，「相当な利益」とみなされる基準RR < 0.75と「相当な害」とみなされる基準RR > 1.25の双方を含んでいるため，「不精確さ」に非常に深刻な限界があると判断し，エビデンスの確実性は「低」と評価した．

MTX，SASP，BUCの3剤併用に関する観察研究では，DAS28-CRP，mTSSにおいて組み入れがランダム化されておらず「バイアスのリスク」に深刻な限界があると判断し，総サンプル数が少ないため，「不精確さ」に深刻な限界があると判断した．このことからエビデンスの確実性は「非常に低」と評価した．

MTX効果不十分例に対するTACの追加併用に関する観察研究においては，寛解および低疾患活動性のアウトカムについて，対照群が設定されておらず組み入れもランダム化されておらず，「バイアスのリスク」は非常に深刻な限界があると判断，総サンプル数が少ないため，「不精確さ」に深刻な限界があると判断し，エビデンスの確実性は「非常に低」と評価した．

MTX効果不十分例に対するTAC併用とMTX単剤またはTAC以外のcsDMARDの2剤併用に関する観察研究においては，DAS28-CRPの変化量のアウトカムで，組み入れがランダム化されておらず，「バイアスのリスク」に，対照群にTAC以外のcsDMARDを併用している症例を含むため「非直接性」に，また総サンプル数が少ないため「不精確さ」にそれぞれ深刻な

限界があると判断し，エビデンスの確実性は「非常に低」と評価した．

今回検討した1件のRCTはIGUのみに関する研究であり，csDMARDの追加併用療法に関する全体的なエビデンスの確実性は，他の3件の観察研究も含めて検討する必要がある．3件の観察研究におけるエビデンスの確実性はいずれも「非常に低」であったことから，全体的なエビデンスの確実性は，「非常に低」と評価した．

4) 推奨の強さ決定の理由

① 利益と害のバランスの評価

MTXで効果不十分なRA患者に対する，MTXとcsDMARD併用療法の効果や副作用に関しては，エビデンスが不十分な薬剤が多くを占める．その中でIGUにおいては疾患活動性抑制の利益が示されており，重篤な副作用という害の明らかな増加は認めていない．TACの追加併用やSASPとBUCの3剤併用療法は疾患活動性の抑制の利益の可能性が示唆されており，明らかな副作用の増加は認めていない．これらのことから，総合的には利益が害を上回る可能性が示唆される．総括すると，MTXで効果不十分なRA患者に対するcsDMARDの併用療法は利益が害を上回る可能性があると考えられる．

② 患者の価値観・意向

患者アンケート（第4章2）の結果では，MTXを除くcsDMARDの良い効果の有無についての質問には，「あった」が40.2%（352人），「なかった」が22.3%（195人）の回答であり，副作用については「強い」19.5%（171人），「弱い」37.6%（329人），投与を受けてよかったかという質問に対しては，「良い点のほうが多い」との回答は25.9%（227人）で，「悪い点のほうが多い」との回答は17.3%（151人），良かったか悪かったかどちらでもないとの回答が54.1%（473人）であった．患者の実感としては，効果を感じる割合が低めで，その分副作用もそれほど強くない薬剤との位置づけであることが示唆された．

③ コスト

各csDMARDの年間薬価は2020年8月時点で，34,625円（SASP 1,000mg/日），53,726円（BUC 300mg/日），114,805円（IGU 50mg/日），676,603円（TAC 3mg/日）となっており，TACが比較的高額となっている．先行バイオ医薬品の年間薬価844,610円（トシリズマブ皮下注製剤シリンジ：162mg/2週）〜1,637,376円（アダリムマブ皮下注製剤シリンジ：40mg/2週）やJAK阻害薬の年間薬価1,851,631円（ペフィシチニブ：150mg/日）〜1,936,407円（トファシチニブ：10mg/日）と比較すると安価である．またバイオ後続品の年間薬価は，最安値で873,392円（エタネルセプトBSシリンジ：50mg/週）となり，これと比較しても安価である．コスト面では明らかに有利であり，症例によってはbDMARDを使用する前の選択肢として考慮しうると考え

第3章 クリニカルクエスチョンと推奨

る.

④ パネル会議での意見

EULAR リコメンデーション 2019 では，「最初の csDMARD 治療で治療目標に達しない場合，予後不良因子がなければ他の csDMARD への変更を考慮すべきである」の推奨は，ACR ガイドライン 2015 から変更されていないが，csDMARD の併用が MTX 単独治療（特に副腎皮質ステロイド併用時）に対して優れているとはいえないとしている（参考文献 1，2）.

わが国では，欧米で承認されていない IGU などの csDMARD が使用でき，csDMARD の併用療法の位置づけは，海外と多少異なる．パネル会議において，MTX で効果不十分な RA 患者に，MTX と csDMARD の併用療法の有用性が条件付きで支持された．ただし，十分量の MTX が投与されたうえで効果不十分な RA 患者という条件であり，MTX 単剤で寛解もしくは低疾患活動性となっている患者に積極的に csDMARD 併用療法を推奨するということではない．また，有用性を示した報告が限定的で，bDMARD や JAK 阻害薬の有用性を示すエビデンスのほうが多いことから，治療のアルゴリズムにもあるように，疾患活動性が高く，RF/ACPA 陽性（特に高力価陽性）や早期からの骨びらんを有する症例は関節破壊が進みやすいためより積極的な治療を考慮し，利益と害のバランス，患者の価値観・意向，コスト面などを総合的に判断し，治療を検討するべきである.

5）採用論文リスト

1）Ishiguro N, et al：Mod Rheumatol 2013；23：430-439.

2）Matsuno H, et al：Mod Rheumatol 2016；26：51-56.

3）Kanzaki T, et al：Rheumatol Int 2013；33：871-877.

4）Kitahama M, et al：Mod Rheumatol 2013；23：788-793.

6）推奨作成関連資料一覧（推奨作成関連資料 1 に掲載）

資料 A　CQ 3　文献検索式

資料 B　CQ 3　文献検索フローチャート

資料 C　CQ 3　エビデンスプロファイル

資料 D　CQ 3　フォレストプロット

■参考文献

1）Smolen JS, et al：Ann Rheum Dis 2020；79：685-699.

2）Singh JA, et al：Arthritis Rheum 2016；68：1-26.

2. クリニカルクエスチョンと推奨

推奨 4

csDMARD 1

推奨文

MTX が使えないまたは効果不十分の RA 患者に，MTX 以外の csDMARD の使用を推奨する（条件付き）．

推奨の強さ **弱い**　エビデンスの確実性 **低**　パネルメンバーの同意度 **8.00**

CQ4

疾患活動性を有する RA 患者に，MTX 以外の csDMARD は有用か？

サマリー	csDMARD は，疾患活動性の改善効果があり，MTX が使えないまたは効果不十分の RA 患者に対して有用性がある．
注　記	日本固有あるいは情報が古い薬剤も多いため，患者の背景に応じて安全性に配慮しながら適切な使用を考慮する．

1）推奨の背景

活動性関節リウマチ（RA）に対する標準的第一選択薬はメトトレキサート（MTX）である．しかし，MTX 以外の従来型抗リウマチ薬（csDMARD）は，禁忌や不耐のため MTX を使用できない，あるいは MTX で効果不十分な場合に，使用機会がある．またわが国では海外では用いられない固有の csDMARD が使用されている．これらの有用性を検討することは重要である．

2）エビデンスの要約

MTX 以外の csDMARD 6 剤（サラゾスルファピリジン〔SASP〕，ブシラミン〔BUC〕，タクロリムス〔TAC〕，イグラチモド〔IGU〕，レフルノミド〔LEF〕，金チオリンゴ酸ナトリウム〔GST〕）について，2014 年ガイドライン作成時に，Cochrane review の参照と，1998 年 1 月から 2012 年 8 月の期間における PubMed と医学中央雑誌で系統的レビューを行った．以後，新たな MTX 以外の csDMARD は販売されておらず，全般的な結論は「関節リウマチ診療ガイドライン 2014 年版」と同様である．

① SASP

Cochrane review は 1 件あり，6 件のランダム化比較試験（RCT）が採択された．PubMed と医学中央雑誌の文献検索では全体で 307 件が抽出され，このうち RCT で，わが国で使用不可能な薬剤を含まず，エビデンスとして情報が得られる論文 4 件を選択した．いずれも SASP の使用量は日本承認量である 1g/日より多く，2g または 3g/日を最大量として使用されていた．SASP では重要なアウトカムとして，治療開始 6〜12 か月後の ACR50 達成率，複合指標の DAS28-CRP の変化量，関節破壊指標である修正総 Sharp スコア（mTSS）変化量を取り上げることとした．

12 か月の ACR50 達成率は，SASP 群（$n=55$）と MTX 群（$n=54$）との間で有意差は示されなかった（RR＝0.37，95%CI[0.10，1.31]）．

12 か月の DAS28 変化量については，SASP 群（$n=23$）−0.9，BUC 群（$n=26$）−1.9 で，有意差は示されなかった（MD は記載がなく評価不可）．

48 週の mTSS 変化量については，1 試験では SASP 群（$n=36$）はプラセボ群（$n=37$）と有意差がなく（MD＝−3.60，95%CI[−11.13，3.93]），別の 1 試験では SASP 群（$n=69$）4.64，MTX 群（$n=69$）4.50 と有意差がなかった（MD は評価不可）．

② BUC

Cochrane review はなく，PubMed および医学中央雑誌の検索で抽出された 343 件のうち，RCT 5 件が同定された．BUC における重要なアウトカムとして，ACR50 達成率，複合指標の DAS28-CRP の変化量，mTSS の変化量を取り上げることとした．

24 週の ACR50 達成率は，BUC 群（$n=23$）と MTX 群（$n=23$）との間に有意差は示されなかった（RR＝1.13，95%CI[0.23，2.40]）．

12 か月の DAS28-CRP 変化量については，BUC 群（$n=26$）−1.9 と SASP 群（$n=23$）−0.9 との間に有意差は示されなかった（MD は記載がなく評価不可）．

96 週の mTSS 変化量については，BUC 群（$n=23$）28.5 と MTX 群（$n=23$）27.4 との間に有意差は示されなかった（MD は記載がなく評価不可）．

③ TAC

Cochrane review はなく，PubMed および医学中央雑誌の検索で抽出された 242 件のうち，RCT 5 件が同定され，その中でプ

ラセボを対照とした4件を選択した．TACにおける重要なアウトカムとして，ACR50達成率と機能評価であるHAQ-DI変化を取り上げることとし，TAC 1〜2mg/日と3mg/日で層別化して検討した．

16〜28週のACR50達成率については，TAC 1〜2mg群（$n=290$）はプラセボ群（$n=292$）より有意に高く（RR=1.71，95%CI[1.20，2.42]），TAC 3mg群（$n=336$）はプラセボ群（$n=354$）より有意に高かった（RR=2.30，95%CI[1.79，2.86]）．

16〜28週のHAQ-DI変化については，TAC 1〜2mg群（$n=290$）はプラセボ群（$n=292$）より有意に大きく（MD=−0.22，95%CI[−0.23，−0.21]），TAC 3mg群（$n=280$）はプラセボ群（$n=278$）より有意に大きかった（MD=−0.13，95%CI[−0.14，−0.12]）．

④ IGU

Cochrane reviewはなく，PubMedおよび医学中央雑誌の検索で抽出された15件のうち，RCTである4件が抽出された．IGUにおける重要なアウトカムとして，ACR50達成率と機能評価であるHAQ-DIの変化量，重篤有害事象発生割合を取り上げることとした．

24〜28週のACR50達成率については，IGU群（$n=104$）はSASP群（$n=103$）と有意差がなく（RR=1.03，95%CI[0.58，1.83]），IGU+MTX群（$n=164$）はMTX群（$n=88$）より有意に高く（RR=2.41，95%CI[1.44，4.05]），IGU群（$n=163$）はMTX群（$n=163$）と有意差がなかった（RR=0.64，95%CI[0.41，1.83]）．

24〜28週のHAQ-DI変化量については，IGU群（$n=210$）はプラセボ群（$n=130$）より有意に大きく（MD=−0.60，95%CI[−0.82，−0.37]），IGU+MTX群（$n=164$）はMTX群（$n=88$）より有意に大きく（MD=−0.78，95%CI[−1.05，−0.51]），IGU群（$n=163$）はMTX群（$n=163$）と有意差がなかった（MD=0.15，95%CI[−0.08，0.26]）．

重篤有害事象発生割合は，IGU群（$n=456$）はSASPまたはMTXまたはプラセボ群（$n=375$）と有意差を認めなかった（RR=0.90，95%CI[0.39，2.11]）．

加えて，市販後調査（PMS）結果を報告した論文が1件同定された．注目すべき有害事象として肝障害が73/377（19.4%）に認めたことが報告された．

⑤ LEF

Cochrane reviewは1件あり，採択文献の中からプラセボまたはMTXを対照とした文献が8件同定された．日本人に注目したPubMedおよび医学中央雑誌の検索でPMS結果を報告した1件が抽出された．本CQにおける重要なアウトカムとして，ACR50達成，複合指標のDAS28-CRP寛解，機能障害指標であるHAQ-DI変化量および関節破壊指標であるmTSS変化量を取り上げることとした．

6〜12か月のACR50達成率は，LEF群（$n=130$）はプラセボ群（$n=91$）に比して有意に高く（RR=2.33，95%CI[1.32，4.00]），LEF群（$n=455$）はMTX群（$n=480$）との間に有意差は示されなかった（RR=1.16，95%CI[0.69，1.92]）．

24週のDAS28-CRP寛解達成率は，LEF群（$n=30$）はMTX群（$n=30$）との間に有意差は示されなかった（RR=1.00，95%CI[0.22，4.54]）．

6か月のHAQ-DI変化量については，LEF群（$n=387$）がプラセボ群（$n=292$）と比し，有意に改善したことが示された（MD=−0.43，95%CI[−0.52，−0.33]）．

12か月のmTSS変化量については，LEF群（$n=433$）はMTX群（$n=460$）と比し有意差はなかった（MD=0.08，95%CI[−1.07，1.23]）．

日本人のPMS結果を報告した論文が1件同定された．注目すべき有害事象として間質性肺疾患（ILD）がILD既往のある群（$n=669$）で死亡例を含み5.08%，ILD既往のない群（$n=6,006$）で0.62%に認められたことが報告された．

⑥ GST

Cochrane reviewは1件あり，4件のRCTが採択された．PubMedと医学中央雑誌の文献検索では全体で788件が抽出され，このうちRCTで，わが国で使用不可能な薬剤を含まず，エビデンスとして情報が得られ推奨のエビデンスに用いる論文として1件を選択した．GSTでは重要なアウトカムとして，機能障害指標のHAQ-DIの変化を取り上げることとした．

36か月のHAQ-DIの変化量については，GST群（$n=136$）−0.45，シクロスポリン群（$n=136$）−0.54で，有意差は示されなかった（MDは記載がなく評価不可）．

また，推奨の参考として用いた5件の報告のエビデンスからは，腫脹関節数（SJC），ESR変化量の改善が示され，プラセボ群と比較して有害事象による中止は同等であった．

3）エビデンスの確実性

MTX以外のcsDMARDのエビデンスの確実性については，採用された論文は現在の標準的アウトカムを用いた評価に乏しく，重大なアウトカムについて全般にわたるエビデンスの確実性をGRADE法によって評価することは困難であったが，論文の質，評価されたアウトカムの種類，RRの点推定値の方向性のばらつきなどから，SASPは「非常に低」，BUCは「低」，TACは「高」，IGUは「低」，LEFは「中」，GSTは「非常に低」と判断された．最終的にパネル会議でエビデンスプロファイルに記載したデータを総合的に判断して，MTX以外のcsDMARD全般にわたる総体的なエビデンスの確実性を「低」とした．

4）推奨の強さ決定の理由

① 利益と害のバランスの評価

　MTX 以外の csDMARD は，重大なアウトカムに関するエビデンスの確実性は高くないものの，推奨の参考となるアウトカム評価も考慮に入れると，プラセボに対する優越性と現在の標準薬である MTX にやや劣る程度の有効性と，プラセボよりはやや劣るが MTX と同程度の安全性を有することが示されており，MTX が使用できないまたは効果不十分な際に使用する抗リウマチ薬として，総合的に望ましい効果は望ましくない効果を上回ると考えられる．

② 患者の価値観・意向

　合成抗リウマチ薬に関する患者アンケート（第 4 章 2）では，良い効果が「あった」が「なかった」を上回り（40.2％ vs. 22.3％），副作用が「強い」が「弱い」を下回り（19.5％ vs. 37.6％），「良い点が多い」が「悪い点が多い」を上回っており（25.9％ vs. 17.3％），総合して患者の評価は高かった．

③ コスト

　薬価（2020 年 8 月現在）は，RA 用の SASP が 1g あたり 41.40～95.20 円，BUC が 200mg あたり 42.80～98.40 円，TAC が 3mg あたり 875.10～1,972.5 円，IGU が 50mg あたり 315.4 円，LEF が 20mg あたり 232.90 円，注射 GST 25mg 1 筒あたり 369 円である．最大承認用量を使用したとすると，年間では SASP が 15,111～34,748 円，BUC が 15,622～35,916 円，TAC が 319,411～719,962 円，IGU が 115,121 円，LEF が 85,008 円，注射 GST が 4,428 円となる．MTX の薬価は 85.70～210.10 円/錠（2019 年 6 月現在）であり，最大 16mg/週内服したとして年間 35,651～87,401 円とすると，SASP，BUC，注射 GST は安価，LEF は同等，IGU は同等からやや高価，TAC は高価となる．

④ パネル会議での意見

　パネル会議においては，医療経済学的影響も考慮に入れ，また MTX を使用できない背景をもつ患者も存在することから，MTX に不耐または効果不十分な患者に対する MTX 以外の csDMARD の有用性が支持された．しかしながら，エビデンスレベルは不十分であること，関節破壊抑制効果に関する検討が不十分であることから，推奨の強さとしては「弱い」（条件付き）とすることとなった．

5）採用論文リスト

【サラゾスルファピリジン】

1）Capell HA, et al：Ann Rheum Dis 2007；66：235-241.
2）Nakajima M, et al：Mod Rheumatol 2009；19：384-389.
3）Hannonen P, et al：Arthritis Rheum 1993；36：1501-1509.
4）Dougadous M, et al：Ann Rheum Dis 1999；58：220-225.
5）Ebringer R, et al：J Rheumatol 1992；19：1672-1677.

6）Farr M, et al：Clin Rheumatol 1995；14：531-536.
7）Pullar T, et al：Br Med J（Clin Res Ed）1983；287：1102-1104.
8）Skosey JL, et al：J Rheumatol 1988；16：5-8.
9）Williams HJ, et al：Arthritis Rheum 1988；31：702-713.
10）Smolen JS, et al：Lancet 1999；353：259-266.
11）Suarez-Almazor ME, et al：Cochrane Database Syst Rev 2010；7：CD000958.

【BUC】

1）Ichikawa Y, et al：Mod Rheumatol 2005；15：323-328.
2）Nakajima M, et al：Mod Rheumatol 2009；19：384-389.
3）Kim HA, et al：Rheumatol Int 1997；17：5-9.
4）Yasuda M, et al：J Rheumatol 1994；21：44-50.
5）塩川優一，他：炎症 1986；6：409-430.

【TAC】

1）Furst DE, et al：Arthritis Rheum 2002；46：2020-2028.
2）Yocum TE, et al：Arthritis Rheum 2003；48：3328-3337.
3）Kondo H, et al：J Rheumatol 2006；33：11.
4）Kawai S, et al：Mod Rheumatol 2011；21：458-468.

【IGU】

1）Hara M, et al：Mod Rheumatol 2007；17：1-9.
2）Ishiguro N, et al：Mod Rheumatol 2013；23：430-439.
3）Lu LJ, et al：Arthritis Rheum 2009；61：979-987.
4）Lu LJ, et al：Chin Med J（Engl）2008；121：615-619.
5）Hara M, et al：Mod Rheumatol 2007；17：10-16.

【LEF】

1）Smolen JS, et al：Lancet 1999；353：259-266.
2）Emery P, et al：Rheumatology 2000；39：655-665.
3）Strand V, et al：Arch Intern Med 1999；159：2542-2550.
4）Wislowska M, et al：Rheumatol Int 2007；27：641-647.
5）Mladenovic V, et al：Arthritis Rheum 1995；38：1595-1603.
6）Shuai ZW, et al：Acta Universitatis Medicinalis Anhui 2002；37：41-44.
7）Sharp JT, et al：Arthritis Rheum 2000；43：495-505.
8）Sawada T, et al：Rheumatology 2009；48：1069-1072.
9）Osiri M, et al：Cochrane Database Syst Rev 2010；7：CD000520.

【GST】

1）Kvien TK, et al：Ann Rheum Dis 2002；61：511-516.
2）The Cooperating Clinics Committee of the American Rheumatism Association：Arthritis Rheum 1973；16：353-358.
3）The Empire Rheumatism Council, et al：Ann Rheum Dis 1960；19：95-117.
4）Ward JR：Arthritis Rheum 1983；26：1303-1315.
5）Sigler JW, et al：Ann Intern Med 1974；80：21-26.

第3章 クリニカルクエスチョンと推奨

6) 推奨作成関連資料一覧 （推奨作成関連資料1に掲載）

資料A　CQ4　文献検索式

資料B　CQ4　文献検索フローチャート

資料C　CQ4　エビデンスプロファイル

推奨5

csDMARD 2

推奨文

bDMARD または JAK 阻害薬と csDMARD 併用で寛解または低疾患活動性を維持している RA 患者に，csDMARD の減量を推奨する（条件付き）．

推奨の強さ **弱い**　エビデンスの確実性 **非常に低**　パネルメンバーの同意度 **7.18**

CQ5

bDMARD または JAK 阻害薬と csDMARD 併用で寛解または低疾患活動性を維持している RA 患者に，csDMARD の減量は可能か？

サマリー	bDMARD または JAK 阻害薬と csDMARD 併用で寛解または低疾患活動性を維持している RA 患者に，寛解または低疾患活動性維持を前提に csDMARD の減量を検討してもよい．
注記	併用 csDMARD の減量に関するエビデンスは十分とはいえない．患者は薬剤減量に関する希望があり，疾患活動性を注意深く観察しての減量検討が求められる．

1) 推奨の背景

関節リウマチ（RA）の治療目標は，適切な治療介入によって寛解や低疾患活動性を達成・維持することである．治療目標を達成したあとに薬剤を減量することは，副作用や医療費の軽減につながる反面，疾患活動性の再燃リスクを高める可能性がある．生物学的製剤（bDMARD）やヤヌスキナーゼ（JAK）阻害薬と従来型抗リウマチ薬（csDMARD）併用で寛解または低疾患活動性を達成したのちに，csDMARD 減量の有用性を明らかにすることは重要である．

2) エビデンスの要約

2012 年 1 月から 2019 年 6 月の期間に限定し，PubMed，Cochrane Library，医学中央雑誌で報告された RA 患者におけるbDMARD または JAK 阻害薬で治療後に csDMARD を減量した論文について系統的レビューを行い，539 件から 3 件のランダム化比較試験（RCT）が同定された．2 件はトシリズマブ（TCZ）＋MTX で加療後に低疾患活動性達成または EULAR moderate response 以上達成患者を対象として TCZ と TCZ＋MTX 群を比較，1 件はエタネルセプト（ETN）＋MTX で加療後に全例で ETN と ETN＋MTX 群を比較した．JAK 阻害薬を用いた試験は見出せなかった．

本 CQ における重要なアウトカムとして，治療開始 6～12 か月後の ACR50 達成割合，DAS28＜2.6 達成割合，DAS28-ESR 変化量，重篤有害事象を取り上げた．

6 か月後の ACR50 達成割合は，1 論文で報告され，TCZ 群（n＝147）が TCZ＋MTX 群（n＝174）と比し，ACR50 達成割合は有意に低いことが示された（RR＝0.76，95％CI[0.62，0.94]）．

6～12 か月後の DAS28＜2.6 達成割合は，TCZ 2 論文と ETN 1 論文で報告された．TCZ 2 論文のメタ解析では，TCZ 群（n＝283）が TCZ＋MTX 群（n＝283）と比し，DAS28 寛解達成割合は同等であった（RR＝0.92，95％CI[0.78，1.08]）．ETN 1 論文では，ETN 群（n＝98）が ETN＋MTX 群（n＝107）と比し，DAS28 寛解達成割合は非劣性であった（RR＝0.92，95％CI[0.78，1.08]）．

6 か月後の DAS28-ESR 変化量については TCZ 1 論文と ETN 1 論文で報告され，TCZ 群（n＝136）と TCZ＋MTX 群（n＝136）との間に有意差は示されなかった（MD＝-0.23，95％CI[-1.75，-1.27]）．ETN 群（n＝98）と ETN＋MTX 群（n＝107）では ETN 群で有意に大きかったが（MD＝0.4，95％CI[0.1，0.7]），この論文では割付時に低疾患活動性を達成したサブ集団では差がなかったことも報告された．

重篤有害事象は，TCZ 群（n＝144）と TCZ＋MTX 群（n＝139）との間に有意差は示されなかった（RR＝0.72，95％CI[0.26，2.03]）．

3) エビデンスの確実性

本推奨はいずれも RCT に基づいている．TCZ を使用した 2 論文は「バイアスのリスク」に深刻な問題はなかったが，ETN を使用した 1 論文はオープンラベルであり，アウトカム報告も不十分と考えられ，「バイアスのリスク」は非常に深刻とした．また，「非直接性」について，TCZ を使用した研究は深刻な問題はなかったが，ETN を使用した研究は疾患活動性にかかわらず全患者に割付を実施しており，寛解または低疾患活動性を維持

している患者を対象とした本 CQ とは異なるため，いずれのアウトカムにおいても「非直接性」を深刻とした．ACR50 達成割合と DAS28 寛解達成割合は，「不精確さ」に関して TCZ ではサンプル数・イベント数が少なく，ETN では RR の 95％CI 下限が効果なし，95％CI 上限が「相当な利益」とみなされる基準の 1.25 を含んでおり，いずれも深刻と判断され，エビデンスの確実性は TCZ で「中」，ETN では「非常に低」と判断された．DAS28-ESR 変化量は，「非一貫性」については深刻な問題はないが，TCZ，ETN ともにサンプル数が不足しており「不精確さ」が深刻と判断され，エビデンスの確実性は TCZ で「中」，ETNでは「非常に低」と判断された．重篤有害事象発生率（TCZ）に関しては，RR の 95％CI の上限と下限が，「相当な害」または「相当な利益」とみなされる基準の 0.75 と 1.25 の双方を含んでいるため，「不精確さ」に非常に深刻な限界があると判断されたが，「バイアスのリスク」「非一貫性」「非直接性」などの他の項目では問題は認められず，エビデンスの確実性は「低」と評価した．

　重大アウトカムの RR の点推定値は，ACR50 達成，DAS28-CRP 寛解達成，DAS28-ESR，重篤有害事象で異なる方向を向いていたことから，アウトカム全般にわたる全体的なエビデンスの確実性は最も低いグレードである「非常に低」とした．

4) 推奨の強さ決定の理由

① 利益と害のバランスの評価

　bDMARD と MTX 併用で低疾患活動性または寛解を達成後に MTX を中止した場合，中止によって再燃割合がわずかに高く，試験期間中の重篤有害事象発生割合はほぼ同等である．ただしエビデンスがあるのは TCZ および ETN のみであり，またいずれも関節破壊抑制効果の維持については報告されていない．MTX を長期にわたり中止した場合の有害事象発生割合の変化は不明である．また，MTX 中止のみの検討であり，MTX 減量や他の csDMARD については検討されていない．JAK 阻害薬と MTX 併用で低疾患活動性または寛解を達成した場合の検討も行われていない．総合的に MTX 減量は望ましい効果が望ましくない効果を上回ると考えられる．しかしながら，減量後の低疾患活動性または寛解の維持が前提であること，およびエビデンスレベルは低く今後の研究によって効果推定が変わる可能性について留意が必要である．

② 患者の価値観・意向

　合成抗リウマチ薬に関する患者アンケート（第4章2）では，良い効果が「あった」が「なかった」を上回り（40.2％ vs. 22.3％），副作用が「強い」が「弱い」を下回り（19.5％ vs.

37.6％），「良い点が多い」が「悪い点が多い」を上回り（25.9％ vs. 17.3％），患者の評価は高かった．一方で，2012 年に施行された患者アンケートでは，薬物療法全般について好みの評価は「どちらかというと賛同できる」にとどまり，副作用に対する懸念とできるだけ使いたくないという希望が収集された．

③ コスト

　MTX の薬価は 85.70〜210.10 円/錠（2020 年 8 月現在）であり，最大 16mg/週内服したとして年間 35,651〜87,401 円となる．年間薬価が約 1,000,000〜2,000,000 円前後となる bDMARD や JAK 阻害薬と比較すると安価であり，中止する経済効果は bDMARD や JAK 阻害薬中止と比較すると小さい．

④ パネル会議での意見

　パネル会議においては，bDMARD または JAK 阻害薬と csDMARD 併用で寛解または低疾患活動性を維持している RA 患者において csDMARD を減量することは支持された．しかしながら，エビデンスレベルが低いこと，RA 治療においては良好な疾患活動性維持が最重要であることなどから，減量においては十分な注意が必要であることが指摘された．

　なお，JAK 阻害薬に関するエビデンスはないが，寛解または LDA の患者における併用 csDMARD 減量は安全性上メリットが高いと考えられ，薬剤を減量したい患者の意向にも合致し，臨床現場でも bDMARD 使用時のみでなく JAK 阻害薬使用時でも広く行われていることをふまえ，本推奨に JAK 阻害薬も含めた．

　以上をふまえ，bDMARD または JAK 阻害薬と csDMARD 併用で寛解または低疾患活動性を維持している RA 患者において，寛解または低疾患活動性維持を前提に csDMARD の減量を検討することは推奨されるが，エビデンス（特に JAK 阻害薬）は十分とはいえず，疾患活動性を注意深く観察しての減量検討が求められることから，「弱い」（条件付き）推奨となった．

5) 採用論文リスト

1) Kremer JM, et al：Arthritis Rheumatol 2018；70：1200-1208.
2) Edwards CJ, et al：Rheumatology（Oxford）2018；57：84-91.
3) Pope JE, et al：Ann Rheum Dis 2014；73：2144-2151.

6) 推奨作成関連資料一覧（推奨作成関連資料 1 に掲載）

資料 A　CQ 5　文献検索式
資料 B　CQ 5　文献検索フローチャート
資料 C　CQ 5　エビデンスプロファイル
資料 D　CQ 5　フォレストプロット

2. クリニカルクエスチョンと推奨

推奨 6

NSAID

推奨文

RA 患者に疼痛軽減目的で NSAID 使用を推奨する（条件付き）.

推奨の強さ **弱い**　エビデンスの確実性 **低**　パネルメンバーの同意度 **7.78**

CQ6

RA 患者に NSAID 投与は有用か？

サマリー	NSAID は，RA の疾患活動性の改善効果はないが，疼痛などの症状緩和に効果がある.
注　記	常用や長期使用による弊害も考慮に入れ，患者背景や状態に応じた使用が適切である.

1）推奨の背景

関節リウマチ（RA）患者の中心的な臨床症状は関節痛であり，疾患活動性が高い時期の定時使用からコントロール良好な時期の頓用まで，RA における補助的治療として使用頻度は高い．しかしながら，消化管障害を中心とした副作用が生じるため，その有用性を評価することは重要である．また，副作用の予防策やモニタリング，長期の不必要な処方を減らすことが課題である．

2）エビデンスの要約

非ステロイド抗炎症薬（NSAID）に関するエビデンスは，2014年ガイドライン作成時に検索したエビデンスを基にした．RA 患者における NSAID の効果に関する論文を，Cochrane review と 1998 年 1 月から 2012 年 8 月の期間における PubMed と医学中央雑誌で系統的レビューを行った．

Cochrane review では，NSAID に関して 7 件報告されていた．少量メトトレキサート（MTX）使用中の関節炎患者の併用 NSAID の安全性は，RA を対象として 17 論文（ランダム化比較試験〔RCT〕3，観察研究 14）が報告されており，いずれもバイアスリスクが不明であるが，有害事象増加は認めなかった（採用文献 1）．鎮痛剤併用に関しては計 23 件の RCT と比較臨床試験が報告されていたが，すべての試験のバイアスリスクが高く，NSAID 併用療法に関するエビデンスは不十分であった（採用文献 2）．合併症を有する筋骨格系疾患患者における NSAID に関して，計 2 件のバイアスリスク不明な RCT が抽出されており，消化管障害合併患者には NSAID は投与すべきでないとされ，肝・心・腎障害合併症は多くの試験から除外されているため十分な検証がなく評価できないと結論された（採用文献 3，4）．NSAID 使用時の消化管潰瘍予防に関しては，RA を含めた筋骨格系疾患を対象として計 40 件の RCT が抽出され

た．ミソプロストールは NSAID 使用時の消化管潰瘍予防に有用だが有害事象が多く，低用量使用では有害事象は減るが有効性も低下した．H2 受容体阻害薬は，通常容量使用では十二指腸潰瘍予防に有効であったが胃潰瘍予防効果は認めず，プロトンポンプ阻害薬が胃および十二指腸潰瘍ともに有効であった（採用文献 5）．選択的 COX-2 阻害薬セレコキシブに関する検討では RA と変形性関節症を対象として計 5 件のバイアスリスクの低い RCT が抽出された．セレコキシブはナプロキセン，ジクロフェナク，イブプロフェンと同程度に RA 症状をコントロールでき，プラセボと比較した ACR20 達成率は有意に高かった．内視鏡での 3mm 以上の上部消化管潰瘍は，セレコキシブ 200mg/日および 400mg/日とプラセボとの比較で有意差を認めず，セレコキシブとナプロキセン，ジクロフェナクの比較でセレコキシブが有意に低リスクであった（採用文献 6）．RA を対象とした NSAID とアセトアミノフェンの比較では 4 件のクロスオーバー試験が抽出され，NSAID はアセトアミノフェンよりも好まれる傾向があったが，バイアスリスクがいずれも不明でサンプルサイズが小さく結論するのは困難であった（採用文献 7）．

文献検索では全体で 1,427 件が抽出され，67 件が関連する文献であった．うち比較的新しく，日本で汎用される NSAID に関する RCT 2 件について検討した．いずれも現在の標準的アウトカムの評価は乏しく，本 CQ で推奨に用いるアウトカムとして重篤有害事象，参考とするアウトカムとして圧痛関節数（TJC）変化量，腫脹関節数（SJC）変化量，ESR 変化量，消化器症状を取り上げることとした．

米国における多施設第 3 相二重盲検化無作為割付 12 週試験（採用論文 8）は，メロキシカム 7.5mg または 15mg または 22.5mg/日と，ジクロフェナク 150mg/日，プラセボを比較した．12 週時 TJC は，メロキシカム 7.5mg 群 −7.7±0.6，15mg 群 −7.0±0.6，22.5mg 群 −7.7±0.6，ジクロフェナク群 −8.4±0.6，

33

プラセボ群−6.1±0.6，12週時SJCは，メロキシカム7.5mg群−5.8±0.5，15mg群−4.5±0.5，22.5mg群−5.7±0.5，ジクロフェナク群−5.0±0.5，プラセボ群−4.3±0.5と，メロキシカム7.5mg群と22.5mg群およびジクロフェナク群でプラセボ群より有意に改善した．重篤有害事象発生率（メロキシカム7.5mg群1.01，95%CI[0.26，3.98]，15mg群0.02，95%CI[0.00，0.04]，22.5mg群0.80，95%CI[0.20，2.80]，ジクロフェナク群0.73，95%CI[0.17-3.23]）はプラセボ群と差がなかった．参考として，重篤有害事象の発生率についてメロキシカムの3種類の用量とジクロフェナクの4群をまとめてプラセボ群と比較すると，RR＝0.74，95%CI[0.24，2.27]であった．日本45施設におけるロキソプロフェンとインドメタシンの6週間の比較試験（採用論文9）では，6週時TJCはロキソプロフェン群で−2.0±0.6，インドメタシン群−2.6±0.5，6週時SJCはロキソプロフェン群で−1.4±0.3，インドメタシン群−1.6±0.4で差はなかった．2試験とも，統計学的処理について詳細な記載に乏しい．NSAIDの関節破壊抑制効果に関する評価はない．

3）エビデンスの確実性

　本推奨はCochrane reviewと日本で比較的よく使用されるNSAIDを扱った2件のRCTに基づいた．いずれの検討も評価時期が古く，現在の標準的アウトカム評価や統計学的処理の詳細に関する記載が乏しい．採用した2件のRCTは，推奨に用いるアウトカムをTJC，SJCと重篤有害事象とした．エビデンスの確実性については，1件は，「バイアスのリスク」「非一貫性」「非直接性」に深刻な問題はなかったが，統計学的処理の記述が不十分で深刻と判断され，エビデンスの確実性は「中」と判断された．1件は，盲検化の詳細が不明でアウトカム報告も不完全と考えられ「バイアスのリスク」が深刻，サンプルサイズが400に満たないことと統計学的処理に関する記述が不十分で，「不精確さ」とその他の検討でそれぞれ深刻な問題があるとみなされ，エビデンスの確実性は，「非常に低」と判断された．重篤有害事象は1件で報告され，RRの95%CIの上限と下限が「相当な害」または「相当な利益」とみなされる基準の0.75と1.25の双方を含んでいるため，「不精確さ」に非常に深刻な限界があると判断されたが，「非一貫性」「非直接性」などの他の項目では問題は認められず，エビデンスの確実性は「低」と判断された．

　今回採用した論文は，いずれも現在の標準的アウトカムを用いた評価は乏しく，全般にわたる全体的なエビデンスの確実性をGRADE規則によって評価することは困難と判断し，パネル会議でエビデンスプロファイルに記載したデータを総合的に判断して，アウトカムの全般にわたる全体的なエビデンスの確実性を「低」とした．

4）推奨の強さ決定の理由

① 利益と害のバランスの評価

　NSAIDはTJC減少など臨床症状の緩和には有効であり，安全性も高い．一方で，疾患活動性の低下には寄与せず，頻度は高くないものの常用や長期使用による消化管障害，腎機能障害，心血管障害などの副作用リスクを考慮に入れる必要がある．疼痛軽減目的の使用として，総合的に望ましい効果は望ましくない効果を上回ると考えられる．

② 患者の価値観・意向

　日常臨床では痛みを抑えてほしいとの希望が最も強く，患者アンケートではNSAIDに関して調査していないが，日本リウマチ友の会が発行している「2015年リウマチ白書」では，アンケートに回答した患者の20.2%が激しい痛みに苦しみ，21.9%が疼痛緩和と腫脹軽減を治療に一番期待することとしてあげている（参考文献1）．

③ コスト

　NSAIDは多数あるが，代表的なものとしてロキソプロフェン60mgの薬価は5.90〜13.40円/錠，ジクロフェナク25mgの薬価は5.70〜10.50円/錠，セレコキシブ100mgが19.60〜69.00円/錠で，極めて安価である．ただし，消化管粘膜保護薬やプロトンポンプ阻害薬が併用される症例も多いため，そのコストも勘案する必要がある．

④ パネル会議での意見

　パネル会議においては，NSAIDの疼痛緩和に対する有用性が支持された．利益は害を上回り，患者の価値観・意向にも合致するが，アウトカムの全般にわたる全体的なエビデンスの確実性は「低」であり，疾患活動性改善効果はなく，あくまで補助的な位置づけであり，推奨の強さとしては「弱い」（条件付き）とすることとなった．

5）採用論文リスト

1）Colebatch AN, et al：Cochrane Database Syst Rev 2011；11：CD008872.

2）Ramiro S, et al：Cochrane Database Syst Rev 2011；10：CD008886.

3）Marks JL, et al：Cochrane Database Syst Rev 2011；10：CD008952.

4）Radner H, et al：Cochrane Database Syst Rev 2012；1：CD008951.

5）Rostom A, et al：Cochrane Database Syst Rev 2002；4：CD002296.

6）Garner SE, et al：Cochrane Database Syst Rev 2002；4：CD003831.

7）Wienecke T, et al：Cochrane Database Syst Rev 2004；1：

CD003789.

8）Furst DE, et al：J Rheumatol 2002；29：436-446.

9）Igarashi M, et al：Ryumachi 1985；25：61-72.

6）推奨作成関連資料一覧 （推奨作成関連資料1に掲載）

資料A　CQ 6　文献検索式

資料B　CQ 6　文献検索フローチャート

資料C　CQ 6　エビデンスプロファイル

資料D　CQ 6　フォレストプロット

■参考文献

1）日本リウマチ友の会：2015年リウマチ白書〜患者の声編〜 2015.

第3章　クリニカルクエスチョンと推奨

推奨7　　　　　　　　　　　　　　　　　　　　　　　　　ステロイド

推奨文

疾患活動性を有する早期 RA 患者に，csDMARD に短期間の副腎皮質ステロイド投与の併用を推奨する（条件付き）．

推奨の強さ　**弱い**　　エビデンスの確実性　**非常に低**　　パネルメンバーの同意度　**7.39**

CQ7

疾患活動性を有する RA 患者に副腎皮質ステロイド投与は有用か？

サマリー	副腎皮質ステロイドは早期 RA 患者において，効果的な csDMARD 療法併用下で，疾患活動性，身体機能を改善する．一方，長期的には重症感染症，重篤有害事象，死亡のリスクとなる．
注　記	長期的には重大な有害事象のリスクとなり，有効性に関するエビデンスは csDMARD 投与患者（特に早期 RA 患者）に限り報告されており，bDMARD 投与患者における有効性のエビデンスは示されていない．したがって csDMARD 治療の最適化を行い，可能な限り短期間（数か月以内）で漸減中止することが望ましい．至適投与用量や投与経路に関する確立されたエビデンスは存在しないため，患者の背景を考慮して使用する必要がある．

1）推奨の背景

　副腎皮質ステロイド（ステロイド）投与により生じる各種有害事象の存在は広く認知されており，関節リウマチ（RA）においてはアンカードラッグであるメトトレキサート（MTX）に加え生物学的製剤（bDMARD），分子標的型合成 DMARD（tsDMARD）を含む効果的な治療薬と T2T アプローチによるタイトコントロールの確立に伴い，ステロイドに依存しない治療を行うことは現実的に可能となってきている．一方で，現在の臨床現場においてもステロイドは RA 治療において頻用される補助的治療薬であり，その有効性は2014年のガイドラインで引用されたステロイドに関する Cochrane review 3 件（参考論文 1, 2, 3）によりすでに示されているが，現在の治療体系においてステロイド併用療法実施の余地があるか検討することが必要である．

2）エビデンスの要約

　2018 年 12 月までの，PubMed，Cochrane Library，医学中央雑誌で報告された RA 患者におけるステロイドの有効性，安全性に関する論文について検索を行い，前述の Cochrane review の引用論文を含めハンドサーチを追加し 1,040 件を抽出した．有効性についてはランダム化二重盲検比較試験を対象とし，分科会で決定した重大なアウトカムとして修正総 Sharp スコア（mTSS），DAS28，HAQ を取り上げた結果，5 件が同定された（採用論文 1〜5）．安全性については長期的な評価が必要と判断し観察研究（メタ解析含む）の検索を行い，同じく分科会で決定した重大なアウトカムとして感染症，重篤有害事象，死亡を

取り上げた結果，40 件が同定された（採用論文 6〜45）．

　有効性評価において，5 件中 4 件（採用論文 4 を除く）は発症 1〜3 年以内の比較的早期の RA 患者における従来型抗リウマチ薬（csDMARD）との併用療法を対象としており，bDMARD 投与患者におけるステロイド併用療法に関する有効性を評価した論文は認められなかった．

　mTSS について，引用した論文において対象 RA 患者が発症早期であり総スコアでの変化が乏しく評価が困難であったため，Sharp 法のなかでアウトカムとして最も多く引用されていた骨びらんスコアを解析した．2 年時点の変化量はステロイド群（$n=255$）がプラセボ群（$n=260$）と比し，より進行が少ないものの，統計学的有意差を認めなかった（MD $=-1.93$, 95% CI $[-5.16, 1.31]$, $p=0.24$）．

　疾患活動性は，DAS28 を指標とし，2 年時点でステロイド群（$n=396$）ではプラセボ群（$n=398$）と比し，より疾患活動性の低下が示された（MD $=-0.19$, 95% CI $[-0.26, -0.11]$, $p<0.00001$）．1 年目のデータが示された 2 論文では（ステロイド群 $n=165$，プラセボ群 $n=162$）では同様の傾向が認められたが統計学的有意差を認めなかった（MD $=-0.39$, 95% CI $[-1.05, 0.27]$, $p=0.24$）．

　身体機能障害については，HAQ を指標とし，2 年時点でステロイド群（$n=396$）においてプラセボ群（$n=398$）と比し，より改善を認めた（MD $=-0.17$, 95% CI $[-0.28, -0.07]$, $p=0.001$）．1 年目でのデータが示された 2 論文（ステロイド群 $n=165$，プラセボ群 $n=162$）でも有意にステロイド群で改善を認めた（MD $=-0.20$, 95% CI $[-0.23, -0.17]$, $p<0.00001$）．

なお，採用論文1（ステロイド群117人 vs. プラセボ群119人）ではT2Tアプローチにより，bDMARDを含む治療強化のプロトコールが適用されており，プラセボ群でより高頻度にbDMARDが追加されている（ステロイド群25%，プラセボ群36%）ことが有効性に関するアウトカムに影響している可能性に留意する必要がある．また疾患活動性や身体機能の改善は投与後1年のデータでもステロイド群において，より有効性が認められる傾向にある一方，2年での関節破壊に統計学的有意差を認めなかったことより，長期間での併用投与よりもT2Tアプローチによる DMARD 治療の最適化が重要であると思われた．

長期の安全性について，わが国の bDMARD の市販後調査（PMS）のデータを含めた解析を行った．引用論文は出版年が1994年から2018年（online first 含む）までで，対象患者群は csDMARD 使用患者（bDMARD 上市前），bDMARD 導入・使用患者，両者含む，と多様であり（近年は bDMARD 使用患者のものが主），国内外から背景の異なる論文が抽出された．そのため，csDMARD および／または bDMARD とステロイドの併用による影響を正確に比較解析することはむずかしく，DMARD とステロイドの併用による安全性について，効果の種類（HR，RR，OR）で区別し解析した．

重篤な感染症の HR，RR，OR と95%CI，引用した論文数はそれぞれ，HR＝1.8，95%CI[1.60, 2.19]，$p<0.00001$（10件），RR＝2.10，95%CI[1.78, 2.48]，$p<0.00001$（18件），OR＝1.69，95%CI[1.29, 2.21]，$p<0.00001$（5件）で，用量反応勾配を認めた．

重篤有害事象の HR，RR と95%CI，引用した論文数はそれぞれ，HR＝1.41，95%CI[0.80, 2.49]，$p=0.23$（3件），RR＝1.39，95%CI[1.07, 1.79]，$p=0.01$（3件）であった．

死亡については，8論文を引用し，HR＝1.72，95%CI[1.43, 2.05]，$p<0.00001$であり，用量反応勾配を認めた．

上記の副作用解析にも含まれるわが国の貴重なエビデンスである bDMARD の PMS についてそのエビデンスを追記すると，アバタセプト（ABT）（採用論文37），トシリズマブ（TCZ）（採用論文38），エタネルセプト（採用論文14）で感染症についてステロイド併用のリスクが検討されており，脱落症例の少ないABT，TCZ の報告では有意なリスク上昇が示されている．わが国での bDMARD 使用患者の観察研究（採用論文12，13）においても同様であった．重篤有害事象についても同様に，前述のPMS（採用論文37）においてリスク上昇を認めている．観察研究（採用論文13，39）においてもステロイド併用患者での HRは上昇し，前者では用量反応勾配も認められた．

3）エビデンスの確実性

ステロイドの有効性評価については，csDMARD との併用のランダム化比較試験によるエビデンスである．なお，採用論文1ではT2Tアプローチにより疾患活動性に応じて併用薬の強化が行われているため，「非直接性」を理由に有効性に関するエビデンスの確実性についてすべて1段階グレードを下げる要因とした．

mTSS の骨びらんスコアについては，高度の異質性（$I^2=98\%$）を認め，95%CI に「相当な利益」とみなされる基準RR＞1.25 と「相当な害」とみなされる基準 RR＜0.75 の両方が含まれるため，エビデンスの確実性を「非常に低」とした．

DAS28 は1年目のデータでは高度の異質性（$I^2=72\%$）を認め，総サンプル数の不足による「不精確さ」を認めたためエビデンスの確実性を「非常に低」としたが，2年目のデータは前述の「非直接性」を除き確実性評価における深刻な問題を認めずエビデンスの確実性を「中」とした．

HAQ は，1年目までのデータでは，総サンプル数の不足による「不精確さ」を認めたためエビデンスの確実性を「低」としたが，2年目のデータは前述の「非直接性」を除き確実性評価における深刻な問題を認めず「中」とした．

安全性に関するアウトカムについては，DMARD とステロイドの併用による観察研究からのエビデンスである．

重篤感染症について HR で算出した解析では，中程度の異質性（$I^2=52\%$）を認めたため，用量反応勾配を認めたがエビデンスの確実性を「非常に低」とした．RR で算出した解析では，ファンネルプロットの非対称性から「バイアスのリスク」が，高度の異質性（$I^2=89\%$）を認め「非一貫性」が懸念されたため，用量反応勾配，個別の引用文献および全体として効果の大きさが明らかであったが，同様にエビデンスの確実性を「非常に低」とした．OR による解析でも同様に高度の異質性（$I^2=82\%$）を認め，用量反応勾配を認めたが，エビデンスの確実性を「非常に低」とした．

重篤有害事象は，HR での解析については，ファンネルプロットの非対称性，高度の異質性（$I^2=75\%$），RR の95%CI の上限と下限が，効果なしと「相当な害」とみなされる基準RR＞1.25 の双方を含んでいることから，「バイアスのリスク」「非一貫性」「不精確さ」が懸念されエビデンスの確実性を「非常に低」とした．RR の算出では症例減少バイアス，高度の異質性（$I^2=98\%$）を認めたため，用量ごとの解析がなされた文献では用量反応勾配を認めたがエビデンスの確実性は同じく「非常に低」とした．

死亡については，ファンネルプロットの非対称性，高度の異質性（$I^2=94\%$）を認めたため，用量ごとの解析がなされた文献では5件すべてで用量反応勾配を認めたがエビデンスの確実性は「非常に低」とした．

有効性，安全性のすべてが重大アウトカムであるが，有効性についてはRR の点推定値はステロイドの利益を示す一方，安全性については観察研究による検討のためアウトカムごとのエ

第3章　クリニカルクエスチョンと推奨

ビデンスの確実性は低いが RR の点推定値はステロイドの害を示して異なる方向を向いているため，アウトカム全般にわたる全体的なエビデンスの確実性は「非常に低」とした．

4）推奨の強さ決定の理由

① 利益と害のバランスの評価

　ステロイドの薬理学的作用と臨床データによる有害作用は明らかであり，除外基準の少ない実臨床を反映した観察研究はエビデンスレベルが低くなるものの，DMARD とステロイドの併用は RA 患者全般においても害が明確となった．一方で限定的な状況ではあるが早期 RA 患者を中心とした csDMARD との併用下での有効性も示されており，これらの患者に限っては利益が上回ると判断される．わが国の RA 患者を対象とした大規模コホート研究では悪性腫瘍，感染症・間質性肺疾患を含む肺障害，脳・心血管合併症が主要な死亡原因であることが示されており（採用論文 44），ステロイドは血管イベントのリスク因子となるため他の RA 治療薬とは異なり，より長期的な安全性の検討が必要と思われた．死亡をアウトカムとして評価した今回の採用論文の多くでも血管イベントによる死亡を含め検討されており，利益が害を上回る期間は限定されると判断した．

② 患者の価値観・意向

　患者アンケート（第4章2）の結果では，ステロイド使用歴のある 873 人のうち，「良い効果があった」との回答は 75.1%（656 人）と bDMARD に次いで高い一方，「副作用が強い」との回答は 32.0%（279 人）と薬物治療の中で最高であった．投与を受けて「良い点のほうが多い」「どちらともいえない」「悪い点のほうが多い」との回答は，それぞれ 37.5%（327 人），47.5%（415 人），12.7%（111 人）であり，利益はあるものの副作用への懸念が強いことがうかがわれた．

③ コスト

　ステロイドは安価であり（プレドニン 5mg 錠 9.80 円，プレドニゾロン 1mg 錠 8.30 円，メチルプレドニゾロン 2mg 錠 8.40円），早期の疾患活動性および身体機能の改善により患者の社会活動への影響を低減できると予想される．また採用論文 1 では介入群（ステロイド併用）とプラセボ群での bDMARD（アダリムマブ〔ペン製剤 62,620 円隔週投与〕）導入患者割合はそれぞれ 25%，36% で，2 年間の研究期間のうち約 1 年間投与を行っていることを考慮すると，bDMARD 使用頻度を低減することでコストを低減できる可能性がある．一方で，ステロイド使用に伴って長期的な合併症の評価，予防，治療を要すると思われるが，そのコストは不明である．

④ パネル会議での意見

　パネル会議においては，csDMARD 併用療法での有効性のみ示されていること，ステロイドの用量依存性の死亡リスク上昇の報告（採用論文 40）を中心にステロイドの安全性への懸念が大きく，長期的な害は明らかであること，わが国の bDMARD の PMS におけるエビデンスではステロイドの併用による有害事象の増加が認められることを考慮し，早期かつ csDMARD 使用時のみに限定し，推奨の強さは「弱い」（条件付き）とすることで合意が得られた．一方，投与用量，期間については具体的に定義するには至らなかった．

　EULAR より 2019 年に発表されたリコメンデーションにおいては，ステロイドの使用に関しては 2016 年のものから変更なく，csDMARD 導入時または変更時に短期間のステロイド投与を考慮し臨床的に可能な限り早期に漸減（3 か月以内）すべき，と提言されている（参考論文 4，5）．日本人における至適投与用量，投与期間，投与経路ならびに長期に許容されうる用量については今後検討を要する．

5）採用論文リスト

1）Bakker MF, et al：Ann Intern Med 2012；156：329-339.
2）Capell HA, et al：Ann Rheum Dis 2004；63：797-803.
3）Wassenberg S, et al：Arthritis Rheum 2005；52：3371-3380.
4）Choy EH, et al：Ann Rheum Dis 2005；64：1288-1293.
5）Choy EH, et al：Ann Rheum Dis 2008；67：656-663.
6）Curtis JR, et al：Arthritis Rheum 2007；56：1125-1133.
7）Grijalva CG, et al：Rheumatology（Oxford）2010；49：82-90.
8）Wolfe F, et al：Arthritis Rheum 2006；54：628-634.
9）Curtis JR, et al：Arthritis Care Res（Hoboken）2014；66：990-997.
10）Favalli EG, et al：Autoimmun Rev 2009；8：266-273.
11）Harigai M, et al：N Engl J Med 2007；357：1874-1876.
12）Mori S, et al：PLoS One 2017；12：e0179179.
13）Sakai R, et al：Arthritis Res Ther 2015；17：74.
14）Yamanaka H, et al：Mod Rheumatol 2019；29：737-746.
15）Doran MF, et al：Arthritis Rheum 2002；46：2294-2300.
16）Bernatsky S, et al：Rheumatology（Oxford）2007；46：1157-1160.
17）Fukuda W, et al：Ann Rheum Dis 2017；76：1051-1056.
18）Greenberg JD, et al：Ann Rheum Dis 2010；69：380-386.
19）Movahedi M, et al：Eur J Epidemiol 2016；31：1045-1055.
20）Roubille C, et al：Ann Rheum Dis 2017；76：1797-1802.
21）Schneeweiss S, et al：Arthritis Rheum 2007；56：1754-1764.
22）Smitten AL, et al：J Rheumatol 2008；35：387-393.
23）Askling J, et al：Ann Rheum Dis 2007；66：1339-1344.
24）Richter A, et al：Ann Rheum Dis 2016；75：1667-1673.
25）Schenfeld J, et al：Rheumatol Int 2017；37：1075-1082.
26）Coyne P, et al：J Rheumatol 2007；34：1832-1836.
27）Edwards CJ, et al：Arthritis Rheum 2007；57：1151-1157.
28）Franklin J, et al：Ann Rheum Dis 2007；66：308-312.

2. クリニカルクエスチョンと推奨

29）Jenks KA, et al：J Rheumatol 2007；34：2201-2203.

30）Lacaille D, et al：Arthritis Rheum 2008；59：1074-1081.

31）Malysheva OA, et al：J Rheumatol 2008；35：979-985.

32）Saag KG, et al：Am J Med 1994；96：115-123.

33）Sihvonen S, et al：J Rheumatol 2006；33：1740-1746.

34）Best JH, et al：J Rheumatol 2018；45：320-328.

35）Hashimoto A, et al：Int J Rheumatol 2017；2017：6730812.

36）Sugimoto N, et al：Rheumatol Int 2017；37：1871-1878.

37）Harigai M, et al：Mod Rheumatol 2016；26：491-498.

38）Koike T, et al：J Rheumatol 2014；41：15-23.

39）Cho SK, et al：Mod Rheumatol 2014；24：572-579.

40）del Rincón, et al：Arthritis Rheumatol 2014；66：264-272.

41）England BR, et al：Arthritis Care Res（Hoboken）2016；68：36-45.

42）Listing J, et al：Ann Rheum Dis 2015；74：415-421.

43）Mikuls TR, et al：Rheumatology（Oxford）2011；50：101-109.

44）Nakajima A, et al：Scand J Rheumatol 2010；39：360-367.

45）Nakajima A, et al：Mod Rheumatol 2013；23：945-952.

6）推奨作成関連資料一覧（推奨作成関連資料1に掲載）

資料A　CQ7　文献検索式

資料B　CQ7　文献検索フローチャート

資料C　CQ7　エビデンスプロファイル

資料D　CQ7　フォレストプロット

資料E　CQ7　ファンネルプロット

■参考文献

1）Kirwan JR, et al：Cochrane Database Syst Rev 2007；1：CD006356.

2）Criswell L, et al：Cochrane Database Syst Rev 1998；3：CD001158.

3）Gotzsche P, et al：Cochrane Database Syst Rev 2005；1：CD00189.pub2.

4）Smolen JS, et al：Ann Rheum Dis 2020；79：685-699.

5）Smolen JS, et al：Ann Rheum Dis 2017；76：960-977.

第3章 クリニカルクエスチョンと推奨

推奨8

bDMARD 1

推奨文

csDMARDで効果不十分で中等度以上の疾患活動性を有するRA患者に，TNF阻害薬の併用を推奨する．

推奨の強さ **強い**　エビデンスの確実性 **高**　パネルメンバーの同意度 **8.67**

CQ8

csDMARDで効果不十分で中等度以上の疾患活動性を有するRA患者に，TNF阻害薬の併用は有用か？

サマリー	csDMARDで効果不十分で中等度以上の疾患活動性を有するRA患者へのTNF阻害薬併用は，十分な効果が期待される．一方で，重篤な感染症などの有害事象が増加するため，慎重に適応を決定すべきである．
注　記	日本人レジストリ研究においてTNF阻害薬による重篤感染症の増加リスクが示され，特に高齢・慢性肺疾患・DAS28-CRP・MTX＞8mg/週・プレドニゾロン使用量 10mg/日はそのリスク因子との報告があり，リスクとベネフィットを勘案し慎重に適応を判断すべきである．

1）推奨の背景

従来型抗リウマチ薬（csDMARD）で効果不十分で中等度以上の疾患活動性を有する関節リウマチ（RA）患者に対して，TNF阻害薬の追加併用は選択肢の1つとなる．しかし，効果や副作用・コストの観点からその有用性を明らかにすることは重要である．

2）エビデンスの要約

前回の2014年版の「関節リウマチ診療ガイドライン」で系統的レビューを行ったのち，新たなTNF阻害薬（先発医薬品）は販売されていない．生物学的製剤（bDMARD）全般での結論は「関節リウマチ診療ガイドライン2014」と同様である．

本CQにおける重大なアウトカムとして，複合指標であるDAS28の寛解達成割合，ACR50達成割合，HAQ変化量，修正総Sharpスコア（mTSS），重篤な有害事象および重篤な感染症を取り上げた．わが国の「関節リウマチ診療ガイドライン2014」での各TNF阻害薬のエビデンスを抜粋して紹介する（採用論文1）．

疾患活動性制御に関して，24週でのACR50達成割合のRRは，インフリキシマブ（IFX）RR＝5.63，95%CI[2.02, 15.66]，エタネルセプト（ETN）RR＝8.89，95%CI[3.61, 21.89]，アダリムマブ（ADA）（40mg/隔週）RR＝3.73，95%CI[2.21, 6.29]，セルトリズマブ ペゴル（CZP）RR＝2.57，95%CI[1.34, 4.94]である．

mTSSに関しては，1年時の検討でプラセボと比較したmTSSのWMDは，IFX（3mg/kg，8週毎）でWMD＝−8.70，95%CI[−11.58, −5.82]，ETN（25mg，週2回）でWMD＝−10.5，95%CI[−13.33, −7.67]，ADA（40mg，2週毎）でWMD＝−2.60，95%CI[−3.83, −1.37]，CZP（200mg，2週毎）でWMD＝−2.4，95%CI[−3.68, −1.12]といずれも有意に優れていた．ゴリムマブ（GOL）については，GO-FORWARD studyにおいて，50mg/100mg（4週毎，MTX併用）で年間進行度が0.54±3.64（vs．プラセボ群 1.10±4.68，p＝0.390）と報告されている．

重篤な有害事象に関しては，52週でのRRはIFX RR＝0.56，95%CI[0.27, 1.13]，ADA RR＝0.74，95%CI[0.39, 1.40]，GOL RR＝1.09，95%CI[0.54, 2.18]，CZPのPeto's ORはPeto's OR＝2.02，95%CI[1.24, 3.30]であった．

重篤な感染症に関しては，IFXのRRはRR＝0.29，95%CI[0.06, 1.34]，ETNのORはOR＝1.24，95%CI[0.72, 2.45]，ADAは実施されたランダム化比較試験間でのばらつきが大きいためメタ解析されておらず，GOLのRRはRR＝1.09，95%CI[0.54, 2.18]，CZPのPeto's ORはPeto's OR＝3.30，95%CI[1.45, 7.51]であった．

また，Sakaiらによる日本人RAレジストリ（REAL研究）において，bDMARD以外のDMARD治療群と比較し，TNF阻害薬使用（IFX，ETN）による重篤感染症発現のRRがRR＝1.97，95%CI[1.25, 3.19]と有意に増加し，そのリスク因子が高齢・慢性肺疾患・DAS28-CRP・MTX＞8mg/週・プレドニゾロン使用量 10mg/日であると報告されている（参考文献1）．

3）エビデンスの確実性

TNF阻害薬のIFX，ETN，ADA，GOL，CZPについては，2014年ガイドライン作成時に，Cochrane reviewの参照と，1998

年1月から2012年8月の期間におけるPubMedと医学中央雑誌で系統的レビューを行った．本推奨については，いずれもガイドラインを変更するだけのエビデンスが新規に公表されたとは考えにくく，2014年時のエビデンスの確実性を用いた．「関節リウマチ診療ガイドライン2014」の各bDMARDのエビデンスの確実性は「高」であり，変更はない．

4) 推奨の強さ決定の理由

① 利益と害のバランスの評価

「関節リウマチ診療ガイドライン2014」では，TNF阻害薬投与によってRAの疾患活動性を抑制する効果は示され，MTX/csDMARDと比較し重篤な有害事象発生に有意差はなかったため，TNF阻害薬の使用は利益が害を上まわると考える．ただし，安全性に関しては，前述したREAL研究において重篤感染症に対するリスクが報告されている．このため，ニューモシスチス肺炎，結核やB型肝炎再活性化を含めた感染症等（各製剤の添付文書参照）のリスクとベネフィットを勘案し適応を決定すること，および，治療導入後は副作用出現に対して慎重なモニタリングを行うことが重要である．

② 患者の価値観・意向

日本リウマチ友の会のアンケート（第4章2）結果では，bDMARDによる薬物治療において，「良い効果があった」が89.5％，「良い効果がなかった」が2.1％，「副作用が強い」が15.3％，「副作用が弱い」が47.1％，「悪い点のほうが多い」が3.2％，「良い点のほうが多い」が74.2％であった．これらの項目は，MTX，ステロイド，合成抗リウマチ薬，JAK阻害薬と比べ，bDMARDが最も高評価であった．

③ コスト

各TNF阻害薬の月間薬価は，IFX 75,009円（200mgまで/8週の場合），ADA皮下注ペン125,240円（40mg/2週の場合），ETN 50mg皮下注ペン101,268円（50mg/週），CZP 200mg皮下注オートクリックス122,328円（200mg/2週），GOL 50mg皮下注オートインジェクター119,709円（50mg/4週）で薬剤の種類・用法用量による組み合わせによって年間薬価が大きく異なる．バイオ後続品を用いる場合は，これよりも安価となる．いずれのbDMARDも高額であり，患者の経済的負担と国民医療費の増大を招くため，コストベネフィットを考慮して使用する必要がある．

④ パネル会議での意見

本推奨についてはすでに質の高いエビデンスが多数存在するため「関節リウマチ診療ガイドライン2014」の見直しにとどめ系統的レビューは行わない方針とした．なお，ACRガイドライン2015では，エビデンスレベルが「中」～「非常に低」であるものの，DMARD単剤で中等度以上の疾患活動性が残存する場合にはTNF阻害薬を追加することが強く推奨されている（csDMARD，非TNF阻害薬，トファシチニブの追加併用も同等に推奨されている）．また，EULARリコメンデーション2019では，Phase IIにおいて予後不良因子がある場合には，TNF阻害薬を含むbDMARDやJAK阻害薬を併用することが強く推奨されている．エビデンスの確実性，利益と害のバランス，患者の価値観・意向，コスト，パネル会議での意見，海外での状況を勘案し，「関節リウマチ診療ガイドライン2014」と同様に推奨の強さは「強い」とした．

Future questionとして，将来的に新規のbDMARDがわが国において使用可能となった場合には追加を検討する．

5) 採用論文リスト

1）日本リウマチ学会編：関節リウマチ診療ガイドライン2014. メディカルレビュー社2014.

■参考文献

1）Sakai R, et al：Arthritis Care Res（Hoboken）2012；64：1125-1134.

2）Singh JA, et al：Arthritis Rheumatol 2016；68：1-26.

3）Smolen JS, et al：Ann Rheum Dis 2020；79：685-699.

第 3 章 クリニカルクエスチョンと推奨

推奨 9

bDMARD 2

推奨文

csDMARD で効果不十分で中等度以上の疾患活動性を有する RA 患者に，非 TNF 阻害薬の併用を推奨する．

推奨の強さ **強い**　エビデンスの確実性 **低**　パネルメンバーの同意度 **8.82**

CQ9

csDMARD で効果不十分で中等度以上の疾患活動性を有する RA 患者に，非 TNF 阻害薬の併用は有用か？

サマリー	csDMARD で効果不十分で中等度以上の疾患活動性を有する RA 患者への非 TNF 阻害薬併用は，十分な効果が期待される．一方で，重篤な感染症などの有害事象が報告されているため，慎重に適応を決定すべきである．
注　記	わが国での市販後調査において非 TNF 阻害薬による重篤な有害事象が報告されているため，リスクとベネフィットを勘案し慎重に適応を判断すべきである．

1) 推奨の背景

従来型抗リウマチ薬（csDMARD）で効果不十分で中等度以上の疾患活動性を有する関節リウマチ（RA）患者に対して，非 TNF 阻害薬の追加併用は選択肢の 1 つとなる．しかし，効果や副作用・コストの観点からその有用性を明らかにすることは重要である．

2) エビデンスの要約

前回 2014 版の「関節リウマチ診療ガイドライン」で系統的レビューを行ったのち，新たな非 TNF 阻害薬（先発医薬品）としてサリルマブ（SAR）が発売された．生物学的製剤（bDMARD）全般での結論は「関節リウマチ診療ガイドライン 2014」と同様である．

本 CQ における重大なアウトカムとして，複合指標である DAS28 の寛解達成割合，ACR50 達成割合，HAQ 変化量，修正総 Sharp スコア（mTSS），重篤な有害事象および重篤な感染症を取り上げた．

わが国の「関節リウマチ診療ガイドライン 2014」の非 TNF 阻害薬のエビデンスを抜粋して紹介する（採用論文 1）．

疾患活動性制御に関しては，ACR50 達成割合の RR は，アバタセプト（ABT）の治療開始後 52 週時点が RR = 2.21，95％CI [1.73, 2.82]，トシリズマブ（TCZ）の 24 週時点が RR = 3.17，95％CI [2.72, 3.67] であった．

Genant mTSS に関しては，52 週でのベースラインからの変化量は，ABT vs. プラセボ（0.25± vs. 0.53，$p = 0.012$），TCZ vs. プラセボ（0.29 vs. 0.90，$p = 0.0007$）であった．

重篤な有害事象に関しては，ABT の 52 週では Peto's OR = 1.05，95％CI [0.86, 1.29]，TCZ の 24 週では RR = 1.17，95％CI [0.83, 1.64] であった．

重篤な感染症に関しては，52 週での ABT では Peto's OR = 1.82，95％CI [1.00, 3.32] で，24 週での TCZ は RR = 1.75，95％CI [0.99, 3.12] であった．

死亡に関しては，52 週での ABT では Peto's OR = 0.82，95％CI [0.26, 2.60] であり，24 週での TCZ では RR = −0.00，95％CI [−0.01, 0.00] であった．

また，2014 年以降わが国で新規に発売された非 TNF 阻害薬である SAR について，PubMed，Cochrane Library，医学中央雑誌を検索した結果（資料 C, D, E），2 件のランダム化比較試験（RCT）が抽出され，系統的レビューを行った．いずれもメトトレキサート（MTX）効果不十分の患者を対象とした MOBILITY 試験（MTX 併用，プラセボ比較，海外）（採用論文 2）と KAKE-HASHI 試験（MTX 併用，プラセボ比較，国内）（採用論文 3）である．

複合指標については，2 つの RCT で 24 週後の DAS28-CRP 寛解割合が検討され，RR = 3.29，95％CI [2.44, 4.44] で有意に SAR 群が優れていた．また，2 つの RCT で 24 週後の ACR50 達成割合が検討され，RR = 2.40，95％CI [1.57, 3.66] で有意に SAR 群が優れていた．

HAQ-DI については 2 つの RCT でベースラインから 24 週時点での変化量が検討され，MD = −0.3，95％CI [−0.46, −0.14] で有意に SAR 群が優れていた．

mTSS（van der Heijde）については 1 つの RCT でベースラインから 24 週時点での変化量が検討され，MD = −2.53，95％CI

42

［−3.41，−1.65］で有意に SAR 群が優れていた．

重篤な有害事象については，2 つの RCT で 24 週までのイベント数が検討され，RR＝1.38，95％CI［0.47，4.04］で両群間に有意差はなかった．

なお，わが国における市販後全例調査（全例 PMS）では，重篤な有害事象が TCZ で 8.95/100 患者年（参考文献 1），ABT で 2.39/100 患者年（参考文献 2）と報告されている．

3）エビデンスの確実性

SAR については，mTSS 変化量については「バイアスのリスク」「非一貫性」「非直接性」「不精確さ」のいずれも深刻な問題はなく，エビデンスの確実性は「高」と評価した．ACR50 達成率，HAQ-DI 変化量，重篤な有害については，総サンプル数・総イベント数が少ないため，「不精確さ」に深刻な限界があると判断されたため，エビデンスの確実性は「中」と評価した．また，重篤な有害事象については，95％CI に「相当な利益」とみなされる基準 RR＜0.75 と「相当な害」とみなされる基準 RR＞1.25 の両方が含まれているため，「不精確さ」に非常に深刻な限界があると判断され，エビデンスの確実性は「低」と判断された．SAR のアウトカム全般にわたる全体的なエビデンスの確実性は，重篤な有害事象の RR の方向性が，他のアウトカムの RR と一致していなかったため，上記の中で最も低いグレードを採用して「低」とした．

TCZ と ABT について，「関節リウマチ診療ガイドライン 2014」作成時に，Cochrane review の参照と，1998 年 1 月から 2012 年 8 月の期間における PubMed と医学中央雑誌で系統的レビューを行った．いずれの薬剤についても，今回の改訂までにガイドラインを変更するだけのエビデンスが新規に公表されてはおらず，2014 年時のエビデンスの確実性を用いた．

TCZ と ABT の「関節リウマチ診療ガイドライン 2014」でのエビデンスの確実性は「高」であり，SAR は上記の評価にあるように「低」であるため，アウトカム全体にわたる全体的なエビデンスの確実性は「低」とした．

4）推奨の強さ決定の理由

① 利益と害のバランスの評価

「関節リウマチ診療ガイドライン 2014」では，非 TNF 阻害薬投与による RA の疾患活動性を抑制する効果は示され，MTX/csDMARD と比較し重篤な有害事象発生に有意差はなかった．SAR でも同様で，非 TNF 阻害薬の使用は利益が害を上まわると考える．ただし，前述のわが国における全例 PMS で重篤な有害事象の発生が報告されている．このため，ニューモシスチス肺炎，結核や B 型肝炎ウイルス再活性化を含めた感染症等（各製剤の添付文書参照）のリスクとベネフィットを勘案し適応を決定すること，および，治療導入後は副作用出現に対して慎重

なモニタリングを行うことが重要である．

② 患者の価値観・意向

日本リウマチ友の会のアンケート（第 4 章 2）結果では，bDMARD による薬物治療において，「良い効果があった」が 89.5％，「良い効果がなかった」が 2.1％，「副作用が強い」が 15.3％，「副作用が弱い」が 47.1％，「悪い点のほうが多い」が 3.2％，「良い点のほうが多い」が 74.2％であった．これらの項目は，MTX，ステロイド，合成抗リウマチ薬，ヤヌスキナーゼ（JAK）阻害薬と比べ，bDMARD が最も高評価であった．

③ コスト

各非 TNF 阻害薬の月間薬価は，TCZ 皮下注オートインジェクター 65,216 円（162mg/2 週の場合），SAR 皮下注オートインジェクター 98,096 円（200mg/2 週の場合），ABT 皮下注オートインジェクター 114,532 円（125mg/週）で，薬剤の種類・用法用量による組合せによって年間薬価が大きく異なる．いずれの生物学的製剤も高額であり，患者の経済的負担と国民医療費の増大を招くため，コストベネフィットを考慮して使用する必要がある（医療経済の章を参照）．

④ パネル会議での意見

本推奨についてはすでに質の高いエビデンスが多数存在するため「関節リウマチ診療ガイドライン 2014」の見直しにとどめ系統的レビューは行わない方針とした．

なお，ACR ガイドライン 2015 では，エビデンスレベルが「中」〜「非常に低」であるものの DMARD 単剤で中等度以上の疾患活動性が残存する場合には TNF 阻害薬を追加することが強く推奨されている（csDMARD，非 TNF 阻害薬，トファシチニブの追加併用も同等に推奨されている）（参考文献 3）．また，EULAR リコメンデーション 2019 では，PhaseⅡにおいて予後不良因子がある場合には，非 TNF 阻害薬を含む bDMARD や JAK 阻害薬を併用することが強く推奨されている（参考文献 4）．

また，抗 CD20 抗体であるリツキシマブは海外では RA に対して広く使用されており，2017 年の Cochrane review（Singh ら）でその有用性が示されている．しかし，現時点でわが国では RA の適用を取得していないため，推奨に記載することは控えた．

エビデンスの確実性，利益と害のバランス，患者の価値観・意向，コスト，パネル会議での意見，海外での状況を勘案し，「関節リウマチ診療ガイドライン 2014」と同様に推奨の強さは「強い」とした．

Future question として，将来的に新規の bDMARD がわが国において使用可能となった場合には追加を検討する．

5）採用論文リスト

1）日本リウマチ学会編：関節リウマチ診療ガイドライン

第 3 章 クリニカルクエスチョンと推奨

2014. メディカルレビュー社 2014.

2）Genovese MC, et al：Arthritis Rheumatol 2015；67：1424-1437.

3）Tanaka Y, et al：Arthritis res ther 2019；21：79.

6）推奨作成関連資料一覧（推奨作成関連資料 1 に掲載）

【サリルマブ】

資料 A　CQ 9　文献検索式

資料 B　CQ 9　文献検索フローチャート

資料 C　CQ 9　バイアスのリスク

資料 D　CQ 9　エビデンスプロファイル

資料 E　CQ 9　フォレストプロット

■参考文献

1）Harigai M, et al：Mod Rheumatol 2016；26：491-498.

2）Koike T, et al：J Rheumatol 2014；41：15-23.

3）Singh JA, et al：Arthritis Rheumatol 2016；68：1-26.

4）Smolen JS, et al：Ann Rheum Dis 2020；79：685-699.

2. クリニカルクエスチョンと推奨

推奨 10   bDMARD 3

推奨文

MTX が使えないまたは MTX を含む csDMARD で効果不十分の中等度以上の疾患活動性を有する RA 患者に，TNF 阻害薬単剤投与を推奨する（条件付き）．

推奨の強さ **弱い**　エビデンスの確実性 **非常に低**　パネルメンバーの同意度 **7.61**

CQ10

MTX が使えないまたは MTX を含む csDMARD で効果不十分の中等度以上の疾患活動性を有する RA 患者に，TNF 阻害薬の単剤療法は有用か？

サマリー	MTX が使えないまたは MTX を含む csDMARD で効果不十分の中等度以上の疾患活動性を有する RA 患者に，TNF 阻害薬の単剤療法は疾患活動性の改善効果と関節破壊の進行の抑制効果が期待できる．
注　記	TNF 阻害薬の単剤群においても MTX 併用時と同様，副作用発症のリスクが高い RA 患者においては使用を十分注意する必要がある．また，HAQ の改善について単剤群は MTX/csDMARD 群と比較し有意差は示されてなく，有効性・二次無効の観点から MTX は継続可能であれば TNF 阻害薬に併用することが望ましい．

1）推奨の背景

推奨 8 で記載のとおり従来型抗リウマチ薬（csDMARD）で中等度以上の疾患活動性を有する関節リウマチ（RA）患者に，TNF 阻害薬の併用は有用である．一方でメトトレキサート（MTX）を副作用のため使用できない症例も存在するため，TNF 阻害薬単剤投与が，MTX が使えないまたは MTX を含む csDMARD で効果不十分の中等度以上の疾患活動性を有する RA 患者の治療の選択肢となるかを明らかにすることの重要性は高い．

2）エビデンスの要約

2012 年から 2018 年に Cochrane Central Register of Controlled Trials，PubMed，医学中央雑誌で報告された TNF 阻害薬の単剤効果を評価した論文を抽出し，系統的レビューを行った．2011 年以前の報告に関しては，2016 年に報告された MTX を含む csDMARD 効果不十分の活動性を有する RA 患者に対して TNF 阻害薬の単剤効果を評価した Cochrane reviews を参考に文献を抽出した．今回の CQ の対象となる計 16 件のランダム化比較試験（RCT）がエビデンスの解析に選ばれた．本推奨に関する重大なアウトカムは，DAS28 寛解割合，ACR50 達成割合，HAQ，修正総 Sharp スコア（mTSS もしくは S-vdH），重篤な副作用，副作用による薬剤中止とした．

まずは TNF 阻害薬の単剤群とプラセボ群の比較であるが，DAS28 寛解割合をアウトカムとして 1 件の RCT（$n=317$）が解析され，単剤群はプラセボ群と比し有意に DAS28 寛解割合が高いことが示された（RR＝1.12，95％CI［1.03，1.22］）（採用論文 1）．ACR50 達成割合をアウトカムとして計 7 件の RCT（$n=$

1,849）が解析され，単剤群はプラセボ群と比し有意に ACR50 達成割合が高いことが示された（RR＝4.13，95％CI［2.51，6.80］）（採用論文 1 ～ 7）．HAQ 改善については計 6 件の RCT（$n=1,347$）が解析され，単剤群はプラセボ群と比し有意な改善が示された（MD＝－0.34，95％CI［－0.44，－0.23］）（採用論文 2 ～ 5，7，8）．重篤な副作用については計 6 件の RCT（$n=1,660$）が解析され，単剤群とプラセボ群に有意差は示さなかった（RR＝1.21，95％CI［0.71，2.07］）（採用論文 2 ～ 5，7，8）．副作用による薬剤中止については計 7 件の RCT（$n=1,612$）が解析され，単剤群はプラセボ群と比し有意に高いことが示された（RR＝2.02，95％CI［1.08，3.79］）（採用論文 2 ～ 8）．

続いて，TNF 阻害薬の単剤群と MTX/csDMARD 群の比較であるが，DAS28 寛解割合をアウトカムとして 3 件の RCT（$n=1,103$）が解析され，単剤群と MTX/csDMARD 群に有意差は示さなかった（RR＝1.50，95％CI［0.84，2.68］）（採用論文 9 ～ 11）．ACR50 達成割合をアウトカムとして計 6 件の RCT（$n=2,438$）が解析され，単剤群は MTX/DMARD 群と比し有意に ACR50 達成割合が高いことが示された（RR＝1.43，95％CI［1.06，1.93］）（採用論文 9 ～ 14）．HAQ 改善については計 3 件の RCT（$n=873$）が解析され，単剤群は MTX/csDMARD 群と比較し有意差はみられなかった（MD＝－0.21，95％CI［－0.44，0.02］）（採用論文 9，15，16）．

関節破壊進行の抑制効果において，2007 年に報告された TEMPO study では，エタネルセプト（ETN）単剤群と MTX 群の投与 3 年後の mTSS の変化を評価し，ETN 単剤群は MTX 単剤群に比べて有意に関節破壊進行の抑制効果が示された（MD＝－4.34，95％CI［－7.56，－1.12］）（採用論文 10）．重篤な副作

45

用については計4件のRCT（n＝1,355）が解析され，単剤群とMTX/csDMARD群に有意差は示されなかった（RR＝1.99, 95%CI[0.78, 5.09]）（採用論文9, 11, 12, 14）．また副作用による薬剤中止については計5件のRCT（n＝2,052）が解析され，単剤群とMTX/csDMARD群に有意差は示されなかった（RR＝0.96, 95%CI[0.54, 1.69]）（採用論文9, 12〜15）．

3）エビデンスの確実性

本CQで採用した文献においては，いずれもRCTに基づいている．

TNF阻害薬の単剤群とプラセボ群の比較において，複合指標については総サンプル数，イベント発生の総数が少なく「不精確さ」に深刻な限界があると判断されたため，エビデンスの確実性は「中」と評価した．ACR50達成割合，HAQ改善率については，「バイアスのリスク」「非一貫性」「非直接性」「不精確さ」のいずれも深刻な問題はなく，エビデンスの確実性は「高」と評価した．重篤な副作用については，点推定値のばらつきがややあり，中等度の異質性があったため「非一貫性」に深刻な限界があり，RRの95%CIの下限と上限がそれぞれ，「相当な利益」とみなされる基準RR＜0.75と「相当な害」とみなされる基準RR＞1.25の双方を含んでいるため「不精確さ」に非常に深刻な限界があると判断されたため，エビデンスの確実性は「非常に低」と評価した．副作用による薬剤中止については総サンプル数，イベント発生の総数が少なく「不精確さ」に深刻な限界があると判断されたため，エビデンスの確実性は「中」と評価した．

TNF阻害薬の単剤群とMTX/csDMARD群の比較において，複合指標についてはRRの95%CIの下限と上限がそれぞれ，「効果なし」と「相当な利益」とみなされる基準RR＞1.25を含んでおり「不精確さ」に深刻な限界があると判断されたため，エビデンスの確実性は「中」と評価した．ACR50達成割合については，「バイアスのリスク」「非一貫性」「非直接性」「不精確さ」のいずれも深刻な問題はなく，エビデンスの確実性は「高」と評価した．HAQ改善率については95%CIに効果なしが含まれ利益のMIDをまたいでおり「不精確さ」に深刻な限界があると判断されたため，エビデンスの確実性は「中」と評価した．mTSSについては，「バイアスのリスク」「非一貫性」「非直接性」「不精確さ」のいずれも深刻な問題はなく，エビデンスの確実性は「高」と評価した．重篤な副作用については，点推定値のばらつきがややあり，中等度の異質性があるため「非一貫性」に深刻な限界があり，RRの95%CIの下限と上限がそれぞれ，「効果なし」と「相当な害」とみなされる基準RR＞1.25を含んでおり「不精確さ」にも深刻な限界があったため，エビデンスの確実性は「低」と評価した．副作用による薬剤中止については，点推定値のばらつきがややあり，中等度の異質性があるため

「非一貫性」に深刻な限界があり，RRの95%CIの下限と上限がそれぞれ，「相当な利益」とみなされる基準RR＜0.75と「相当な害」とみなされる基準RR＞1.25の双方を含んでおり「不精確さ」にも非常に深刻な限界があったため，エビデンスの確実性は「非常に低」と評価した．

重大アウトカムのRRの点推定値は複合指標，ACR50, HAQ, mTSSでは同じ方向を向いていたが，重篤副作用は逆の方向を向いていたことから，アウトカム全般にわたる全体的なエビデンスの確実性は最も低いグレードである「非常に低」とした．

4）推奨の強さ決定の理由

① 利益と害のバランスの評価

エビデンスの要約で記載したとおりTNF阻害薬の単剤投与によって，RAの疾患活動性を抑制する効果は示され，プラセボもしくはMTX/csDMARDと比較し重篤な副作用発症に有意差を示さなかった．総合的にTNF阻害薬の投与による望ましい効果は望ましくない効果を上回ると考えられる．

ただし，推奨8, 9の記載と同様，ニューモシスチス肺炎，結核やB型肝炎ウイルス再活性化を含めた感染症等（各製剤の添付文書参照）のリスクとベネフィットを勘案し適応を決定すること，および，治療導入後は副作用出現に対して慎重なモニタリングを行うことが重要である．

② 患者の価値観・意向

日本リウマチ友の会のアンケート（第4章2）結果では，生物学的製剤（bDMARD）による薬物治療において，「良い効果があった」が89.5%，「良い効果がなかった」が2.1%，「副作用が強い」が15.3%，「副作用が弱い」が47.1%，「悪い点のほうが多い」が3.2%，「良い点のほうが多い」が74.2%であった．これらの項目は，MTX, ステロイド，合成抗リウマチ薬，ヤヌスキナーゼ（JAK）阻害薬と比べ，bDMARDが最も高評価であった．

③ コスト

各TNF阻害薬の月間薬価は，インフリキシマブ75,009円（200mgまで/8週の場合），アダリムマブ皮下注ペン125,240円（40mg/2週の場合），ETN 50mg皮下注ペン100,684円（50mg/週），セルトリズマブ ペゴル200mg皮下注オートクリックス122,328円（200mg/2週），ゴリムマブ50mg皮下注オートインジェクター119,709円（50mg/4週）で薬剤の種類・用法用量による組合せによって年間薬価が大きく異なる．バイオ後続品を用いる場合は，これよりも安価となる．TNF阻害薬は単剤といえどもMTXやcsDMARDと比較し高額であり，患者の経済的負担と国民医療費の増大を招くためコストベネフィットを考慮して使用する必要がある．

④ パネル会議での意見

パネル会議において，TNF阻害薬単剤投与の有用性が支持さ

れた．MTX が使えない RA 患者において治療選択肢が増えるという点で外的妥当性は高い．

なお，ACR ガイドライン 2015 では，エビデンスレベルが「中」～「非常に低」であるものの MTX を中心とした csDMARD 単独抵抗例では，csDMARD 追加併用もしくは bDMARD 単剤あるいは併用投与を強く推奨されている（参考文献 1）．また，EULAR リコメンデーション 2019 では，MTX を中心とした csDMARD 単独抵抗例では予後不良因子がある場合に bDMARD 追加併用投与を強く推奨されている．ただし，csDMARD を併用できない場合 IL-6 阻害薬，または，分子標的型合成 DMARD（tsDMARD）がやや有用とされている（参考文献 2）．

パネル会議でも有効性・二次無効の観点から MTX は継続可能であれば TNF 阻害薬と併用することが望ましいという意見で一致した．また感染症等のリスクがあり高額な薬剤であるため，個々の患者の状況を総合的に判断し，TNF 阻害薬単剤投与を検討すべきである．

エビデンスの確実性，利益と害のバランス，患者の価値観・意向，コスト，パネル会議での意見，海外での状況を勘案し，推奨の強さは「弱い」（条件付き）とした．

5) 採用論文リスト

1) Takeuchi T, et al：Ann Rheum Dis 2013；72：1488-1495.

2) van de Putte LB, et al：Ann Rheum Dis 2004；63：508-516.

3) Miyasaka N, et al：Mod Rheumatol 2008；18：252-262.

4) Hobbs K, et al：Springerplus 2015；4：113.

5) Yamamoto K, et al：Mod Rheumatol 2014；24：552-560.

6) Moreland LW, et al：Ann Intern Med 1999；130：478-486.

7) van de Putte LB, et al：Ann Rheum Dis 2003；62：1168-1177.

8) Østergaard M, et al：Ann Rheum Dis 2015；74：1156-1163.

9) Keystone EC, et al：Ann Rheum Dis 2009；68：789-796.

10) van der Heijde D, et al：Arthritis Rheum 2007；56：3928-3939.

11) Kremer J, et al：ArthritisRheum 2010；62：917-928

12) Takeuchi T, et al：Mod Rheumatol 2013；23：623-633

13) Genovese MC, et al：Arthritis Rheum 2002；46：1443-1450.

14) Combe B, et al：Ann Rheum Dis 2009；68：1146-1152.

15) van der Heijde D, et al：Arthritis Rheum 2006；54：1063-1074.

16) Mathias SD, et al：Clin Ther 2000；22：128-139.

6) 推奨作成関連資料一覧 （推奨作成関連資料 1 に掲載）

資料 A　CQ 10　文献検索式

資料 B　CQ 10　文献検索フローチャート

資料 C　CQ 10　エビデンスプロファイル

資料 D　CQ 10　フォレストプロット

■参考文献

1) Singh JA, et al：Arthritis Rheum 2016；68：1-26.

2) Smolen JS, et al：Ann Rheum Dis 2020；79：685-699.

第3章 クリニカルクエスチョンと推奨

推奨 11　　　　　　　　　　　　　　　　　　　　bDMARD 4

推奨文

MTX が使えないまたは MTX を含む csDMARD で効果不十分の中等度以上の疾患活動性を有する RA 患者に，非 TNF 阻害薬単剤投与を推奨する（条件付き）．

推奨の強さ **弱い**　　エビデンスの確実性 **低**　　パネルメンバーの同意度 **8.24**

CQ11

MTX が使えないまたは MTX を含む csDMARD で効果不十分の中等度以上の疾患活動性を有する RA 患者に，非 TNF 阻害薬の単剤療法は有用か？

サマリー	MTX が使えないまたは MTX を含む csDMARD で効果不十分の中等度以上の疾患活動性を有する RA 患者に，非 TNF 阻害薬の単剤療法は，疾患活動性の改善効果と関節破壊の進行の抑制効果が期待できる．
注　記	副作用発症のリスクが高い RA 患者において，非 TNF 阻害薬の単剤療法は MTX 併用時と同様，副作用出現に十分注意する必要がある．非 TNF 阻害薬と MTX/csDMARD の比較において，有意性を示さないデータも一部含むため，有効性・二次無効の観点から MTX は継続可能であれば非 TNF 阻害薬に併用することが望ましい．

1）推奨の背景

　推奨 9 で記載のとおり従来型抗リウマチ薬（csDMARD）で中等度以上の疾患活動性を有する関節リウマチ（RA）患者に，非 TNF 阻害薬の追加併用は有用である．一方でメトトレキサート（MTX）を副作用のため使用できない症例も存在するため，非 TNF 阻害単剤投与が，MTX が使えないまたは MTX を含む csDMARD で効果不十分の中等度以上の疾患活動性を有する RA 患者の治療の選択肢となるかを明らかにすることの重要性は高い．

2）エビデンスの要約

　2012 年から 2018 年に Cochrane Central Register of Controlled Trials，PubMed，医学中央雑誌で報告された非 TNF 阻害薬の単剤効果を評価した論文を抽出し系統的レビューを行った．2011年以前の報告に関しては 2016 年に報告された MTX を含む csDMARD 効果不十分の活動性を有する RA 患者に対して非 TNF 阻害薬の単剤療法の効果を評価した Cochrane review を参考に文献を抽出した．今回の CQ の対象となる論文が計 7 件のアバタセプト（ABT）とトシリズマブ（TCZ）を対象としたランダム化比較試験（RCT）がエビデンスの解析に選ばれた．本推奨に関する重大なアウトカムは，DAS28 寛解割合，ACR50 達成割合，HAQ，修正総 Sharp スコア（mTSS もしくは S-vdH），重篤な副作用，副作用による薬剤中止とした．

　まずは非 TNF 阻害薬の単剤群とプラセボ群の比較であるが，ACR50 達成割合において計 2 件の RCT（n＝356：ABT/TCZ）が解析され，非 TNF 阻害薬単剤群はプラセボ群と比し有意に有効性が示された（RR＝8.23，95%CI［3.44，19.65］）（採用論文 1，2）．副作用による薬剤中止に関して 1 件の RCT（n＝162：TCZ）が解析され，単剤群とプラセボ群の間に有意差は示されなかった（RR＝0.24，95%CI［0.05，1.29］）（採用論文 1）．

　続いて，非 TNF 阻害薬の単剤群と MTX/csDMARD 群の解析の比較であるが，DAS28 寛解達成割合（DAS28＜2.6）をアウトカムにおいて計 3 件の RCT（n＝908：ABT/TCZ）が解析された．単剤群の DAS28 寛解達成割合は MTX/csDMARD 群と比較し有意な差を示さなかった（RR＝1.50，95%CI［0.79，2.85］）（採用論文 3〜5）．ただし，TCZ のみの解析では TCZ 単剤群は MTX/csDMARD 群と比較し有意な有効性を示した（RR＝2.02，95%CI［1.55，2.64］）（採用論文 3，4）．また，ACR50 達成割合をアウトカムにおいて計 4 件の RCT（n＝1,318：ABT/TCZ）が解析された．単剤群の ACR50 達成割合は MTX/csDMARD 群と比較し数値的には効果は高いが，有意差は示さなかった（RR＝1.60，95%CI［0.88，2.91］）（採用論文 3，5〜7）．HAQ 改善をアウトカムおいて計 2 件の RCT（n＝878：TCZ）が解析され，単剤群は MTX/csDMARD 群と比較し有意な有効性が示された（MD＝－0.31，95%CI［－0.38，－0.23］）（採用論文 6，7）．その後，ABT 単剤を MTX 単剤と比較した AVERT 研究（n＝232）が報告された（採用論文 5）．52 週後の HAQ≧0.3 の改善率を比較したところ数値的には効果は高かったが（ABT 単剤群 52.6% vs. MTX 単剤群 44.0%），有意差検定は行われていない．その他重大なアウトカムの 1 つである mTSS において，計 2 件の RCT（n＝842：TCZ）より解析された（採用論文 4，6）．TCZ 単剤群の

mTSS 変化は MTX/csDMARD 群と比較し有意な差を示さなかった（MD＝－2.16，95％CI［－5.00，0.68］）が，採用された 2 試験（FUNCTION study，SAMURAI study）の各試験データでは TCZ 単剤は MTX/csDMARD 単剤と比較し有意な関節破壊進行の抑制効果が報告されている．AVERT 研究（n＝232）において mTSS の評価は行われていないが，MRI（滑膜炎，骨髄浮腫，骨びらん）を用いて評価され，有意差検定は行われていないが 12 か月後の MRI スコアは ABT 単剤群においても改善がみられた（採用論文 5）．重篤な副作用については計 4 件の RCT（n＝1,684：ABT/TCZ）が解析され，単剤群と MTX/csDMARD 群に有意差は示さなかった（RR＝1.25，95％CI［0.91，1.73］）（採用論文 4 ～ 7）．また，副作用による薬剤中止に関して計 5 件の RCT（n＝1,892：ABT/TCZ）が解析され，単剤群と MTX/csD-MARD 群の間に有意差は示されなかった（RR＝1.40，95％CI［0.87，2.26］）（採用論文 1，2）．

　各製剤に関して総括すると，TCZ に関してはプラセボを対照にした場合，ACR50 達成割合の有意な有効性をしており，副作用による薬剤中止では有意な差が示されなかった．また MTX/csDMARD を対照にした場合，ACR50 達成割合，mTSS では有意な差は示されなかったが，寛解達成割合（DAS28＜2.6），HAQ 改善では有意な有効性が示された．さらに重篤な副作用，副作用による薬剤中止では有意差は示されなかった．ABT に関しても，プラセボを対照にした場合，ACR50 達成割合が有意に優れ，副作用による薬剤中止では有意差は示されなかった．MTX/csDMARD を対照にした場合，寛解達成割合（DAS28＜2.6），ACR50 達成割合に有意な差は示されなかったが，MRI による関節破壊進行評価および HAQ 改善に関して上記のように数値的に改善を示した．また，TCZ 同様，重篤な副作用，副作用による薬剤中止に有意差は示されなかった．

3）エビデンスの確実性

　本 CQ で採用した文献においては，いずれも ABT と TCZ の RCT に基づいている．非 TNF 阻害薬の単剤群とプラセボ群の比較において，ACR50 達成割合については総サンプル数，イベント発生の総数が少ないため「不精確さ」に深刻な限界があると判断され，エビデンスの確実性は「中」と評価した．副作用による薬剤中止については総サンプル数，イベント発生の総数が少なく「不精確さ」に非常に深刻な限界があると判断され，エビデンスの確実性は「低」と評価した．

　非 TNF 阻害薬の単剤群と MTX/csDMARD 群の比較において，ABT と TCZ による複合指標（DAS28＜2.6）については点推定値のばらつきがあり高度の異質性があるため「非一貫性」でも深刻な限界があると評価し，RR の 95％CI の下限と上限がそれぞれ，「効果なし」と「相当な利益」とみなされる基準 RR＞1.25 を含んでいるため「不精確さ」に深刻な限界があると判断され，

エビデンスの確実性は「低」と評価した．ABT と TCZ による ACR50 達成割合については，点推定値のばらつきがあり高度の異質性があるため「非一貫性」でも深刻な限界があり，RR の 95％CI の下限と上限がそれぞれ，「効果なし」と「相当な利益」とみなされる基準 RR＞1.25 を含んでいるため「不精確さ」に深刻な限界があるため，エビデンスの確実性は「低」と評価した．TCZ による HAQ 改善については，「バイアスのリスク」「非一貫性」「非直接性」「不精確さ」のいずれも深刻な問題はなく，エビデンスの確実性は「高」と評価した．TCZ による mTSS については，点推定値のばらつきがあり高度の異質性があるため「非一貫性」でも深刻な限界があると評価し，95％CI に効果なしが含まれ利益の MID をまたいでいるため，「不精確さ」に深刻な限界があると判断されエビデンスの確実性は「低」と評価した．ABT と TCZ による重篤副作用・副作用による薬剤中止については RR の 95％CI の下限と上限がそれぞれ，「効果なし」と「相当な害」とみなされる基準 RR＞1.25 を含んでいるため「不精確さ」に深刻な限界があると判断され，エビデンスの確実性は「中」と評価した．

　重大アウトカムの RR の点推定値は複合指標，ACR50，HAQ，mTSS では同じ方向を向いていたが，重篤副作用と副作用による薬剤中止で逆の方向を向いていたことから，アウトカム全般にわたる全体的なエビデンスの確実性は最も低いグレードである「低」とした．

4）推奨の強さ決定の理由

①　利益と害のバランスの評価

　エビデンスの要約で記載したとおり非 TNF 阻害薬の単剤投与によって，プラセボ群と比較し，ABT・TCZ いずれにおいても有意な効果を示した．MTX/csDMARD を対象とした場合には有意性を示さなかったアウトカムもあるが，特に MTX が使えない患者に対しては単剤投与による利益があると考えられる．また，プラセボもしくは MTX/csDMARD と比較し重篤な副作用発症に有意差を示しておらず，総合的に非 TNF 阻害薬の投与による望ましい効果は望ましくない効果を上回ると考えられる．ただし，推奨 8，9 の記載と同様に，ニューモシスチス肺炎，結核や B 型肝炎ウイルス再活性化を含めた感染症等（各製剤の添付文書参照）のリスクとベネフィットを勘案し適応を決定すること，および，治療導入後は副作用出現に対して慎重なモニタリングを行うことが重要である．

②　患者の価値観・意向

　日本リウマチ友の会のアンケート（第 4 章 2）結果では，生物学的製剤（bDMARD）による薬物治療において，「良い効果があった」が 89.5％，「良い効果がなかった」が 2.1％，「副作用が強い」が 15.3％，「副作用が弱い」が 47.1％，「悪い点のほうが多い」が 3.2％，「良い点のほうが多い」が 74.2％であった．

第3章　クリニカルクエスチョンと推奨

これらの項目は，MTX，ステロイド，合成抗リウマチ薬，ヤヌスキナーゼ（JAK）阻害薬と比べ，bDMARD が最も高評価であった．

③　コスト

各非 TNF 阻害薬の月間薬価は，TCZ 皮下注オートインジェクター 65,216 円（162mg/2 週の場合），ABT 皮下注オートインジェクター 114,532 円（125mg/週）で，薬剤の種類・用法用量による組合せによって年間薬価が大きく異なる．非 TNF 阻害薬は単剤といえども MTX や csDMARD と比較し高額であり，患者の経済的負担と国民医療費の増大を招くためコストベネフィットを考慮して使用する必要がある．

④　パネル会議での意見

本推奨のエビデンスは ABT と TCZ によるものであり，ABT に関しては報告が限られており，今後の臨床試験の結果が待たれる．

パネル会議において，非 TNF 阻害薬単剤投与の有用性が支持された．MTX が使えない RA 患者において治療選択肢が増えるという点で外的妥当性は高い．

なお，ACR ガイドライン 2015 では，エビデンスレベルが「中」〜「非常に低」であるものの MTX を中心とした csDMARD 単独抵抗例では，csDMARD 追加併用もしくは bDMARD 単剤あるいは併用投与を強く推奨されている（参考文献 1）．また，EULAR リコメンデーション 2019 では，MTX を中心とした csDMARD 単独抵抗例では予後不良因子がある場合に bDMARD 追加併用投与を強く推奨されている．ただし，csDMARD を併用できない場合 IL-6 阻害薬，または，分子標的型合成 DMARD（tsDMARD）がやや有用とされている（参考文献2）．

パネル会議でも有効性・二次無効の観点から MTX は継続可能であれば非 TNF 阻害薬と併用することが望ましいという意見で一致した．また感染症等のリスクがあり高額な薬剤であるため，個々の患者の状況を総合的に判断し，非 TNF 阻害薬単剤投与を検討すべきである．

エビデンスの確実性，利益と害のバランス，患者の価値観・意向，コスト，パネル会議での意見，海外での状況を勘案し，推奨の強さは「弱い」（条件付き）とした．

5）採用論文リスト

1) Nishimoto N, et al：Arthritis Rheum 2004；50：1761-1769.
2) Takeuchi T, et al：Mod Rheumatol 2013；23：226-235.
3) Maini RN, et al：Mod Rheumatol 2008；18：252-262.
4) Burmester GR, et al：Ann Rheum Dis 2016；75：1081-1091.
5) Emery P, et al：Ann Rheum Dis 2015；74：19-26.
6) Nishimoto N, et al：Ann Rheum Dis 2007；66：1162-1167.
7) Jones G, et al：Ann Rheum Dis 2010；69：88-96.

6）推奨作成関連資料一覧（推奨作成関連資料 2 に掲載）

資料 A　CQ 11　文献検索式
資料 B　CQ 11　文献検索フローチャート
資料 C　CQ 11　エビデンスプロファイル
資料 D　CQ 11　フォレストプロット

■参考文献

1) Singh JA, et al：Arthritis Rheum 2016；68：1-26.
2) Smolen JS, et al：Ann Rheum Dis 2020；79：685-699.

2. クリニカルクエスチョンと推奨

推奨12

bDMARD 5

推奨文

MTX で効果不十分，かつ，中等度以上の疾患活動性を有する RA 患者に，MTX に追加して bDMARD を併用する場合，非 TNF 阻害薬（T 細胞選択的共刺激調節薬）と TNF 阻害薬を同等に推奨する．

推奨の強さ **強い**　エビデンスの確実性 **高**　パネルメンバーの同意度 **8.19**

CQ12

MTX で効果不十分，かつ，中等度以上の疾患活動性を有する RA 患者に，MTX に追加して bDMARD を併用する場合，非 TNF 阻害薬（IL-6 阻害薬，T 細胞選択的共刺激調節薬）は，TNF 阻害薬と比べ有用か？

サマリー	MTX で効果不十分，かつ，中等度以上の疾患活動性を有する RA 患者に，MTX に追加して bDMARD を併用する場合，非 TNF 阻害薬（T 細胞選択的共刺激調節薬）と TNF 阻害薬の有効性とリスクは同程度であり，同等に推奨する．
注　記	MTX 併用の場合，非 TNF 阻害薬（IL-6 阻害薬，T 細胞選択的共刺激調節薬）と TNF 阻害薬のランダム化比較試験は非 TNF 阻害薬が T 細胞選択的共刺激調節薬のもののみ存在し，IL-6 阻害薬との比較は行われていない．

1）推奨の背景

メトトレキサート（MTX）で効果不十分，かつ，中等度以上の疾患活動性を有する関節リウマチ（RA）患者の治療戦略として，生物学的製剤（bDMARD）の追加併用療法が考慮される．しかし，MTX に追加して bDMARD を併用する場合，非 TNF 阻害薬（IL-6 阻害薬，T 細胞選択的共刺激調節薬）と TNF 阻害薬のどちらが有用かを明らかにすることは重要である．

2）エビデンスの要約

2012 年 1 月から 2018 年 12 月の期間に限定し，PubMed，Cochrane Central Register of Controlled Trials，医学中央雑誌で報告された論文について系統的レビューを行った．2011 年以前の報告に関しては，2016 年に報告された MTX もしくは従来型抗リウマチ薬（csDMARD）効果不十分の活動性を有する RA 患者に対して bDMARD もしくはトファシチニブの効果を評価した Cochrane systematic review を参考に文献を抽出した．対象となった論文 2 件が選ばれた．

本 CQ における重要なアウトカムとして，複合指標である DAS28 の寛解達成割合，ACR50 達成割合，HAQ 変化量，修正総 Sharp スコア（mTSS）変化量，有害事象による薬剤中止，および重篤な有害事象を取り上げた．

2 つのランダム化比較試験（RCT）が存在するが，どちらも非 TNF 阻害薬としてアバタセプト（ABT）を用いた比較であっ

た（ATTEST 試験：ABT vs. インフリキシマブ〔IFX〕，AMPLE：ABT vs. アダリムマブ〔ADA〕）．ATTEST はベースラインから 197 日目までの疾患活動性の変化を各群で検出するデザインで症例数が設定され（採用論文 1），AMPLE は非劣勢試験のデザインである（採用論文 2）．

複合指標については，1 つの RCT（ATTEST：点滴静注用 ABT（n＝156）vs. IFX〔n＝165〕）で 1 年後の DAS28-ESR 寛解割合が検討され RR＝1.53，95％CI[0.91, 2.60]であり，他の 1 つの RCT（AMPLE 試験：皮下注用 ABT〔n＝318〕vs. ADA〔n＝328〕）で DAS28-CRP 寛解割合が検討され RR＝1.09，95％CI[0.88, 1.33]であり，いずれも有意差は示されなかった．また，2 つの RCT で 1 年後の ACR50 達成割合が検討され両者に有意差はみられなかった（RR＝1.09，95％CI[0.89, 1.19]）．

HAQ-DI については，1 つの RCT（AMPLE：皮下注用 ABT〔n＝318〕vs. ADA〔n＝328〕）で 1 年後の変化量が検討され，わずかに非 TNF 阻害薬で低値となっていた（MD＝－0.01，95％CI[－0.02, －0.00]，p＝0.0003）．

mTSS については，1 つの RCT（AMPLE：皮下注用 ABT〔n＝318〕vs. ADA〔n＝328〕）でベースラインから 1 年後の変化量を検討しており，両者に差はみられなかった（MD＝0.20，95％CI[－0.45, 0.85]，p＝0.54）．

有害事象による薬剤中止については，2 つの RCT で検討され，両者で差はみられなかった（RR＝0.75，95％CI[0.39, 1.45]）．

重篤な有害事象については，2 つの RCT で検討され，両者に

差はみられなかった（RR＝0.78，95％CI［0.38，1.59］）.

MTX で効果不十分，かつ，中等度以上の疾患活動性を有する RA 患者において，非 TNF 阻害薬である IL-6 阻害薬と TNF 阻害薬を比較した RCT は報告されていない.

3）エビデンスの確実性

本推奨はいずれも RCT に基づいており，HAQ 変化量と mTSS 変化量については，「バイアスのリスク」「非一貫性」「非直接性」「不精確さ」のいずれも深刻な問題はなく，エビデンスの確実性は「高」と評価した.

複合指標は RR の 95％CI が効果なしの RR＝1 をまたぎ「相当な利益」とみなされる基準 1.25 が含まれているため，「不精確さ」に深刻な限界があると判断されたため，エビデンスの確実性は「中」と評価した.

ACR50 達成率については，点推定値のばらつきから「非一貫性」に深刻な問題があると判断され，また 95％CI に「効果なし」と「相当な利益」とみなされる基準の 1.25 が含まれており「不精確さ」に深刻な限界があると判断されたため，エビデンスの確実性は「低」と評価した. また，有害事象による薬剤中止については，95％CI に「相当な利益」とみなされる基準 RR＜0.75 と「相当な害」とみなされる基準 RR＞1.25 の両方が含まれており，「不精確さ」に非常に深刻な限界があると判断されたため，エビデンスの確実性は「低」と評価した.

重篤な有害事象については，点推定値のばらつきから「非一貫性」に深刻な問題があると判断され，また 95％CI に「相当な利益」とみなされる基準 RR＜0.75 と「相当な害」とみなされる基準 RR＞1.25 の両方が含まれているため「不精確さ」に非常に深刻な限界があると判断されたため，エビデンスの確実性は「非常に低」と評価した.

複合指標・ACR50・HAQ-DI 変化・mTSS 変化・有害事象による薬剤中止・重篤な有害事象において有意差がなく，RR の点推定値は同じ方向を示しているため，アウトカム全般にわたる全体的なエビデンスの確実性は，最も高いグレードを採用して「高」とした.

4）推奨の強さ決定の理由

① 利益と害のバランスの評価

MTX で効果不十分，かつ，中等度以上の疾患活動性を有する RA 患者に，MTX に追加して bDMARD を併用する場合，非 TNF 阻害薬（T 細胞選択的共刺激調節薬）と TNF 阻害薬を比較すると，複合指標・ACR50・HAQ-DI 変化・mTSS 変化・有害事象による薬剤中止・重篤な有害事象において有意な差はなかった.

総合的に非 TNF 阻害薬（T 細胞選択的共刺激調節薬）と TNF 阻害薬の比較では，望ましい効果と望ましくない効果に差はないと考えられる.

② 患者の価値観・意向

患者アンケートでは，非 TNF 阻害薬（IL-6 阻害薬，T 細胞選択的共刺激調節薬）と TNF 阻害薬を比較しておらず，評価できない.

③ コスト

薬価表のとおり（第 4 章 4．関節リウマチ治療における医療経済評価，表 2 参照），TNF 阻害薬および非 TNF 阻害薬のどちらも薬剤の種類・用法用量による組合せによって年間薬価が大きく異なり，どちらかの製剤が必ず安価となるわけではない. いずれの bDMARD も高額であり，患者の経済的負担と国民医療費の増大を招くため，コストベネフィットを考慮して使用する必要がある.

④ パネル会議での意見

当初 CQ12（bDMARD 5）と CQ13（bDMARD 6）は，MTX-IR における TNF 阻害薬 vs. 非 TNF 阻害薬の比較として 1 つの CQ として設定したが，パネル会議において add-on（MTX 併用療法）と switch（bDMARD 単剤療法）に分けるべきとの意見があがり，議論の結果それぞれ別の CQ・推奨文とした. また，当初の CQ は TNF 阻害薬 vs. 非 TNF 阻害薬の比較であったが，系統的レビューの結果 CQ12（bDMARD 5）での非 TNF 阻害薬のエビデンスはアバタセプトに限られたため，推奨文では T 細胞選択的共刺激調節薬に限って言及することとした. なお，ACR ガイドライン 2015，EULAR リコメンデーション 2019 ともに，TNF 阻害薬と非 TNF 阻害薬を同等に推奨している（参考論文 1，2）.

Future question として，非 TNF 阻害薬（IL-6 阻害薬，T 細胞選択的共刺激調節薬，その他リツキシマブなどわが国未承認薬も含め）の中での使い分け・長期使用での安全性，非 TNF 阻害薬と JAK 阻害薬の使い分け，非 TNF 阻害薬と MTX 以外の csDMARD 併用治療の効果と安全性に関するエビデンスはいまだ不十分であり，今後様々な組合せによる head-to-head trial の展開が待たれる.

既存のエビデンスにこれら事象をふまえて，本推奨の強さとしては「強い」とした.

5）採用論文リスト

1) Weinblatt ME, et al：Arthritis Rheum 2013；65：28-38.

2) Schiff M, et al：Ann Rheum Dis 2008；67：1096-1103.

6）推奨作成関連資料一覧（推奨作成関連資料 2 に掲載）

資料 A　CQ 12　文献検索式

資料 B　CQ 12　文献検索フローチャート

資料 C　CQ 12　バイアスのリスク

資料 D　CQ 12　エビデンスプロファイル

資料 E　CQ 12　フォレストプロット

■参考文献

1) Singh JA, et al：Arthritis Rheumatol 2016；68：1-26.
2) Smolen JS, et al：Ann Rheum Dis 2020；79：685-699.

第3章　クリニカルクエスチョンと推奨

推奨13

bDMARD 6

推奨文

MTX が使えないまたは効果不十分，かつ，中等度以上の疾患活動性を有する RA 患者に，MTX を併用せずに bDMARD を投与する場合，TNF 阻害薬よりも非 TNF 阻害薬(IL-6 阻害薬)を推奨する．

推奨の強さ　**強い**　エビデンスの確実性　**中**　パネルメンバーの同意度　**7.94**

CQ13

MTX が使えないまたは効果不十分，かつ，中等度以上の疾患活動性を有する RA 患者に，MTX を併用せずに bDMARD を投与する場合，非 TNF 阻害薬(IL-6 阻害薬，T 細胞選択的共刺激調節薬)は，TNF 阻害薬と比べ有用か？

サマリー	MTX が使えないまたは効果不十分，かつ，中等度以上の疾患活動性を有する RA 患者に，MTX を併用せずに bDMARD を投与する場合，非 TNF 阻害薬(IL-6 阻害薬)は，TNF 阻害薬と比べ疾患活動性を抑制し，リスクに差はない．
注　記	MTX を併用せずに bDMARD を投与する場合，非 TNF 阻害薬(IL-6 阻害薬，T 細胞選択的共刺激調節薬)と TNF 阻害薬のランダム化比較試験は，非 TNF 阻害薬が IL-6 阻害薬のもののみ存在し，T 細胞選択的共刺激調節薬との比較は行われていない．

1）推奨の背景

メトトレキサート（MTX）で効果不十分，かつ，中等度以上の疾患活動性を有する関節リウマチ（RA）患者の治療戦略として，生物学的製剤（bDMARD）への switch が考慮される．しかし，MTX を併用せずに bDMARD を単剤投与する場合，非 TNF 阻害薬（IL-6 阻害薬，T 細胞選択的共刺激調節薬）と TNF 阻害薬の有用性の比較を明らかにすることは重要である．

2）エビデンスの要約

2012 年 1 月から 2018 年 12 月の期間に限定し，PubMed，Cochrane Central Register of Controlled Trials，医学中央雑誌で報告された論文について系統的レビューを行った．2011 年以前の報告に関しては 2016 年に報告された，従来型抗リウマチ薬（csDMARD）で効果不十分の RA 患者に対する bDMARD もしくはトファシチニブ単剤の効果を評価した Cochrane systematic review を参考に文献を抽出した．対象となった論文 2 件が選ばれた（1 件は Cochrane に含まれ，1 件は 2012 年以降のもの）．

本 CQ における重大なアウトカムとして，複合指標の DAS28 の寛解達成率，ACR50 達成率，HAQ 変化量，有害事象による薬剤中止，および重篤な有害事象を取り上げた．

2 つのランダム化比較試験（RCT）が存在し，どちらも IL-6 阻害薬とアダリムマブ（ADA）の比較であった（MONARCH 試験：サリルマブ〔SAR〕〔n＝184〕 vs. ADA〔n＝185〕〔採用論文 1〕，ADACTA 試験：点滴静注用トシリズマブ〔TCZ〕〔n＝163〕 vs. ADA〔n＝162〕〔採用論文 2〕）.

複合指標については，2 つの RCT で 24 週後の DAS28-ESR＜2.6 の達成割合が検討され，非 TNF 阻害薬が有意に優れていた（RR＝3.80，95％CI〔2.62，5.51〕）.

ACR50 については，2 つの RCT で 24 週後の達成割合が検討され非 TNF 阻害薬が有意に優れていた（RR＝1.61，95％CI〔1.32，1.97〕）.

HAQ-DI については，1 つの RCT（SAR vs. ADA）で 24 週での変化が検討されており，非 TNF 阻害薬が低値であった（MD＝−0.20，95％CI〔−0.34，−0.06〕）.

有害事象による薬剤中止については，2 つの RCT で検討され有意差はなかった（RR＝1.00，95％CI〔0.43，2.34〕）.

重篤な有害事象については，2 つの RCT で検討され有意差はなかった（RR＝0.98，95％CI〔0.62，1.90〕）.

なお，MTX で効果不十分，かつ，中等度以上の疾患活動性を有する RA 患者において，非 TNF 阻害薬である T 細胞選択的共刺激調節薬と TNF 阻害薬を比較した RCT は報告されていない．

3）エビデンスの確実性

複合指標の DAS28-ESR と ACR50 達成率は総イベント数が少ないこと，HAQ 変化量は総サンプル数が少ないことから，「不精確さ」に深刻な限界があると判断され，エビデンスの確実性は「中」とした．

有害事象による薬剤中止と重篤な有害事象については RR の 95%CI の上限と下限が，「相当な利益」とみなされる基準 RR＜0.75 と「相当な害」とみなされる基準 RR＞1.25 の双方を含んでいることから，「不精確さ」に非常に深刻な限界があると判断され，エビデンスの確実性は「低」とした．

有害事象による薬剤中止は RR＝1.00 であるが，それ以外の複合指標・ACR50・HAQ-DI 変化・重篤な有害事象において RR の点推定値は同じ方向を示しているため，アウトカム全般にわたる全体的なエビデンスの確実性は，上記の中で最も高いグレードを採用して「中」とした．

4) 推奨の強さ決定の理由

① 利益と害のバランスの評価

MTX で効果不十分，かつ，中等度以上の疾患活動性を有する RA 患者において MTX 非併用の場合，DAS28-ESR の寛解率，ACR50 達成率，HAQ 改善率で非 TNF 阻害薬（IL-6 阻害薬）の効果が上回り，エビデンスの確実性は「中」〜「高」と評価された．一方，確実性は「低」であるものの，有害事象による薬剤中止や重篤な有害事象には差はない．総合的に，MTX 非併用の場合，非 TNF 阻害薬（IL-6 阻害薬）は TNF 阻害薬よりも有効で安全性に差はないと考えられる．

② 患者の価値観・意向

利益と害のバランスから，MTX 非併用下での非 TNF 阻害薬の有用性は高く，患者満足度も低くはないと考えられるが，患者アンケートでは，非 TNF 阻害薬（IL-6 阻害薬，T 細胞選択的共刺激調節薬）と TNF 阻害薬を比較して評価できていない．

③ コスト

薬価表のとおり（第 4 章 4，関節リウマチ治療における医療経済評価，表 2 参照），通常の投与量の場合には，TCZ 皮下注シリンジ（1 回/2 週）が IL-6 阻害薬の中では最も安価（1 か月薬価 64,970 円，2020 年 4 月現在）であり，これはバイオ後続品を除いていずれの TNF 阻害薬よりも安価である．本推奨で採用した論文では TCZ 点滴静注用と SAR 皮下注シリンジが用いられており，それぞれの 1 か月薬価は 75,198 円，73,662 円である．しかし，医療経済分析は行っておらず，また TNF 阻害薬および非 TNF 阻害薬のどちらも薬剤の種類・用法用量による組合せによって年間薬価が大きく異なり，いずれかの bDMARD が必ず安価となるわけではない．また，いずれの bDMARD も高額であり，患者の経済的負担と国民医療費の増大を招くため，コストベネフィットを考慮して使用する必要がある．

④ パネル会議での意見

当初の CQ は TNF 阻害薬 vs. 非 TNF 阻害薬の比較であったが，系統的レビューの結果 CQ13（bDMARD 6）での非 TNF 阻害薬のエビデンスは TCZ と SAR に限られたため，推奨文では IL-6 阻害薬に限って言及した．

なお，ACR ガイドライン 2015 では，両者の推奨に差はない（参考論文 1）．しかし，EULAR リコメンデーション 2019 では csDMARD 非併用の場合には IL-6 阻害薬を推奨している（参考論文 2）．

Future question として，非 TNF 阻害薬（IL-6 阻害薬，T 細胞選択的共刺激調節薬，その他リツキシマブなどわが国 RA 適用外医薬品も含む）の中での使い分け・長期使用での安全性，非 TNF 阻害薬と MTX 以外の csDMARD 併用治療の効果と安全性に関するエビデンスはいまだ不十分であり，今後様々な組合せによる head-to-head trial の展開が待たれる．

既存のエビデンスにこれら事象をふまえて，本推奨の強さとしては「強い」とした．

5) 採用論文リスト

1）Burmester GR, et al：Ann rheum dis 2017；76：840-847.

2）Gabay C, et al：Lancet 2013；381：1541-1550.

6) 推奨作成関連資料一覧（推奨作成関連資料 2 に掲載）

資料 A　CQ 13　文献検索式

資料 B　CQ 13　文献検索フローチャート

資料 C　CQ 13　バイアスのリスク

資料 D　CQ 13　エビデンスプロファイル

資料 E　CQ 13　フォレストプロット

■参考文献

1）Singh JA, et al：Arthritis Rheumatol 2016；68：1-26.

2）Smolen JS, et al：Ann Rheum Dis 2020；79：685-699.

第3章　クリニカルクエスチョンと推奨

推奨 14

bDMARD 7

推奨文

TNF 阻害薬が効果不十分で中等度以上の疾患活動性を有する RA 患者に，他の TNF 阻害薬よりも非 TNF 阻害薬への切替えを推奨する（条件付き）．

推奨の強さ　**弱い**　エビデンスの確実性　**非常に低**　パネルメンバーの同意度　**7.82**

CQ14

TNF 阻害薬が効果不十分で中等度以上の疾患活動性を有する RA 患者に，非 TNF 阻害薬への切替えは，他の TNF 阻害薬への切替えと比べ有用か？

サマリー	TNF 阻害薬が効果不十分で中等度以上の疾患活動性を有する RA 患者に，非 TNF 阻害薬への切替えは他の TNF 阻害薬への切替えと比べ有用と考えられる．しかし，両者を直接比較した盲検化試験はなく，エビデンスは限られている．
注　記	非 TNF 阻害薬への切り替えと 2nd TNF 阻害薬への切替えを比較した試験は，オープンラベル試験が 1 つしか存在しない．またこの試験では，非 TNF 阻害薬の中にわが国では RA の保険適用がないリツキシマブが含まれている．

1）推奨の背景

　TNF 阻害薬で効果不十分かつ中等度以上の疾患活動性を有する関節リウマチ（RA）患者の治療の選択肢として，他の生物学的製剤（bDMARD）への変更が考慮される．しかし，他の TNF 阻害薬もしくは非 TNF 阻害薬（IL-6 阻害薬，T 細胞選択的共刺激調節薬，抗 CD20 抗体）の有用性の比較を明らかにすることは重要である．

2）エビデンスの要約

　TNF 阻害薬が効果不十分で中等度以上の疾患活動性を有する RA 患者に対して，非 TNF 阻害薬への切替えと他の TNF 阻害薬への切替えについて有効性・安全性に関して検討した．

　2012 年 1 月から 2018 年 12 月の期間に限定し，PubMed，Cochrane Central Register of Controlled Trials，医学中央雑誌で報告された論文について系統的レビューを行った．2011 年以前の報告に関しては，2017 年に報告された bDMARD 効果不十分の活動性を有する RA 患者に対して bDMARD もしくはトファシチニブの効果を評価した Cochrane systematic review を参考に文献を抽出した．対象となった論文 1 件が選ばれた．

　また，本 CQ における重大なアウトカムとして，複合指標（DAS28-ESR 寛解），EULAR response，および重篤な有害事象，重篤な感染症を取り上げた．

　TNF 阻害薬から 2 剤目の TNF 阻害薬（2nd TNF 阻害薬）へ変更と，非 TNF 阻害薬への切替えの比較では，ランダム化比較試験（RCT）が 1 つだけ存在した（採用論文 1）．この RCT は TNF 阻害薬が効果不十分で，DAS28-ESR≧3.2 の RA 患者 300 人を無作為に 2nd TNF 阻害薬群と非 TNF 阻害薬群（リツキシマブ〔RTX〕28％，アバタセプト〔ABT〕23％，トシリズマブ〔TCZ〕49％）に割り付け，非盲検で 52 週観察したものである．併用薬については，メトトレキサート（MTX）が 63％で，経口ステロイドが 53％で併用されていた．主要評価項目は 24 週後のEULAR good or moderate response であった．

　疾患活動性に関しては，24 週後の EULAR good or moderate response は RR＝1.33，95％CI[1.10，1.61]であり，DAS28-ESR 寛解は RR＝1.47，95％CI[0.95，2.29]であったが，総じて非 TNF 阻害薬への切替えが優れていた．

　1 回以上の重篤な有害事象（52 週）については，有意差はなかった（RR＝2.00，95％CI[0.88，4.53]）．重篤な感染症（52 週）についても，有意差はなかった（RR＝0.70，95％CI[0.27，1.79]）．

　上記以外の有効性指標を含め，TNF 阻害薬から他の TNF 阻害薬または非 TNF 阻害薬のいずれかへの切替えでは，作用機序の異なる非 TNF 阻害薬への切替えが優れている結果であった．

3）エビデンスの確実性

　盲検化に重大な限界がある研究であり「バイアスのリスク」に深刻な限界があると判断した．EULAR good or moderate response，複合指標（DAS28-ESR 寛解）と重篤な有害事象は総イベント数が少なく「不精確さ」に深刻な限界があるため，エビデンスの確実性は「低」と評価した．

　また，重篤な感染症は 95％CI に「相当な利益」とみなされる基準 RR＜0.75 と「相当な害」とみなされる基準 RR＞1.25 の両

方が含まれており，「不精確さ」に非常に深刻な限界があるため，エビデンスの確実性は「非常に低」と評価した．

TNF 阻害薬と非 TNF 阻害薬の直接比較では EULAR response・複合指標・重篤な感染症と重篤な有害事象の RR の点推定値は他のアウトカムの RR と異なった方向を示しているため，アウトカム全般にわたる全体的なエビデンスの確実性は，最も低いグレードを採用して「非常に低」とした．

4）推奨の強さ決定の理由

① 利益と害のバランスの評価

TNF 阻害薬が効果不十分で中等度以上の疾患活動性を有する RA 患者において，非 TNF 阻害薬（IL-6 阻害薬，T 細胞選択的共刺激調節薬，抗 CD20 抗体）と他の TNF 阻害薬への切替えを比較すると，複合指標（DAS28-ESR 寛解）・重篤な有害事象・重篤な感染症に有意差はなく，EULAR good or moderate response では有意差をもって非 TNF 阻害薬が優れていた．エビデンスは限定的であるものの，総合的に，非 TNF 阻害薬への切替えは他の TNF 阻害薬への切替えよりも望ましい効果が高く有用と考えられた．

いずれの薬剤を選択する場合でも，結核や B 型肝炎を含めた感染症等（各製剤の添付文書参照）のリスクとベネフィットを勘案し適応を決定すること，および，治療導入後は副作用出現に対して慎重なモニタリングを行うことが重要である．

② 患者の価値観・意向

益と害のバランスから，TNF 阻害薬から非 TNF 阻害薬への切替えは，2 剤目の TNF 阻害薬への切替えより有用性が高く，実臨床でも患者満足度は低くないと考えられるが，患者アンケートでは，非 TNF 阻害薬（IL-6 阻害薬，T 細胞選択的共刺激調節薬，抗 CD20 抗体）と TNF 阻害薬を比較しておらず，患者の価値観や優先度の評価は今後の課題である．

③ コスト

薬価表のとおり（第 4 章 4．関節リウマチ治療における医療経済評価，表 2 参照），通常の投与量の場合には，TCZ 皮下注シリンジ（1 回/2 週）が IL-6 阻害薬の中では最も安価（1 か月薬価 64,970 円，2020 年 8 月現在）であり，これはバイオ後続品を除いていずれの TNF 阻害薬よりも安価である．また，ABT 点滴静注の 1 か月薬価は 111,354 円，RTX はわが国では RA の保険適用はないため，保険診療では使用できない．しかし，医療経済分析は行っておらず，また TNF 阻害薬および非 TNF 阻害薬のどちらも薬剤の種類・用法用量による組合せによって年間薬価が大きく異なり，いずれかの bDMARD が必ず安価となるわけではない．いずれの bDMARD も高額であり，患者の経済的負担と国民医療費の増大を招くため，コストベネフィットを考慮して使用する必要がある．

④ パネル会議での意見

ACR ガイドライン 2015 ではエビデンスレベルが「低」〜「非常に低」であるものの，他の TNF 阻害薬への変更よりも非 TNF 阻害薬への切替えを弱く推奨している．また，EULAR リコメンデーション 2019 でも他の TNF 阻害薬よりも作用機序の異なる bDMARD への変更を推奨文中で先に記載している．また，本推奨はパネル会議においても高い同意度が得られた．エビデンスの確実性，患者の価値観・意向，コスト，とパネル会議での意見をふまえて，本推奨の強さとしては「弱い」（条件付き）とした．

Future question として，非 TNF 阻害薬（IL-6 阻害薬，T 細胞選択的共刺激調節薬，その他 RTX などわが国 RA 適用外医薬品も含む）の中での使い分け・長期使用での安全性，非 TNF 阻害薬と MTX 以外の csDMARD 併用治療の効果と安全性に関するエビデンスはいまだ不十分であり，今後様々な組み合わせによる head-to-head trial の展開が待たれる．

5）採用論文リスト

1）Gottenberg JE, et al：JAMA 2016；316：1172-1180.

6）推奨作成関連資料一覧（推奨作成関連資料 2 に掲載）

資料 A　CQ 14　文献検索式

資料 B　CQ 14　文献検索フローチャート

資料 C　CQ 14　バイアスのリスク

資料 D　CQ 14　エビデンスプロファイル

資料 E　CQ 14　フォレストプロット

■参考文献

1）Singh JA, et al：Cochrane Database Syst Rev 2017；3：CD012591.

2）Singh JA, et al：Arthritis Rheumatol 2016；68：1-26.

3）Smolen JS, et al：Ann Rheum Dis 2020；79：685-699.

第3章　クリニカルクエスチョンと推奨

推奨 15

bDMARD 8

推奨文

TNF 阻害薬で寛解を維持している RA 患者に，TNF 阻害薬の減量を推奨する（条件付き）．

推奨の強さ　**弱い**　　エビデンスの確実性　**非常に低**　　パネルメンバーの同意度　**7.33**

CQ15

TNF 阻害薬で寛解または低疾患活動性を維持している RA 患者に，TNF 阻害薬の減量は可能か？

サマリー	TNF 阻害薬で寛解または低疾患活動性を維持している RA 患者では，TNF 阻害薬の減量を考慮できる．再燃リスクを含めて十分説明したうえで，TNF 阻害薬の減量を検討するべきである．
注　記	寛解を得られたすべての RA 患者において減量をするべきという推奨ではなく，再燃のリスクも考慮し，患者の希望やコストにも配慮したうえで TNF 阻害薬の減量を検討すべきである．

1）推奨の背景

推奨 8（bDMARD 1）に記載されたとおり従来型抗リウマチ薬（csDMARD）で中等度以上の疾患活動性を有する関節リウマチ（RA）患者に，TNF 阻害薬の併用は有用である．しかしこれらの薬剤は高額であり，患者の医療費負担や医療経済，また長期使用による副作用などを考慮すると，寛解または低疾患活動性を達成したのちに，TNF 阻害薬の減量が可能かを明らかにすることは重要である．

2）エビデンスの要約

2012 年から 2018 年まで，Cochrane Central Register of Controlled Trials，PubMed，医学中央雑誌で報告された RA 患者における TNF 阻害薬の中止，減量を評価した論文を抽出し系統的レビューを行った．2011 年以前の報告に関しては 2019 年に報告された低疾患活動性ないし寛解を維持できた RA 患者における TNF 阻害薬の中止，減量について評価した Cochrane systematic review を参考に文献の抽出を行った．TNF 阻害薬の減量・中止方法として，減量された投与量を試験終了まで継続する減量群，TNF 阻害薬をプラセボに変える中止群，疾患活動性を指標に投与量減量，もしくは投与期間延長をする漸減群，の 3 群があり，それぞれ TNF 阻害薬継続群と比較し評価している．これらの試験ではアダリムマブ（ADA），エタネルセプト（ETN）を使用した報告が多くを占める．

まず減量群を対象にした研究では，計 5 件のランダム化比較試験（RCT）が解析された．対象患者の組み入れまでの低疾患活動性または寛解期間は 3 か月から 12 か月であった．減量後の疾患活動性に関する解析では，減量 52 週後の寛解（DAS28＜

2.6）維持率は継続群と比較して，有意差は示されなかった（RR＝1.01，95％CI［0.80，1.28］）（採用論文 1，2）．また減量 52 週後の関節破壊の進行（mTSS＞0.5），減量 26～52 週後の HAQ においても，両群に有意差を認めなかった（関節破壊の進行：RR＝1.22，95％CI［0.76，1.95］），（HAQ：MD＝0.09，95％CI［－0.00，0.19］）（採用論文 1～3）．減量後 26～52 週時点の重篤な副作用の発症（RR＝1.09，95％CI［0.65，1.82］）や副作用による薬剤の中止（RR＝1.07，95％CI［0.51，2.24］）に関しても両群に有意差は示されなかった（採用論文 1～5）．

次に中止群を対象にした研究では，計 8 件の RCT が解析された．対象患者の組み入れまでの低疾患活動性または寛解期間は 0 か月から 11 か月であった．中止後の疾患活動性に関する解析では，中止 28～52 週時点の寛解（DAS28＜2.6）維持率を継続群と比較した計 6 件の解析において，継続群の寛解維持率が中止群に比べ有意に高かった（RR＝0.56，95％CI［0.41，0.75］）（採用論文 1，2，6，8，9，10）．また中止後 52 週時点の関節破壊の進行（mTSS＞0.5），中止後 28～52 週時点の HAQ も評価され，中止群の関節破壊進行，身体機能の劣勢が有意差をもって示された（関節破壊の進行：RR＝1.69，95％CI［1.10，2.59］，HAQ：MD＝0.18，95％CI［0.05，0.31］）（採用論文 1，2，6～9）．中止後 28～52 週時点の重篤な副作用の発症（RR＝1.29，95％CI［0.82，2.03］），副作用による薬剤中止に関しては両群に有意な差を認めなかった（RR＝1.46，95％CI［0.75，2.84］）（採用論文 1，2，5～10）．

最後に漸減群を対象にした研究では，計 2 件の RCT が解析された．対象患者の組み入れまでの低疾患活動性または寛解期間は 3 か月から 6 か月であった．漸減後の疾患活動性に関する解析の結果では，漸減後 18 か月時点で漸減群の寛解（DAS28＜

2.6）維持率は継続群と比較し，有意差を認めなかった（RR＝0.89，95％CI［0.75，1.06］）（採用論文 11）．また漸減後 18 か月時点の関節破壊の進行（mTSS＞0.5 or ＞1.0）および漸減後 18 か月時点の HAQ においても両群に有意差を認めなかった（関節破壊の進行：RR＝1.45，95％CI［0.77，2.73］，HAQ：MD＝0.20，95％CI［－0.02，0.42］）（採用論文 11，12）．漸減後 18 か月時点の重篤な副作用の発症に関しても両群に有意差は認めなかった（RR＝1.24，95％CI［0.42，3.70］）（採用論文 11，12）．

　総括すると TNF 阻害薬中止群と TNF 阻害薬継続群を比較した研究では，中止群の寛解維持率は低く，関節破壊の進行，身体機能の低下が示された．一方で，TNF 阻害薬減量群，漸減群では TNF 阻害薬継続群と比較し寛解維持率，関節破壊進行，身体機能の低下に有意差は示されなかった．また重篤な副作用に関してはいずれの場合においても有意差は示されなかった．

3）エビデンスの確実性

　本 CQ においては，いずれも RCT に基づいている．

　TNF 阻害薬の減量群と継続群の比較においては，HAQ に関しては「バイアスのリスク」「非一貫性」「非直接性」「不精確さ」のいずれも深刻な問題はなく，エビデンスの確実性は「高」と評価した．寛解の維持率に関しては点推定値のばらつきがあり大きな異質性があるため，また RR の 95％CI の上限と下限が，「効果なし」と「相当な利益」とみなされる基準 RR＞1.25 を含んでいるため，「非一貫性」および「不精確さ」に深刻な限界があると判断し，エビデンスの確実性は「低」と評価した．関節破壊の進行については RR の 95％CI の上限と下限が，「効果なし」と「相当な利益」とみなされる基準 RR＞1.25 を含んでいるため，「不精確さ」に深刻な限界があると判断されエビデンスの確実性は「中」と評価した．重篤な副作用と副作用による薬剤中止については「バイアスのリスク」が高い論文が含まれていたこと，RR の 95％CI の上限と下限が，「相当な利益」とみなされる基準 RR＜0.75 と「相当な害」とみなされる基準 RR＞1.25 の双方を含んでいることから，「バイアスのリスク」および「不精確さ」にそれぞれ深刻な限界，非常に深刻な限界があると判断し，エビデンスの確実性は「非常に低」と評価した．

　TNF 阻害薬の中止群と継続群の比較においては，HAQ，寛解の維持率に関しては「バイアスのリスク」「非一貫性」「非直接性」「不精確さ」のいずれも深刻な問題はなく，エビデンスの確実性は「高」と評価した．関節破壊の進行においては総サンプル数，イベント発生総数がともに少ないため，「不精確さ」に深刻な限界があると判断されエビデンスの確実性は「中」と評価した．重篤な副作用においては点推定値のばらつきがあり中等度の異質性があるため，また RR の 95％CI の上限と下限が，「効果なし」と「相当な害」とみなされる基準 RR＞1.25 を含んでいるため，「非一貫性」および「不精確さ」に深刻な限界があ

ると判断し，エビデンスの確実性は「低」と評価した．副作用による薬剤中止については RR の 95％CI の上限と下限が，「効果なし」と「相当な害」とみなされる基準 RR＞1.25 を含んでいるため，深刻な限界があると判断し，エビデンスの確実性は「中」と評価した．

　TNF 阻害薬の漸減群と継続群の比較においては，寛解の維持率に関しては総サンプル数，イベント発生総数がともに少ないため，「不精確さ」に深刻な限界があると判断され，エビデンスの確実性は「中」と評価した．関節破壊の進行に関しては点推定値のばらつきがあり中等度の異質性があるため，「非一貫性」に深刻な限界があると判断され，また RR の 95％CI の上限と下限が，「効果なし」と「相当な害」とみなされる基準 RR＞1.25 を含んでいるため，「不精確さ」に深刻な限界があると判断されたため，エビデンスの確実性は「低」と評価した．HAQ に関しては総サンプル数が少なく，また上限信頼限界が MID をまたいでいるため，「不精確さ」に非常に深刻な限界があると判断し，エビデンスの確実性は「低」と評価した．重篤な副作用発現に関しては点推定値のばらつきがあり大きな異質性があるため，「非一貫性」に深刻な限界があると判断され，また RR の 95％CI の上限と下限が，「相当な利益」とみなされる基準 RR＜0.75 と「相当な害」とみなされる基準 RR＞1.25 の双方を含んでいるため，「不精確さ」に非常に深刻な限界があると判断されたため，エビデンスの確実性は「非常に低」と評価した．

　すべてのアウトカムが同じ方向を向いていないことから，全体的なエビデンスの確実性は，重大なアウトカムの中で最も低いグレードである「非常に低」と評価した．

4）推奨の強さ決定の理由

① 利益と害のバランスの評価

　エビデンスの要約で記載したとおり TNF 阻害薬で低疾患活動性ないし寛解を維持できた RA 患者における，TNF 阻害薬の中止は，寛解維持割合の低下，関節破壊の進行，身体機能の低下等が示されており，中止することは，害が利益の効果を上回ると考えられる．一方，TNF 阻害薬の減量は寛解維持割合や関節破壊の進行，身体機能の低下等において害の効果は認めなかった．減量することによる重篤な副作用の明らかな低下は示さなかったが，TNF 阻害薬にはニューモシスチス肺炎，結核や B 型肝炎再活性化を含めた重篤な感染症等の副作用が報告されており，減量により副作用発症を減らす可能性は残されている．総合的に TNF 阻害薬を減量することの利益は害を上回ることが期待できると考えられる．

② 患者の価値観・意向

　患者アンケート（第 4 章 2）では，生物学的製剤（bDMARD）の減量や中止の質問はなかったが，TNF 阻害薬に限らない bDMARD の評価として，約 90％の患者に効果があったと回答

第3章 クリニカルクエスチョンと推奨

し，効果に対する評価は非常に高いことがうかがわれる．その反面，副作用の有無を「強い」と答えた患者は15.3%（114人），「弱い」と答えた患者は47.1%であり，一部の患者で副作用が強いと感じていた結果であった．投与を受けて良かったかとの問いに対しては，「良い点のほうが多い」との回答が74.2%，「悪い点のほうが多い」との回答が3.2%であった．多くの患者から好ましい評価が得られており，総合的には患者の感じる害と利益のバランスは良好であることがうかがわれる結果であった．

③ コスト

現在わが国ではTNF阻害薬としてインフリキシマブ（IFX），ETN，ADA，ゴリムマブ，セルトリズマブペゴルの5製剤が先行バイオ医薬品として薬価収載されている．標準使用量での年間薬価は，975,117円（レミケード®点滴静注：3mg/kg/8週）～1,628,120円（ADA皮下注ペン40mg/2週）（年間52週，体重50kg時）といずれも高額である．また先行バイオ医薬品と比較して比較的割安なバイオ後続品でも年間薬価は561,977円（IFX-BS点滴静注3mg/kg/8週）～900,328円（ETN-BSシリンジ・ペン25mg×2/週）となり，コスト面では減量により大きな効果が期待できる．ただし今回の採用論文の試験ではバイオ後続品製剤の減量については検討されていない．

④ パネル会議での意見

本推奨に関して採用した論文の研究対象患者の多くは，登録基準は3か月以上寛解または低疾患活動性を維持し，活動性が安定している患者であったが，パネル会議では低疾患活動性より寛解のほうがより好ましいという意見が出された．疾患活動性が低いほどTNF阻害薬減量に伴う再燃のリスクが低いことも報告されている（参考文献1）．これらの理由から，パネル会議において，TNF阻害薬で寛解を維持しているRA患者に，TNF阻害薬の減量が条件付きで支持された．また，対象患者の多くはメトトレキサート（MTX）を併用しており，TNF阻害薬減量中はMTXの使用を継続するべきであるとの意見も述べられた．寛解を得られたすべてのRA患者に対しTNF阻害薬を減量すべきという推奨ではなく，再燃のリスクも説明したうえで，利益と害のバランス，患者の希望，コスト面等を考慮のうえ，TNF阻害薬の減量を検討するべきである．

5）採用論文リスト

1) Smolen JS, et al：Lancet 2013；381：918-929.
2) Weinblatt ME, et al：Arthritis Rheumatol 2017；69：1937-1948.
3) Ibrahim F, et al：Rheumatology 2017；56：2004-2014.
4) Raffeiner B, et al：Clin Exp Rheumatol 2015；33：63-68.
5) Van Vollenhoven RF, et al：Ann Rheum Dis 2016；75：52-58.
6) Yamanaka H, et al：Mod Rheumatol 2016；26：651-661.
7) Ghiti Moghadam M, et al：Arthritis Rheumatol 2016；68：1810-1817.
8) Pavelka K, et al：Rheumatol Int 2017；37：1469-1479.
9) Smolen JS, et al：Lancet 2014；383：321-332.
10) Chatzidionysiou K, et al：RMD Open 2016；2：e000133.
11) van Herwaarden N, et al：BMJ 2015；350：h1389.
12) Fautrel B, et al：Ann Rheum Dis 2016；75：59-67.

6）推奨作成関連資料一覧 （推奨作成関連資料2に掲載）

資料A　CQ15　文献検索式
資料B　CQ15　文献検索フローチャート
資料C　CQ15　エビデンスプロファイル
資料D　CQ15　フォレストプロット

■参考文献

1) Smolen JS, et al：Rheumatology 2020；59：153-164.

2. クリニカルクエスチョンと推奨

推奨 16   bDMARD 9

推奨文

IL-6 阻害薬で寛解または低疾患活動性を維持している RA 患者に，IL-6 阻害薬の減量を推奨する（条件付き）.

推奨の強さ **弱い**　エビデンスの確実性 **非常に低**　パネルメンバーの同意度 **7.29**

CQ16

IL-6 阻害薬で寛解または低疾患活動性を維持している RA 患者に，IL-6 阻害薬の減量は可能か？

サマリー	IL-6 阻害薬で寛解または低疾患活動性を維持している RA 患者において，IL-6 阻害薬の投与間隔を延長することでの減量が期待できる.
注　記	IL-6 阻害薬中止後の再燃率は高い可能性があり，まずは投与間隔の延長を考慮する. また今回示されている IL-6 阻害薬のエビデンスはすべてトシリズマブ点滴静注用製剤によるものである.

1）推奨の背景

インターロイキン6（IL-6）は関節リウマチ（RA）の病態にかかわる中心的な炎症性サイトカインの1つであり，IL-6 阻害薬は抗 IL-6 受容体抗体としてトシリズマブ（TCZ），サリルマブ（SAR）がわが国では RA に対して薬事承認を受けている. しかしこれらの薬剤は高額であり，患者の医療費負担や医療経済，また長期使用による副作用などを考慮すると，寛解または低疾患活動性を達成したのちに，IL-6 阻害薬減量が可能かを明らかにすることは重要である.

2）エビデンスの要約

2012年1月から2018年12月の期間に限定し，PubMed，Cochrane Library，医学中央雑誌で報告された RA 患者における IL-6 阻害薬の減量，中止に関する論文についてシステマティックレビューを行ったところ，738件から4件の観察研究が同定された. いずれも TCZ 点滴静注用製剤によるものである.

本 CQ における重大アウトカムとして，TCZ 中止に関しては1年後の DAS28-ESR 寛解または低疾患活動性維持率，DAS28-ESR 寛解維持率，重篤な副作用を，TCZ 投与間隔延長に関しては54週後の DAS28-ESR 寛解維持率，修正総 Sharp スコア（mTSS）の非進行，HAQ-DI の非進行および重篤な副作用を取り上げることとした.

中止に関しては，TCZ 単剤投与で寛解または低疾患活動性となった187症例において，TCZ 中止後に抗リウマチ薬（DMARD）を使用せず，52週後に寛解または低疾患活動性を維持できた割合は13.4%（25/187）であった（採用文献1）. また TCZ＋メトトレキサート（MTX）投与により寛解となった症例に対し，TCZ 中止後に MTX を継続した場合の報告は2件あり，52週での寛解維持率はそれぞれ44%（20/45），24.4%（12/49）であった. TCZ 単剤投与で寛解となった49症例において，TCZ 中止後に csDMARD を使用せず，52週後に寛解を維持できた割合は14.3%（7/49）であった（採用文献2, 3）. 重篤な副作用発現に関する報告は1件あり，TCZ＋MTX 投与により寛解となり，TCZ 中止後 MTX を継続した49例，TCZ 単剤投与で寛解となり，TCZ 中止後に DMARD を使用しなかった53例において，52週での重篤な副作用発現はそれぞれ2例，0例であった（採用文献3）.

投与間隔延長に関する報告は1件あり，TCZ 治療で3か月以上寛解を維持した症例に対し，TCZ の投与間隔を4週間毎から6週間毎に延長した場合，観察可能であった24例中21例（87.5%）が54週後の DAS28-ESR 寛解を維持し，22例中21例（95.4%）が ΔmTSS≦0.5 を満たした. また HAQ-DI の進行および重篤な副作用に関しては22例全例において認められなかった（採用文献4）.

3）エビデンスの確実性

本 CQ においては，いずれも観察研究に基づいており，いずれのアウトカムにおいても，対照群が設定されておらず症例の選択がランダム化されていないため，「バイアスのリスク」に深刻な限界があると判断された. また同様にいずれのアウトカムにおいても，症例の総サンプル数が少ないため，「不精確さ」に深刻な限界があると判断された.「非直接性」に関しては，いずれのアウトカムについても深刻な問題はないと判断された.

これらのことからエビデンスの確実性はいずれの重大アウトカムにおいても「非常に低」と評価した. また，本推奨文で検

第3章 クリニカルクエスチョンと推奨

討したエビデンスはいずれも比較群がないため，RR の点推定値の方向性がアウトカムごとに同じか異なるかを評価することは不可能であった．エビデンスの確実性はいずれの重大アウトカムにおいても「非常に低」としたため，アウトカム全般にわたる全体的なエビデンスの確実性も「非常に低」と評価した．

4）推奨の強さ決定の理由

① 利益と害のバランスの評価

TCZ 単剤投与において寛解または低疾患活動性となった症例に対し，TCZ を中止することにより多くの場合は再燃し，MTX 併用において寛解または低疾患活動性となった症例に対し，TCZ を中止し MTX を継続しても，半数以上の症例で再燃することが示唆された．このことから TCZ を中止することは，利益の効果は乏しいと考えられる．一方，TCZ の投与間隔を延長することにより，再燃する頻度は低く，多くの症例で寛解を維持できること，関節破壊の進行は抑制できること，そして重篤な副作用の出現もないことが示唆された．

総合的に TCZ の投与間隔を延長することの利益は害を上回ることが期待できると考えられる．

② 患者の価値観・意向

患者アンケート（第4章 2）の結果では，IL6 阻害薬に限らない生物学的製剤（bDMARD）の評価として，89.5％の患者が効果があったと回答し，投与を受けて良かったかとの問いに対しては，「良い点のほうが多い」との回答が 74.2％，「悪い点のほうが多い」との回答が 3.2％であった．多くの患者から好ましい評価が得られており，患者の感じる害と利益のバランスは良好であることがうかがわれる結果であった．

③ コスト

現在わが国では IL-6 阻害薬として TCZ と SAR が薬価収載されており，TCZ の年間薬価は，844,610 円（TCZ 皮下注シリンジ：162 mg /2 週）〜977,574 円（TCZ 点滴静注，8mg/kg/4 週，体重 50kg），SAR は 1,266,928 円（SAR 皮下注シリンジ：200mg /2 週）である．いずれも高価であり，コスト面では減量により大きな効果が期待できる．

④ パネル会議での意見

パネル会議においては，寛解に達した患者に対し IL-6 阻害薬の減量を考慮することは重要である反面，中止をすることは再燃のリスクが高く困難であろうとの意見が出された．海外のガイドラインにおいては，現時点で IL-6 阻害薬の減量や中止に言及したものは認められず，IL-6 阻害薬の減量に関するエビデンスは少ないことから，推奨の強さとしては「弱い」（条件付き）とすることとなった．

5）採用論文リスト

1）Nishimoto N, et al：Mod Rheumatol 2014；24：17-25.

2）Aguilar-Lozano, et al：J Rheumatol 2013；40：1069-1073.

3）Kaneko Y, et al：Ann Rheum Dis 2018；77：1268-1275.

4）Kikuchi J, et al：Mod Rheumatol 2017；28：444-451.

6）推奨作成関連資料一覧（推奨作成関連資料 2 に掲載）

資料 A　CQ 16　文献検索式

資料 B　CQ 16　文献検索フローチャート

資料 C　CQ 16　エビデンスプロファイル

2. クリニカルクエスチョンと推奨

推奨 17

bDMARD 10

推奨文

T 細胞選択的共刺激調節薬で寛解または低疾患活動性を維持している RA 患者に，
T 細胞選択的共刺激調節薬の減量を推奨する（条件付き）．

推奨の強さ **弱い**　エビデンスの確実性 **非常に低**　パネルメンバーの同意度 **7.29**

CQ17

T 細胞選択的共刺激調節薬で寛解または低疾患活動性を維持している RA 患者に，T 細胞選択的共刺激調節薬の減量は可能か？

サマリー	T 細胞選択的共刺激調節薬で寛解または低疾患活動性を維持している RA 患者において，T 細胞選択的共刺激調節薬投与量の減量が期待できる．
注記	T 細胞選択的共刺激調節薬を中止すると再燃率が高い可能性があり，まずは投与量の減量を考慮することが必要と考える．今回示されている T 細胞選択的共刺激調節薬のエビデンスはアバタセプト点滴静注用製剤に関するものである．

1) 推奨の背景

抗原提示細胞がナイーブ T 細胞を活性化するには，T 細胞受容体からの抗原刺激とともに，T 細胞上の共刺激分子を介した補助的なシグナルが必要である．T 細胞選択的共刺激調節薬は T 細胞共刺激分子である CD28 に対するリガンドの結合を CTLA-4-Ig で阻害する．その結果，共刺激が抑制され，T 細胞の活性化を阻害することで関節リウマチ（RA）治療に効果を有する．わが国ではアバタセプト（ABT）が RA に対し薬事承認を受けているが，高額な薬剤であるため患者の医療費負担や医療経済，また長期使用による副作用などを考慮すると，寛解または低疾患活動性を達成したのちに，T 細胞選択的共刺激調節薬減量可能かを明らかにすることは重要である．

2) エビデンスの要約

2012 年 1 月から 2018 年 12 月の期間に限定し，PubMed，Cochrane Library，医学中央雑誌で報告された RA 患者における T 細胞共刺激分子阻害薬の減量，中止に関する論文について系統的レビューを行ったところ，738 件から 1 件のランダム化比較試験（RCT）と 3 件の観察研究が同定された．これらはいずれも ABT 点滴静注用製剤に関するものである．

本 CQ における重大なアウトカムとして，ABT 減量後の複合指標としての DAS28-CRP 寛解および重篤な副作用，ABT 中止後の DAS28-CRP 寛解を取り上げた．また推奨の参考となる重要なアウトカムとして，ABT 減量後の再燃率を取り上げた．

RCT においては，ABT 10mg/kg ＋メトトレキサート（MTX）により DAS28-CRP 寛解となった症例に対し，ABT 5mg/kg への

減量を行い 12 か月後の寛解は 5mg/kg 群で 50 例中 18 例（36.0％），10mg/kg 群で 58 例中 27 例（46.6％）であった．12 か月での重篤な副作用発現は 5mg/kg 群で 50 例中 3 例（6.0％），10mg/kg 群で 58 例中 3 例（5.2％）で認めた．また 12 か月での再燃率は 5mg/kg 群で 50 例中 17 例（34.0％），10mg/kg 群で 58 例中 18 例（31.0％）と同等であった（採用論文 1）．

観察研究においては，標準量の ABT 加療により DAS28-CRP 寛解または低疾患活動性となった症例に対し，ABT 250mg/4 週へ減量を試み，48 週後の寛解維持は 53 例中 41 例（77％）であり，重篤な副作用は 3 例（5.7％）で認めた（採用論文 2）．また ABT ＋ MTX により DAS28-CRP 寛解となった症例に対し，すべての治療を中止したところ 24 週後の寛解は 73 例中 18 例（24.7％），ABT のみの中止では 34 例中 16 例（47.1％）であった．また ABT 単剤で寛解となった症例で ABT を中止した場合，50 例中 14 例（28％）で 24 週後の寛解が維持された（採用論文 3，4）．RCT における 12 か月後の減量群の DAS28-CRP 寛解割合（36％）が，観察研究の 48 週後の DAS28-CRP 寛解割合（77.3％）を大きく下回っていたが，これは投与量，盲検化，患者背景などの違いによると考えられる．

3) エビデンスの確実性

本 CQ においては，1 件の RCT，3 件の観察研究に基づいており，RCT ではランダム化が不十分なため，また観察研究においても組み入れはランダム化されてないため，「バイアスのリスク」に深刻な限界があると評価された．そのためいずれのアウトカムにおいても「バイアスのリスク」は深刻な限界があると評価された．RCT における ABT 減量後 12 か月の DAS28-CRP

63

寛解については，総サンプル数と総イベント数が少ないため「不精確さ」に深刻な限界があると評価され，重篤な副作用，再燃率に関してはRRの95％CIの下限と上限が，「相当な利益」または「相当な害」とみなされる基準の0.75と1.25の双方を含んでいるため，「不精確さ」に非常に深刻な限界があると判断された．観察研究におけるABT減量後48週のDAS28-CRP寛解，重篤な副作用，ABT中止後24週のDAS28-CRP寛解については，いずれも総サンプルと総イベント数が少ないため「不精確さ」に深刻な限界があると評価された．「非直接性」に関してはいずれのアウトカムについても深刻な問題はないと判断された．

これらのことからエビデンスの確実性は，ABT減量後12か月のDAS28-CRP寛解については「低」，それ以外のアウトカムについては「非常に低」と評価した．本推奨文で検討したエビデンスは比較群がない観察研究が存在し，すべてのRRの点推定値の方向性を評価することは不可能であったが，RCTにおいてすべてのアウトカムが同じ方向を向いていないことから，アウトカム全般にわたる全体的なエビデンスの確実性は，重大なアウトカムの中で最も低いグレードである「非常に低」と評価した．

4）推奨の強さ決定の理由

① 利益と害のバランスの評価

ABT治療により寛解となった症例に対し，ABTを中止するとMTXを継続しても半数以上の症例で寛解が維持できず，MTXを継続しない場合にはさらに高い頻度で寛解が維持できないことから，中止することの害は大きいと考えられる．

一方，ABT＋MTX治療により寛解となった症例において，ABTの減量を行うことにより，寛解維持率や再燃する頻度は，ABTを減量しない群と比べて有意差がなく，重篤な副作用の出現についても有意差がなかった．またABT治療により寛解または低疾患活動性となった症例に対し，ABTの減量を行っても，77％で寛解が維持された．これらのことから，総合的にABTを減量することの利益は害を上回ることが期待できると考えられる．

② 患者の価値観・意向

患者アンケート（第4章2）の結果では，T細胞選択的共刺激調節薬に限らない生物学的製剤（bDMARD）の評価として，89.5％の患者が効果があったと回答し，投与を受けて良かったかとの問いに対しては，「良い点のほうが多い」との回答が74.2％，「悪い点のほうが多い」との回答が3.2％であった．多くの患者から好ましい評価が得られており，患者の感じる害と利益のバランスは良好であることがうかがわれる結果であった．

③ コスト

ABTの年間薬価は，1,447,602円（ABT点滴静注，500mg/4週，体重50kg時）～1,475,500円（ABT皮下注シリンジ：125mg/週）（2020年8月現在）でありいずれも高価である．コスト面では減量により大きな効果が期待できる．

④ パネル会議での意見

パネル会議においては，bDMARD全般において，寛解に達した患者に対し減量を考慮することは重要である反面，中止をすることは再燃のリスクが高く困難であるとの意見が出された．海外のガイドラインにおいては，現時点でT細胞選択的共刺激調節薬の減量や中止に言及したものは認められず，T細胞選択的共刺激調節薬の減量に関するエビデンスは少ないことから，推奨の強さとしては「弱い」（条件付き）とすることとなった．

5）採用論文リスト

1) Westhovens R, et al：Arthritis Ann Rheum Dis 2015；74：564-568.

2) Yasuda S, et al：Mod Rheumatol 2017；27：930-937.

3) Emery P, et al：Ann Rheum Dis 2015；74：19-26.

4) Takeuchi T, et al：Rheumatology 2015；54：683-691.

6）推奨作成関連資料一覧 （推奨作成関連資料2に掲載）

資料A　CQ 17　文献検索式

資料B　CQ 17　文献検索フローチャート

資料C　CQ 17　エビデンスプロファイル

2. クリニカルクエスチョンと推奨

推奨18
JAKi 1

推奨文

MTX で効果不十分な RA 患者に，JAK 阻害薬単剤投与を推奨する（条件付き）．使用にあたっては，長期安全性が十分に確立されていないことを考慮する．

推奨の強さ **弱い**　エビデンスの確実性 **中**　パネルメンバーの同意度 **8.06**

CQ18

MTX で効果不十分な RA 患者に，JAK 阻害薬単剤投与は有用か？

サマリー	MTX で効果不十分な RA 患者に，JAK 阻害薬単剤投与は有効性が期待できる．帯状疱疹の発生および長期安全性が十分に確立されていないことに注意が必要である．
注　記	JAK 阻害薬は，可能であれば MTX の継続使用が望ましい．

1）推奨の背景

ヤヌスキナーゼ（JAK）はⅠ型およびⅡ型サイトカイン受容体からの細胞内シグナル伝達を担うチロシンキナーゼであり，JAK 阻害薬は関節リウマチ（RA）の病態に関連する複数のサイトカインを阻害して有効性を発揮する．また，低分子化合物であるため経口投与可能，保管に際し冷蔵が不要，半減期が短く有害事象出現時に速やかに内服を中止可能といった特徴をもつ．しかしながら，薬剤の歴史は浅く，有効性や安全性を評価することは重要である．また，メトトレキサート（MTX）で効果不十分な RA 患者に対し，JAK 阻害薬単剤投与が有用であれば MTX の副作用リスクを軽減できる可能性があり，治療を進めるうえで参考となるエビデンスが求められる．

2）エビデンスの要約

本推奨作成時点で，わが国で承認されていたトファシチニブ（TOF），バリシチニブ（BARI），ペフィシチニブ（PEFI）の3剤を対象として評価した．2012 年 1 月から 2018 年 12 月までの期間を設定し，PubMed，Cochrane Library，医学中央雑誌で報告された RA 患者における JAK 阻害薬（TOF，BARI）に関する論文を系統的にレビューして得られた 535 件，JAK 阻害薬に関連する 4 つの Cochrane systematic review の対象となったランダム化比較試験（RCT）151 件，PEEI を対象とした RCT の論文 3 件を加えた合計 689 件が抽出された．これらのうち 38 件について詳細な検討を行い，本 CQ に関連する 4 件の RCT が同定された．患者集団に MTX を含む従来型抗リウマチ薬（csDMARD）を対象とした試験についても，MTX 以外の csDMARD を使用した患者の割合は約 1～2 割程度であるため評価対象とした．アウトカム評価は JAK 阻害薬 3 剤を統合して行った．

本 CQ における重要なアウトカムとして，治療開始 12 週後の ACR50 達成割合，DAS28-CRP 寛解達成の割合，HAQ-DI の変化量，および 12～24 週後の重篤な有害事象を取り上げた．

ACR50 達成割合は，JAK 阻害薬単剤群（$n=400$）がプラセボ群（$n=287$）と比し，有意に高いことが示された（RR＝3.47，95%CI[2.28，5.28]，絶対効果 241 人/1,000 人，95%CI[125，418]人/1,000 人）．

DAS28-CRP 寛解達成割合は，JAK 阻害薬単剤群（$n=344$）がプラセボ群（$n=221$）と比し，有意に高いことが示された（RR＝3.75，95%CI[2.07，6.78]，絶対効果 149 人/1,000 人，95%CI[58，314]人/1,000 人）．

HAQ-DI の変化量は，JAK 阻害薬単剤群（$n=337$）がプラセボ群（$n=202$）と比し，有意に大きいことが示された（MD＝−0.31，95%CI[−0.40，−0.21]）．

重篤な有害事象については，JAK 阻害薬単剤群（$n=402$）とプラセボ群（$n=289$）との間に有意差は認めなかった（RR＝0.32，95%CI[0.07，1.43]）．

3）エビデンスの確実性

上記エビデンスについてはいずれも RCT に基づいた．

ACR50 達成率については，「バイアスのリスク」「非一貫性」「出版バイアス」のいずれも深刻ではなかったが，「非直接性」に関しては MTX 以外の csDMARD に効果不十分な患者を 10～20% 程度含む試験があり，また「不精確さ」に関して総サンプル数・総イベント数不足のため 1 段階ずつグレードダウンを行い，エビデンスの確実性は「低」と評価した．

DAS28-CRP 寛解については，「バイアスのリスク」「非一貫性」「出版バイアス」はいずれも深刻でなかったが，「非直接性」に関しては MTX 以外の csDMARD に効果不十分な患者を含み，

65

第3章 クリニカルクエスチョンと推奨

「不精確さ」に関して総サンプル数・総イベント数不足のため，1段階ずつグレードダウンを行い，エビデンスの確実性は「低」と評価した.

HAQ-DI の変化量については，「バイアスのリスク」「非一貫性」「不精確さ」「出版バイアス」はいずれも深刻でなかったが，「非直接性」に関しては MTX 以外の csDMARD で効果不十分な患者を含んでいるため1段階のグレードダウンを行い，エビデンスの確実性は「中」と評価した.

重篤な有害事象に関しては，「バイアスのリスク」「非一貫性」はいずれも深刻ではなかったが，「非直接性」に関して MTX 以外の csDMARD で効果不十分な患者を含んでおり深刻と判断され，「不精確さ」に関しては RR の 95%CI の上限と下限が，「相当な利益」または「相当な害」とみなされる基準の 0.75 と 1.25 の双方を含んでおり非常に深刻と判断されたため，エビデンスの確実性は「非常に低」と評価した.

重大アウトカムの RR 点推定値は ACR50 達成，DAS28-CRP 寛解，HAQ-DI 変化，重篤な有害事象は同じ方向を向いていたが，安全性に関してはサンプルサイズが小さく長期データも不足していることから，効果推定値に対する確信に重要な影響を及ぼす可能性が残るため，アウトカム全般にわたる全体的なエビデンスの確実性は「中」とした.

4) 推奨の強さ決定の理由

① 利益と害のバランスの評価

JAK 阻害薬単剤開始 12 週時の疾患活動性改善効果は絶対指標においても明らかであった．HAQ に関しては MD = −0.31，95%CI［−0.40，−0.21］であり，少なく見積もっても RA における HAQ-DI の MCID である −0.22（参考文献1）と同等以上の低下が期待された．一方，重篤な有害事象に関しては，RCT においては，JAK 阻害薬投与はプラセボと比べ増加するか結論することはできなかった．TOF，BARI の2剤に関して，全例 PMS の中間集計結果が適正使用情報として公表されているが，本 CQ とは対象が異なる非単剤治療も含まれるため参考として呈示する．TOF 開始後6か月間の有害事象の観察（参考文献2）では，重篤な感染症は 3.13%（215/6,866 例），重篤・非重篤を含めた帯状疱疹は 3.63%（249/6,866 例），悪性腫瘍は 0.68%（47/6,866 例），間質性肺炎は 0.55%（38/6,866 例）で認めた．BARI 開始後6か月間の有害事象の観察（参考文献3）では，対象 4,757 例の一部（41.9%，1,992/4,757 例）の集計ではあるが，重篤な有害事象は 4.0%（79/1,992 例），重篤な感染症は 1.5%（29/1,992 例），重篤・非重篤を含めた帯状疱疹は 2.9%（58/1,992 例），悪性腫瘍は 0.4%（7/1,992 例），間質性肺炎は 0.3%（5/1,992 例），深部静脈血栓症は 0.05%（1/1,992 例）で認めた．またTOF に関して，海外市販後臨床試験の結果を受けて行われた集計（参考文献4）では全観察期間で深部静脈血栓症は 0.09%（6/6,989 例），肺塞栓症は 0.03%（2/6,989 例）であった.

JAK 阻害薬使用にあたっては，重篤な感染症および帯状疱疹発生と，長期安全性が未確立であることに留意が必要であるが，総合的に JAK 阻害薬投与による望ましい効果は望ましくない効果を上回ると考えられる.

② 患者の価値観・意向

1,600 人の RA 患者を対象としたアンケート（第4章2）では，JAK 阻害薬全般（非単剤投与も含む）について，「良い効果があった」との回答は 65.7%（44/67 人）で，「良い効果がなかった」との回答は 14.9%（10/67 人），「どちらともいえない」との回答は 19.4%（13/67 人）であった．副作用については「弱い」が 35.8%（24/67 人），「強い」が 22.4%（15/67 人），「どちらともいえない」が 40.3%（27/67 人）であった．投与を受けて「良い点のほうが多い」が 49.3%（33/67 人），「悪い点のほうが多い」10.4%（7/67 人），「どちらともいえない」40.3%（27/67 人）と，患者が感じる利益が，否定的意見を上回る結果であった.

③ コスト

TOF 5mg 2,659.90 円/錠，BARI 4mg 5,274.90 円/錠，PEFI 100mg 3,361.20 円/錠，50mg 1,725.70 円/錠であり，1日の薬価は各々 5,319.80 円，5,274.90 円，5,086.90 円であり1か月（28 日）の薬価は各々 148,954 円，147,697 円，142,433 円である．生物学的製剤（bDMARD）の1か月（28 日）の薬価である 65,216 円（トシリズマブ皮下注製剤：162mg/2 週）～125,240 円（アダリムマブ皮下注製剤ペン：40mg/2 週）と比較すると高価である.

④ パネル会議での意見

パネル会議においては，JAK 阻害薬の有効性は認められるが，MTX で効果不十分な RA 患者で JAK 阻害薬を開始する場合，MTX が継続可能ならば継続が望ましいこと，JAK 阻害薬は長期安全性が十分に確立されていないことを考慮すべきとの意見が出された．以上を総合的に判断して，有効性に関しては一定の効果が期待でき，患者が感じる利益が否定的意見を上回る結果であったが，高コストであり，長期安全性が十分に確立されていないことから，推奨の強さとしては「弱い」（条件付き）とすることとなった.

5) 採用論文リスト

1) Fleischmann R, et al：Arthritis Rheum 2012；64：617-629.
2) Fleischmann R, et al：N Engl J Med 2012；367：495-507.
3) Takeuchi T, et al：Ann Rheum Dis 2016；75：1057-1064.
4) Tanaka Y, et al：Arthritis Care Res（Hoboken）2011；63：1150-1158.

6) 推奨作成関連資料一覧（推奨作成関連資料2に掲載）

資料 A　CQ 18　文献検索式

資料 B　CQ 18　文献検索フローチャート

資料 C　CQ 18　バイアスのリスク

資料 D　CQ 18　エビデンスプロファイル

資料 E　CQ 18　フォレストプロット

■**参考文献**

1）Wolfe F, et al：J Rheumatol 2005；32：583.

2）トファシチニブ適正使用情報 Vol.14 2020 Jan.

3）バリシチニブ適正使用情報 Vol.5 2020 Sep.

4）トファシチニブ適正使用のお願い 海外市販後臨床試験に関連する安全性情報 2020 Aug.

第3章　クリニカルクエスチョンと推奨

推奨19 {JAKi 2}

推奨文

MTX で効果不十分な RA 患者に，JAK 阻害薬と MTX の併用投与を推奨する（条件付き）．JAK 阻害薬の使用にあたっては，長期安全性が十分に確立されていないことを考慮する．

推奨の強さ **弱い**　エビデンスの確実性 **中**　パネルメンバーの同意度 **8.24**

CQ19

MTX で効果不十分な RA 患者に，JAK 阻害薬と MTX の併用投与は有用か？

サマリー　MTX で効果不十分な RA 患者に，JAK 阻害薬と MTX 併用投与は有効性が期待できる．帯状疱疹の発生および長期安全性が十分に確立されていないことに注意が必要である．

1）推奨の背景

　ヤヌスキナーゼ（JAK）は I 型および II 型サイトカイン受容体からの細胞内シグナル伝達を担うチロシンキナーゼであり，JAK 阻害薬は関節リウマチ（RA）病態に関連する複数のサイトカインを阻害して有効性を発揮する．また，低分子化合物であるため経口投与可能，保管に際し冷蔵が不要，半減期が短く有害事象出現時に速やかに内服を中止可能といった特徴をもつ．しかしながら，薬剤の歴史は浅く，有効性や安全性を評価することは重要である．メトトレキサート（MTX）で効果不十分な RA 患者に対する JAK 阻害薬併用の有効性と安全性について，治療を進めるうえで参考となるエビデンスが求められる．

2）エビデンスの要約

　本推奨作成時点で，わが国で承認されていたトファシチニブ（TOF），バリシチニブ（BARI），ペフィシチニブ（PEFI）の3剤を対象として評価した．2012 年 1 月から 2018 年 12 月までの期間を設定し，PubMed，Cochrane Library，医学中央雑誌で報告された RA 患者における JAK 阻害薬（TOF，BARI）に関する論文を系統的にレビューして得られた 535 件，JAK 阻害薬に関連する 4 つの Cochrane systematic review の対象となったランダム化比較試験（RCT）151 件，PEFI に関する論文 3 件を加えた合計 689 件が抽出された．これらのうち 38 件について詳細な検討を行い，本 CQ に関連する 13 件の RCT が同定された．患者集団に MTX を含む従来型抗リウマチ薬（csDMARD）を対象とした試験についても，MTX 以外の csDMARD を使用した患者の割合は約 1〜2 割程度であるため評価対象とした．アウトカム評価は JAK 阻害薬 3 剤を統合して行った．

　本 CQ における重要なアウトカムとして，治療開始 12 週後の ACR50 達成率，DAS28-CRP 寛解の割合，HAQ-DI の変化量，および 12〜24 週後の重篤な有害事象を取り上げた．

　ACR50 達成率は，JAK 阻害薬と MTX/csDMARD 併用群（$n=2,102$）が MTX/csDMARD 単剤群（$n=1,724$）と比し，有意に高いことが示された（RR=3.16，95％CI[2.49，4.01]，絶対効果 272 人/1,000 人，95％CI[188，379]人/1,000 人）．

　DAS28-CRP 寛解達成の割合は，JAK 阻害薬と MTX/csDMARD 併用群（$n=1,499$）が MTX/csDMARD 単剤群（$n=1,399$）と比し，有意に高いことが示された（RR=3.81，95％CI[2.75，5.29]，絶対効果 200 人/1,000 人，95％CI[150，240]人/1,000 人）．

　HAQ-DI の変化量は，JAK 阻害薬と MTX/csDMARD 併用群（$n=2,054$）が MTX/csDMARD 単剤群（$n=1,710$）と比し，有意に大きいことが示された（MD=−0.29，95％CI[−0.34，−0.23]）．

　重篤な有害事象ついては，JAK 阻害薬と MTX/csDMARD 併用群（$n=2,146$）と MTX/csDMARD 単剤群（$n=1,763$）との間に有意差は認めなかった（RR=1.01，95％CI[0.71，1.44]）．

3）エビデンスの確実性

　上記エビデンスについてはいずれも RCT に基づいた．

　ACR50 達成率については，「バイアスのリスク」「不精確さ」「出版バイアス」のいずれも深刻ではなかった．「非一貫性」に関しては異質性検定 $p<0.05$ で $I^2=50\%$ と中等度の異質性を認めたが，異質性の原因は効果の大きさの違いであるためグレードダウンは行わなかった．「非直接性」に関しては，MTX 以外の csDMARD で効果不十分で，MTX 以外の csDMARD を併用しな患者を約 1〜2 割程度含む試験があるため深刻と判断し，エビデンスの確実性は「中」と評価した．

　DAS28-CRP 寛解については，「バイアスのリスク」「不精確

さ」「出版バイアス」のいずれも深刻ではなかった.「非一貫性」に関しては異質性検定$p<0.05$で$I^2=57\%$と中等度の異質性を認めたが,異質性の原因は効果の大きさの違いであるためグレードダウンは行わなかった.「非直接性」に関してはMTX以外のcsDMARDが含まれるため深刻と判断し,エビデンスの確実性は「中」と評価した.

HAQ-DIの変化量については,「バイアスのリスク」「不精確さ」「出版バイアス」のいずれも深刻ではなかった.「非一貫性」に関しては異質性検定$p<0.05$で$I^2=53\%$と中等度の異質性を認めたが,異質性の原因は効果の大きさの違いであるためグレードダウンは行わなかった.「非直接性」に関してはMTX以外のcsDMARDが含まれるため深刻と判断し,エビデンスの確実性は「中」と評価した.

重篤な有害事象に関しては,「バイアスのリスク」「非一貫性」では深刻な問題は認められなかったが,RRの95%CIの下限と上限が,「相当な利益」または「相当な害」とみなされる基準の0.75と1.25の双方を含んでおり,「不精確さ」は非常に深刻と,MTX以外のcsDMARDを含むため「非直接性」は深刻と評価し,エビデンスの確実性は「非常に低」と評価した.

重大アウトカムのRRの点推定値はACR50達成,DAS28-CRP寛解,HAQ-DI変化は同じ方向を向いていたが,安全性に関してはサンプルサイズが小さく長期データも不足していることから,効果推定値に対する確信に重要な影響を及ぼす可能性が残るため,アウトカム全般にわたる全体的なエビデンスの確実性は「中」とした.

4) 推奨の強さ決定の理由

① 利益と害のバランスの評価

JAK阻害薬とMTX/csDMARD併用開始12週時の疾患活動性改善効果は絶対指標においても明らかであった.HAQ改善に関してはMD$=-0.29$,95%CI$[-0.34,-0.23]$であり,最小の効果であってもRAにおけるHAQ-DIのMCIDである-0.22(参考文献1)と同等の効果を期待でき,利益の効果の確実性は高い.

一方,重篤な有害事象関しては,RCTにおいては,JAK阻害薬投与はプラセボと比べ有意な増加は認めていない.TOF,BARIの2剤に関して,全例PMSの中間集計結果が適正使用情報として公表されているが,本CQとは対象が異なる単剤治療も含まれるため参考として呈示する.TOF開始後6か月間の有害事象の観察(参考文献2)では重篤な感染症は3.13%(215/6,866例),重篤・非重篤を含めた帯状疱疹は3.63%(249/6,866例),悪性腫瘍は0.68%(47/6,866例),間質性肺炎は0.55%(38/6,866例)で認めた.BARI開始後6か月間の有害事象の観察(参考文献3)では,対象4,757例の一部(41.9%,1,992/4,757例)の集計ではあるが,重篤な有害事象は4.0%(79/1,992例),重篤な感染症は1.5%(29/1,992例),重篤・非重篤を含めた帯状疱疹は2.9%(58/1,992例),悪性腫瘍は0.4%(7/1,992例),間質性肺炎は0.3%(5/1,992例),深部静脈血栓症は0.05%(1/1,992例)で認めた.またTOFに関して,海外市販後臨床試験の結果を受けて行われた集計(参考文献4)では,全観察期間で深部静脈血栓症は0.09%(6/6,989例),肺塞栓症は0.03%(2/6,989例)であった.

JAK阻害薬使用にあたっては,重篤な感染症および帯状疱疹発生と,長期安全性が未確立であることに留意が必要であるが,総合的にJAK阻害薬とMTX/csDMARD併用投与による望ましい効果は望ましくない効果を上回ると考えられる.

② 患者の価値観・意向

1,600人のRA患者を対象としたアンケート(第4章2)では,JAK阻害薬全般(単剤投与も含む)について,「良い効果があった」との回答は65.7%(44/67人)で,「良い効果がなかった」との回答は14.9%(10/67人),「どちらともいえない」との回答が19.4%(13/67人)であった.副作用については「弱い」が35.8%(24/67人),「強い」が22.4%(15/67人),「どちらともいえない」が40.3%(27/67人)であった.投与を受けて「良い点のほうが多い」が49.3%(33/67人),「悪い点のほうが多い」10.4%(7/67人),「どちらともいえない」40.3%(27/67人)と,患者が感じる利益が,否定的意見を上回る結果であった.

③ コスト

TOF 5mg 2,659.90円/錠,BARI 4mg 5,274.90円/錠,PEFI 100mg 3,361.20円/錠,50mg 1,725.70円/錠であり,1日の薬価は各々5,319.80円,5,274.90円,5,086.90円であり1か月(28日)の薬価は各々148,954円,147,697円,142,433円である.生物学的製剤の1か月(28日)の薬価である65,216円(トシリズマブ皮下注製剤:162mg/2週)〜125,240円(アダリムマブ皮下注製剤ペン:40mg/2週)と比較すると高価である.

④ パネル会議での意見

パネル会議においては,JAK阻害薬の有効性は認められるが,MTXの効果不十分でJAK阻害薬を開始する場合,MTXが継続可能ならば継続が望ましいこと,JAK阻害薬は長期安全性が十分に確立されていないことを考慮すべきとの意見が出された.以上を総合的に判断して,有効性に関しては一定の効果が期待でき,患者が感じる利益が否定的意見を上回る結果であったが,高コストであり,長期安全性が十分に確立されていないことから,推奨の強さとしては「弱い」(条件付き)とすることとなった.日本人におけるJAK阻害薬とMTX併用の安全性のエビデンスは今後のPMSやコホート研究などのデータを蓄積していく必要がある.

5) 採用論文リスト

1) Kremer JM, et al:Arthritis Rheumatol 2012;64:970-981.

2) Tanaka Y, et al：Arthritis Care and Research 2011；63：1150-1158.

3) Heijde D, et al：Arthritis Rheumatol 2013；65：559-570.

4) Vollenhoven RF, et al：N Engl J Med 2012；367：508-519.

5) Kremer J, et al：Ann Intern Med 2013；159：253-261.

6) Keystone EC, et al：Ann Rheum Dis 2015；74：330-340.

7) Tanaka Y, et al：J Rheumatol 2016；43：504-511.

8) Taylor PC, et al：N Engl J Med 2017；376：652-662.

9) Dougados M, et al：Ann Rheum Dis 2017；76：88-95.

10) Genovese MC, et al：Arthritis Rheumatol 2017；69：932-942.

11) Kivitz AJ, et al：Arthritis Rheumatol 2017；69：709-719.

12) Tanaka Y, et al：Ann Rheum Dis 2019；78：1320-1332.

13) Takeuchi T, et al：Ann Rheum Dis 2019；78：1305-1319.

6) 推奨作成関連資料一覧（推奨作成関連資料 2 に掲載）

資料 A　CQ 19　文献検索式

資料 B　CQ 19　文献検索フローチャート

資料 C　CQ 19　バイアスのリスク

資料 D　CQ 19　エビデンスプロファイル

資料 E　CQ 19　フォレストプロット

■参考文献

1) Wolfe F, et al：J Rheumatol 2005；32：583.

2) トファシチニブ適正使用情報 Vol.14 2020 Jan.

3) バリシチニブ適正使用情報 Vol.5 2020 Sep.

4) トファシチニブ適正使用のお願い 海外市販後臨床試験に関連する安全性情報 2020 Aug.

2. クリニカルクエスチョンと推奨

推奨 20

JAKi 3

推奨文

MTX で効果不十分な RA 患者に，JAK 阻害薬と MTX の併用投与と，TNF 阻害薬と MTX の併用投与をともに推奨する（条件付き）．JAK 阻害薬の使用にあたっては，長期安全性が十分に確立されていないことを考慮する．

推奨の強さ **弱い**　エビデンスの確実性 **中**　パネルメンバーの同意度 **7.82**

CQ20

MTX で効果不十分な RA 患者に，JAK 阻害薬と MTX の併用投与は，TNF 阻害薬と MTX の併用投与に比して有用か？

サマリー　MTX で効果不十分な RA 患者に，JAK 阻害薬と MTX 併用投与は TNF 阻害薬と MTX の併用と同様の有効性が期待できる．JAK 阻害薬に関しては，帯状疱疹の発生および長期安全性，特に主要心血管イベントと悪性腫瘍リスクが十分に確立されていないことに注意が必要である．

1）推奨の背景

ヤヌスキナーゼ（JAK）は I 型および II 型サイトカイン受容体からの細胞内シグナル伝達を担うチロシンキナーゼであり，JAK 阻害薬は関節リウマチ（RA）病態に関連する複数のサイトカインを阻害して有効性を発揮する．また，低分子化合物であるため経口投与可能，保管に際し冷蔵が不要，半減期が短く有害事象出現時に速やかに内服を中止可能といった特徴をもつ．しかしながら，薬剤の歴史は浅く，有効性や安全性を評価することは重要である．また，メトトレキサート（MTX）で効果不十分な RA 患者に，生物学的製剤（bDMARD）と JAK 阻害薬のどちらが併用の有用性が高いかは，治療を進めるうえで参考となるエビデンスが求められる．

2）エビデンスの要約

本推奨作成時点で，わが国で承認されていたトファシチニブ（TOF），バリシチニブ（BARI），ペフィシチニブ（PEFI）の 3 剤を対象として評価した．2012 年 1 月から 2018 年 12 月までの期間を設定し，PubMed，Cochrane Library，医学中央雑誌で報告された RA 患者における JAK 阻害薬（TOF，BARI）に関する論文を系統的にレビューして得られた 535 件，JAK 阻害薬に関連する 4 つの Cochrane systematic review の対象となったランダム化比較試験（RCT）151 件，PEFI を対象とした RCT の論文 3 件を加えた合計 689 件が抽出された．これらのうち 38 件について詳細な検討を行い，本 CQ に関連する 3 件の RCT が同定された．PEFI に関して本 CQ に該当する論文はなく，アウトカム評価は TOF および BARI の 2 剤を統合して行った．

本 CQ における重要なアウトカムとして，治療開始 24 週後の ACR50 達成割合，DAS28-CRP 寛解の割合，HAQ-DI の変化量，および重篤な有害事象を取り上げた．

ACR50 達成割合は，JAK 阻害薬と MTX 併用群（$n=1,059$）が TNF 阻害薬と MTX 併用群（$n=915$）と比し，有意に高いことが示された（RR＝1.11，95％CI［1.00，1.23］，絶対効果 45 人/1,000 人，95％CI［0，94］人/1,000 人）．

DAS28-CRP 寛解達成の割合は，JAK 阻害薬と MTX 併用群（$n=863$）と TNF 阻害薬と MTX 併用群（$n=716$）と比し，有意差は認めなかった（RR＝1.09，95％CI［0.94，1.26］，絶対効果 30 人/1,000 人，95％CI［－20，70］人/1,000 人）．

HAQ-DI の変化量は，JAK 阻害薬と MTX 併用群（$n=835$）が TNF 阻害薬と MTX 併用群（$n=680$）と比し，有意に低下したことが示された（MD＝－0.08，95％CI［－0.16，－0.00］）．

重篤な有害事象については，JAK 阻害薬と MTX 併用群（$n=1,067$）が TNF 阻害薬と MTX 併用群（$n=920$）と比し，有意に多いことが示された（RR＝1.66，95％CI［1.02，2.69］，絶対効果 30 人/1,000 人，95％CI［10，50］人/1,000 人）．

3）エビデンスの確実性

上記エビデンスについてはいずれも RCT に基づいた．

ACR50 達成割合については，「バイアスのリスク」「非一貫性」「非直接性」「不精確さ」「出版バイアス」のいずれも深刻ではなく，エビデンスの確実性は「高」と評価した．

DAS28-CRP 寛解については，「バイアスリスク」「非一貫性」

71

「非直接性」「出版バイアス」のいずれも深刻ではなかったが，「不精確さ」に関してはRRの95%CIが「効果なし」と「相当な利益」とみなされるRR＞1.25を含むため1段階のグレードダウンを行い，エビデンスの確実性は「中」と評価した．

HAQ-DIの変化量については，「バイアスのリスク」「非一貫性」「非直接性」「不精確さ」「出版バイアス」のいずれも深刻ではなく，エビデンスの確実性は「高」と評価した．

重篤な有害事象に関しては，「バイアスのリスク」「非一貫性」「非直接性」「出版バイアス」のいずれも深刻ではなかったが，「不精確さ」に関して総サンプル数・総イベント数不足のため1段階のグレードダウンを行いエビデンスの確実性は「中」と評価した．

重大アウトカムのRRの点推定値はACR50達成，HAQ-DI変化はJAK阻害薬とMTX併用群が優位であったが，重篤な有害事象に関してはJAK阻害薬とMTX併用群で頻度が高く，異なる方向を向いていたことから，アウトカム全般にわたる全体的なエビデンスの確実性は「中」とした．

4) 推奨の強さ決定の理由

① 利益と害のバランスの評価

JAK阻害薬とMTX併用開始24週時の疾患活動性改善効果はACR50達成でTNF阻害薬とMTX併用と比較して優越性を認めたが，絶対指標における最も少ない効果は0人/1,000人であり，臨床決断の域値を下回っていた．HAQ-DI変化に関してはMD＝−0.08，95%CI[−0.16，0.00]であり，最大の効果時もRAにおけるMCIDである−0.22（参考文献1）に及ばず，JAK阻害薬とMTX併用群がTNF阻害薬とMTX併用群と比較して利益の効果を有するかは明らかではなかった．一方，重篤な有害事象に関しては，JAK阻害薬とMTX併用群で絶対効果30人/1,000人，95%CI[10，50]人/1,000人多い結果であったが，臨床決断の閾値を上回るものではなかった．TOF，BARIの2剤に関して，全例PMSの中間集計結果が適正使用情報として公表されているが，本CQとは対象が異なる単剤治療も含まれるため参考として呈示する．TOF開始後6か月間の有害事象の観察（参考文献2）では，重篤な感染症は3.13%（215/6,866例），重篤・非重篤を含めた帯状疱疹は3.63%（249/6,866例），悪性腫瘍は0.68%（47/6,866例），間質性肺炎は0.55%（38/6,866例）で認めた．BARI開始後6か月間の有害事象の観察（参考文献3）では，対象4,757例の一部（41.9%，1,992/4,757例）の集計ではあるが，重篤な有害事象は4.0%（79/1,992例），重篤な感染症は1.5%（29/1,992例），重篤・非重篤を含めた帯状疱疹は2.9%（58/1,992例），悪性腫瘍は0.4%（7/1,992例），間質性肺炎は0.3%（5/1,992例），深部静脈血栓症は0.05%（1/1,992例）で認めた．またTOFに関して，海外市販後臨床試験の結果を受けて行われた集計（参考文献4）では，全観察期間で深部静脈血栓

症は0.09%（6/6,989例），肺塞栓症は0.03%（2/6,989例）であった．

本推奨の作成に採用された臨床試験における利益と害のバランスは，JAK阻害薬とTNF阻害薬で同等であったが，JAK阻害薬は帯状疱疹発生と，長期安全性，特に主要心血管イベントと悪性腫瘍リスクが未確立であることに留意が必要である．特に，全世界で市販後臨床試験として50歳以上の心血管リスク*を少なくとも1つ有するRA患者を対象に，MTX併用下でのTOFとTNF阻害薬の安全性を比較する目的で実施されていた非盲検ランダム化並行群間試験結果は注目を集めている．主要心血管イベントと悪性黒色腫以外の悪性腫瘍のリスクがHRで評価され，TNF阻害薬に対するTOFの非劣性が証明されなかった（これらのリスクが同程度とはいえない）ことが2021年1月に速報で報告された．今後の解析結果および他のJAK阻害薬で同様な検討を注視する必要がある．

* 喫煙，高血圧，脂質異常症，糖尿病，心臓発作歴，冠動脈疾患家族歴，RA関節外症状

② 患者の価値観・意向

1,600人のRA患者を対象としたアンケート（第4章2）では，JAK阻害薬全般（単剤投与も含む）について，「良い効果があった」との回答は65.7%（44/67人）で，「良い効果がなかった」との回答は14.9%（10/67人），「どちらともいえない」との回答が19.4%（13/67人）であった．副作用については「弱い」が35.8%（24/67人），「強い」が22.4%（15/67人），「どちらともいえない」が40.3%（27/67人）であった．投与を受けて「良い点のほうが多い」が49.3%（33/67人），「悪い点のほうが多い」10.4%（7/67人），「どちらともいえない」40.3%（27/67人）と，患者が感じる利益が，否定的意見を上回る結果であった．

bDMARDに関しては「良い効果があった」との回答は89.5%（667/745人）で，「良い効果がなかった」との回答は2.1%（16/745人），「どちらともいえない」との回答が7.2%（54/745人）であった．副作用については「弱い」が47.1%（351/745人），「強い」が15.3%（114/745人），「どちらともいえない」が34.9%（260/745人）であった．投与を受けて「良い点のほうが多い」が74.2%（553/745人），「悪い点のほうが多い」3.2%（24/745人），「どちらともいえない」20.7%（154/745人）と，患者が感じる利益が，否定的意見を上回る結果であった．

bDMARDでJAK阻害薬より肯定的意見の割合が高い傾向にあったが，全例PMS（参考文献2）においてJAK阻害薬使用患者は半数以上で開始前3か月以内に他bDMARDを使用しており，JAK阻害薬はより治療抵抗性の患者で使用されていることも一因と考えられた．

③ コスト

TOF 5mg 2,659.90円/錠，BARI 4mg 5,274.90円/錠，PEFI 100mg 3,361.20円/錠，50mg 1725.7円/錠であり，1日の薬価は

各々 5,319.80 円，5,274.90 円，5,086.90 円であり 1 か月（28 日）の薬価は各々 148,954 円，147,697 円，142,433 円である．bDMARD の 1 か月（28 日）の薬価である 65,216 円（トシリズマブ皮下注製剤：162 mg /2 週）～125,240 円（アダリムマブ皮下注製剤ペン：40mg/2 週）と比較すると高価である．

④　パネル会議での意見

　パネル会議においては，JAK 阻害薬は長期安全性が十分に確立されていないことを考慮すべきとの意見が出された．総合的に判断して，本推奨の作成に採用された臨床試験においては，TNF 阻害薬と MTX 併用群と比較した JAK 阻害薬と MTX 併用群の益と害の絶対効果は明らかではなく，JAK 阻害薬は高コストであり，特に主要心血管イベントと悪性黒色腫以外の悪性腫瘍に関する長期安全性が十分に確立されていないことから，推奨の強さとしては「弱い」（条件付き）とすることとなった．MTX で効果不十分な日本人 RA 患者の JAK 阻害薬と MTX 併用の安全性のエビデンスは，今後の PMS やコホート研究などのデータを蓄積していく必要がある．

5）採用論文リスト

　1）Fleischmann R, et al：Lancet 2017；390：457-468.

　2）Taylor PC, et al：N Engl J Med 2017；376：652-662.

　3）van Vollenhoven RF, et al：N Engl J Med 2012；367：508-519.

6）推奨作成関連資料一覧（推奨作成関連資料 2 に掲載）

資料 A　CQ 20　文献検索式
資料 B　CQ 20　文献検索フローチャート
資料 C　CQ 20　バイアスのリスク
資料 D　CQ 20　エビデンスプロファイル
資料 E　CQ 20　フォレストプロット

■参考文献

　1）Wolfe F，et al：J Rheumatol 2005；32：583.
　2）トファシチニブ適正使用情報 Vol.14 2020 Jan.
　3）バリシチニブ適正使用情報 Vol.5 2020 Sep.
　4）トファシチニブ適正使用のお願い 海外市販後臨床試験に関連する安全性情報 2020 Aug.

第3章　クリニカルクエスチョンと推奨

推奨 21

JAKi 4

推奨文

bDMARD で効果不十分な RA 患者に，JAK 阻害薬と MTX の併用投与を推奨する（条件付き）．JAK 阻害薬の使用にあたっては，長期安全性が十分確立されていないことを考慮する．

推奨の強さ **弱い**　エビデンスの確実性 **中**　パネルメンバーの同意度 **8.12**

CQ21

bDMARD で効果不十分な RA 患者に，JAK 阻害薬と MTX の併用投与は有用か？

サマリー	bDMARD で効果不十分な RA 患者に，JAK 阻害薬と MTX 併用投与は有効性が期待できる．JAK 阻害薬使用には．帯状疱疹の発生および長期安全性が十分に確立されていないことに注意が必要である．

1）推奨の背景

ヤヌスキナーゼ（JAK）は I 型および II 型サイトカイン受容体からの細胞内シグナル伝達を担うチロシンキナーゼであり，JAK 阻害薬は関節リウマチ（RA）病態に関連する複数のサイトカインを阻害して有効性を発揮する．また，低分子化合物であるため経口投与可能，保管に際し冷蔵が不要，半減期が短く有害事象出現時に速やかに内服を中止可能といった特徴をもつ．しかしながら，薬剤の歴史は浅く，有効性や安全性を評価することは重要である．生物学的製剤（bDMARD）で効果不十分な RA 患者に対する JAK 阻害薬併用の有効性と安全性について，治療を進めるうえで参考となるエビデンスが求められる．

2）エビデンスの要約

本推奨作成時点で，わが国で承認されていたトファシチニブ（TOF），バリシチニブ（BARI），ペフィシチニブ（PEFI）の 3 剤を対象として評価した．2012 年 1 月から 2018 年 12 月までの期間を設定し，PubMed，Cochrane Library，医学中央雑誌で報告された RA 患者における JAK 阻害薬（TOF，BARI）の効果に関する論文を系統的にレビューして得られた 535 件，JAK 阻害薬に関連する 4 つの Cochrane systematic review の対象となったランダム化比較試験（RCT）151 件，PEFI を対象とした RCT の論文 3 件を加えた合計 689 件が抽出された．これらのうち 38 件について詳細な検討を行い，本 CQ に関連する 2 件の RCT が同定された．併用薬としてメトトレキサート（MTX）を含む従来型抗リウマチ薬（csDMARD）を対象とした試験も，MTX 以外の csDMARD を使用した患者の割合は約 1～2 割程度であるため，評価対象とした．PEFI に関して本 CQ に該当する論文はなく，アウトカム評価は TOF および BARI の 2 剤を統合して行った．

本 CQ における重要なアウトカムとして，治療開始 12 週後の ACR50 達成率，DAS28-CRP 寛解の割合，HAQ-DI の変化量，および重篤な有害事象を取り上げた．

ACR50 達成率は，JAK 阻害薬と MTX/csDMARD 併用群（$n=310$）が MTX/csDMARD 単剤群（$n=308$）と比し，有意に高いことが示された（RR = 3.37，95％CI[2.22，5.12]，絶対効果 192 人/1,000 人，95％CI[99，334]人/1,000 人）．

DAS28-CRP 寛解達成の割合は，JAK 阻害薬と MTX/csDMARD 併用群（$n=309$）が MTX/csDMARD 単剤群（$n=307$）と比し，有意に高いことが示された（RR = 4.20，95％CI[2.34，7.53]，絶対効果 136 人/1,000 人，95％CI[57，277]人/1,000 人）．

HAQ-DI の変化量は，JAK 阻害薬と MTX/csDMARD 併用群（$n=309$）が MTX/csDMARD 単剤群（$n=308$）と比し，有意に大きいことが示された（MD = −0.23，95％CI[−0.31，−0.15]）．

重篤な有害事象については，JAK 阻害薬と MTX/csDMARD 併用群（$n=310$）と MTX/csDMARD 単剤群（$n=308$）との間に有意差は認めなかった（RR = 0.82，95％CI[0.18，3.71]）．

3）エビデンスの確実性

上記エビデンスについてはいずれも RCT に基づいた．

ACR50 達成率については，「バイアスのリスク」「非一貫性」「出版バイアス」のいずれも深刻ではなかった．「非直接性」に関しては併用薬として MTX 以外の csDMARD を含んだ試験も採用したため，また「不精確さ」に関しては総サンプル数・総イベント数不足のため，1 段階ずつグレードダウンを行い，エビデンスの確実性は「低」と評価した．

DAS28-CRP 寛解については，「バイアスのリスク」「非一貫性」「出版バイアス」のいずれも深刻ではなかった．「非直接性」に関しては併用薬として MTX 以外の csDMARD を含み，「不精確さ」に関しては総サンプル数・総イベント数不足のため，1 段階ずつグレードダウンを行い，エビデンスの確実性は「低」

と評価した.

HAQ-DI の変化量については,「バイアスのリスク」「非一貫性」「不精確さ」「出版バイアス」のいずれも深刻ではなかったが,「非直接性」に関しては併用薬として一部に MTX 以外の csDMARD を含んでおり,エビデンスの確実性は「中」と評価した.

重篤な有害事象に関しては,「バイアスのリスク」「非直接性」では問題は認められなかったが,RR の 95％CI の下限と上限が,「相当な利益」または「相当な害」とみなされる基準の 0.75 と 1.25 の双方を含んでおり,「不精確さ」は非常に深刻と判断した.「非直接性」に関しては併用薬として一部に MTX 以外の csDMARD を含んでおり深刻とした.「非一貫性」に関しては,$I^2=64\%$ と大きな異質性を認めたが異質性検定では有意差はなく,95％CI は重なっているためグレードダウンは行わなかった.エビデンスの確実性は「非常に低」と評価した.

重大アウトカムの RR の点推定値は,ACR50 達成,DAS28-CRP 寛解,HAQ-DI 変化,重篤な有害事象は同じ方向を向いていたが,安全性に関してはサンプルサイズが小さく長期データも不足していることから,効果推定値に対する確信に重要な影響を及ぼす可能性が残るため,アウトカム全般にわたる全体的なエビデンスの確実性は「中」とした.

4) 推奨の強さ決定の理由

① 利益と害のバランスの評価

JAK 阻害薬と MTX/csDMARD 併用開始 12 週時の疾患活動性改善効果は絶対指標においても明らかであった.HAQ 改善に関しては MD＝－0.23,95％CI［－0.31,－0.15］であり,最小の効果の場合,RA における HAQ-DI の MCID である－0.22（参考文献 1）を下回る可能性があったが,疾患活動性改善効果と総合し利益の効果の確実性は高いと考えられた.

一方,重篤な有害事象関しては,RCT においては,JAK 阻害薬投与はプラセボと比べ有意な増加は認めていない.TOF,BARI の 2 剤に関して,全例 PMS の中間集計結果が適正使用情報として公表されているが,本 CQ とは対象が異なる単剤治療も含まれるため参考として呈示する.TOF 開始後 6 か月間の有害事象の観察（参考文献 2）では,重篤な感染症は 3.13％（215/6,866 例）,重篤・非重篤を含めた帯状疱疹は 3.63％（249/6,866 例）,悪性腫瘍は 0.68％（47/6,866 例）,間質性肺炎は 0.55％（38/6,866 例）で認めた.BARI 開始後 6 か月間の有害事象の観察（参考文献 3）では,対象 4,757 例の一部（41.9％,1,992/4,757 例）の集計ではあるが,重篤な有害事象は 4.0％（79/1,992 例）,重篤な感染症は 1.5％（29/1,992 例）,重篤・非重篤を含めた帯状疱疹は 2.9％（58/1,992 例）,悪性腫瘍は 0.4％（7/1,992 例）,間質性肺炎は 0.3％（5/1,992 例）,深部静脈血栓症は 0.05％（1/1,992 例）で認めた.また TOF に関して,海外

市販後臨床試験の結果を受けて行われた集計（参考文献 4）では全観察期間で深部静脈血栓症は 0.09％（6/6,989 例）,肺塞栓症は 0.03％（2/6,989 例）であった.

JAK 阻害薬使用にあたっては,重篤な感染症および帯状疱疹発生と,長期安全性が未確立であることに留意が必要であるが,総合的に,bDMARD 効果不十分 RA 患者に対する JAK 阻害薬と MTX/csDMARD 併用投与による望ましい効果は望ましくない効果を上回ると考えられる.

② 患者の価値観・意向

1,600 人の RA 患者を対象としたアンケート（第 4 章 2）では,JAK 阻害薬全般（単剤投与も含む）について,「良い効果があった」との回答は 65.7％（44/67 人）で,「良い効果がなかった」との回答は 14.9％（10/67 人）,「どちらともいえない」との回答が 19.4％（13/67 人）であった.副作用については「弱い」が 35.8％（24/67 人）,「強い」が 22.4％（15/67 人）,「どちらともいえない」が 40.3％（27/67 人）であった.投与を受けて「良い点のほうが多い」が 49.3％（33/67 人）,「悪い点のほうが多い」10.4％（7/67 人）,「どちらともいえない」40.3％（27/67 人）と,患者が感じる利益が,否定的意見を上回る結果であった.

③ コスト

TOF 5mg 2,659.90 円/錠,BARI 4mg 5,274.90 円/錠,PEFI 100mg 3,361.20 円/錠,50mg 1,725.70 円/錠であり,1 日の薬価は各々 5,319.80 円,5,274.90 円,5,086.90 円であり 1 か月（28 日）の薬価は各々 148,954 円,147,697 円,142,433 円である.bDMARD の 1 か月（28 日）の薬価である 65,216 円（トシリズマブ皮下注製剤：162 mg /2 週）～125,240 円（アダリムマブ皮下注製剤ペン：40mg/2 週）と比較すると高価である.

④ パネル会議での意見

パネル会議においては,JAK 阻害薬は長期安全性が十分に確立されていないことを考慮すべきとの意見が出された.以上を総合的に判断して,有効性に関しては一定の効果が期待でき,患者が感じる利益が否定的意見を上回る結果であったが,高コストであり,長期安全性が十分に確立されていないことから,推奨の強さとしては「弱い」（条件付き）とすることとなった.日本人における bDMARD 効果不十分 RA 患者に対する JAK 阻害薬と MTX/csDMARD 併用の安全性のエビデンスは,今後の PMS やコホート研究などのデータを蓄積していく必要がある.

5) 採用論文リスト

1) Burmester GR, et al：Lancet 2013；381：451-460.
2) Genovese MC, et al：N Engl J Med 2016；374：1243-1252.

6) 推奨作成関連資料一覧 （推奨作成関連資料 3 に掲載）

資料 A　CQ 21　文献検索式
資料 B　CQ 21　文献検索フローチャート

資料C　CQ 21　バイアスのリスク
資料D　CQ 21　エビデンスプロファイル
資料E　CQ 21　フォレストプロット

■**参考文献**

1）Wolfe F, et al：J Rheumatol 2005；32：583.

2）トファシチニブ適正使用情報 Vol.14 2020 Jan.

3）バリシチニブ適正使用情報 Vol.5 2020 Sep.

4）トファシチニブ適正使用のお願い 海外市販後臨床試験に
　　関連する安全性情報 2020 Aug.

2. クリニカルクエスチョンと推奨

推奨22

JAKi 5

推奨文

JAK阻害薬で寛解または低疾患活動性を維持しているRA患者に, JAK阻害薬の減量を推奨する(条件付き).

推奨の強さ **弱い**　エビデンスの確実性 **低**　パネルメンバーの同意度 **7.18**

CQ22

JAK阻害薬で寛解または低疾患活動性を維持しているRA患者にJAK阻害薬の減量は可能か?

サマリー	JAK阻害薬で寛解または低疾患活動性を維持しているRA患者において, 再燃のリスクは存在するが, 減量が可能である.
注　記	JAK阻害薬を減量することは継続することに比べて再燃のリスクが上昇するため, 慎重に経過を観察する必要がある. また現時点でJAK阻害薬を減量することに関する質の高いエビデンスが示されているのはバリシチニブのみである.

1) 推奨の背景

ヤヌスキナーゼ (JAK) 阻害薬はⅠ型およびⅡ型サイトカイン受容体からの細胞内シグナルを伝達するチロシンキナーゼであるJAKを阻害することにより, 関節リウマチ (RA) の病態を抑制する. わが国では2013年にトファシチニブ (TOF), 2017年にバリシチニブ (BARI), 2019年にペフィシチニブ (PEFI) がRAの適応症に対し承認を受けた. JAK阻害薬は高額な薬剤であり, 長期の安全性に関するエビデンスの集積は今後の課題である背景から, 寛解または低疾患活動性を達成したのちに, 減量の有用性を明らかにすることは重要である.

2) エビデンスの要約

2012年1月から2019年12月の期間に限定し, PubMed, Cochrane Central Register of Controlled Trials, 医学中央雑誌で報告されたRA患者におけるJAK阻害薬の減量に関する論文について系統的レビューを行ったところ, 749件から1件のランダム化比較試験 (RCT) と2件の観察研究が同定された.

本CQにおける重大なアウトカムとして, BARI減量48週後における複合指標のCDAI寛解または低疾患活動性の維持, および重篤な副作用を取り上げることとした. また推奨の参考となる他のアウトカムとして, BARI減量12週後における複合指標のCDAI寛解または低疾患活動性の維持, BARI減量48週後の軽微な副作用, 観察研究におけるTOF中止後52週の中止継続率, TOF中止または減量後の再燃率を取り上げた.

推奨に用いるエビデンスとして採用したRCTでは, BARI 4mg/日でCDAI寛解または低疾患活動性を維持されている症例において, BARI 2mg/日への減量48週後のCDAI寛解または低

疾患活動性の維持については, BARI 2mg減量群 ($n=245$) が4mg継続群 ($n=245$) と比し, 寛解または低疾患活動性の維持率が有意に低いことが示された(66.9% vs. 80.0%: RR=0.84, 95%CI[0.75, 0.93]) (採用論文1). また, 重篤な副作用については, BARI 2mg減量群 ($n=278$) と4mg継続群 ($n=281$) との間に有意差は示されなかった (5.4% vs. 6.8%: RR=0.80, 95%CI[0.41, 1.54]) (採用論文1). 推奨の参考となる他のアウトカムとして採用した軽微な副作用に関しては有意差は示されなかったが(24.9% vs. 30.6%: RR=0.76, 95%CI[0.57, 1.03]), BARI減量により減少する可能性は示唆された (採用論文1).

また推奨の参考となる他のアウトカムとした2件の観察研究で, TOF投与によりSDAI寛解または低疾患活動性となった64症例において, TOFを中止 ($n=54$) した観察研究では, 52週後にTOFの中止を継続できたのは37% (20/54) であった (採用論文2). 別の観察研究では, TOFにより寛解および低疾患活動性となった68症例に対し, TOFを減量または中止したところ, 再燃率は中止群で0.73/人年, 減量群で0.44/人年, 継続群で0.04/人年であった (採用論文3). これらを総括すると, TOFを中止すると再燃する可能性が高いが, 減量においては再燃なく疾患活動性をコントロールできる可能性が示唆された.

3) エビデンスの確実性

本CQにおける推奨は, 1件のRCTおよび2件の観察研究に基づいており, BARI減量48週後のCDAI低疾患活動性または寛解の維持に関しては「バイアスのリスク」「非一貫性」「非直接性」「不精確さ」のいずれも深刻な問題はなく, エビデンスの確実性は「高」と評価した. 重篤な副作用に関しては, RRの95%CIの下限と上限が, 「相当な利益」または「相当な害」と

77

みなされる基準の 0.75 と 1.25 の双方を含んでいるため,「不精確さ」に非常に深刻な限界があると判断された.「バイアスのリスク」「非直接性」「不精確さ」の項目では問題は認められず,エビデンスの確実性は「低」と評価した.

推奨の参考となる他のアウトカムとした BARI 減量 12 週の低疾患活動性または寛解の維持に関しては,「バイアスのリスク」「非一貫性」「非直接性」「不精確さ」のいずれも深刻な問題はなく,エビデンスの確実性は「高」と評価した.また減量 48 週での軽微な副作用に関しては,RR の 95％CI の下限と上限がそれぞれ,「効果なし」と「相当な利益」とみなされる基準 RR＜0.75 を含んでいるため,「不精確さ」に深刻な限界があると判断された.「バイアスのリスク」「非直接性」「不精確さ」の項目では問題は認められず,エビデンスの確実性は「中」と評価した.

同じく推奨の参考となる他のアウトカムとして,観察研究（採用論文 2）における,TOF 中止後 52 週の中止継続率に関しては,症例の組み入れにおける継続,中止の決定はランダムではなく「バイアスのリスク」に非常に深刻な問題があると判断され,総サンプル数およびイベント数が少ないため,「不精確さ」に深刻な限界があると判断された.「非直接性」には問題は認められず,エビデンスの確実性は「非常に低」と評価した.また別の観察研究（採用論文 3）における再燃率に関しては,症例の組み入れがランダム化されておらず,観察期間も異なるため「バイアスのリスク」に非常に深刻な問題があると判断された.また再燃率では総サンプル数が少ないため,「不精確さ」に深刻な限界があると判断された.「非直接性」には問題は認められず,エビデンスの確実性は「非常に低」と評価した.

推奨に用いた重大なアウトカムの RR の点推定値は減量 48 週後の CDAI 低疾患活動性または寛解の維持が 0.84,重篤な副作用が 0.80 であった.RR の点推定値と 95％CI から,寛解の維持割合は低下すると判断し,すべての点推定値が同じ方向を向いていないため,アウトカム全般にわたる全体的なエビデンスの確実性は「低」とした.

4) 推奨の強さ決定の理由

① 利益と害のバランスの評価

BARI を減量することで,約 3 分の 1 の症例で疾患活動性を寛解または低疾患活動性に維持することができず,減量しなかった群での約 20％と比べて,有意に再燃のリスクが上がることが示されている.ただこれは逆に約 3 分の 2 の症例では疾患活動性の維持が可能であったことも示している.また同様に TOF の減量でも継続群に比べると再燃率の上昇は認めるが,寛解または低疾患活動性を維持できる症例も一定数認められることが示

唆されている.一方,TOF の中止では再燃率が高いことが示唆され利益よりも害が大きいと考えられた.重篤な副作用の発生率においては BARI 減量群と継続群の間に有意な差は認められなかったものの,軽微な副作用は BARI 2mg への減量で発生頻度の減少が期待される.総合的には JAK 阻害薬減量による再燃に対する慎重なモニタリングを行うことで,減量を行う利益は期待できると考える.

② 患者の価値観・意向

患者アンケート（第 4 章 2）の結果では,JAK 阻害薬の投与に関して「良い点のほうが多い」との回答は 49.3％（33 人）,「悪い点のほうが多い」との回答は 10.4％（7 人）で,良かったか悪かったかどちらでもないとの回答が 40.3％（27 人）であった.約半数の患者からは好ましい評価が得られており,患者の感じる害と利益のバランスは良好であることがうかがわれる結果であった.

③ コスト

BARI の薬価は 4mg 錠が 5,274.90 円/錠,2mg 錠が 2,705.90 円/錠（2020 年 8 月現在）であり,4mg/日,2mg/日を継続するとそれぞれ年間 1,920,063 円,984,947 円となる.また他の JAK 阻害薬も常用量では,年間 1,810,099 円（ウパダシチニブ 15mg/日）〜1,936,407 円（TOF 10 mg/日）であり,いずれも高価である.そのためコスト面では減量により大きな効果が期待できる.

④ パネル会議での意見

パネル会議においては,寛解を維持できている症例において,減量を考慮することは重要であるが,エビデンスも少なく再燃の可能性も懸念されるため,必ずしも減量を行えるわけではないとの意見が出された.患者の希望や病態に応じて継続を選択することも大事であるとの意見も出された.海外のガイドラインにおいても,現時点で JAK 阻害薬の減量に言及したものは認められない.これらのことから,推奨の強さとしては「弱」（条件付き）とすることとなった.

5) 採用論文リスト

1) Takeuchi T, et al：Ann Rheum Dis 2019；78：171-178.
2) Kubo S, et al：Rheumatology 2017；56：1293-1301.
3) Mori S, et al：Clin Rheumatol 2019；38：3391-3400.

6) 推奨作成関連資料一覧 （推奨作成関連資料 3 に掲載）

資料 A　CQ 22　文献検索式
資料 B　CQ 22　文献検索フローチャート
資料 C　CQ 22　エビデンスプロファイル
資料 D　CQ 22　フォレストプロット

2. クリニカルクエスチョンと推奨

推奨 23
denosumab

推奨文

骨びらんを伴い疾患活動性を有する RA 患者に，骨びらんの進行抑制目的に，DMARD への上乗せとして抗 RANKL 抗体の投与を推奨する（条件付き）．

推奨の強さ **弱い**　エビデンスの確実性 **高**　パネルメンバーの同意度 **6.88**

CQ23

疾患活動性を有する RA 患者に抗 RANKL 抗体投与は有用か？

サマリー	抗 RANKL 抗体は，骨びらんを有しかつ MTX を中心とした従来型抗リウマチ薬で治療中の RA 患者に対して，疾患活動性の改善効果はないが，骨びらんの進行を抑制する効果がある．
注 記	長期使用および他の抗リウマチ薬との併用や高疾患活動性 RA 患者での有効性のエビデンスは明らかでないため，患者の背景に応じた適切な使用を考慮する必要がある．

1）推奨の背景

破骨細胞の分化誘導因子である RANKL は，関節リウマチ（RA）の骨破壊機序に深く関与している（参考文献 1）．デノスマブ（denosumab）は，RANKL を標的としたヒト型抗モノクローナル抗体製剤であり，2013 年に骨粗鬆症の適応症でわが国で承認を受け，2017 年 7 月には「関節リウマチに伴う骨びらんの進行抑制」の効能・効果が追加された．一方，海外では，抗RANKL 抗体の RA 治療に係る適応はいまだ承認されていない．

2）エビデンスの要約

2002 年 1 月から 2019 年 6 月の期間に限定し，PubMed，Cochrane Central Register of Controlled Trials，医学中央雑誌で報告された RA 患者におけるデノスマブの効果に関する論文についてシステマティックレビューを行ったところ，174 件から 3 件のランダム化比較試験（RCT）が同定された．

本 CQ における重大なアウトカムとして，治療開始 12 か月後の関節破壊指標である修正総 Sharp スコア（mTSS），複合指標の DAS28-CRP の変化，ACR50 達成率，および重重篤な副作用を取り上げることとした．また推奨の参考となる他のアウトカムとして，修正 Sharp 骨びらんスコアの 12 か月後の変化量を取り上げた．

mTSS については，デノスマブ群（n＝371）がプラセボ群（n＝377）と比し，非進行症例（12 か月の変化 0 以下）が有意に多いことが示された（RR＝1.23，95％CI[1.09，1.39]）．DAS28-CRP の 12 か月後の変化量については，デノスマブ群（n＝348）とプラセボ群（n＝361）との間に有意差は示されなかった（MD＝−0.06，95％CI[−0.07，−0.05]）．ACR50 達成率についても，

デノスマブ群（n＝348）とプラセボ群（n＝365）との間に有意差は示されなかった（RR＝1.11，95％CI[0.78，1.57]）．また，重篤な副作用についても，デノスマブ群（n＝378）とプラセボ群（n＝387）との間に有意差は示されなかった（RR＝0.92，95％CI[0.55，1.53]）．なお，修正 Sharp 骨びらんスコアの 12 か月後の変化量については，デノスマブ群（n＝346）ではプラセボ群（n＝361）と比し有意な減少が示された（MD＝−0.60，95％CI[−0.94，−0.26]）．

今回の解析対象患者は，いずれもメトトレキサート（MTX）や他の従来型抗リウマチ薬（csDMARD）による十分な治療を受けているにもかかわらず，X 線写真上骨びらんが 1 つ以上認められるか，CRP が 1.0mg/dL 以上かつ抗シトルリン化ペプチド（CCP）抗体が陽性の症例であった．また，日本からの報告である 2 件において，開始時の疾患活動性は DAS28-CRP がそれぞれ 3.78±1.00（採用論文 2），3.52±1.05（採用論文 3）であり，中疾患活動性以下の症例が多かった．

3）エビデンスの確実性

本 CQ においては，いずれも RCT に基づいており，mTSS，DAS28-CRP については，「バイアスのリスク」「非一貫性」「非直接性」「不精確さ」のいずれも深刻な問題はなく，エビデンスの確実性は「高」と評価した．ACR50 達成率は RR の 95％CI の下限と上限が，「効果なし」と「相当な利益」とみなされる基準RR＞1.25 を含むため，「不精確さ」に深刻な限界があり，重篤な副作用に関しては，RR の 95％CI の下限と上限が，「相当な利益」または「相当な害」とみなされる基準の 0.75 と 1.25 の双方を含んでいるため，「不精確さ」に非常に深刻な限界があると判断された．「バイアスのリスク」「非一貫性」「非直接性」など

79

の他の項目では問題は認められず，エビデンスの確実性は
ACR50 達成率では「中」，重篤な副作用では「低」と評価した．
すべてのアウトカムが少なくとも害の方向に向いていないこと
から，全体的なエビデンスの確実性は，重大なアウトカムの中
で最も高いグレードである「高」と評価した．

4) 推奨の強さ決定の理由

① 利益と害のバランスの評価

デノスマブの投与による 12 か月後の骨びらんの進行抑制効
果は明らかであり，利益の効果の確実性は高い．一方，重篤な
副作用はデノスマブ投与によりプラセボ群と比べ増加は認めら
れていない．デノスマブの医薬品インタビューフォームでは重
大な副作用として低カルシウム血症と顎骨壊死があげられてい
るが，国内第 3 相臨床試験における低カルシウム血症の発現率
は 0.8％（7/811 例，骨粗鬆症対象），2.2％（14/651 例，RA 対
象）であり，重篤な低カルシウム血症は認めていない．また顎
骨壊死の発現率は 0.1％（1/811 例，骨粗鬆症対象），0.2％（1/651
例，RA 対象）と頻度は低く，総合的にデノスマブの投与によ
る望ましい効果は望ましくない効果を上回ると考えられる．

② 患者の価値観・意向

患者アンケート（第 4 章 2）の結果では，デノスマブの効果
を「良い点のほうが多い」との回答は 26.0％（27 人）で，一方
「悪い点のほうが多い」との回答は 3.8％（4 人）であった．良
かったか悪かったかどちらでもないとの回答が 69.2％（72 人）
あり，評価のばらつきは小さかった．患者の感じる不利益は少
ない反面，効果を自覚しにくいことがうかがわれる結果であっ
た．

③ コスト

デノスマブの薬価は 28,822 円/筒（2020 年 8 月現在）であり，
6 か月間隔，3 か月間隔投与でそれぞれ年間 57,644 円，115,288
円となる．先行バイオ医薬品の年間薬価は，844,610 円（トシリ
ズマブ皮下注製剤シリンジ：162mg/2 週）～1,637,376 円（アダ
リムマブ皮下注製剤シリンジ：40mg/2 週），ヤヌスキナーゼ

（JAK）阻害薬は，1,851,631 円（ペフィシチニブ：150mg/日）～
1,936,407 円（トファシチニブ：10 mg /日）であり，これらと比
較して安価である．またバイオ後続品の年間薬価は，最安値で
873,392 円（エタネルセプト BS シリンジ：50mg/週）となり，
これと比較しても安価である．

④ パネル会議での意見

パネル会議においては，デノスマブは抗リウマチ薬ではなく
骨破壊抑制薬であり，あくまでもメトトレキサート（MTX）等
の従来型抗リウマチ薬（csDMARD）を十分に投与しているこ
とが使用の前提であるとの意見が出された．また，骨粗鬆症を
合併している症例や高齢の症例はよい適応であるとの意見も出
された．骨びらんの進行抑制効果の有用性は示されているが，
海外では現時点で RA に対する抗 RANKL 抗体の使用は承認さ
れておらず，JAK 阻害薬や他の生物学的製剤（bDMARD）との
併用や高疾患活動性 RA 患者での有効性のエビデンスは存在し
ない．また，軟骨破壊の抑制効果はなく，長期使用による身体
機能障害の予防効果および副作用については確認されていな
い．これらのことから，推奨の強さとしては「弱い」（条件付
き）とすることとなった．

5) 採用論文リスト

1）Cohen SB, et al：Arthritis Rheum 2008；58：1299-1309.

2）Takeuchi T, et al：Ann Rheum Dis 2016；75：983-990.

3）Takeuchi T, et al：Ann Rheum Dis 2019；78：899-907.

6) 推奨作成関連資料一覧 （推奨作成関連資料 3 に掲載）

資料 A　CQ 23　文献検索式

資料 B　CQ 23　文献検索フローチャート

資料 C　CQ 23　エビデンスプロファイル

資料 D　CQ 23　フォレストプロット

■参考文献

1）Takayanagi H, et al：Arthritis Rheum 2000；43：259-269.

2. クリニカルクエスチョンと推奨

推奨 24

バイオ後続品 1

推奨文

既存治療で効果不十分の中または高疾患活動性を有する RA 患者に，先行バイオ医薬品と同様にバイオ後続品投与を推奨する．

推奨の強さ **強い**　エビデンスの確実性 **高**　パネルメンバーの同意度 **8.24**

CQ24

RA に対し，バイオ後続品は先行バイオ医薬品と比して，同様に有用か？

サマリー	バイオ後続品は，既存治療で効果不十分の中疾患活動性または高疾患活動性を有する RA 患者に対して，先行バイオ医薬品と同等の有効性と安全性を有するため，使用が推奨される．
注　記	長期使用時のエビデンスは明らかでないため，長期的副作用に注意し，患者の背景に応じた適切な使用を考慮する必要がある．

1）推奨の背景

　高騰する医療費に対し，患者の経済的負担軽減や医療保険財政の改善など社会的な要請や期待から，TNF 阻害薬に対するバイオ後続品（BS）が開発された．BS とは，すでに使用許可を得た先行バイオ医薬品（RP）と類似した生物学的製剤（bDMARD）である．欧州においては 2013 年よりインフリキシマブ（IFX）BS が，2016 年よりエタネルセプト（ETN）BS が，日本よりも先行して発売された．その後，欧州や米国では，アダリムマブ（ADA）BS やわが国では関節リウマチ（RA）に対し保険適用外のリツキシマブ（RTX）BS も発売されている．わが国では，2014 年 11 月より IFX-BS が，2018 年 5 月より ETN-BS が RA に対し使用可能となった．2020 年 3 月現在，ADA-BS については治験中である．

2）エビデンスの要約

　2013 年から 2018 年までの PubMed，Cochrane Library，医学中央雑誌のデータベースを用いて関連する文献を網羅的に検索し，メトトレキサート（MTX）治療抵抗性の活動性 RA 患者に対し欧米にて使用可能な IFX，ETN，ADA，RTX の BS に関する 172 論文が抽出された．このうち，27 試験について詳細な検討を行った．現在，わが国にて RA に対し使用可能な IFX，ETN の BS，今後，発売予定のある ADA の BS は解析に含め，わが国にて RA に対して保険適用がない RTX を除いた 20 試験を対象とした（パネル会議での意見の項を参照）．うち，本 CQ に該当する論文は 17 件のランダム化比較試験（RCT）であった（IFX 6 件〔採用論文 3，5，7，11，15，16〕，ETN 5 件〔採用論文 2，8，10，12，14〕，ADA 6 件〔採用論文 1，4，6，9，13，17〕）．

　本 CQ における重要なアウトカムとして，治療開始 12 週後，24 週後，52 週後の ACR50 達成割合，および重篤な副作用の発生割合を取り上げた．

　治療開始 12 週後の ACR50 達成割合については，BS 群（$n=1,144$）と RP 群（$n=1,136$）との間に有意差は示されなかった（$RR=1.03$，95％CI［0.93，1.13］）．治療開始 24 週後の ACR50 達成割合についても，BS 群（$n=2,368$）と RP 群（$n=2,362$）との間に有意差は示されなかった（$RR=1.04$，95％CI［0.98，1.10］）．治療開始 52 週後の ACR50 達成割合は，BS 群（$n=1,235$）において RP 群（$n=1,208$）と比し有意に高率であった（$RR=1.10$，95％CI［1.02，1.19］）．

　また，治療開始 24 週までの重篤な副作用についても，BS 群（$n=1,764$）と RP 群（$n=1,763$）との間に有意差は示されなかった（$RR=0.84$，95％CI［0.61，1.18］）．治療開始 12 週および 52 週までの重篤な副作用についても，両群間に有意差は示されなかった．

　また，治療開始 12 週後，24 週後，52 週後の ACR20 達成割合，ACR70 達成割合，boolean 寛解達成割合や，治療開始 12 週，24 週，52 週までの重篤な感染症の発生割合，副作用のための薬剤中止割合においても，両群間に有意差を認めなかった．BS は，既存治療で効果不十分の中疾患活動性または高疾患活動性を有する RA 患者に対して，RP と同等の有効性と安全性を有していた．

　わが国にて RA に対し保険適用外である RTX の BS 品に関する 2 つの RCT も解析に含めた場合も（参考文献 1，2），治療開始 24 週後の ACR50 達成割合についても，BS 群（$n=2,656$）と RP 群（$n=2,744$）との間に有意差は示されず（$RR=1.03$，95％CI［0.97，1.09］）．また，治療開始 24 週後までの重篤な副作用に

ついても，BS 群（$n=2,058$）と RP 群（$n=2,153$）との間に有意差は示されなかった（RR＝0.86，95％CI[0.64, 1.14]）．治療開始 24 週後の ACR20 達成割合，ACR70 達成割合，治療開始 24 週後までの副作用のための薬剤中止割合も，両群間に有意差を認めなかった．

3）エビデンスの確実性

本推奨はいずれも RCT に基づいており，「バイアスのリスク」「非直接性」のいずれも深刻な問題はなかった．

治療開始 12 週後，24 週後，52 週後のそれぞれの ACR20 達成割合，ACR50 達成割合，ACR70 達成割合は，「非一貫性」「不精確さ」などの他の項目のいずれも深刻な問題はなく，エビデンスの確実性は「高」と評価した．

治療開始 12 週後，24 週後，52 週後の boolean 寛解達成割合は，RR の 95％CI の上限と下限が，「相当な害」とみなされる基準 RR＜0.75 と「相当な利益」とみなされる基準 RR＞1.25 の双方を含んでいるため，「不精確さ」に非常に深刻な限界があると判断されたため，エビデンスの確実性は「低」と判断された．このうち，治療開始 12 週後の boolean 寛解達成割合は，$I^2=$ 69％と「非一貫性」も深刻な問題を認めたため，エビデンスの確実性は「非常に低」と判断された．

治療開始 24 週までの重篤な副作用，治療開始 24 週および 52 週までの副作用のための薬剤中止割合は，RR の 95％CI の下限が，それぞれ「効果なし」と「相当な利益」とみなされる基準 RR＜0.75 を含んでいるため，「不精確さ」に深刻な限界があると判断し，エビデンスの確実性は「中」と評価した．治療開始 52 週までの重篤な副作用は，RR の 95％CI の上限が，「効果なし」と「相当な害」とみなされる基準 RR＞1.25 を含んでいるため，「不精確さ」に深刻な限界があると判断し，エビデンスの確実性は「中」と評価した．

治療開始 12 週までの重篤な副作用，治療開始 24 週および 52 週までの重篤な感染症は，RR の 95％CI の上限と下限が，「相当な利益」とみなされる基準 RR＜0.75 と「相当な害」とみなされる基準 RR＞1.25 の双方を含んでいるため，「不精確さ」に非常に深刻な限界があると判断し，エビデンスの確実性は「低」と評価した．

BS の臨床試験は，RP との同等性を検証する試験であるため，治療開始 52 週後の ACR50 達成割合を除くいずれの重大アウトカムの RR の 95％CI も 1 を含んでいることは，RR が「同じ方向を向いている」と判断した．治療開始 52 週後の ACR50 達成割合が，BS 群にて有意に高率であったことは，少なくとも RP 群に比し有効性が劣っていることを示すのもではないと考えられた．したがって，アウトカム全般にわたる全体的なエビデンスの確実性は，最も高いグレードである「高」とした．

4）推奨の強さ決定の理由

① 利益と害のバランスの評価

MTX 抵抗性の疾患活動性を有する RA 患者に対して BS 投与は，RP と同等の効果を得ることが期待できる．また，BS は，RP と比し，60％程度の薬価であり，患者のみならず社会的な経済的負担軽減を考慮すれば，利益の効果の確実性は高い．また，害の発生についても RP と同等であった．BS の長期の安全性は確立されていないものの，既存治療で効果不十分の中疾患活動性または高疾患活動性を有する RA 患者に対して BS は，RP と同様の有効性と安全性が期待されるため，BS 投与による望ましい効果は望ましくない効果を上回ると考えられる．

② 患者の価値観・意向

BS に関し，患者アンケートは実施されなかったが，RP と同様の有効性と安全性が期待されるため，RP である生物学的製剤（bDMARD）の患者アンケート（第 4 章 2）の結果で代用できうると考える．bDMARD の投与で「良い効果があった」との回答は 89.5％（667 人），一方，「副作用が強かった」との回答は 15.3％（114 人）であり，かなりの満足度が高いと思われる．また，bDMARD を受けて良かったかに関し，「良い点のほうが多い」との回答は 74.2％（553 人）で，一方「悪い点のほうが多い」との回答は 3.2％（24 人）であった．他の薬物治療と比較しても，効果を実感しているという結果が得られている．さらに，医療コストや医療アクセスの観点も併せて考慮すると，BS 投与に対する患者の価値観は高いものであると考えられる．

③ コスト

IFX の RP の薬価は，75,009 円（レミケード® 点滴静注用 100mg）である（2020 年 8 月現在）．BS の薬価は，35,715 円（IFX-BS 点滴静注用 100mg「CTH」），43,229 円（IFX-BS 点滴静注用 100mg「NK」・「あゆみ」・「日医工」・「ファイザー」）と 47.6〜57.6％ と約半額となっている（2020 年 8 月現在）．

また，ETN の RP（ペン製剤）の薬価は，25,171 円（エンブレル® 皮下注 50mg ペン 1.0mL），12,861 円（エンブレル® 皮下注 25mg ペン 0.5mL）である（2020 年 8 月現在）．BS の薬価は，17,025 円（ETN-BS 皮下注 50mg ペン 1.0mL「MA」・「TY」・「日医工」），8,657 円（ETN-BS 皮下注 25mg ペン 0.5mL「MA」）と 67.3〜67.6％ となっている（2020 年 8 月現在）．一方，ETN の RP（シリンジ製剤）の薬価は，25,317 円（エンブレル® 皮下注 50mg シリンジ 1.0mL），12,739 円（エンブレル® 皮下注 25mg シリンジ 0.5mL）である（2020 年 8 月現在）．BS の薬価は，16,796 円（ETN-BS 皮下注 50mg シリンジ 1.0mL「MA」・「TY」・「日医工」），8,657 円（ETN-BS 皮下注 25mg シリンジ 0.5mL「MA」・「TY」・「日医工」）と 66.3〜68.0％ となっている（2020 年 8 月現在）．このように，ペン製剤，シリンジ製剤ともに RP と比較して安価である．

BSの薬価はRPより安価であるため（わが国においては47.6〜68.0％：2020年8月現在），BSへの切り替えが普及していけば，RAの直接医療費の削減が期待できる.

④　パネル会議での意見

パネル会議では，BSの投与は，RPと同等の有用性が認められると判断された.

わが国にてRAに対し保険適用外であるRTXのBSに関する報告も含めた解析も行うよう意見があったため，追加解析を実施した. 前述のように，RTXのBSに関する2つのRCTを解析に含めた場合も有効性と安全性に関して両群間に有意差を認めなかった.

以上より，BSは，既存治療で効果不十分の中疾患活動性または高疾患活動性を有するRA患者に対して，RPと同等の有効性と安全性を有しており，推奨の強さは「強い」とした. しかし，BSの長期の安全性は確立されていないことから，「長期使用時のBSのエビデンスは明らかでないため，長期的副作用に注意し，患者の背景に応じた適切な使用を考慮する必要がある」と，注記に明記した.

5）採用論文リスト

1) Cohen SB, et al：Ann Rheum Dis 2018；77：914-921.

2) Matsuno H, et al：Ann Rheum Dis 2018；77：488-494.

3) Smolen JS, et al：Ann Rheum Dis 2018；77：234-240.

4) Fleischmann RM, et al：Arthritis Res Ther 2018；20：178.

5) Cohen SB, et al：Arthritis Res Ther 2018；20：155.

6) Weinblatt ME, et al：Arthritis Rheumatol 2018；70：40-48.

7) Matsuno H, et al：Mod Rheumatol 2019；29：919-927.

8) Matucci-Cerinic M, et al：RMD Open 2018；4：e000757.

9) Cohen S, et al：Ann Rheum Dis 2017；76：1679-1687.

10) Bae SC, et al：Ann Rheum Dis 2017；76：65-71.

11) Choe JY, et al：Ann Rheum Dis 2017；76：58-64.

12) Emery P, et al：Ann Rheum Dis 2017；76：51-7.

13) Jamshidi A, et al：Arthritis Res Ther 2017；19：168.

14) Emery P, et al：Rheumatology（Oxford）2017；56：2093-2101.

15) Smolen JS , et al：Rheumatology（Oxford）2017；56：1771-1779.

16) Yoo DH, et al：Arthritis Res Ther 2016；18：82.

17) Jani RH, et al：Int J Rheum Dis 2016；19：1157-1168.

6）推奨作成関連資料一覧 （推奨作成関連資料3に掲載）

資料A　CQ 24　文献検索式

資料B　CQ 24　文献検索フローチャート

資料C　CQ 24　エビデンスプロファイル

資料D　CQ 24　フォレストプロット

■参考文献

1) Smolen JS, et al：Ann Rheum Dis 2017；76：1598-1602.

2) Park W, et al：Mabs 2018；10：934-943.

第3章　クリニカルクエスチョンと推奨

推奨 25

バイオ後続品 2

推 奨 文

先行バイオ医薬品を使用中の RA 患者において，バイオ後続品投与への切替えを推奨する（条件付き）．

推奨の強さ　**弱い**　エビデンスの確実性　**非常に低**　パネルメンバーの同意度　**7.59**

CQ25

先行バイオ医薬品を使用中の RA 患者に，バイオ後続品への切替えは，切替えない場合と比して，同様に有用か？

サマリー	先行バイオ医薬品を使用中の RA 患者に対して，バイオ後続品投与に切替えることは，先行バイオ医薬品の投与継続と同等の有効性や安全性が期待できるため，推奨される．
注　記	先行バイオ医薬品の使用により RA の疾患活動性が寛解または低疾患活動性と安定しており，かつ，RA 患者の切替え希望があるという条件を満たしたときに，切替えを考慮してよいと考えられる．ただし，長期使用のエビデンスは明らかでない．

1）推奨の背景

　高騰する医療費に対し，患者の経済的負担軽減や医療保険財政の改善など社会的な要請や期待から，推奨 24（バイオ後続品1）で記述したように，様々なバイオ後続品（BS）が開発され，治験が進んでいる．わが国では，2014 年 11 月よりインフリキシマブ（IFX）BS が，2018 年 5 月よりエタネルセプト（ETN）BS が関節リウマチ（RA）に対し使用可能となり，2020 年 5 月現在，アダリムマブ（ADA）BS については治験中である．しかしながら，先行バイオ医薬品（RP）から BS への切替えは，医療コスト面ではメリットはあるものの，効果や安全性の面でのデメリットも考慮すべきであるが，そのエビデンスは課題となっている．

2）エビデンスの要約

　2013 年から 2018 年までの PubMed, Cochrane Library, 医学中央雑誌のデータベースを用いて関連する文献を網羅的に検索し，メトトレキサート（MTX）治療抵抗性の活動性 RA 患者に対し欧米にて使用可能な IFX，ETN，ADA，RTX の BS に関する 172 論文が抽出された．このうち，27 試験について詳細な検討を行った．現在，わが国にて RA に対し使用可能な IFX，ETNの BS，今後，発売予定のある ADA の BS は解析に含め，わが国にて RA に対して承認がないリツキシマブ（RTX）を除いた 20 試験を対象とした．うち，本 CQ に該当する論文は 5 件のランダム化比較試験（RCT）であった（IFX 3 件〔採用論文 1，3，5〕，ETN 1 件〔採用論文 4〕，ADA 1 件〔採用論文 2〕）．
　RP から BS への切替え群（RP→BS 群）との対照群として，

①RP をそのまま継続する群（RP→RP 群），②BS をそのまま継続する群（BS→BS 群）があり，それぞれ検討を行った．
　本 CQ における重要なアウトカムとして，BS への切替え 24 週後（一部は 28 週後），48 週後の ACR50 達成割合，および重篤な副作用の発生割合を取り上げた．
　①RP をそのまま継続する群（RP→RP 群）を対照とする検討においては，BS への切替え 24 週後の ACR50 達成割合については，RP→BS 群（$n=219$）と RP→RP 群（$n=230$）との間に有意差は示されなかった（RR＝0.93，95％CI［0.69，1.26］）．また，試験開始 78 週までの（BS への切替え 24 週まで）の重篤な副作用についても，RP→BS 群（$n=94$）と RP→RP 群（$n=101$）との間に有意差は示されなかった（RR＝2.15，95％CI［0.55，8.35］）．試験開始 52 週までの（BS への切替え 28 週まで）の重篤な副作用についても，RP→BS 群（$n=125$）と RP→RP 群（$n=127$）との間に有意差は示されなかった（RR＝1.02，95％CI［0.26，3.97］）．
　BS への切替え 24 週後（一部は 28 週後）の ACR20 達成割合，ACR70 達成割合，Boolean 寛解達成割合や，重篤な感染症の発生割合においても，両群間に有意差を認めず，RP を使用中の RA 患者に対して，BS 投与に切替えることは，RP の投与継続と同等の有効性と安全性を認めた．
　②BS をそのまま継続する群（BS→BS 群）を対照とする検討においては，BS への切替え 24 週後の ACR50 達成割合については，RP→BS 群（$n=100$）と BS→BS 群（$n=108$）との間に有意差は示されなかった（RR＝0.92，95％CI［0.76，1.12］）．BS への切替え 48 週後の ACR50 達成割合についても，RP→BS 群（$n=263$）と BS→BS 群（$n=284$）との間に有意差は示されなかっ

た（RR＝1.04，95％CI[0.89，1.21]）．BSへの切替え24週まで
の重篤な副作用についても，RP→BS群（$n=102$）とBS→BS群
（$n=108$）との間に有意差は示されなかった（RR＝1.41，95％
CI[0.32，6.15]）．BSへの切替え48週までの重篤な副作用につ
いても，RP→BS群（$n=262$）とBS→BS群（$n=285$）との間
に有意差は示されなかった（RR＝0.80，95％CI[0.26，2.50]）．

BSへの切替え24週後・48週後のACR50達成割合について
も，ACR20達成割合，ACR70達成割合，Boolean寛解達成割合
や，重篤な感染症の発生割合，副作用のための薬剤中止割合に
おいても，両群間に有意差を認めず，RPを使用中のRA患者に
対して，BS投与に切替えることは，BSの投与継続と同等の有
効性と安全性を認めた．

北欧においては，国策としてRPからBSへの切替えが積極的
に行われているが，デンマークのDANBIOレジストリでの切替
えによる有効性，安全性が全体としては示されているものの，
一部の症例では，切替えによりRAが悪化すると報告された（参
考文献1）．DANBIOレジストリに登録されたIFX使用中のRA
患者403例に対し（RPの使用期間中央値6.8年），BSへの切替
え前後3か月間で，疾患活動性はほとんど変わらず，再燃割合
も有意差を認めなかったものの，切替え後の観察期間中央値
413日で，BSの投与中止を132例（16.5％）で認め，そのうち
RAに対する効果の消失が71例（54％），副作用37例（28％）
であった．効果の消失例の一部にはノーシーボ効果（nocebo
effect：この薬は効かないと思い込むことで薬の効果がなくな
ること，またはなくなるよう感じること）のかかわりが示唆さ
れている．また，DANBIOレジストリからは，ETN使用中の
RA患者に対し，ETN-BSへの切替えに関しても同様の報告が
されている（参考文献2）．DANBIOレジストリに登録された
RA患者933例に対し（RPの使用期間中央値6.0年），BSへの
切替え前後3か月間で，疾患活動性はほとんど変わらず，再燃
割合も有意差を認めなかったものの，切替え後の観察期間中央
値401日で，BSの投与中止は299例（18.0％）で認め，そのう
ちRAに対する効果の消失が137例（46％），副作用77例（26％）
であった．こちらも効果の消失例の一部にはノーシーボ効果の
かかわりが示唆されている．BS投与中止した120例はその後，
RPのETNを再投与し，良好な有効性を得たと報告された．

3）エビデンスの確実性

本推奨はいずれもRCTに基づいており，「バイアスのリスク」
「非直接性」のいずれも深刻な問題はなかった．

RP→RP群を対照としたBSへの切替え24週後のACR20達成
割合，BS→BS群を対照としたBSへの切替え24週後および48
週後のACR20達成割合・ACR50達成割合は，「非一貫性」「不
精確さ」などの他の項目のいずれも深刻な問題はなく，エビデ
ンスの確実性は「高」と評価した．

RP→RP群を対照としたBSへの切替え24週後のACR70達成
割合，BS→BS群を対照としたBSへの切替え24週後のACR70
達成割合は，RRの95％CIの下限が，「効果なし」と「相当な
害」とみなされる基準RR＜0.75を含んでいるため，「不精確さ」
に深刻な限界があると判断し，エビデンスの確実性は「中」と
評価した．また，BS→BS群を対照としたBSへの切替え48週
後のACR70達成割合は，RRの95％CIの上限が，「効果なし」
と「相当な利益」とみなされる基準RR＞1.25を含んでいるた
め，「不精確さ」に深刻な限界があると判断し，エビデンスの確
実性は「中」と評価した．

RP→RP群を対照としたBSへの切替え28週後のBoolean寛
解達成割合，BS→BS群を対照としたBSへの切替え48週後の
Boolean寛解達成割合は，RRの95％CIの上限と下限が，「相当
な害」とみなされる基準RR＜0.75と「相当な利益」とみなさ
れる基準RR＞1.25の双方を含んでいるため，「不精確さ」に非
常に深刻な限界があると判断し，エビデンスの確実性は「低」
と評価した．

RP→RP群を対照としたBSへの切替え24週後のACR50達成
割合は，RRの95％CIの上限と下限が，「相当な害」とみなさ
れる基準RR＜0.75と「相当な利益」とみなされる基準RR＞1.25
の双方を含んでいるため，「不精確さ」に非常に深刻な限界があ
ると判断し，また，$I^2 = 54$％と「非一貫性」にも深刻な問題を
認めたため，エビデンスの確実性は「非常に低」と評価した．

重篤な副作用，重篤な感染症，副作用のための薬剤中止に関
しては，いずれもRRの95％CIの上限と下限が，「相当な利益」
とみなされる基準RR＜0.75と「相当な害」とみなされる基準
RR＞1.25の双方を含んでいるため，「不精確さ」に非常に深刻
な限界があると判断し，エビデンスの確実性は「低」と評価し
た．このうち，BS→BS群を対照としたBSへの切替え48週ま
での重篤な感染症は，$I^2 = 48$％と「非一貫性」も深刻な問題を
認めたため，エビデンスの確実性は「非常に低」と評価した．

BSの臨床試験は，RPとの同等性を検証する試験であるため，
いずれの重大アウトカムのRRの95％CIも1を含んでいること
から，RRが「同じ方向を向いている」と判断した．しかし，
エビデンスプロファイルに示されている重篤な副作用の95％
CIの上限が大きく，「利益と害のバランスが不確実」と判断し，
アウトカム全般にわたる全体的なエビデンスの確実性は，最も
低いグレードである「非常に低」とした．

4）推奨の強さ決定の理由

① 利益と害のバランスの評価

RPを使用中のRA患者に対して，BS投与に切替えることは，
RPの投与継続と同等の有効性と安全性が期待できる．また，
BSは，RPと比し，60％程度の薬価であり，患者のみならず社
会的な経済的負担軽減を考慮すれば，益の効果の確実性は高

い．また，有害事象の発生についても RP の投与継続と同等であり，BS の長期の安全性は確立されていないものの，RP から BS 投与に切替えることによる望ましい効果は望ましくない効果を上回ると考えられる．

② 患者の価値観・意向

BS に関し，患者アンケートは実施されなかったが，RP と同様の有効性と安全性が期待されるため，RP である生物学的製剤（bDMARD）の患者アンケート（第 4 章 2）の結果で代用できうると考える．bDMARD の投与で「良い効果があった」との回答は 89.5 ％（667 人），一方，「副作用が強かった」との回答は 15.3 ％（114 人）であり，かなりの満足度が高いと思われる．また，bDMARD を受けて良かったかに関し，「良い点のほうが多い」との回答は 74.2 ％（553 人）で，一方「悪い点のほうが多い」との回答は 3.2 ％（24 人）であった．他の薬物治療と比較しても，効果を実感しているという結果が得られている．さらに，医療コストや医療アクセスの観点も併せて考慮すると，BS 投与に対する患者の価値観は高いものであると考えられる．

③ コスト

IFX の RP の薬価は，75,009 円（レミケード®点滴静注用 100mg）である（2020 年 8 月現在）．BS の薬価は，35,715 円（IFX-BS 点滴静注用 100mg「CTH」），43,229 円（IFX-BS 点滴静注用 100mg「NK」・「あゆみ」・「日医工」・「ファイザー」）と 47.6〜57.6 ％と約半額となっている（2020 年 8 月現在）．

また，ETN の RP（ペン製剤）の薬価は，25,171 円（エンブレル®皮下注 50mg ペン 1.0mL），12,861 円（エンブレル®皮下注 25mg ペン 0.5mL）である（2020 年 8 月現在）．BS の薬価は，17,025 円（ETN-BS 皮下注 50mg ペン 1.0mL「MA」・「TY」・「日医工」），8,657 円（ETN-BS 皮下注 25mg ペン 0.5mL「MA」）と 67.3〜67.6 ％となっている（2020 年 8 月現在）．一方，ETN の RP（シリンジ製剤）の薬価は，25,317 円（エンブレル®皮下注 50mg シリンジ 1.0mL），12,739 円（エンブレル®皮下注 25mg シリンジ 0.5mL）である（2020 年 8 月現在）．BS の薬価は，16,796 円（ETN-BS 皮下注 50mg シリンジ 1.0mL「MA」・「TY」・「日医工」），8,657 円（ETN-BS 皮下注 25mg シリンジ 0.5mL「MA」・「TY」・「日医工」）と 66.3〜68.0 ％となっている（2020 年 8 月現在）．このように，ペン製剤，シリンジ製剤ともに RP と比較して安価である．

BS の薬価は RP より安価であるため（わが国においては 47.6〜68.0 ％：2020 年 8 月現在），BS への切替えが普及していけば，RA の直接医療費の削減が期待できる．欧州における Budget Impact Analysis においても，BS へ切替えることによる医療費削減のインパクトが推定されている（参考文献 3）．

④ パネル会議での意見

パネル会議では，RP を使用中の RA 患者に対して，BS 投与に切替えることは，RP の投与継続と同等の有用性が認められると判断された．

前述のように，北欧においては，国策として RP から BS への切替えが積極的に行われている．デンマークの DANBIO レジストリでの切替えによる有効性，安全性が全体としては示されているものの，一部の症例では，切替えにより RA が悪化すると報告されている．

以上より，BS への切替えにより一部の患者では，有効性の消失，副作用の出現などが報告されていること，また，BS の長期の安全性は確立されていないことも併せて，推奨の強さは「弱い」とし，さらに「RP の使用により RA の疾患活動性が寛解または低疾患活動性と安定しており，かつ，RA 患者の切替え希望がある」という条件を満たしたときに，切替えを考慮してよいとの「条件付き」とすることが望ましいと考えられた．

5）採用論文リスト

1) Smolen JS, et al：Ann Rheum Dis 2018；77：234-240.
2) Weinblatt ME, et al：Arthritis Rheumatol 2018；70：832-840.
3) Matsuno H, et al：Mod Rheumatol 2019；29：919-927.
4) Emery P, et al：Ann Rheum Dis 2017；76：1986-1991.
5) Yoo DH, et al：Ann Rheum Dis 2017；76：355-363.

6）推奨作成関連資料一覧 （推奨作成関連資料 3 に掲載）

資料 A　CQ 25　文献検索式
資料 B　CQ 25　文献検索フローチャート
資料 C　CQ 25　エビデンスプロファイル
資料 D　CQ 25　フォレストプロット

■参考文献

1) Glintborg B, et al：Ann Rheum Dis 2017；76：1426-1431.
2) Glintborg B, et al：Ann Rheum Dis 2019；78：192-200.
3) Jha A, et al：Adv Ther 2015；32：742-756.

2. クリニカルクエスチョンと推奨

推奨 26

合併症 1

推奨文

間質性肺疾患を合併している RA 患者では，間質性肺疾患の急性増悪に注意したうえで，DMARD の投与を推奨する（条件付き）．

推奨の強さ **弱い**　エビデンスの確実性 **非常に低**　パネルメンバーの同意度 **8.06**

CQ26

呼吸器合併症，特に間質性肺疾患を有する RA 患者に DMARD の投与は安全か？

サマリー	DMARD は間質性肺疾患合併 RA 患者に投与可能であるが，安全性は確立していないため注意深く使用する．
注　記	bDAMRD の投与による間質性肺疾患の悪化は多くないので，軽度の間質性肺疾患合併であれば使用可能である．ただし，急性増悪の可能性があるため注意深く使用する．高度の呼吸機能障害を有する患者では，MTX 使用は禁忌であり，bDAMRD の使用も控えるほうがよい．DMARD の間質性肺疾患に対する有効性は明らかでない．

1）推奨の背景

　呼吸器疾患は関節リウマチ（RA）で頻度が高い死因の 1 つであるが，中でも間質性肺疾患（ILD）の合併は RA 患者で高頻度に認められ，肺感染症や ILD 急性増悪などの呼吸器疾患による死亡のリスク因子の 1 つとなっている．したがって ILD を有する RA 患者の治療法の選択を明らかにすることは重要である．

2）エビデンスの要約

　2012 年から 2018 年に PubMed，Cochrane Central Register of Controlled Trials，医学中央雑誌で報告された，ILD を有する RA 患者における従来型抗リウマチ薬（csDMARD），生物学的製剤（bDMARD），ヤヌスキナーゼ（JAK）阻害薬の投与の安全性を評価した論文に関する系統的レビューを行った．7 件の症例集積研究が該当し，安全性を検討した薬剤としては，リツキシマブ（RTX）が 2 件，アバタセプト（ABT）が 2 件，トシリズマブ（TCZ）が 1 件，TNF 阻害薬が 1 件，タクロリムス（TAC）が 1 件であった．推奨に使用するアウトカムとして，修正 MRC 息切れスケール（MMRC）の悪化なし，努力肺活量（FVC）の悪化なし，一酸化炭素肺拡張能（DLCO）の悪化なし，CT 所見の悪化なし，CT スコアが選ばれた．

　Fernández-Díaz らの研究では，RTX で加療された RA 患者 25 例において，投与前後で MMRC の改善・不変の割合は 96%，FVC の改善・不変の割合は 95.5%，DLCO の改善・不変の割合は 90%，CT での陰影の改善・不変の割合は 90% であった（採用論文 1）．Yusof らの研究においても，RTX で加療された RA 患者 37 例において，投与前後で FVC の改善・不変の割合は 94.6%，DLCO の改善・不変の割合は 90%，CT での陰影の改善・不変の割合は 97.3% と同様の結果であった（採用論文 2）．Fernández-Díaz らの研究では，ABT で加療された RA 患者 40 例において，投与前後で MMRC の改善・不変の割合は 88.9%，FVC の改善・不変の割合は 88.5%，DLCO の改善・不変の割合は 91.3%，CT での陰影の改善・不変の割合は 86.4% であった（採用論文 1）．Akiyama らの研究では，TCZ で加療された RA 患者 78 例において，投与前後で CT での陰影の改善・不変の割合は 92.3% であった（採用論文 5）．Nakashita らの研究では，TNF 阻害薬で加療された RA 患者 46 例において，投与前後で CT での陰影の改善・不変の割合は 69.6% であった（採用文献 6）．Hirata らの研究では，TAC で加療された RA 患者 40 例において，投与前後で CT スコアは 1.44 ± 0.77 から 1.42 ± 0.78 と有意に低下した（$p = 0.0039$）（採用論文 7）．

　以上より，RA に合併した間質性肺疾患は bDMARD の投与によっても変わらない例が多いが，一部の例では呼吸機能や CT 所見の悪化がみられる．また，ILD 合併時の csDMARD と JAK 阻害薬投与による感染症発現や急性増悪の頻度などその他の安全性に関する検討は十分ではなかった．

　csDMARD による ILD の発症や増悪に関する症例集積研究，市販後調査結果が報告されている．特に日本人ではメトトレキサート（MTX）とレフルノミドで ILD 頻度が高く重症化しやすい（参考文献 1，2）．TAC，イグラチモド，サラゾスルファピリジン，ブシラミン，注射金製剤などの csDMARD や JAK 阻害薬に関しても ILD の発症が報告されている（参考文献 3，4，各薬剤添付文書）．副腎皮質ステロイドは，ILD を増悪させる可能性は少ないが，感染症のリスク因子である．ILD 自体が重症感

87

染症やニューモシスチス肺炎（PCP）のリスク因子であり，副腎皮質ステロイドの使用がさらに感染症リスクを上昇させる（参考文献5）．

3）エビデンスの確実性

本推奨は，いずれも症例集積研究に基づいている．いずれのアウトカムにおいても，対照群がなく，背景因子の差・不完全なフォローアップ・不十分な交絡因子の調整の項目が high risk of bias であり，「バイアスのリスク」は非常に深刻と判断した．代理アウトカムの使用のため「非直接性」は深刻であり，総サンプル数が小さく「不精確さ」は深刻と判断した．以上のことから，すべてのアウトカムのエビデンスの確実性は「非常に低」と評価した．

以上から，アウトカム全般にわたる全体的なエビデンスの確実性は「非常に低」とした．

4）推奨の強さ決定の理由

① 利益と害のバランスの評価

ILD 合併 RA に対して抗リウマチ薬（DMARD）治療を行うことは，関節病変に対しては有益であると考えられる．また，ILD は RA の関節外症状の1つであり，疾患活動性との関連も報告されている．一方で DMARD 治療による ILD 悪化のリスクを考慮すべきである．ILD の急性増悪は重篤な病態を引き起こす可能性があるため，頻度が高くなくても害として重要である．また，ILD 悪化時には呼吸器感染症を伴う場合も多く，肺予備能の低い患者では予後がさらに悪化する可能性が高い．したがって，関節炎の活動性と ILD の程度や肺予備能を考慮して治療を決定することになるが，個人差が大きく一様な指針を作成することはむずかしい．

② 患者の価値観・意向

ILD 合併 RA 患者において，RA の活動性が高く非ステロイド抗炎症薬（NSAID）などの補助的治療でも疼痛コントロールが不十分な場合には，ILD 悪化リスクや呼吸器感染症リスクを考慮しつつ，DMARD 治療を必要とする．DMARD の副作用を十分説明して，協働的意思決定を重視し，使用の可否を決める必要がある．

③ コスト

費用対効果の研究はない．DMARD 使用により ILD が悪化し，医療費が増加する可能性がある一方で，DMARD 治療を差し控えると RA の悪化によって RA 医療の直接・間接医療費が増加する可能性もある．ILD 合併 RA 患者における DMARD のコスト評価は今後の検討課題である．

④ パネル会議での意見

パネル会議では，本推奨に関する質の高いエビデンスが欠如していることが確認された．RA の治療中の ILD の急性増悪には，RA によるもの，薬剤性肺障害，PCP などがあり，鑑別に苦慮することもまれではない．日本リウマチ学会の「生物学的製剤，JAK 阻害薬投与中における発熱，咳，呼吸困難に対するフローチャート」および日本呼吸器学会による「炎症性疾患に対する生物学的製剤と呼吸器疾患診療の手引き 第2版」「膠原病に伴う間質性肺疾患 診断・治療指針2020」（参考文献6，7）等を参照する．RA の ILD の急性増悪のリスク因子としては，高齢，通常型間質性肺炎（UIP）パターン，MTX 使用，が報告されている（参考文献6）．RA 患者における PCP 肺炎のリスクとしては，高齢，肺合併症，副腎皮質ステロイド投与，糖尿病，末梢血リンパ球減少などが知られており（参考文献5），ハイリスク患者に bDMARD や JAK 阻害薬を使用する場合には，ST 合剤による発症予防を考慮する．

MTX の使用に関しては，日本リウマチ学会「関節リウマチ治療におけるメトトレキサート（MTX）診療ガイドライン 2016年改訂版」を参照する（参考文献8）．ILD が軽度である場合には慎重に経過をみながら投与する．高度な呼吸器障害を有する患者（①低酸素血症の存在〔室内気で $PaO_2 < 70$ Torr〕，②呼吸機能検査で％VC＜80％の拘束性障害，③胸部画像検査で高度の肺線維症の存在）への MTX 投与は禁忌である（参考文献8）．

英国リウマチ学会のガイドラインでは「bDMARD 投与に際し，ILD は禁忌とはならないが，高度の呼吸機能障害がある時には投与しないほうが望ましい」とされている（参考文献9）．

以上，利益と害のバランス，患者の価値観・意向，コスト，パネル会議の意見を総合的に勘案し，ILD を合併している RA 患者では，ILD の急性増悪に注意したうえで，DMARD を投与することを推奨した．推奨の強さは「弱い」（条件付き）とした．

ILD 合併 RA 患者に対するランダム化比較試験（RCT），質の高い観察研究はなく，DMARD の安全性の確立は future question である．

5）採用論文リスト

1) Fernández-Díaz C, et al：Arthritis Rheum 2017；69（Suppl10）.

2) Md Yusof MY, et al：Rheumatology（Oxford）2017；56：1348-1357.

3) 川崎貴裕，他：日本リウマチ学会総会・学術集会プログラム・抄録集 2015；59回：551.

4) Nakashita T, et al：Respir Investig 2016；54：376-379.

5) Akiyama M, et al：Rheumatol Int 2016；36：881-889.

6) Nakashita T, et al：BMJ Open 2014；4：e005615.

7) 平田信太郎，他：九州リウマチ 2017；37：S15.

6）推奨作成関連資料一覧（推奨作成関連資料3に掲載）

資料A　CQ26　文献検索式

資料B　CQ 26　文献検索フローチャート
資料C　CQ 26　バイアスのリスク
資料D　CQ 26　エビデンスプロファイル

■参考文献

1）リウマトレックス適正使用情報 VOL25. 重篤な副査用およ
　び死亡症例の発現状況 2019 年. ファイザー株式会社.

2）Sawada T, et al：Rheumatology（Oxford）2009；48：1069-1072.

3）Takeuchi T, et al：Mod Rheumatol 2018；28：48-57.

4）Mimori T, et al：Mod Rheumatol 2019；29：314-323.

5）Tanaka M, et al：J Rheumatol 2015；42：1726-1728.

6）日本呼吸器学会 炎症性疾患に対する生物学的製剤と呼吸
　器疾患診療の手引き第 2 版作成委員会：炎症性疾患に対す
　る生物学的製剤と呼吸器疾患診療の手引き 第 2 版. 2020.

7）日本呼吸器学会・日本リウマチ学会合同 膠原病に伴う間質
　性肺疾患 診断・治療指針作成委員会：膠原病に伴う間質性
　肺疾患 診断・治療指針 2020. 2020.

8）日本リウマチ学会 MTX 診療ガイドライン策定小委員会
　編：関節リウマチ治療におけるメトトレキサート（MTX）
　診療ガイドライン 2016 年改訂版. 羊土社 2016.

9）Holroyd CR, et al：Rheumatology 2019；58；e3-e42.

第3章 クリニカルクエスチョンと推奨

推奨 27

合併症 2

推奨文

重症心不全を有する RA 患者では，TNF 阻害薬を投与しないことを推奨する（条件付き）．

推奨の強さ **弱い**　エビデンスの確実性 **非常に低**　パネルメンバーの同意度 **8.12**

CQ27

循環器合併症，特に心不全，心血管疾患（冠動脈疾患，脳血管疾患，末梢血管疾患）を有する RA 患者に DMARD の投与は安全か？

サマリー	心血管疾患を有する RA 患者に対して bDMARD は使用可能である．ただし，NYHAIII 度以上の心不全患者では TNF 阻害薬は禁忌である．
注 記	RA 患者の心血管イベントの減少には，心血管疾患危険因子への対応と DMARD 治療による RA 疾患活動性の抑制が重要である．JAK 阻害薬は心血管リスクのある高齢患者では静脈血栓塞栓症のリスクを否定できない．

1) 推奨の背景

関節リウマチ（RA）患者では一般人に比して心血管疾患（CVD）のリスクが高い．一般的な心血管リスクに加え，RA の活動性や治療薬がリスクとなるため，治療法の選択は重要な課題である．したがって，循環器合併症，特に心不全，心血管疾患（冠動脈疾患，脳血管疾患，末梢血管疾患）を有する RA 患者に対する抗リウマチ薬（DMARD）の投与の安全性を明らかにすることは重要である．

2) エビデンスの要約

2012 年から 2018 年に PubMed，Cochrane Central Register of Controlled Trials，医学中央雑誌で報告された，心血管リスクを有する RA 患者における従来型抗リウマチ薬（csDMARD），生物学的製剤（bDMARD），ヤヌスキナーゼ（JAK）阻害薬の投与の安全性を評価した論文に関する系統的レビューを行った．推奨作成に用いるアウトカムとして，複合心血管イベント，心不全，副作用が選ばれた．

① 心不全を有する RA 患者に対する TNF 阻害薬

Solomon らは，4 件の米国のヘルスケアプログラムを用いたコホート研究で，メトトレキサート（MTX）使用中の既知の心不全をもつ RA 患者（791 人）において，TNF 阻害薬または MTX 以外の csDMARD 投与による心不全入院のイベント発生率を比較し，両群間に差はなかったと報告した（non-biological DMARD 群 35/359，TNF 阻害薬群 40/432）（採用論文 1）．Listing らはドイツの bDAMRD レジストリ（RABBIT）によるコホート研究で，心不全を有する RA 患者（98 人，NYHA class III 8 人，IV 0

人）において，TNF 阻害薬または csDMARD 投与による心不全の悪化を比較し，両群に差はなかったと報告した（csDMARD 群 3/46，TNF 阻害薬群 9/52）（採用論文 2）．したがって，心不全またはその既往をもつ患者に対する TNF 阻害薬投与は心不全を悪化させない可能性がある．一方，Chung らは，ランダム化比較試験（RCT）で，NYHA class III/IV で EF＜35％の患者 150人において，プラセボ，インフリキシマブ 5mg/kg，10mg/kg 投与による心不全に対する影響を検討し，10mg/kg 群ではプラセボに比較して，死亡と心不全入院のリスクが上昇したことを報告した（HR＝2.84，95％CI[1.01，7.97]）（参考文献 1）．

以上 2 つのコホートと 1 つの RCT で異なる結果を示している理由として，対象患者の重症度が考えられる．コホート研究では，採用論文 1 は心不全の重症度について記載がなく，採用論文 2 では重症心不全（NYHA class III または IV）患者は少数であった．一方 RCT の対象は重症心不全（NYHA class III または IV）患者であったが，RA 患者ではなかった．

② 心血管リスクを有する患者に対する bDAMRD

RA 患者全体を対象として治療薬と複合血管イベント発生率を調べた多くの研究のメタ解析によると，TNF 阻害薬，MTX，アバタセプト（ABT），トシリズマブ（TCZ）使用患者では非使用患者に比較して心血管イベントが少ないことが示されている（参考文献 2，3）．

心血管リスクのある RA 患者に対する bDMARD 投与に関する報告は 2 件ある．RCT により心血管リスクを有する RA 患者3,080 人を対象に TCZ とエタネルセプト（ETN）投与による，複合血管イベントの発生率を比較した報告では，両群間に有意差を認めなかった（HR＝1.05，95％CI[0.77，1.43]）（採用論文

3).コホート研究において心血管リスクを有する RA 患者 6,248 人を対象に ABT と TNF 阻害薬の複合血管イベントの発生率を比較した研究では，ABT は TNF 阻害薬に比較して複合血管イベントの発生率が有意に低かった（HR＝0.79，95％CI［0.64，0.98］）（採用論文 4，5）．これらの研究は bDAMRD 間の比較であり，bDMARD 非投与群に比べて主要心血管イベントを抑制するかは明らかでないが，心血管リスクをもつ多くの患者に投与された経験が示されている．

以上より，bDMARD と MTX は心血管イベントを減少させる可能性があり，心血管リスクをもつ患者に多く使用されている経験から，心血管リスクをもつ患者への投与は可能とした．

③ 心血管リスクを有する患者に対する JAK 阻害薬

JAK 阻害薬に関する大規模観察研究はない．2019 年に報告された 26 の RCT のメタ解析では，11,799 人の RA 患者を対象として JAK 阻害薬による短期的な心血管イベント発生について対照群と比較した．JAK 阻害薬投与群と対照群に差はなかったが，バリシチニブは 4mg 群で 2mg 群より心血管イベント発生が増加した（OR＝0.09，95％CI［0.04，0.88］）（参考文献 4）．近年，50 歳以上で 1 つ以上の心血管リスクを有する RA 患者を対象とした海外市販後臨床試験（A3921133 試験）の中間解析において，トファシチニブ 10mg 1 日 2 回投与群（わが国の RA に対する承認用量用法は 5mg 1 日 2 回）で TNF 阻害薬投与群に比べて肺塞栓症のリスクが高い（17 件/3,123 人年 vs. 3 件/3,319 人年）ことが報告され，欧州医薬品庁から注意喚起がなされている（参考文献 5）．以上のことから，心血管リスクを有する RA 患者に対する JAK 阻害薬は慎重に適応を検討する必要がある．

3）エビデンスの確実性

本推奨は，RCT，コホート試験に基づいている．

Chung らの RCT の論文は，対象が RA 患者でないために「非直接性」が非常に深刻であり，採用論文でなく，参考文献とした（参考文献 1）．その他の心不全患者に対する試験では，背景因子の差，ケアの差，不十分な交絡の調整が unclear risk of bias，不適切なアウトカム測定が unclear または high risk of bias のため，深刻な「バイアスのリスク」を認め，異質性が高く，「非一貫性」は深刻とした．HR の 95％CI の上限と下限が，「効果なし」と「相当な害」とみなされる基準 HR＜0.75 または HR＞1.25 を含み，「不精確さ」は非常に深刻と判断した．以上のことから，エビデンスの確実性は「非常に低」と評価した（採用論文 1，2）．心血管因子を有する患者への投与の関する研究では，TCZ と ETN における RCT で複合心血管イベントが検討され，背景因子の差，ケアの差，不十分な交絡の調整の項目が high risk of bias であり，「バイアスのリスク」は深刻と判断した．また，HR の 95％CI の上限と下限が，「効果なし」と「相当な害」とみなされる HR＞1.25 を含むため，深刻とした．このことか

ら，エビデンスの確実性は「低」と評価した（採用論文 3）．ABT と TNF 阻害薬を比較したコホート研究で複合血管イベントが検討され，背景因子の差，ケアの差，不十分な交絡の調整の項目が high risk of bias であり，「バイアスのリスク」は深刻と判断した．また，HR の 95％CI の上限と下限が，「効果なし」と「相当な利益」とみなされる基準 HR＜0.75 を含むため，深刻とした．このことから，エビデンスの確実性は「非常に低」と評価した（採用論文 4，5）．

以上より，アウトカム全般にわたる全体的なエビデンスの確実性は「非常に低」とした．

4）推奨の強さ決定の理由

① 利益と害のバランスの評価

DMARD 治療は関節炎に対しては有益であり，RA の疾患活動性は心血管イベントリスク因子の 1 つであるため，CVD 合併 RA 患者に対しても有益と考えられる．また，CVD の既往やリスクのある患者に対しても多数の投与経験がある．したがって，bDMARD の使用は利益が害を上回ると考えられる．ただし，対象が RA 患者ではないものの，NYHA class III 度以上の心不全患者では心不全が悪化するという報告があり，うっ血性心不全の患者への TNF 阻害薬の使用は添付文書上禁忌であるため，重症心不全患者に対する TNF 阻害薬投与は害が利益を上回ると考えられるため推奨文に記載した．高用量の JAK 阻害薬投与で心血管イベントや静脈血栓塞栓症（VTE）の発生率が増える可能性が報告されているので，CVD 既往のある患者では JAK 阻害薬は慎重に使用することで利益と害のバランスをとるべきである．

② 患者の価値観・意向

CVD の既往のある RA 患者において，RA の活動性が高い場合には csDMARD，bDMARD，JAK 阻害薬投与を必要とする．心血管リスクに関する現在のエビデンスを十分説明して，これらの DMARD 治療について医師と患者の協働的意思決定をする必要がある．

③ コスト

CVD の再発により医療費が増加する可能性がある一方で，治療を差し控えると関節炎の進行による ADL の低下や関節破壊によって RA 医療の直接・間接医療費が増加する可能性がある．CVD の既往のある RA 患者における DMARD のコスト評価は今後の検討課題である．

④ パネル会議での意見

RA 患者では CVD のリスクが一般人口に比して 1.48 倍であるとされている（参考文献 6）．わが国の報告によれば，RA 患者の死因のうち脳血管障害が 8.0％，心筋梗塞 7.6％であり，悪性腫瘍，呼吸器疾患に次いで 3，4 位を占めるため，これらの疾患の CVD リスク管理は重要な臨床的問題である（参考文献 7）．

DMARDによりRAの疾患活動性をコントロールすることがCVDリスク管理上重要であり，心血管リスクのある患者でも安全性に注意しながらDMARDを使うことにより，CVDリスクを減らせる可能性がある．JAK阻害薬とVTEリスクについては今後も注意を要するが，現時点ではエビデンスが不十分と判断し，推奨からは除外し，注記に記載した（参考文献8）．

EULARリコメンデーション2019では，RA患者に対する冠動脈疾患危険因子のスクリーニング，適切な食事，規則的な運動，禁煙が奨励され，高血圧や脂質異常に対しては降圧薬，スタチン製剤の使用が勧められている．疾患活動性は適切にコントロールされるべきであり，NSAIDは注意深く，副腎皮質ステロイドは最小限に使用されるべきであると記載されている（参考文献9）．英国リウマチ学会ガイドラインでは，①NYHA Ⅲまたは Ⅳ度の心不全を有するRA患者には注意深くbDMARDを使用すること，②心筋梗塞（MI）やCVDの既往のあるRA患者に対してもbDMARDは使用可能であると記載されている（参考文献10）．

以上を総合的に判断し，重症心不全を有するRA患者では，TNF阻害薬を投与しないことを推奨し，推奨の強さは「弱い」（条件付き）とした．

5）採用論文リスト

1）Solomon DH, et al：Ann Rheum Dis 2013；72：1813-1818.

2）Listing J, et al：Arthritis Rheum 2008；58：667-677.

3）Giles JT, et al：Arthritis Rheum 2016；68：4357-4359.

4）Jin Y, et al：J Rheumatol 2018；45：1240-1248.

5）Kang EH, et al：J Am Heart Assoc 2018；7：e007393.

6）推奨作成関連資料一覧 （推奨作成関連資料3に掲載）

資料A　CQ 27　文献検索式

資料B　CQ 27　文献検索フローチャート

資料C　CQ 27　バイアスのリスク

資料D　CQ 27　エビデンスプロファイル

■参考文献

1）ChungES, et al：Circulation 2003；107：3133-3140.

2）Roubille C, et al：Ann Rheum Dis 2015；74：480-489.

3）Singh S, et al：Arthritis Care Res（Hoboken）2020；72：561-576.

4）Xie W, et al：Ann Rheum Dis 2019；78：1048-1054.

5）Xeljanz Article-20 procedure - EMA confirms Xeljanz to be used with caution in patients at high risk of blood clots（PDF/131.71 KB）First published:06/03/2020 EMA/92517/2020.

6）Avina-Zubieta JA, et al：Ann Rheum Dis 2012；71：1524-1529.

7）Nakajima A, et al：Scand J Rheumatol 2010；39：360-367.

8）ゼルヤンツ 適正使用のお願い 海外市販後臨床試験に関連する安全性情報～欧州医薬品庁（EMA）の対応と国内の状況～．ファイザー株式会社 2020.

9）Agca R, et al：Ann Rheum Dis 2017；76：17-28.

10）Holroyd CR, et al：Rheumatology 2019；58：e3-e42.

推奨 28

合併症 3

推奨文

中等度以上の腎機能障害を有する RA 患者では，安全性を慎重に検討し，適切な用量の DMARD を用いることを推奨する．

推奨の強さ **強い**　　エビデンスの確実性 **非常に低**　　パネルメンバーの同意度 **8.17**

CQ28

中等度以上の腎機能障害を有する RA 患者に DMARD の投与は安全か？

サマリー	腎機能障害を有する RA 患者の DMARD 治療に際しては，腎機能に応じて DMARD の適応と投与量を決定したうえで，関節炎を治療する．
注　記	中等度以上の腎機能障害を有する RA 患者に対する DMARD 治療の安全性に関する十分なエビデンスはない．

1）推奨の背景

関節リウマチ（RA）における腎障害には疾患活動性に伴うものや薬剤に起因するものなどがある．したがって，腎障害に配慮しつつ疾患活動性を制御することは重要であり，特に腎機能低下 RA 患者においては投与量の調節が必要となる．

2）エビデンスの要約

RA 患者は慢性腎臓病（CKD）に進行するリスクが 1.52 倍高いと報告されている（参考文献 1）．また，生物学的製剤（bDMARD）による治療は eGFR＞60mL/分 /1.73m^2 以上の RA 患者が CKD（eGFR＜60mL/分 /1.73m^2）へと進展するリスクを抑えると報告されている（参考文献 2）．では，eGFR が 60mL/分 /1.73m^2 未満の中程度の腎機能障害をもつ RA 患者に対する抗リウマチ薬（DMARD）投与は有効かつ安全であろうか．

2012 年から 2018 年に PubMed，Cochrane Central Register of Controlled Trials，医学中央雑誌で報告された，腎機能障害を有する RA 患者における従来型抗リウマチ薬（csDMARD），bDMARD，ヤヌスキナーゼ（JAK）阻害薬の投与の安全性を評価した論文に関する systematic review を行った．4 件のコホート研究が該当し，bDMARD に関するものが 3 件，NSAID に関するものが 1 件であった．推奨作成に用いるアウトカムとして，副作用，eGFR，死亡が選ばれた．

Kim らはコホート研究により eGFR＜60mL/分/1.73m^2 の RA 患者 70 人を対象に TNF 阻害薬投与による eGFR への影響を検討したところ，TNF 阻害薬投与群は csDMARD 投与群に比較して，eGFR の低下がみられにくいことを報告した（年間 eGFR 変化量 2.0±7.0 vs. −1.9±4.0mL/分/1.73m^2/年，$p=0.006$）．

bDMARD 投与では csDMARD 投与に比べ，DAS28 もより低下した（採用論文 1）．Sumida らは，アダリムマブ（ADA）投与を受けた RA 患者について，腎機能低下群（eGFR＜60mL/分/1.73m^2）39 人と腎機能正常群（eGFR≧60）26 人に分けて，ADA の投与による eGFR の変化（中央値 31 週）と ADA 中止に至った副作用の頻度を検討したところ，いずれの群でも eGFR 低下を認めず，投与中止に至った副作用頻度も変わらなかったと報告した（採用論文 2）．Kuroda らは，コホート研究により，アミロイドーシスと確定診断され透析中の RA 患者 28 人を対象に死亡率を検討したが，bDMARD 使用者（$n=10$）は csDMARD 使用者（$n=18$）と比較して死亡率に有意差を認めなかった（HR ＝1.03，95%CI[0.43，2.48]）．死因は，bDMARD 使用者では感染症が多く（6/8），csDMARD 使用者では心不全が多かった（8/16）（採用論文 3）．

上記についてまとめると，中等度腎機能障害を有する RA 患者に対して bDMARD の投与は eGFR を悪化させず，csDMARD に比して疾患活動性も低下させるため，有用であると考えられる．透析 RA 患者に対する bDMARD 投与は感染症に注意が必要であり，アミロイドーシス合併透析 RA 患者では予後を改善しない．実臨床では透析患者に bDMARD を使用することもあるが，United States Renal Data System の 2011 年のデータでは，透析 RA 患者に対する治療として，2,646 患者中 113 人（4.3%）で bDMARD が使用されていたと報告されている（参考文献 3）．

csDMARD と JAK 阻害薬の腎機能低下 RA 患者への投与に関するまとまった報告はなかった．

3）エビデンスの確実性

本推奨はいずれも観察研究に基づいている．bDMARD によ

る eGFR の低下と中止に至った副作用頻度のアウトカムでは，いずれも「バイアスのリスク」は非常に深刻または深刻で，総サンプル数が小さく「不精確さ」は深刻と判断した．以上のことから，エビデンスの確実性は「非常に低」と評価した．透析中透析患者に対する bDMARD 使用での死亡頻度のアウトカムでは，背景因子の差，不完全なフォローアップ，不十分な交絡因子の調整の項目が high risk of bias であり，「バイアスのリスク」は非常に深刻と判断した．HR の 95％CI の上限と下限が，「効果なし」を含み，かつ「相当な利益」とみなされる基準 HR＜0.75 と「相当な害」とみなされる基準 HR＞1.25 の一部または双方を含んでおり，かつ総サンプル数，総イベント数が少ないため，「不精確さ」は非常に深刻とした．以上のことから，エビデンスの確実性は「非常に低」と評価した．

本推奨のエビデンスの効果サイズの点推定値の評価が不可なアウトカムがあるが，すべてのアウトカムのエビデンスの確実性は「非常に低」であることから，アウトカム全般にわたる全体的なエビデンスの確実性は「非常に低」とした．

4）推奨の強さ決定の理由

① 利益と害のバランスの評価

腎機能障害があっても RA に対する DMARD 治療は関節炎に対して益があると同時に疾患活動性を抑えることにより，腎機能低下を抑制できる可能性がある．bDMARD による腎機能の低下はみられないため腎に対する害は少ないが，特に透析患者では感染症その他の副作用に留意する必要がある．csDMARD と JAK 阻害薬は，薬剤によっては腎排泄であるため，投与量の調節が必要である．腎機能低下患者では血中濃度の上昇により副作用が大きく出る可能性があることに留意する．したがって，安全性を慎重に考慮しながら適切な量で使用することにより利益が害を上回ると考えられる．

② 患者の価値観・意向

腎機能低下のある RA 患者において RA の活動性が高い場合，NSAID は使用しづらく，他の補助的治療でも疼痛コントロールが不十分で関節破壊の進行により ADL が低下する場合，DMARD 治療を必要とする場合が日常臨床においてもみられる．腎機能障害時の DMARD の現在のエビデンスを十分説明して，医師と患者の協働的意思決定を重視して，適切な使用を決める必要がある．

③ コスト

費用対効果の研究はない．関節障害による RA 治療の直接・間接医療費と，腎機能低下に対する補助療法，DMARD の副作用対策などを考慮する必要があるが，RA の疾患活動性，腎機能障害の程度，薬剤の種類により，個々の患者で利益と害のバランスは大きく異なるため，今後の検討が必要である．

④ パネル会議での意見

パネル会議においては，腎機能障害時には薬剤血中濃度の上昇により副作用が現れる可能性もあり，慎重に投与量を決定する必要があるとされた．

DMARD による T2T に基づいた治療により，RA による腎障害やアミロイドーシスの合併頻度は減少した（参考文献 4）．アミロイドーシス合併 RA 患者においても適切な治療により腎機能が改善する可能性も示されている（参考文献 5）．一方で，腎障害合併時には安全性には注意する必要があり，特に MTX や JAK 阻害薬の適応や投与量を慎重に検討する．MTX は eGFR＜30mL/分/1.73m^2 では投与禁忌であり，eGFR＜60mL/分/1.73m^2 では慎重投与である（参考文献 6）．JAK 阻害薬は薬剤により腎機能に応じた投与量が異なるため，添付文書を参考にする．これらの薬剤では腎機能低下時のエビデンス構築はむずかしい．

諸外国のガイドラインには腎機能低下時の DMARD の選択については取り上げられていない．また，透析 RA 患者における DMARD の安全性の検討は future question である．

以上から，エビデンスの確実性は「非常に低」であったが，中等度以上の腎機能障害を有する場合には不適切な投与や過剰な投与による副作用の増加や腎機能のさらなる悪化を防ぐことが極めて重要であるというパネル会議での意見をふまえ，推奨の強さは「強い」とした．

5）採用論文リスト

1）Kim HW, et al：Rheumatol Int 2015；35：727-734.
2）Sumida K, et al：Arthritis Care Res（Hoboken）2013；65：471-475.
3）Kuroda T, et al：Intern Med 2016；55：2777-2783.

6）推奨作成関連資料一覧 （推奨作成関連資料 3 に掲載）

資料 A　CQ 28　文献検索式
資料 B　CQ 28　文献検索フローチャート
資料 C　CQ 28　バイアスのリスク
資料 D　CQ 28　エビデンスプロファイル

■参考文献

1）Raksasuk S, et al：Int Urol Nephrol 2020；52：147-154.
2）Sumida K, et al：Kidney Int 2018；93：1207-1216.
3）Paudyal S, et al：Semin Arthritis Rheum 2017；46：418-422.
4）Kapoor T, et al：Rheum Dis Clin North Am 2018；44：571-584.
5）Miyagawa I, et al：Mod Rheumatol 2014；24：405-409.
6）日本リウマチ学会 MTX 診療ガイドライン策定小委員会編：関節リウマチ治療におけるメトトレキサート（MTX）診療ガイドライン 2016 年改訂版．羊土社 2016.

2. クリニカルクエスチョンと推奨

推奨 29

合併症 4

推奨文

HBs 抗原陽性の RA 患者では，肝臓専門医と連携することを推奨する．
HBs 抗原陰性の RA 患者では，HBV 感染を定期的に観察したうえで，通常の治療戦略に沿い RA を治療することを推奨する．

推奨の強さ **強い** エビデンスの確実性 **非常に低** パネルメンバーの同意度 **8.17**

CQ29

B 型肝炎ウイルス感染 RA 患者に DMARD の投与は安全か？

サマリー	B 型肝炎ウイルス感染 RA 患者には，定期的な観察，肝臓専門医との連携のもとに，DMARD を投与するべきである．
注　記	B 型肝炎ウイルス再活性化の頻度は必ずしも高くないが，再活性化による肝炎の劇症化の報告もあるため，慎重な観察を行う．

1）推奨の背景

抗リウマチ薬（DMARD）による関節リウマチ（RA）治療では肝障害をきたすことも多い．特に B 型肝炎ウイルス（HBV）感染または感染の既往のある患者では，HBV 再活性化による重篤な肝障害をもたらす可能性があり，注意が必要である．したがって HBV 既感染 RA 患者の治療法選択は重要であり，エビデンスに基づく指針が求められる．

2）エビデンスの要約

2012 年から 2018 年に PubMed，Cochrane Central Register of Controlled Trials，医学中央雑誌で報告された，肝機能障害を有する RA 患者における従来型抗リウマチ薬（csDMARD），生物学的製剤（bDMARD），ヤヌスキナーゼ（JAK）阻害薬の投与の安全性を評価した論文に関する系統的レビューを行った．推奨に使用するアウトカムとして，HBV 再活性化が選ばれた．

B 型肝炎ウイルス既感染 RA 患者に関する論文は 13 件であった．研究デザインとしては症例集積研究が 13 件であり，総患者数は 2,110 人であった．薬剤別のデータがない研究も多く，薬剤間の比較は行わなかった．これらの研究で，HBV 再活性化の発症割合は，0～9.09％であった（採用論文 1～10）．bDMARD による HBV 再活性化の頻度に関しては，Tien ら（採用論文 7）はリツキシマブの投与を受けた 44 人の RA 患者で 9.09％，Nakamura ら（採用論文 6）は種類を問わず bDMARD の投与を受けた 57 人の RA 患者で 5.26％，黒川ら（採用論文 1）は種類を問わず bDMARD の投与を受けた 116 人の RA 患者で 3.45％，その他の研究では 0～2.17％と報告している．JAK 阻害薬につ

いては，Chen らがトファシチニブの投与で 75 人中再活性化は 0％と報告した（採用論文 4）．種類を問わない DMARD 全般の投与では，浦田らは 157 人の HBV 既感染 RA 患者で 8.28％が HBV 再活性化を示し，タクロリムスがリスクであると報告した（採用論文 13）．したがって，HBV 既感染者では DMARD 投与により，一定の割合で HBV 再活性化が起こる．

一方，HBs 抗原陽性患者では，HBV 再活性化の率は高い．Chen らは 123 人の HBs 抗原陽性患者をフォローし，30 人（24.4％）が再活性化したと報告した（参考文献 1）．

2011 年の症例集積研究では，TNF 阻害薬投与下の HBV 再活性化で肝不全をきたし死亡した症例も報告されている（参考文献 2）．

以上から，DMARD 投与下で HBV の再活性化は薬剤を問わず一定の割合で起こる．

3）エビデンスの確実性

本推奨は，症例集積研究に基づいている．いずれの研究も DMARD 非投与の対照群がなく，背景因子の差，不十分な交絡の調整が unclear または high risk of bias，ケアの差，不完全なフォローアップが unclear risk of bias のため，深刻な「バイアスのリスク」を認めた．異質性が高いため，「非一貫性」は深刻とした．また，代理アウトカムのため深刻な「非直接性」と判断した．以上のことから，エビデンスの確実性は「非常に低」と評価した．

以上から，いずれの研究も DMARD 非投与の対照群がないため，効果サイズの検討は行うことはできなかったが，すべてのアウトカムのエビデンスの確実性が「非常に低」であったので，

アウトカム全般にわたる全体的なエビデンスの確実性は「非常に低」とした.

4) 推奨の強さ決定の理由

① 利益と害のバランスの評価

　肝機能障害の有無により投与量の調整が必要になる薬剤はあるが, 薬剤の有効性に関しては大きく変わるものではないと考えられるため, HBV 感染 RA 患者への DMARD 投与は有益である. 有害事象に関して, HBs 抗原陽性患者では高頻度で再活性化が観察され, また HBV 既感染者においても低頻度ながら一定の頻度で HBV 再活性化がみられる. HBV 再活性化は臨床的に重要な有害事象であるが, HBV に対しては有効な抗ウイルス薬が存在するため, 定期的なモニタリングによる早期治療介入で重症化, 劇症化を避けることができる. したがって, 定期的観察のもとに RA 治療を行うことで利益が害を上回る可能性が高い. HBs 抗原陽性患者, HBV 既感染患者で HBV-リアルタイム PCR 陽性の場合は, 肝臓専門医との連携が必要と考えられる.

② 患者の価値観・意向

　既感染を含む HBV 感染 RA 患者において, RA の疾患活動性をコントロールするために DMARD 治療を必要とする場合が日常臨床においてもみられる. 疼痛を伴う RA の治療を患者が優先する場合があっても, HBV 感染は進行すると生命予後に影響する病態となる可能性があるため, これらの患者に対して B 型肝炎の治療法, および DMARD 使用が HBV 感染に与える影響について十分説明し, 必要時には肝臓専門医と連携する. 医師と患者の協働的意思決定に基づいて, DMARD を使用することが重要である. 本推奨に関する患者アンケート結果はない.

③ コスト

　HBV 再活性化の場合, HBV ウイルス量を減少させるための核酸アナログ製剤に費用がかかるが, 医療費助成制度のより患者負担は抑えられる. 慢性 B 型肝炎から肝硬変や肝細胞癌への進行や, 肝炎劇症化によりさらなる医療費が必要になる. 一方 RA 治療が不十分であると, 関節障害による ADL 低下・関節破壊のため直接・間接医療費が増大する. これらに関する費用対効果の研究はない. HBV-DNA 測定の検査料は 271 点である.

④ パネル会議での意見

　RA 治療の開始時に HBV 感染状態を把握し, 適切なモニタリングや肝臓専門医との連携が重要であることが確認された.

　HBV 感染者（キャリアおよび既往感染者）に対しては, 日本肝臓学会「B 型肝炎治療ガイドライン」を参考に対処する（参考文献 3）.

　英国リウマチ学会のガイドラインでは, HBV 陽性でも適切な抗ウイルス治療により bDMARD は安全に投与できる可能性が

あるので, 肝臓専門医と連携してリスクベネフィットを考慮することが記載されている（参考文献 4）. APLAR のガイドラインではリツキシマブ以外の bDMARD が好ましいとされている（参考文献 5）. EULAR は, HBV 感染リスクの高い（医療従事者など）自己免疫疾患患者に対する HBV ワクチン接種を推奨している（参考文献 6）.

　以上から, エビデンスの確実性は「非常に低」であったが, HBV に対する核酸アナログの有用性は高く, HBV 再活性化は生命予後に影響する問題であり, 医療費助成金制度が活用できること, およびパネル会議での意見をふまえ, 推奨の強さは「強い」とした.

5) 採用論文リスト

1) 黒川敬文, 他：北海道整形災害外科学会雑誌 2018；60：119.
2) 日高利彦, 他：九州リウマチ 2012；32：S20.
3) Papalopoulos I, et al：Clin Exp Rheumatol 2018；36：102-109.
4) Chen YM, et al：Ann Rheum Dis 2018；77：780-782.
5) Ballanti E, et al：Drug Dev Res 2014；75（Suppl 1）：S42-45.
6) Nakamura J, et al：Int J Rheum Dis 2016；19：470-475.
7) Tien YC, et al：Clin Exp Rheumatol 2017；35：831-836.
8) Chen LF, et al：Int J Rheum Dis 2017；20：859-869.
9) Padovan M, et al：Arthritis Care Res（Hoboken）2016；68：738-743.
10) Toulemonde G, et al：Ann Rheum Dis 2012；71：1423-1424.
11) Tan J, et al：Clin Rheumatol 2012；31：1169-1175.
12) 福田　互, 他：日本リウマチ学会総会・学術集会プログラム・抄録集 2018；62 回：579.
13) 浦田幸朋, 他：最新医学 2013；68：395-402.

6) 推奨作成関連資料一覧 （推奨作成関連資料 3 に掲載）

資料 A　CQ 29　文献検索式
資料 B　CQ 29　文献検索フローチャート
資料 C　CQ 29　バイアスのリスク
資料 D　CQ 29　エビデンスプロファイル

■参考文献

1) Chen MH, et al：J Infect Dis 2017；215：566-573.
2) Pérez-Alvarez, et al：Medicine 2011；90：359-371.
3) 日本肝臓学会肝炎診療ガイドライン作成委員会編：B 型肝炎治療ガイドライン第 3.2 版. 2020.
4) Holroyd CR, et al：Rheumatology 2019；58：e3-e42.
5) Lau CS, et al：Int J Rheum Dis 2019；3：357-375.
6) Furer V, et al：Ann Rheum Dis 2020；79：39-52.

2. クリニカルクエスチョンと推奨

推奨30

合併症5

推奨文

HCV 感染 RA 患者では，肝臓専門医と連携し，通常の治療戦略に沿い RA を治療することを推奨する.

推奨の強さ **強い**　エビデンスの確実性 **非常に低**　パネルメンバーの同意度 **8.06**

CQ30

C 型肝炎ウイルス感染 RA 患者に DMARD の投与は安全か？

サマリー	DMARD による治療は HCV 感染に大きな影響を与えないため，必要ならば通常の RA 治療を行う．エビデンスレベルは高くないので，経過を慎重に観察する.
注　記	肝臓専門医と連携して HCV 感染に対応する.

1）推奨の背景

関節リウマチ（RA）患者では時に C 型肝炎ウイルス（HCV）感染を合併していることがある．HCV-RNA 陽性患者では，専門医による治療が必要となることも多い．同時に抗リウマチ薬（DMARD）による肝障害の悪化の可能性も考慮する必要がある．したがって HCV 感染患者への対応や治療薬選択は重要な問題である.

2）エビデンスの要約

2012 年から 2018 年に PubMed，Cochrane Central Register of Controlled Trials，医学中央雑誌で報告された，肝機能障害を有する RA 患者における従来型抗リウマチ薬（csDMARD），生物学的製剤（bDMARD），ヤヌスキナーゼ（JAK）阻害薬の投与の安全性を評価した論文に関する系統的レビューを行った．推奨に使用するアウトカムとして，副作用としての肝機能障害である ALT（採用論文 1，2，3），ウイルス量（採用論文 1，2，3），肝硬変（採用論文 4）が選ばれた.

C 型肝炎を有する RA 患者に関する論文は 4 件であり，研究デザインとしてはランダム化比較試験（RCT）1 件，コホート研究 2 件，症例集積 1 件であった．Iannone らは，RCT において，HCV-RNA 陽性だが肝炎治療を要しない RA 患者 29 人を対象にメトトレキサート（MTX），エタネルセプト（ETN），MTX ＋ETN の 3 群に分け，血清 ALT 値，ウイルス量の変化について検討したが，3 群ともに 54 週まで ALT 値やウイルス量の増加を認めなかった（採用論文 1）．Chen らは，症例集積研究により HCV-RNA 陽性 RA 患者 26 人を対象とし，TNF 阻害薬およびリツキシマブ（RTX）治療前後における，血清 ALT 値，ウイルス量の変化量について検討した．ALT 値は投与前後で変化が

なかった．TNF 阻害薬 20 人では投与前後でウイルス量の有意な変化を認めなかったが，RTX 6 人では増加した（採用論文 2）．Burton らは，コホート研究により HCV-RNA 陽性 RA 患者 748 人の 1,097 治療例を対象に，bDMARD 投与，csDMARD の投与により，ALT＞100 IU/L またはウイルス量＞1 log/mL となる割合を検討した．37 治療例（3.4%）で ALT 上昇を認めたが，全例次回採血では ALT≦100IU/L に低下し一過性であった．bDMARD 投与群で 4.8%，csDMARD 投与群で 2.3% であった．またウイルス量の増加は 1 例も認められなかった（採用論文 3）．Tang らは，コホート研究により RA 患者 450 人を対象に肝硬変の発生率を検討したが，MTX 使用者 195 人では 11.2/1,000 人年であり，MTX 非使用者 255 人では 35.8/1,000 人年であった（採用論文 4）.

以上をまとめると，C 型肝炎を有する RA 患者に対して csDMARD，bDMARD の投与は肝機能悪化やウイルス量増加に大きな影響は与えなかった．HCV 既感染・治癒症例に関する検討はないが，DMARD は HCV-RNA 陽性者でもウイルス量に大きく影響しないため，HCV-RNA 陰性者でも同様に考えることができる.

3）エビデンスの確実性

本推奨は，RCT（採用論文 1），症例集積研究（採用論文 2），コホート研究（採用論文 3，4），に基づいている．いずれの研究も DMARD 非投与の対照群がなく，背景因子の差，ケアの差，不十分な交絡の調整が high risk of bias であり，深刻な「バイアスのリスク」を認めた．RCT，症例集積研究では ALT，ウイルス量が用いられ，代理アウトカムのため深刻な「非直接性」と判断した．また，いずれの研究も総サンプル数が少ないため，深刻な「不精確さ」を認めていた．以上のことから，エビデン

97

第3章 クリニカルクエスチョンと推奨

スの確実性は「非常に低」と評価した.

以上から，いずれの研究も DMARD 非投与の対照群がないため，効果サイズの検討は行うことはできなかったが，すべてのアウトカムのエビデンスの確実性が「非常に低」であったので，アウトカム全般にわたる全体的なエビデンスの確実性は「非常に低」とした.

4）推奨の強さ決定の理由

① 利益と害のバランスの評価

C型肝炎は肝硬変や肝細胞癌に進展する可能性がある病態である．現在 C 型肝炎の治療は進歩しているので，まず肝臓専門医にコンサルトをして HCV 感染について適切な対応をとることが望ましい．RA の治療薬に関しては，肝機能障害の程度により投与量の調整が必要になる場合もあるが，DMARD 投与は有効と考えられる．有害事象に関して，HCV 感染者に対する DMARD 治療は肝逸脱酵素上昇や HCV-RNA 量の増加には大きな影響を与えないため，害は少ないと評価できる．したがって，肝機能に注意しながら通常の RA 治療を行うことで利益と害のバランスがとれる.

② 患者の価値観・意向

C型肝炎合併 RA 患者において，RA の疾患活動性をコントロールするために DMARD 治療を必要とする場合が日常臨床においてもみられる．C 型肝炎は進行すると生命予後に影響する病態であるため，肝臓専門医と連携し適切に対応する．そのうえで，DMARD が C 型肝炎に与える影響使用について十分説明し，医師と患者の協働的意思決定に基づいて，DMARD を使用することが重要である．本推奨に関する患者アンケート結果はない.

③ コスト

RA 治療を控えると関節障害による ADL 低下や関節破壊により直接・間接医療費が増大するため，通常の RA 治療を行うのが望ましい．C 型慢性肝炎や肝硬変に対する治療のコストは，グレカプレビル水和物・ピブレンタスビル錠を使用する場合で

18,457.50 円/日×84 日＝1,550,430 円となるが，医療費助成制度が利用できる．これらに関する費用対効果の研究はない.

④ パネル会議での意見

現在，C 型肝炎に対する直接型抗ウイルス薬によるインターフェロンフリー抗ウイルス治療の有効性は極めて高く，非代償性肝硬変を含むすべての C 型肝炎症例が抗ウイルス治療の対象となる（参考文献 1）．したがって，RA 患者で HCV 感染が判明した場合には治療機会を逃さないよう肝臓専門医にコンサルトする.

英国リウマチ学会のガイドラインでは，bDMARD は HCV 感染に影響しないようにみえるため慎重な経過観察のもとでの使用が推奨されている（参考文献 2）.

以上から，エビデンスの確実性は「非常に低」であったが，利益と害のバランスには問題が少なく，C 型肝炎は生命予後に影響する問題であり，医療費助成制度が活用できること，およびパネル会議での意見をふまえ，推奨の強さは「強い」とした.

5）採用論文リスト

1) Iannone F, et al：J Rheumatol 2014；41：286-292.

2) Chen YM, et al：Ann Rheum Dis 2015；74：626-627.

3) Burton MJ, et al：J Rheumatol 2017；44：565-570.

4) Tang KT, et al：Sci Rep 2016；6：33104.

6）推奨作成関連資料一覧（推奨作成関連資料 3 に掲載）

資料 A　CQ 30　文献検索式

資料 B　CQ 30　文献検索フローチャート

資料 C　CQ 30　バイアスのリスク

資料 D　CQ 30　エビデンスプロファイル

■参考文献

1) 日本肝臓学会肝炎診療ガイドライン作成委員会編：C 型肝炎治療ガイドライン第 7 版．2019.

2) Holroyd CR, et al：Rheumatology 2019；58：e3-e42.

推奨 31

合併症 6

推奨文

HTLV-1 陽性 RA 患者では，経過を注意深く観察しながら DMARD を投与することを推奨する（条件付き）．

推奨の強さ **弱い**　エビデンスの確実性 **非常に低**　パネルメンバーの同意度 **7.59**

CQ31

HTLV-1 陽性 RA 患者に DMARD の投与は安全か？

サマリー	HTLV-1 陽性 RA 患者に対する DMARD の安全性は確立していないが，HTLV-1 感染を悪化させるエビデンスもない．注意深く DMARD による RA 治療を行う．
注　記	TNF 阻害薬以外の bDMARD や JAK 阻害薬についてはエビデンスがない．

1）推奨の背景

ヒト T 細胞白血病ウイルス（HTLV-1）感染者は欧米よりもわが国で多い．HTLV-1 陽性関節リウマチ（RA）患者に対する対応は海外のガイドラインには記載がなく，非感染者と同様の治療が可能か明確ではないため，エビデンスに基づくガイドラインが求められている．

2）エビデンスの要約

2018 年までに PubMed，Cochrane Central Register of Controlled Trials，医学中央雑誌で報告された，HTLV-1 陽性 RA 患者における従来型抗リウマチ薬（csDMARD），生物学的製剤（bDMARD），ヤヌスキナーゼ（JAK）阻害薬の投与の有効性・安全性を評価した論文に関する系統的レビューを行い，2 つのコホート研究が該当した．推奨作成に用いるアウトカムとして，EULAR response の good or moderate response，低疾患活動性または寛解，成人 T 細胞白血病（ATL），HTLV-1 関連脊髄症（HAM），HTLV-1 ブドウ膜炎（HU/HAU）の発症が選ばれた．

① 有効性に関して

2 つのコホート研究（採用論文 1，2）において，TNF 阻害薬の投与を受けた RA 患者を対象に，HTLV-1 陽性 RA 患者と HTLV-1 陰性 RA 患者における TNF 阻害薬の治療効果を EULAR response criteria の good or moderate response の割合で比較した．2 研究合わせた計 615 人の RA 患者の good or moderate response の割合は，HTLV-1 陽性 RA 患者では 66.7％（40/60），陰性患者では 81.3％であった．

したがって，TNF 阻害薬は HTLV-1 陽性 RA 患者に対しても有効である．HTLV-1 陰性患者に比較して有効性が低下（統合 OR＝0.20，95％CI[0.06，0.67]）していたが，今後さらなる検討が必要である．その他の抗リウマチ薬（DMARD）に関して検討した報告はみつからなかった．

② 安全性に関して

Suzuki らは，50 人の HTLV-1 陽性 RA 患者に TNF 阻害薬を投与し，24 週のフォローで ATL，HAM，HU/HAU の発症はなかったと報告している（採用論文 1）．50 人中 42 人でメトトレキサート（MTX）が併用され，31 人で副腎皮質ステロイドが併用されていた．Umekita らは，10 人の HTLV-1 陽性 RA 患者に TNF 阻害薬を投与し，2 年間のフォロー（継続率 50％）で ATL，HAM，HU/HAU の発症はなかったと報告している（採用論文 2）．2019 年の Umekita らの報告では，csDMARD や bDAMRD で治療されている 20 人の HTLV-1 陽性 RA 患者を対象に，経時的に HTLV-1 proviral load（PVL）と可溶性 IL-2 受容体を測定したところ，観察期間中（2013〜2017 年）に変化はなかった（参考文献 1）．そのうち 1 人の高齢女性患者が MTX とインフリキシマブで治療中に慢性型 ATL を発症したが，薬剤中止により消退した（参考文献 1，2）．その他，トシリズマブ，MTX，アダリムマブで RA 治療中に ATL を発症した HTLV-1 陽性 RA 患者が報告されている（参考文献 3〜5）．HAM，HU/HAU の発症の報告はみられなかった．

以上のように，RA 治療と ATL の発症に関する報告は少ない．HTLV-1 感染者が ATL を発症するリスクは年間 0.1％と低いことを考慮すると，2 つのコホート研究の追跡期間は短く症例数も少ないため安全性は評価できない．一方，RA 治療中に ATL を発症した症例報告が数件あるが，治療薬との因果関係は不明である．現在のところ，RA 治療薬により ATL，HAM，HU/HAU の発症リスクが上昇するというエビデンスはないが，今後も注意深く観察する必要がある（参考文献 6）．

3) エビデンスの確実性

治療薬の有効性に関する本推奨は，いずれもコホート研究に基づいている．背景因子の差，不十分な交絡の調整が unclear または high risk of bias，ケアの差，不適切なアウトカム測定が unclear risk of bias のため，「バイアスのリスク」は深刻と判断した．EULAR response criteria をアウトカムとした研究の「不精確さ」は総イベント数，総サンプル数が少ないため，深刻であり，低疾患活動性または寛解をアウトカムとした研究の「不精確さ」は RR の95％CI の上限と下限が，「相当な害」とみなされる基準 RR＜0.75 と「相当な利益」とみなされる基準 RR＞1.25 の双方を含んでいるため，非常に深刻とした．このため，エビデンスの確実性は EULAR response criteria および低疾患活動性または寛解ともに「非常に低」と評価した．

安全性に関するアウトカムとしては，ATL，HAM，HU/HAU の発症が使用されていた．対照群がなく，背景因子の差，ケアの差，不十分な交絡の調整が high risk of bias，不適切なアウトカム測定が unclear risk of bias のため，「バイアスのリスク」は非常に深刻とした．また，総イベント数，総サンプル数が少ないため，「不精確さ」は深刻とした．このため，エビデンスの確実性は「非常に低」と評価した．

以上から，すべての推奨に使用したアウトカムのエビデンスの確実性が「非常に低」であったため，アウトカム全般にわたる全体的なエビデンスの確実性は「非常に低」とした．

また，TNF 阻害薬以外の DMARD のエビデンスは集積研究症例報告であり，コホート研究とあわせて本推奨のエビデンスの確実性は「非常に低」とした．

4) 推奨の強さ決定の理由

① 利益と害のバランスの評価

DMARD 治療は HLTV-1 陽性 RA 患者においても疾患活動性を低下させるので有益であると考えられる．一方，治療による ATL 発症は臨床的に重要な害であるが，現時点では DMARD 治療が ATL 発症のリスクになるというエビデンスはない．DMARD 治療の有益性が治療しない害を上回る可能性が高いと考えられる．ただし，DMARD 治療が ATL 発症のリスクではないというエビデンスもないため，慎重な観察が必要である．bDMARD に関しては TNF 阻害薬の使用報告がある．非 TNF 阻害薬や JAK 阻害薬については報告がないため利益と害のバランスを個々の症例で検討する必要がある．

② 患者の価値観・意向

HTLV-1 陽性 RA 患者において，RA の疾患活動性をコントロールするために DMARD 治療を必要とする場合が日常臨床においてもみられる．一般に HTLV-1 陽性であっても HTLV-1 関連疾患に進行する確率は低く，生涯で5％である．また，現時点では DMARD 治療が HTLV-1 陽性者の自然経過を変えるという報告はない．DMARD 使用が HTLV-1 に与える影響について十分説明し，医師と患者の協働的意思決定に基づいて，DMARD を使用することが重要である．この推奨に関する患者アンケート結果はない．

③ コスト

RA 治療を控えると関節障害による ADL 低下や関節破壊により直接・間接医療費が増大するため，RA 治療を行うのが望ましい．一方 HTLV-1 関連疾患が発症すると医療費は高くなるが，そのリスクは不明である．これらに関する費用対効果の研究はない．

④ パネル会議での意見

DMARD 治療が ATL 等発症のリスクになるとの報告はないが，十分な安全性も確立していないため，注意深い使用が望まれる．TNF 阻害薬以外の bDMARD や JAK 阻害薬の有効性，安全性については今後の検討課題である．

HTLV-1 陽性関節リウマチについては，厚労省研究班「HTLV-1 陽性関節リウマチ患者診療の手引（Q&A）第2版」（日本リウマチ学会 HP に掲載）に下記のように記載されている．

HTLV-1 陽性が判明している RA 患者に対しては，まず ATL，HAM，HU/HAU を疑う所見がないか検討し，HTLV-1 の説明を十分に行う．RA に対する薬物治療が ATL，HAM，HU/HAU の発症リスクを上昇させる報告は今のところないが，新薬等については今後の注意が必要である．HTLV-1 陽性 RA で，現在のところ使用できない DMARD はなく，病勢評価，薬剤の副作用，感染症対策など RA 診療に必須の項目については注意しながら通常の RA 治療を行う（参考文献6）．

以上を総合的に勘案し，HTLV-1 陽性 RA 患者では，経過を注意深く観察しながら DMARD を投与することを推奨した．推奨の強さは「弱い」（条件付き）とした．

5) 採用論文リスト

1) Suzuki T, et al：Arthritis Rheumatol 2018；70：1014-1021.
2) Umekita K, et al：Arthritis Care Res（Hoboken）2014；66：788-792.

6) 推奨作成関連資料一覧 （推奨作成関連資料4に掲載）

資料 A　CQ 31　文献検索式
資料 B　CQ 31　文献検索フローチャート
資料 C　CQ 31　バイアスのリスク
資料 D　CQ 31　エビデンスプロファイル

■参考文献

1) Umekita K, et al：Mod Rheumatol 2019；29：795-801.
2) Hashiba Y, et al：Mod Rheumatol Case Rep 2018；2：9-13.

3）Nakamura H, et al：Intern Med 2013；52：1983-1986.

4）Takajo I, et al：Intern Med 2018；57：2071-2075.

5）Bittencourt AL, et al：J Clin Virol 2013；58：494-496.

6）平成 30 年度 厚生労働科学研究費補助金 難治性疾患政策研究事業「HAM ならびに HTLV-1 陽性難治性疾患に関する国際的な総意形成を踏まえた 診療ガイドラインの作成」研究班：HTLV-1 陽性関節リウマチ患者診療の手引（Q&A）第 2 版. 2019.

第3章　クリニカルクエスチョンと推奨

推奨 32

合併症7

推奨文

悪性腫瘍の合併または既往のある RA 患者では，悪性腫瘍を治療する主治医と連携し，十分な説明による患者の同意のうえ，bDMARD を使用することを推奨する（条件付き）．

推奨の強さ　**弱い**　エビデンスの確実性　**非常に低**　パネルメンバーの同意度　**7.50**

CQ32

悪性腫瘍の合併または既往のある RA 患者に DMARD の投与は安全か？

サマリー	RA 治療による悪性腫瘍の再発に関するエビデンスは十分ではないため，悪性腫瘍を治療する主治医と連携し，患者に十分に説明することが重要である．
注　記	TNF 阻害薬投与によって固形癌の再発率は上昇しないという報告が多いが，IL-6 阻害薬，T 細胞選択的共刺激調節薬，JAK 阻害薬についての報告は少ない．薬剤別および癌種別の再発率や，固形癌治療後の bDMARD 再投与時期については今後の研究課題である．

1）推奨の背景

わが国では生涯で男性の63％，女性の48％が悪性腫瘍に罹患し，罹患率は50歳代から80歳代まで増加する．癌種にもよるがその5年相対生存率は男女計で64％である（参考文献1）．NinJa データベース2015によると RA 患者の平均発症年齢は51.3歳，平均年齢は63.9歳と高齢化の傾向にあり（参考文献2），悪性腫瘍を経験する RA 患者は増加している．これらの背景から，悪性腫瘍と RA 治療薬の関係や，悪性腫瘍治療後の RA 治療の安全性エビデンスを明らかにすることは重要である．

2）エビデンスの要約

2012年から2018年に PubMed，Cochrane Central Register of Controlled Trials，医学中央雑誌で報告された，悪性腫瘍の併存または既往のある RA 患者における従来型抗リウマチ薬（csDMARD），生物学的製剤（bDMARD），ヤヌスキナーゼ（JAK）阻害薬の投与の安全性を評価した論文に関する系統的レビューを行ったところ，8件のコホート研究が該当した．推奨作成に用いるアウトカムとして，悪性腫瘍の再発，再発を含むすべての癌の発生，死亡が選ばれた．

TNF 阻害薬に関しては，6件の研究が該当した．乳癌の既往を有する RA 患者を対象にした2件のコホート研究（採用論文1，2）では，TNF 阻害薬投与の有無による乳癌の再発を検討した．2研究計1,695人の RA 患者において，TNF 阻害薬の投与により乳癌の再発率の有意な増加は認めなかった（統合 HR = 1.12，95％CI[0.55，1.82]）．非メラノーマ性皮膚癌に関して，

Scott ら（採用論文3）は，非メラノーマ性皮膚癌の既往を有する RA 患者を対象に，TNF 阻害薬の投与による非メラノーマ性皮膚癌の再発率を調べ，有意な増加を認めたと報告している（HR = 1.49，95％CI[1.03，2.16]）．癌種を限定しない研究では，2件のコホート研究（採用論文5，6）では，TNF 阻害薬の投与で，癌の再発率や再発を含むすべての癌の発生率の有意な上昇を認めなかった．リツキシマブ（RTX）に関して検討した研究が2件ある．Scott ら（採用論文3）は，非メラノーマ性皮膚癌の既往を有する RA 患者を対象に，RTX の投与による非メラノーマ性皮膚癌の再発率を検討したが，有意な増加は認めなかったと報告している（HR = 1.44，95％CI[0.26，8.08]）．Silva-Fernández ら（採用論文6）は，癌の既往のある RA 患者を対象に RTX の投与による再発を含むすべての癌の発生率を検討し，有意な増加は認めなかったと報告した（HR = 0.44，95％CI[0.11，1.82]）．アバタセプト（ABT）に関して検討した研究は1件であった．Scott ら（採用論文3）は，非メラノーマ性皮膚癌の既往を有する RA 患者を対象に ABT の投与による非メラノーマ性皮膚癌の再発率を検討し，有意な増加は認めなかったと報告した（HR = 1.40，95％CI[0.48，4.03]）．Dreyer ら（採用論文7）は癌の既往のある RA 患者を対象に，bDMARD 投与患者と非投与患者における死亡率と再発を含むすべての癌の発生率を検討し，死亡率（HR = 1.25，95％CI[0.99，1.57]）と癌の発生率（HR = 1.11，95％CI[0.74，1.67]）に差がないことを示した．

2020年に，悪性腫瘍の既往のある RA 患者に対する bDMARD 治療に関する系統的レビューが Xie らにより報告されている

（採用論文 9）．上記の研究も含む 12 件の研究（13,598 患者，32,473 人年，TNF 阻害薬 10 件，RTX 3 件，アナキンラ 1 件）のメタ解析の結果，bDMARD 投与は csDMARD 投与に比して癌の再発リスクを上昇させなかった（TNF 阻害薬：RR＝0.95，95％ CI［0.83，1.09］，RTX：RR＝0.89，95％CI［0.52，1.53］）．癌種，診断から bDMARD 投与開始までの期間，TNF 阻害薬の使用期間等で層別化しても同様の結果であった．ただし，bDMARD 投与開始までの期間は明記されていない研究が多く，5 年以内と明記されているものは 2 件のみであり，結果は 1 件の結果に大きく依存していた．

メトトレキサート（MTX）に関して検討した研究は 2 件であった．Mamtani ら（採用論文 2）は，乳癌の既往を有する RA 患者 1,784 例を対象に MTX の投与による乳癌再発率を検討し，有意な増加は認めなかったと報告している（HR＝1.07，95％CI ［0.67，1.69］）．一方で，Scott ら（採用論文 3）は，非メラノーマ性皮膚癌の既往を有する RA 患者を対象に MTX の投与により非メラノーマ性皮膚癌再発の発生率の有意な増加を認めたと報告している（HR＝1.60，95％CI［1.08，2.37］）．

以上から，固形癌治療後十分な時間が経過し，癌が治癒したと考えられる例では，bDMARD 投与は可能であるが，IL-6 阻害薬，T 細胞選択的共刺激調節薬についてはデータが少なく，安全性が確立しているわけではない．

3）エビデンスの確実性

本推奨は，いずれもコホート研究に基づいている．すべての研究の検討したアウトカムにおいてケアの差，不十分な交絡の調整が unclear risk of bias であり，TNF 阻害薬における乳癌の再発の研究を除くすべての研究で背景因子の差が unclear risk of bias のため，「バイアスのリスク」は深刻と判断した．TNF 阻害薬における非メラノーマ皮膚癌の再発の研究を除くすべての研究の検討したアウトカムで，HR の 95％CI の上限と下限が，「効果なし」を含み，かつ「相当な利益」とみなされる基準 HR＜0.75 と「相当な害」とみなされる基準 HR＞1.25 の一部または双方を含んでいるか，総サンプル数，総イベント数が少ないため，「不精確さ」は非常に深刻または深刻とした．

以上から，MTX，TNF 阻害薬，RTX，ABT と発癌，bDMARD と再発を含むすべての癌，についてすべての推奨作成に用いるアウトカムのエビデンスの確実性が「非常に低」と評価した．よって，アウトカム全般にわたる全体的なエビデンスの確実性は「非常に低」とした．

4）推奨の強さ決定の理由

① 利益と害のバランスの評価

抗リウマチ薬（DMARD）の関節炎に対する有効性に関しては，悪性腫瘍の既往の有無により大きく変わるものではないと考えられるので，DMARD 使用は患者にとって有益である．一方で，悪性腫瘍の既往のある RA 患者においては，悪性腫瘍の再発や二次発癌は生命予後にもかかわる問題であり害は大きい．現在まで，DMARD 使用で明らかに悪性腫瘍の再発が増えるという報告はないが，エビデンスの確実性は低く，利益と害を正確に評価することはむずかしい．患者の ADL，癌種やその進行度と RA の活動性によっても利益と害のバランスが異なると考える．

② 患者の価値観・意向

悪性腫瘍の既往のある RA 患者において，RA の疾患活動性が高く NSAID などの補助的治療でも疼痛コントロールが不十分で関節破壊の進行により ADL が低下する場合，患者が DMARD 治療を希望する可能性がある．その場合には，悪性腫瘍の再発に関する現在のエビデンスを十分説明して，癌治療担当医と相談のうえ，DMARD 使用について医師と患者の協働的意思決定を重視して使用の可否を決める必要がある．本推奨に関する患者アンケート調査結果はない．

③ コスト

費用対効果の研究はない．悪性腫瘍の再発により治療コストが増加する可能性がある一方で，DMARD 治療を差し控えると RA の悪化によって RA 医療の直接・間接コストが増加する可能性もある．悪性腫瘍の既往のある RA 患者における DMARD のコスト評価は今後の検討課題である．

④ パネル会議での意見

悪性腫瘍の既往を有する患者に対する RA 治療は重要な問題であるが，ランダム化比較試験はなくコホートの結果もそれほど多くはないこと，薬剤によってはデータがないこと，患者や医師にも様々な意見や考え方があることが指摘された．

RA では一般人口に比して悪性腫瘍の発生率は高いが，癌種による違いがあり，悪性リンパ腫と肺癌のリスクが高く，大腸癌，乳癌で低いとされている（参考文献 3）．

DMARD 使用と悪性腫瘍の発生については多くの観察研究がある．MTX は悪性腫瘍頻度を上昇させない（参考文献 3）が，わが国の報告では MTX の高用量使用はリンパ増殖性疾患と関連すると報告されている（参考文献 4）．bDMARD 使用と悪性腫瘍に関する観察研究では，TNF 阻害薬と非 TNF 阻害薬の使用は csDMARD の使用に比べて悪性腫瘍の発生率を変えないと報告されている（参考文献 5，6）．JAK 阻害薬に関する観察研究はない．以上のように csDMARD や bDMARD は悪性腫瘍の発生を増加させないことは数多く示されているが，悪性腫瘍の再発を増やさないというエビデンスは少ない．近年の観察研究データでは，TNF 阻害薬は固形癌再発を増やさない可能性が示されているが，非 TNF 阻害薬や JAK 阻害薬による再発リスク，癌種による再発リスクの違いなどは不明である．

英国リウマチ学会のガイドラインでは，悪性腫瘍の疑いで検

査中または悪性腫瘍に対して治療中の患者においては bDMARD や JAK 阻害薬を開始しないこと，またすでに使用中の患者で悪性腫瘍が確定した場合は中止することが推奨されている．また，bDMARD の再開と悪性腫瘍再発の関連については結論が出ていないため患者への説明が重要であるとされている（参考文献 7）．米国リウマチ学会と APLAR のガイドラインでは，治療後の固形癌の既往をもつ患者では，通常の RA 治療が勧められている（参考文献 8，9）．

悪性リンパ腫に関しては，上記と異なる対応が必要である．わが国の MTX 使用ガイドラインでは，悪性リンパ腫の既往がある場合は，5 年間は MTX の使用は禁忌，その後も慎重投与と記載されている（参考文献 10）．悪性リンパ腫治療後の RA 治療についてのエビデンスは少ない．米国リウマチ学会のガイドラインでは RTX の使用が推奨されている（参考文献 8）．

このように海外のガイドラインでも，十分なエビデンスによる指針の記載はなく，その内容に差異がある．悪性腫瘍の合併や既往のある RA 患者での DMARD の再開の適切な時期については今後の研究課題である．

以上を総合的に判断し，エビデンスの確実性は低く，患者の価値観・意向はおそらく様々で，コストについてはデータがなく，海外ガイドライン等の状況にも幅があることから，推奨の強さは「弱い」（条件付き）とした．

5) 採用論文リスト

1）Raaschou P, et al：Ann Rheum Dis 2015；74：2137-2143.
2）Mamtani R, et al：Arthritis Rheumatol 2016；68：2403-2411.
3）Scott FI, et al：JAMA Dermatol 2016；152：164-172.
4）Wadstrom H, et al：Ann Rheum Dis 2016；75：1272-1278.
5）Raaschou P, et al：Ann Intern Med 2018；169：291-299.
6）Silva- Fernández L, et al：Rheumatology（Oxford）2016；55：

2033-2039.
7）Dreyer L, et al：Ann Rheum Dis 2018；77：510-514.
8）Conti F, et al：Rheumatology（Oxford）2018；57（Suppl 7）：vii11-vii22.
9）Xie W, et al：Rheumatology（Oxford）2020；59：930-939.

6) 推奨作成関連資料一覧（推奨作成関連資料 4 に掲載）

資料 A　CQ 32　文献検索式
資料 B　CQ 32　文献検索フローチャート
資料 C　CQ 32　バイアスのリスク
資料 D　CQ 32　エビデンスプロファイル

■参考文献

1）国立がん研究センターがん情報サービス最新がん統計.
https://ganjoho.jp/reg_stat/statistics/stat/summary.html
2）厚生科学審議会疾病対策部会リウマチ等対策委員会：厚生科学審議会疾病対策部会リウマチ等対策委員会報告書. 2018.
3）De Cock D, et al：Best Pract Res Clin Rheumatol 2018；32：869-886.
4）Kameda T, et al：Arthritis Care Res（Hoboken）2014；66：1302-1309.
5）Sepriano A, et al：Ann Rheum Dis 2020；79：760-770.
6）Ramiro S, et al：Ann Rheum Dis 2017；76：1101-1136.
7）Holroyd CR, et al：Rheumatology 2019；58：e3-e42
8）Singh JA, et al：Arthritis Rheumatol 2016；68：1-26.
9）Lau CS, et al：Int J Rheum Dis 2019；22：357-375.
10）日本リウマチ学会 MTX 診療ガイドライン策定小委員会編：関節リウマチ治療におけるメトトレキサート（MTX）診療ガイドライン 2016 年改訂版. 羊土社 2016.

2. クリニカルクエスチョンと推奨

推奨 33

合併症 8

推奨文

副腎皮質ステロイド, DMARD 投与中の RA 患者にインフルエンザワクチンおよび肺炎球菌ワクチンの接種を推奨し, 生ワクチンは接種しないことを推奨する(条件付き).

推奨の強さ **弱い** エビデンスの確実性 **非常に低** パネルメンバーの同意度 **8.12**

CQ33

副腎皮質ステロイド, DMARD 投与中の RA 患者にワクチン接種は有効かつ安全か？

サマリー	インフルエンザワクチン, 肺炎球菌ワクチンの不活化ワクチンについては血清学的な有効性のエビデンスがあり, 副作用も限定的であることから接種を推奨する.
注 記	インフルエンザワクチン, 肺炎球菌ワクチンの不活化ワクチンの有効性は, DMARD 投与により減弱するとの報告もあることに留意する. 免疫抑制下での生ワクチン接種はしないことを推奨する.

1) 推奨の背景

高齢者や基礎疾患のある関節リウマチ（RA）患者ではインフルエンザ罹患時に重症化しやすいと考えられている. 肺炎はわが国の死因の上位に入っており, その起炎菌として肺炎球菌が多いことから, 65 歳以上の成人では肺炎球菌ワクチンの接種が推奨されている. したがって, RA 患者におけるインフルエンザワクチン, 肺炎球菌ワクチンの有用性を明らかにすることは重要である.

2) エビデンスの要約

2012 年から 2018 年に PubMed, Cochrane Central Register of Controlled Trials, 医学中央雑誌で報告された, RA 患者に対するワクチン接種における従来型抗リウマチ薬（csDMARD）, 生物学的製剤（bDMARD）, ヤヌスキナーゼ（JAK）阻害薬の影響を評価した論文に関する系統的レビューを行った. 26 研究が該当し, ランダム化比較試験（RCT）が 6 件で, コホート研究が20 件であった. 推奨作成に用いるアウトカムとして, seroprotection（抗体保有率）, seroresponse（抗体応答率）, インフルエンザ罹患, インフルエンザに関する合併症, 肺炎での入院, 死亡, 感染症, 重篤な感染症, 重篤な副作用が選ばれた.

季節性インフルエンザワクチン（不活化ワクチン）に対する反応性は, メトトレキサート（MTX）, TNF 阻害薬, トシリズマブ（TCZ）, トファシチニブ（TOF）で検討されていた（採用論文 1, 2, 5, 13, 14, 16, 20, 26, 27）. Seroresponse, seroprotection とも, 投与, 非投与でおおむね有意差は認めなかったが, TNF 阻害薬 + MTX 投与中の A/H1N1 に対する seropotection

（RR = 0.58, 95 % CI［0.44, 0.78］）（採用論文 5）, TNF 阻害薬投与中の A/H1N1 に対する seropotection（RR = 0.65, 95 % CI［0.51, 0.83］）（採用論文 5）, TCZ + MTX 投与中の B/B1 に対する seroresponse（RR = 0.50, 95 % CI［0.35, 0.77］）（採用論文 1）, TCZ 投与中の B/B1 に対する seroresponse（RR = 0.52, 95 % CI［0.35, 0.77］）（採用論文 1）, MTX 投与中の B/B1 に対する seroresponse（RR = 0.50, 95 % CI［0.33, 0.73］）（採用論文 1）, TOF 投与中のインフルエンザウイルス全体に対する seroprotection（RR = 0.83, 95 % CI［0.74, 0.94］）（採用論文 16）で有意に低下していた. インフルエンザ罹患割合（採用論文 4）, 罹患に伴う合併症の割合（採用論文 25）, 死亡（採用論文 12）に関してコホート研究で検討されており, いずれもワクチン接種により有意に低下するという結果であった. また, インフルエンザ肺炎での入院割合に関しては, ワクチン接種の有無で有意差は認めなかった（採用論文 12）.

不活化ワクチンである 13 価肺炎球菌結合型ワクチン（PCV13）と 23 価肺炎球菌莢膜ポリサッカライドワクチン（PPSV23）に対する反応性は, MTX, TNF 阻害薬, TCZ, アバタセプト, TOF で検討されており, いずれの研究でも薬剤投与により seroresponse, seroprotection を有意に低下させなかった（採用論文 6, 9, 14, 15, 16, 17, 18, 19）. 一方, 1 件のコホート研究では, PCV13 の投与による感染症, 重篤な感染症の有意な低下は認めず（採用論文 9）, 別の 1 つの RCT でも, PPSV23 投与による肺炎, 肺炎球菌性肺炎の発症の有意な低下は認めなかった（採用論文 22）.

帯状疱疹生ワクチンに対する反応性は, 海外での 1 件の RCT で検討されており, ワクチン投与後 2～3 週間後の TOF 投与は,

105

seroresponse に影響を与えなかった．ただし，わが国では副腎皮質ステロイドや免疫抑制剤と生ワクチンの併用は添付文書上禁忌である．

以上の結果は，RA 患者においても季節性インフルエンザワクチン，肺炎球菌ワクチンは有用であることを示している．ただし，抗リウマチ薬（DMARD）投与下においてはワクチンの効果が減弱する可能性がある．感染症の発症抑制や重症化抑制などの臨床効果についてのエビデンスは少ない．

3) エビデンスの確実性

インフルエンザワクチンに関しては，コホート研究，RCT に基づいている．コホート研究では，背景因子の差，ケアの差が unclear risk of bias，不十分な交絡の調整が unclear または high risk of bias のため，「バイアスのリスク」は深刻であった．コホート研究，RCT で検討された seroresponse，seroprotection は代理アウトカムであるため，「非直接性」は深刻とした．コホート研究，RCT のすべての研究において総サンプル数，総イベント数が少ない，RR の 95%CI の上限と下限が RR＞1.25 や RR＜0.75 を含む，もしくは効果なしと上限と下限が RR＞1.25 や RR＜0.75 を含むため，「不精確さ」は深刻もしくは非常に深刻とした．これらのことからエビデンスの確実性は「低」または「非常に低」であった．

肺炎球菌ワクチンに関しては，コホート研究，RCT に基づいている．アウトカムとして，seroresponse，seroprotection，肺炎，肺炎球菌性肺炎，感染症，重篤な感染症に関して検討した．コホート研究では，背景因子の差，ケアの差が unclear risk of bias，不十分な交絡の調整が high risk of bias のため，「バイアスのリスク」は深刻であった．コホート研究，RCT で検討された seroresponse，seroprotection は代理アウトカムであるため，「非直接性」は深刻とした．コホート研究，RCT のすべての研究において総サンプル数，総イベント数が少ない，RR の 95%CI の上限と下限が RR＞1.25 や RR＜0.75 を含む，もしくは効果なしと上限と下限が RR＞1.25 や RR＜0.75 を含むため，「不精確さ」は深刻もしくは非常に深刻とした．これらのことからエビデンスの確実性は「低」または「非常に低」であった．

帯状疱疹ワクチンに関しては，1 つの RCT に基づいている．アウトカムとしては seroresponse，重篤な副作用に関して検討した．Seroresponse は代理アウトカムであるため，「非直接性」は深刻とした．Seroresponse に関しては RR の 95%CI の上限と下限が RR＞1.25 や RR＜0.75 を含み，「不精確さ」は非常に深刻，重篤な副作用に関しては総サンプル数，総イベント数が少ないため深刻とした．これらのことからエビデンスの確実性は seroresponse に関しては「非常に低」，重篤な副作用に関しては「中」であった．

インフルエンザワクチン，肺炎球菌ワクチンで，アウトカム

の RR の点推定値は異なる方向を向いていたことから，アウトカム全般にわたるエビデンスの確実性は「非常に低」とした．

4) 推奨の強さ決定の理由

① 利益と害のバランスの評価

RA 患者は易感染性状態にあることを考慮すると，ワクチン接種による感染症予防は利益が大きいと考えられる．有害事象については健常者でみられるものと大きく変わりはなく，害は小さい．ワクチン接種の有効性が低下する可能性を考慮しても，利益が害を上回ると考えられる．ただし，帯状疱疹ワクチン等の生ワクチン接種は RA 患者に感染を誘発する可能性を否定できないため，害が大きく利益を上回ると考えられる．

② 患者の価値観・意向

RA 治療中の患者において，感染症の予防は臨床的に重要な問題である．一般に使用されているワクチンの接種を希望されることは非常に多い．RA 患者における有効性と害について情報を共有したうえで，患者の利益のために接種する．ワクチン接種に関する患者アンケート結果はない．

③ コスト

PPSV23 接種費用は大人 1 回接種の料金は 7,000 円前後（薬価4,706 円）である．ワクチン接種での感染抑制による医療費削減効果が認められているため，65 歳以上の高齢者を対象にした定期接種化が実現し，2020 年の時点では自治体からの補助がある（参考文献 1）．PCV13 は 10,000 円前後（薬価 7,200 円）であり，65 歳以上で任意接種である．インフルエンザ予防接種費用は大人 1 回接種の料金は 3,000〜5,000 円である．

④ パネル会議での意見

わが国では PPSV23 定期接種化が実現しており，RA 患者もこれを利用するのがよいと思われる．PCV13 は任意接種可能で免疫誘導能があり，PPSV23 との組合せ接種でさらなる肺炎予防効果が期待できる．

EULAR のリウマチ性疾患患者全般を対象にした推奨では，ワクチン接種は疾患の安定期や免疫抑制剤使用前に施行することが望ましいとされている．副腎皮質ステロイドや DMARD 使用中でも生ワクチンでなければ接種は可能であること，生ワクチン接種は慎重に考慮することが記載されている．インフルエンザワクチンと肺炎球菌ワクチンは強く推奨されており，免疫抑制状態にある患者の家族も各国のガイドラインに沿ったワクチン接種が推奨されている．妊娠後半に bDMARD を受けた母親からの出生児は 6 か月以内の生ワクチンを避けるべきとされている（参考文献 2）．

英国リウマチ学会ガイドラインでは，帯状疱疹が重症化しやすいことを鑑み，一定の条件下（プレドニゾロン 20mg/日未満，MTX 25mg/週未満，アザチオプリン 3.0mg/kg/日未満など）で帯状疱疹生ワクチン接種を許容している．ただし，bDMARD 投与

中は避けるべきとされ，可能なら MTX や bDMARD 投与前に接種することを勧めている（参考文献 3）．しかしながら，わが国では，副腎皮質ステロイドや免疫抑制剤と帯状疱疹生ワクチンの併用は禁忌である．

　近年，帯状疱疹に対する乾燥組み換えワクチンが発売された．生ワクチンではないため RA 患者においても接種可能と考えられるが，RA 患者における有効性は報告されていない．安全性については，239 人の RA 患者に乾燥組み換えワクチンを投与し，19 人（5%）で軽度の RA の再燃が観察されたと報告されている（参考文献 4）．

　以上，一定の有効性が見込まれること，ワクチン接種を希望する患者は多いこと，コスト，海外ガイドラインでの状況を総合的に勘案し，推奨の強さは「弱い」（条件付き）とした．

5）採用論文リスト

1）Mori S, et al：Ann Rheum Dis 2012；71：2006-2010.

2）Franca IL, et al：Rheumatology（Oxford）2012；51：2091-2098.

3）Crnkic Kapetanovic M, et al：Arthritis Res Ther 2013；15：R1.

4）Kobashigawa T, et al：Scand J Rheumatol 2013；42：445-450.

5）Crnkic Kapetanovic M, et al：Arthritis Res Ther 2013；15：R171.

6）Hua C, et al：Arthritis Care Res（Hoboken）2014；66：1016-1026.

7）Askling HH, et al：Travel Med Infect Dis 2014；12：134-142.

8）Oliveira AC, et al：Arthritis Rheumatol 2015；67：582-583.

9）Nagel J, et al：Scand J Rheumatol 2015；44：271-279.

10）Hertzell KB, et al：Vaccine 2016；34：650-655.

11）Subesinghe S, et al：J Rheumatol 2018；45：733-744.

12）Chen CM, et al：Int J Rheum Dis 2018；21：1246-1253.

13）Ribeiro AC, et al：Arthritis Care Res（Hoboken）2013；65：476-480.

14）Kivitz AJ, et al：J Rheumatol 2014；41：648-657.

15）Bingham CO, et al：Ann Rheum Dis 2015；74：818-822.

16）Winthrop KL, et al：Ann Rheum Dis 2016；7：687-695.

17）Migita K, et al：Medicine 2015；94：e2184.

18）Migita K, et al：Arthritis Res Ther 2015；17：357.

19）Migita K, et al：Arthritis Res Ther 2015；17：149.

20）Park JK, et al：Ann Rheum Dis 2017；76：1559-1565.

21）Winthrop KL, et al：Arthritis Rheumatol 2017；69：1969-1977.

22）Izumi Y, et al：Arthritis Res Ther 2017；19：15.

23）Nguyen MTT, et al：J Rheumatol 2017；44：1794-1803.

24）Rosdahl A, et al：Travel Med Infect Dis 2017；21：43-50.

25）Burmester GR, et al：Ann Rheum Dis 2017；76：414-417.

26）Park JK, et al：Ann Rheum Dis 2017；77：898-904.

27）窪田哲朗，他：リウマチ科 2015；54：133-136.

6）推奨作成関連資料一覧（推奨作成関連資料 4 に掲載）

資料 A　　CQ 33　文献検索式

資料 B　　CQ 33　文献検索フローチャート

資料 C　　CQ 33　バイアスのリスク

資料 D　　CQ 33　エビデンスプロファイル

■参考文献

1）赤沢　学：日本内科学会雑誌 2015；104：2343-2350.

2）Furer V, et al：Ann Rheum Dis 2020；79：39-52.

3）Holroyd CR, et al：Rheumatology 2019；58：e3-e42.

4）Stevens E, et al：ACR Open Rheumatology 2020；2：357-361.

第3章 クリニカルクエスチョンと推奨

推奨 34   高齢者 1

推奨文

RAと診断された高齢患者で予後不良因子を有する場合，安全性に十分配慮したうえで，MTXの使用を推奨する（条件付き）．

推奨の強さ **弱い**　エビデンスの確実性 **非常に低**　パネルメンバーの同意度 **7.89**

CQ34

高齢RA患者にMTXは有用か？

サマリー	RF/ACPA陽性や早期から骨びらんなどの予後不良因子を有する高齢RA患者に対して，副作用リスクを念頭におき安全性に十分考慮したうえで，MTXをアンカードラッグとした治療戦略を考慮する．
注　記	高齢RAは非高齢RAと比べて，MTXを投与中の有害事象の頻度が高く，高齢者にMTXを使用する場合は，安全性に十分配慮すること．長期使用の有効性と安全性のエビデンスは明らかでないため，個々の高齢RAの背景に応じた適切な使用を考慮する必要がある．

1）推奨の背景

　高齢関節リウマチ（RA）は非高齢RAと比較して，合併症が多く臓器予備能や認知機能が低下しているため，薬剤関連のリスクが高い．非高齢RAに対するメトトレキサート（MTX）の有効性と安全性は確立されているが，高齢RAに対する推奨は検討されていない．

2）エビデンスの要約

　2019年6月までの期間に限定し，PubMed，Cochrane Library，医学中央雑誌で報告された高齢RA患者におけるMTXの有効性と安全性に関する論文について系統的レビューを行ったが，該当するランダム化比較試験（RCT）は認められなかった．非高齢RAでのエビデンスが豊富であるのに対して高齢RAに対するエビデンスが少ない現状をふまえて，高齢RAと非高齢RAの治療反応性を比較したレジストリ研究，前向きコホート研究を10件（採用論文1，3〜5，8〜13），有害事象を評価したレジストリ研究，症例対照研究を2件（採用論文6，7），高齢発症RAに対する前向きコホートの予後研究を1件（採用論文2）同定した．本CQにおける重要なアウトカムとして，複合指標のDAS28，SDAI，関節破壊指標である修正総Sharpスコア（mTSS），および重篤な副作用，重篤な感染症を取り上げた．

　高齢発症RAと非高齢RAを比較した前向きコホート研究，レジストリ研究では，疾患活動性は高齢発症のほうが高い傾向にあり，MTXを含めた従来型抗リウマチ薬（csDMARD）は有効だが，関節破壊進行の程度は同等であることが報告されていた（採用論文1）．mTSS以外のX線スコアで評価したレジスト

リ研究では高齢者RAのほうが進行しやすいとする報告もあった（採用論文4，5，8）．高齢発症RAに対してMTXを中心としたcsDMARDと生物学的製剤（bDMARD）による低疾患活動性を目標とした治療を行った前後比較研究において，高疾患活動性，ACPA陽性，診断時の骨びらんは関節破壊進行と関連し，治療開始3か月にDAS28でEULAR no response，6か月後中等度以上疾患活動性の症例は，1年後に関節破壊が進行した（採用論文2）．MTXを中心としたcsDMARDを開始した疾患活動性を有する高齢RAにおける1年後の寛解達成率については，4件のコホート研究を同定し（採用論文2〜5），一部の症例でbDMARDを必要とし，非高齢RAより寛解達成率が低いが，25〜40％で達成できていた．高齢RAを対象にbDMARDに対するMTX併用の有効性をACR50で評価したRCTのサブ解析が1件あり，MTX併用は非併用よりACR50達成割合が高かった（採用論文13）．また，推奨の参考として，bDMARDを投与された高齢RAに対する治療継続率を検討したレジストリ研究を3件同定し，MTX併用群と非併用群の背景は異なるが，MTX併用群は非併用群より治療継続率が高く，有害事象による薬剤中止の頻度が低いことが示されていた（採用論文10〜12）．以上より，RF/ACPA陽性や早期からの骨びらんを認め，疾患活動性を有する高齢発症RAに対して，MTXをアンカードラッグとした治療戦略が推奨される．

　高齢RAと非高齢RAを比較したレジストリ研究において，MTXを含むcsDMARD投与中の重篤感染症の発現頻度は年齢とともに増加することが示されている（採用論文6）．高齢RA集団には低体重者やeGFR 30〜60 mL/分の腎機能低下例，慢性肺疾患合併例が含まれ，MTXを増量中に，肝障害，消化器症

状，血球減少などの MTX 用量依存性の副作用を高頻度に認める（参考文献 1）．MTX 肺障害の危険因子については 1 件の症例対照研究があり，高齢 RA は危険因子に含まれている（採用論文 7）．MTX 投与中の悪性リンパ腫の合併に関する検討からは，高齢 RA で注意が必要な可能性がある（参考文献 2）．以上より，高齢 RA は若年 RA より，感染症をはじめとする MTX 関連副作用のリスクが高いことから安全性に十分配慮する必要がある．

3）エビデンスの確実性

本推奨のエビデンスはすべてコホート研究あるいはレジストリ研究に基づいている．

mTSS と MTX 肺障害を高齢 RA と若年 RA で比較した研究は，両群の背景が異なり，治療成績に関連する背景の交絡因子が調整されていないため「バイアスのリスク」は非常に深刻とし，研究によって高齢発症の定義が異なるため「非直接性」は深刻，イベント数，総サンプル数が少ないため「不精確さ」は深刻，「非一貫性」は評価不可で，ともにアウトカムのエビデンスレベルは非常に低とした．

DAS28 あるいは SDAI 寛解達成割合は対照群のない前後比較研究で評価され，選択バイアス，アウトカム評価の盲検化がされていない点などで「バイアスのリスク」は非常に深刻，研究によって高齢発症の定義が異なるため「非直接性」は深刻，イベント数，総サンプル数が少ないため「不精確さ」は深刻，「非一貫性」は評価不可で，アウトカムのエビデンスレベルは非常に低とした．

重篤感染症アウトカムに関しては，盲検化はされていないため，薬剤投与後の判定に影響を与えている可能性があり深刻，「非一貫性」は評価不可で，「非直接性」は MTX 以外の csDMARD も含まれ深刻，「不精確さ」には深刻リスクが認められず，アウトカムのエビデンスレベルは非常に低とした．

対照群のない研究があり，RR の点推定値の方向性がアウトカムごとに同じか異なるかを評価することは不可能であったが，すべてのアウトカムのエビデンスが「非常に低」であるため，アウトカム全般にわたるエビデンスの確実性は，「非常に低」とした．

4）推奨の強さ決定の理由

① 利益と害のバランスの評価

高齢 RA は加齢とともに腎機能が低下し（参考文献 3），MTX 関連リスクは加齢とともに増加すると予想される．高齢 RA の疾患活動性をコントロールし身体機能を維持することにより，RA に伴う合併症のリスクおよび，非ステロイド系抗炎症薬（NSAID），オピオイド，副腎皮質ステロイドの減量による副作用のリスクが軽減することが期待される．現時点ではこの点に関しての十分な検証は行われていないが，疾患活動性を有する高齢 RA で，予後不良因子を有する場合，初期から MTX を中心とする csDMARD の投与でコントロールすることは，利益が害を上回ると考えられる．ただし，日本人 RA の死因として，感染症，悪性腫瘍，心血管イベント，間質性肺炎が知られており（参考文献 4），これらの合併症発現に伴って高齢 RA の虚弱（フレイル）が進行すると臓器予備能の低下を招き，利益と害のバランスが変化する可能性があることに留意する．

② 患者の価値観・意向

MTX を継続している 1,055 人の RA 患者のアンケート（第 4 章 2）で，MTX の効果を 67.9％が「あった」と回答しており，副作用を 27.2％が「強い」と回答している．「良い点のほうが多い」と答えている回答者は 50.3％であった．対象患者の平均年齢が 63.0 歳で 65 歳以上の高齢者が多く含まれていた．様々な背景の患者が含まれ，MTX に関する患者の価値観，希望は多様であると考えられた．

③ コスト

高齢 RA を対象に費用対効果を検討するためのエビデンスはない．MTX のコストは先発薬品が 2mg（210.10 円）後発薬品 2mg（135.30 円）で，bDMARD（第 4 章 4．関節リウマチ治療における医療経済評価，表 2 参照）と比較して安価である．

④ パネル会議での意見

高齢 RA に対する MTX の有用性に関するエビデンスの確実性は「非常に低」と判断したが，パネル会議においても，予後不良因子を有する高齢 RA に対する MTX の有用性は支持された．しかしながら，高齢 RA は非高齢 RA と比べて有害事象の頻度が高く，高齢 RA に使用する場合は，安全性に十分配慮すること，使用にあたっては長期安全性の確立が不十分であることを考慮する必要があると認識された．現時点では，海外のガイドラインでは高齢 RA に対する推奨は行われていない．日本リウマチ学会「関節リウマチ治療におけるメトトレキサート（MTX）診療ガイドライン 2016 年版」では高齢 RA は副作用の危険因子としてあげられ，慎重投与となっており，予後不良因子を有する高齢 RA への推奨は行われていない．これらのことから，推奨の強さとしては「弱い」（条件付き）とすることとなった．今後の課題としては，高齢 RA の定義を 65 歳から引き上げるべきか，認知機能低下によるアドヒアランスの低下にどのように対応するか，MTX 注射製剤の高齢 RA に対する有用性の検討などあげられた．

5）採用論文リスト

1）van der Heijde DM, et al：J Rheumatol 1991；18：1285-1289.

2）Sugihara T, et al：Rheumatology（Oxford）2015；54：798-807.

3）Arnold MB, et al：Rheumatology（Oxford）2014；53：1075-1086.

4）Murata K, et al：Int J Rheum Dis 2019；22：1084-1093.

5）Krams T, et al：Joint Bone Spine 2016；83：511-515.

6）Galloway JB, et al：Rheumatology（Oxford）2011；50：124-131.

7）Alarcon GS, et al：Ann Intern Med 1997；127：356-364.

8）Innala L, et al：Arthritis Res Ther 2014；16：R94.

9）Mueller RB, et al：Rheumatology（Oxford）2014；53：671-677.

10）Matsubara H, et al：J Rheumatol 2014；41：1583-1589.

11）Takahashi N, et al：Mod Rheumatol 2019；29：910-918.

12）Zhang J, et al：Arthritis Care Res（Hoboken）2015；67：624-632.

13）Bathon JM, et al：J Rheumatol 2006；33：234-243.

6）推奨作成関連資料一覧（推奨作成関連資料 4 に掲載）

資料 A　CQ 34　文献検索式

資料 B　CQ 34　文献検索フローチャート

資料 C　CQ 34　エビデンスプロファイル

■参考文献

1）Sugihara T, et al：Rheumatology（Oxford）2021（in press）.

2）Honda S, et al：Mod Rheumatol 2021（in press）.

3）Saisho K, et al：Mod Rheumatol 2016；26：331-335.

4）Nakajima A, et al：Scand J Rheumatol 2010；39：360-367.

2. クリニカルクエスチョンと推奨

推奨 35

高齢者 2

推奨文

MTX を含めた csDMARD が十分量投与され効果不十分な高齢 RA 患者において，安全性に十分配慮したうえで，分子標的薬投与を推奨する（条件付き）．使用にあたっては，長期安全性の確立が不十分であることを考慮する．

推奨の強さ **弱い** エビデンスの確実性 **非常に低** パネルメンバーの同意度 **7.94**

CQ35

高齢 RA 患者に対して bDMARD，JAK 阻害薬の投与は有用か？

サマリー	MTX を含めた csDMARD が十分量投与され効果不十分な高齢 RA 患者に対して，bDMARD，JAK 阻害薬は，疾患活動性の改善効果がある．
注　記	高齢 RA は非高齢 RA と比べて，bDMARD あるいは JAK 阻害薬を投与中の有害事象の頻度が高く，高齢 RA に bDMARD あるいは JAK 阻害薬を使用する場合は，安全性に十分配慮すること．長期使用の有効性と安全性のエビデンスは明らかでないため，個々の高齢RAの背景に応じた適切な使用を考慮する必要がある．

1）推奨の背景

高齢関節リウマチ（RA）は非高齢 RA と比較して，合併症が多く薬剤関連のリスクが高い．メトトレキサート（MTX）を含めた従来型抗リウマチ薬（csDMARD）抵抗例の非高齢 RA に対する分子標的薬の有効性と安全性は確立されているが，高齢 RA に対する推奨は検討されていない．

2）エビデンスの要約

2000 年 1 月から 2019 年 6 月の期間に限定し，PubMed，Cochrane Library，医学中央雑誌で報告された高齢 RA 患者における TNF 阻害薬，トシリズマブ（TCZ），アバタセプト（ABT），ヤヌスキナーゼ（JAK）阻害薬の有効性と安全性に関する論文について系統的レビューを行ったところ，583 件から 4 件（採用論文 1～4）のランダム化比較試験（RCT）のサブ解析が同定された．非高齢 RA でのエビデンスが豊富であるのに対して高齢 RA に対するエビデンスが少ない現状をふまえて，高齢 RA と若年 RA の治療反応性を比較した観察研究を 10 件（採用論文 5～14），重篤な感染症を評価した観察研究を 4 件（採用論文 11，15～17）同定した．本 CQ における重要なアウトカムとして，複合指標の ACR50 達成割合，DAS28 の寛解達成割合，関節破壊指標である修正総 Sharp スコア（mTSS），および重篤な副作用，重篤な感染症を取り上げた．

ACR50 達成割合について，エタネルセプト（ETN）単剤治療の第 3 相試験 2 件と ETN＋MTX の第 3 相試験 1 件をまとめた研究が 1 件（採用論文 1），トファシチニブ（TOF）の第 3 相試

験 5 件をまとめた研究が 1 件（採用論文 3），バリシチニブ（BARI）第 3 相試験 2 件をまとめた研究が 1 件（採用論文 2）でRCT サブ解析が行われていた．JAK 阻害薬は単剤あるいはMTX を含めた csDMARD 併用群と，プラセボのみまたは MTXを含めた csDMARD 群が比較された．ETN 単剤は MTX と比較され ETN 単剤の優越性は示されていないが，ETN＋MTX とJAK 阻害薬についてはプラセボ群より ACR50 達成割合が有意に高かった．本 CQ では生物学的製剤（bDMARD）と JAK 阻害薬を分子標的薬として包括的にとらえて，高齢者に対する分子標的薬の有効性に関してプラセボ群との比較をメタ解析を実施した結果（採用論文 1～3），分子標的薬群（$n=385$）はプラセボ群（$n=278$）と比較して ACR50 達成割合が有意に高いことが示された（RR＝1.68，95％CI[1.13，2.50]）．mTSS については，ETN，インフリキシマブ（IFX），アダリムマブ（ADA）のRCT サブ解析が 2 件（採用論文 1，4）あり，TNF 阻害薬＋MTXはプラセボ＋MTX より mTSS の変化量が低いことが示された（MD＝－2.79，95％CI[－3.74，－1.84]）．以上より，高齢 RA に対しても分子標的薬（bDMARD と JAK 阻害薬）は有効であると考えられた．高齢 RA と非高齢 RA の治療反応性を比較すると，RCT サブ解析では ACR50 達成率に有意差はなく（採用論文 1～3，14），観察研究（TNF 阻害薬 2 件，TCZ 1 件，ABT 4 件，csDMARD 無効例に分子標的薬を投与した観察研究 2 件）では，高齢 RA は非高齢 RA より DAS28 寛解達成割合が低い（採用論文 5～13）．高齢 RA で罹病期間が長い，ベースラインの疾患活動性が高いなど，年齢以外の要素が関与している可能性はあるが，日常診療において高齢 RA は非高齢 RA よりも寛

111

解を達成しにくいことに留意が必要と考えられる.

重篤な副作用については，RCT サブ解析 3 件（ETN 1 件，TOF 1 件，BARI 1 件）の結果で，TOF で高い傾向を示すも，メタ解析すると分子標的薬群（n＝407）とプラセボ群（n＝293）で重篤な副作用の頻度に有意差を認めなかった（RR＝1.07，95％CI[0.72，1.59]）（採用論文 1〜3）．このことから高齢 RA に対する bDMARD あるいは JAK 阻害薬の使用が重篤合併症の頻度を高めるという RCT のデータは存在しない．1 件の 65 歳以上の高齢 RA を解析した英国のコホート研究では，TNF 阻害薬（n＝2,767）と bDMARD（n＝1,290）で TNF 阻害薬のほうが高い傾向を示すも統計学的な有意差は認められなかった（参考文献1）．一方で，高齢 RA と非高齢 RA の重篤な感染症の頻度を観察研究 4 件（ETN 1 件，TNF 阻害薬 1 件，ABT 1 件，bDMARD 全般 1 件）で比較すると，高齢 RA 群（n＝4,804）は非高齢 RA 群（n＝11,775）と比較して重篤感染症合併率が高い（RR＝1.92，95％CI[1.31，2.81]）（採用論文 11，15〜17）．わが国の TNF 阻害薬市販後調査（参考文献 2〜4），TCZ の市販後調査（参考文献 5），bDMARD の多施設前向きコホート研究においても，多変量解析により重篤感染症のリスク因子として年齢が示されている（参考文献 6，7）．以上より，高齢 RA に対する bDMARD あるいは JAK 阻害薬の投与は許容されるも，高齢 RA は若年 RA より重篤感染症のリスクが高いことが明らかであり，高齢 RA への安全性に十分配慮する必要がある.

3）エビデンスの確実性

本推奨は RCT のサブ解析に基づいており，高齢 RA で層別化して割り付けしていない．高齢 RA のデータ欠損に関する情報なし，すべてのデータの提示なしから，ACR50 達成率，mTSS の変化量，重篤副作用の頻度について「バイアスのリスク」は非常に深刻と判断した．また，各研究における RR は同一の傾向にあるが研究間のばらつきは大きく，異質性（異なる種類の分子標的薬を評価したこと，アウトカムの評価時期が研究によって異なること）も明らかであることから，「非一貫性」についても ACR50 達成割合，mTSS の変化量では非常に深刻，重篤副作用では深刻と判断した．「不精確さ」については，ACR50 達成割合についてはイベント数，総サンプル数が少ないため深刻と判断し，重篤副作用については RR の 95％CI の上限と下限が，「相当な害」または「相当な利益」とみなされる基準の 0.75 と 1.25 の双方を含んでいるため，非常に深刻な限界があると判断した．以上よりエビデンスの確実性は「非常に低」と評価した．本推奨は高齢 RA と非高齢 RA の比較に関する RCT サブ解析と観察研究の結果を参考としたが，RCT サブ解析では早期例，観察研究では進行期例が主体の傾向にあった．また，高齢 RA と若年 RA の背景は異なり，治療成績に関連する背景の交絡因子が調整されていないため，「バイアスのリスク」は非常に深

刻と考えた．「非一貫性」については CI の重なりはあるが，試験時に異なる薬剤を評価している点で ACR50 達成割合は非常に深刻，DAS28 寛解達成割合は深刻とした.

ACR50 達成割合の RR の点推定値が 1.68，重篤副作用の RR の点推定値が 1.07 であり，異なる方向を示しているので，アウトカム全般にわたるエビデンスの確実性は，「非常に低」とした.

4）推奨の強さ決定の理由

① 利益と害のバランスの評価

高齢 RA においても bDMARD，JAK 阻害薬は疾患活動性を改善させる．高齢の早期 RA は，疾患活動性をコントロールしないと非高齢 RA 同様に関節破壊が進行しやすい（参考文献 8）ことから，MTX を含めた csDMARD が十分量投与されても効果不十分な高齢 RA に対して bDMARD あるいは JAK 阻害薬を開始することは利益が害をおそらく上回ると考える．一方で高齢 RA は若年 RA より重篤感染症の頻度が多く，合併症と薬剤関連のリスクに十分に留意し，利益と害のバランスを考慮して治療選択する必要がある．特に呼吸器疾患，副腎皮質ステロイドの併用は重篤感染症のリスク因子として知られ（参考文献 6，9），呼吸器疾患合併の高齢 RA，副腎皮質ステロイド長期継続中の高齢 RA に bDMARD，JAK 阻害薬を使用する場合は安全性に十分配慮する必要がある．JAK 阻害薬については全例現在市販後調査中で安全性に関するデータが bDMARD より少ないことに留意する．また，日本人 RA の死因として，感染症，悪性腫瘍，心血管イベント，間質性肺炎が知られており（参考文献 10），これらの合併症発現に伴って高齢 RA の虚弱（フレイル）が進行すると，利益と害のバランスが変化する可能性があることに留意する.

② 患者の価値観・意向

bDMARD を継続している 745 人の RA 患者のアンケート（第4 章 2）で，89.5％の回答者が bDMARD の効果が「あった」と回答しており，副作用を 15.3％が「強い」と回答している．「良い点のほうが多い」と答えている回答者は 74.2％であった．対象患者の平均年齢が 63 歳であり，様々な背景の患者が含まれているが，bDMARD に関する患者の価値観，意向は，高齢 RA を含めた患者において高いと考えられた．JAK 阻害薬については 67 人中 49.3％が「良い点のほうが多い」と回答しており，現時点では比較的少数の患者の回答であるが，JAK 阻害薬に関する患者の価値観，意向は多様であると考えられた.

③ コスト

高齢 RA を対象に費用対効果を検討するための情報はない．bDMARD のコストは IFX 100mg（75,009 円），ETN 50mg ペン（25,171 円），ADA 40mg ペン（62,620 円），ゴリムマブ 50mg オートインジェクター（119,709 円），セルトリズマブ ペゴル 200mg

オートクリックス（61,164円），TCZ 162mg オートインジェクター（32,608円），サリルマブ 200mg シリンジ（48,728円），ABT 125mg オートインジェクター（28,633円），ETN-BS 50mg シリンジ（16,796円）と月に7万から12万，JAK 阻害薬のコストは TOF 10mg（5,319.8円），BARI 4mg（5,274.9円），ペフィシチニブ 150mg（5,086.9円）で月に約16万円程度と csDMARD と比較して高額である．MTX を含めた csDMARD 抵抗性高齢 RA 患者では，bDMARD あるいは JAK 阻害薬により疾患活動性を制御することで，フレイルの進行を防いで健康寿命を延伸する効果が期待される．高齢 RA におけるフレイルの進行は健康寿命の短縮と医療費の増大につながることから正味の利益のほうが大きい可能性があると考えられたが，今後の検討課題である．

④ パネル会議での意見

高齢 RA に対する bDMARD あるいは JAK 阻害薬の有用性に関するエビデンスの確実性は「非常に低」と判断したが，パネル会議において MTX を含めた csDMARD が十分量投与されても効果不十分な高齢 RA に対する bDMARD あるいは JAK 阻害薬の有用性は支持された．しかしながら，高齢 RA は非高齢 RA と比べて有害事象の頻度が高く，高齢 RA に使用する場合は，安全性に十分配慮すること，使用にあたっては長期安全性の確立が不十分であることを考慮する必要があると認識された．現時点では，海外のガイドラインでは高齢 RA に対する推奨は行われていない．これらのことから，推奨の強さとしては「弱い」（条件付き）とすることとなった．

5）採用論文リスト

1）Joan M Bathon, et al：J Rheumatol 2006；33；234-243.
2）Fleischmann R, et al：RMD Open 2017；3；e000546.
3）Curtis JR, et al：Clin Exp Rheumatol 2017；35；390-400.
4）Marcus D, et al：Rheumatology 2009；48；1575-1580.
5）Radovits BJ, et al：Ann Rheum Dis 2009；68；1470-1473.

6）Arnold MB, et al：Rheumatology 2014；53；1075-1086.
7）Pers YM, et al：Joint Bone Spine 2015；82；25-30.
8）Lahaye C, et al：Rheumatology 2016；55；874-882.
9）Sekiguchi M, et al：J Rheumatol 2016；43；1974-1983.
10）Takahashi N, et al：Mod Rheumatol 2019；29；910-918.
11）Harigai M, et al：Mod Rheumatol 2018；29；747-755.
12）Torrente-Segarra V, et al：Rheumatol Int 2019；39；395-398.
13）Murata K, et al：Int J Rheum Dis 2019；22；1084-1093.
14）Roy M Fleischmann, et al：J Rheumatol 2003；30；691-696.
15）Galloway JB, et al：Rheumatology 2011；50；124-131.
16）Matsubara H, et al：J Rheumatol 2014；41；1583-1589.
17）Murota A, et al：J Rheumatol 2016；43；1984-1988.

6）推奨作成関連資料一覧 （推奨作成関連資料4に掲載）

資料A　CQ 35　文献検索式
資料B　CQ 35　文献検索フローチャート
資料C　CQ 35　エビデンスプロファイル

■参考文献

1）Galloway JB, et al：Rheumatology（Oxford）2011；50；124-131.
2）Takeuchi T, et al：Ann Rheum Dis 2008；67；189-194.
3）Koike T, et al：Mod Rheumatol 2012；22；498-508.
4）Koike T, et al：Mod Rheumatol 2011；21；343-351.
5）Koike T, et al：Ann Rheum Dis 2011；70；2148-2151.
6）Komano Y, et al：J Rheumatol 2011；38；1258-1264.
7）Sakai R, et al：Arthritis Care Res（Hoboken）2012；64；1125-1134.
8）Sugihara T, et al：Rheumatology（Oxford）2015；54；798-807.
9）Sakai R, et al：Mod Rheumatol 2011；21；444-448.
10）Nakajima A, et al：Scand J Rheumatol 2010；39；360-367.

第3章　クリニカルクエスチョンと推奨

推奨 36

高齢者 3

推 奨 文

疾患活動性を有する高齢早期 RA 患者に，csDMARD と短期間の副腎皮質ステロイドの併用を推奨する（条件付き）．

推奨の強さ　**弱い**　エビデンスの確実性　**非常に低**　パネルメンバーの同意度　**7.67**

CQ36

高齢 RA 患者に副腎皮質ステロイドは有用か？

サマリー	疾患活動性を有する高齢早期 RA 患者に対して，MTX を含めた csDMARD に副腎皮質ステロイドを併用すると，疾患活動性の改善効果が期待される．ただし，副腎皮質ステロイドの併用は安全性の観点から，必要最小量で短期間とする．
注 記	長期の副腎皮質ステロイドの併用は高齢 RA に対する有害事象の頻度を増加させる可能性がある．高齢 RA に副腎皮質ステロイドを使用する場合は，安全性に十分配慮し，可能な限り短期間の使用とすること．

1）推奨の背景

高齢関節リウマチ（RA）は非高齢 RA と比較して，合併症が多く薬剤関連のリスクが高い．副腎皮質ステロイド（ステロイド）の非高齢 RA に対する短期間のメトトレキサート（MTX）への併用に関して有効性と安全性は確立されているが，高齢 RA に対する推奨は検討されていない．

2）エビデンスの要約

2019 年 6 月までの期間に限定し，PubMed，Cochrane Library，医学中央雑誌で報告された高齢 RA 患者におけるステロイドの効果と安全性に関する論文について系統的レビューを行ったが，効果を検証したランダム化比較試験（RCT），コホート研究は認められなかった．安全性に関しては，有害事象を評価したレジストリ研究を 4 件（採用論文 1〜4），前向きコホート研究1 件（採用論文 5）同定した．また，本 CQ における重要なアウトカムとして，重篤な副作用，重篤な感染症を取り上げた．

高齢 RA に対するステロイド併用の有効性は検証されていない．ステロイドを従来型抗リウマチ薬（csDMARD）に短期間併用することで，重篤な副作用，重篤な感染症の発現頻度が増加するかを高齢 RA で検討した研究もない．しかし，日本人 RAコホート研究で，高齢 RA とステロイドは重篤感染症合併のリスク因子として報告される（参考文献 1, 2）．推奨に用いたエビデンスとして，高齢 RA に対するステロイドの長期使用と重篤感染症合併の関連については，高齢 RA の保険データベースを使用したレジストリ研究が 3 件あり（採用論文 1〜3），すべての報告で csDMARD や生物学的製剤（bDMARD）とステロイドの長期使用が高齢 RA 患者の重篤感染症合併のリスクを高め

た．また，csDMARD や bDMARD とステロイドとの併用下で心血管イベントの関連を評価した高齢 RA の前向きコホート研究と保険データベースによるレジストリ研究では，2 件とも，ステロイドの長期使用は心血管イベントのリスクの増加と関連した（採用論文 4, 5）．

高齢発症 RA と非高齢 RA を比較したレジストリ研究では，MTX を含めた csDMARD が開始され，その後主治医判断でbDMARD が開始された結果，DAS28 寛解の達成率は，高齢 RAのほうが若年 RA より低いことが示されている（参考文献 3,4）．ただし，高齢 RA で罹病期間が長い，ベースラインの疾患活動性が高い，使用される薬剤が異なるなど，年齢以外の要素が関与している可能性があった．関節破壊進行の程度は高齢RA と若年 RA で同等であることが報告され（参考文献 5, 6），高齢発症 RA に対する前後比較の予後研究では，高疾患活動性，ACPA 陽性，診断時の骨びらんは関節破壊進行と関連し，治療開始早期の疾患活動性制御は関節破壊進行抑制と関連することが示された（参考文献 7）．したがって，疾患活動性を有する高齢早期 RA 患者において，早期に疾患活動性を改善させる必要があると考えられる．

MTX にステロイドを短期間併用することに関して非高齢 RAでの有効性が報告されており（MTX の推奨参照），推奨 7 で非高齢 RA では「疾患活動性を有する早期 RA 患者に，csDMARDに短期間のステロイド投与の併用を推奨する（条件付き）」となっている．副作用面から非高齢 RA でも bDMARD や分子標的合成薬（tsDMARD）との併用は推奨となってはいない．そこで高齢 RA に対するステロイドの有効性のエビデンスはないが，非高齢 RA と同様の推奨が適用されると判断した．ただし，csDMARD にステロイドを長期併用しても有害事象が増加する

可能性があるため，ステロイドを使用する場合，必要最小量で短期間とすることがやはり適切であると考えられた．

3) エビデンスの確実性

本推奨のエビデンスはすべてコホート研究あるいはレジストリ研究に基づいている．重篤有害事象，重篤感染症に関して，対象群が設定されておらず，ステロイド使用者と非使用者の背景が示されていないことに加えて，有害事象に関連する交絡因子での調整が不十分であり，「バイアスのリスク」は非常に深刻とした．「非直接性」についてはステロイドの csDMARD への短期併用の評価は行われていないことに加えて，レジストリ内に bDMARD 投与中の患者が含まれ，また，MTX をアンカードラッグとした治療がスタンダードでない時期の成績で，ステロイド単剤を使用する患者が含まれ，非常に深刻とした．

高齢 RA に対する短期間のステロイドの有効性と安全性を評価したエビデンスがなく，高齢 RA と若年 RA の RA 治療の反応性の比較と長期ステロイドの高齢 RA に対する重篤有害事象，重篤感染症のエビデンスから推奨を示したのに加えて，すべてのアウトカムのエビデンスが「非常に低」であるため，アウトカム全般にわたるエビデンスの確実性は，「非常に低」とした．

4) 推奨の強さ決定の理由

① 利益と害のバランスの評価

高齢 RA に対するステロイド併用のエビデンスは十分とはいえないが，腎機能低下例にも使用でき，csDMARD との短期間併用は疾患活動性のコントロールに有効であることが非高齢 RA で示されており，高齢 RA に対するステロイドの短期投与は益が害を上回ることが期待される．ただし，長期投与継続が必要な症例は，害が益を上回る可能性があることに留意する．

② 患者の価値観・意向

ステロイドを継続している 873 人の RA 患者のアンケート（第 4 章 2）で，ステロイドの効果を 75.1% があったと回答しており，副作用を 32.0% が「強い」と回答している．「良い点のほうが多い」と答えている回答者は 37.5%，「どちらともいえない」が 47.5% であった．対象患者の平均年齢が 63 歳であり，様々な背景の患者が含まれているが，ステロイドに関する患者の価値観，希望は多様であると考えられた．

③ コスト

高齢 RA を対象に費用対効果を検討するための情報エビデンスはない．一般論として，高齢 RA の身体機能低下に対してフレイルの概念が提唱され，フレイルの進行は健康寿命の短縮と医療費の増大につながる．ステロイドのコストは低く（プレドニン 5mg 錠 9.80 円，プレドニゾロン 1mg 錠 8.30 円，メドロール 2mg 錠 9.40 円），短期間の使用であれば早期に身体機能を改善させフレイルの進行を防ぐ効果が期待される．一方でその長期使用は合併症との関連が報告され，その予防や治療が必要なほか，フレイルを進行させ，医療費を増大させることが懸念される．

④ パネル会議での意見

高齢 RA に対するステロイドの短期間に関する有効性と安全性についてのエビデンスの確実性は「非常に低」と判断したが，パネル会議においても，疾患活動性を有する高齢 RA に csD-MARD と短期間のステロイドの併用は支持された．成人 RA でも，bDMARD 使用患者におけるステロイド併用への懸念を強調するエビデンスもあることに加え（推奨 7 参照），高齢 RA に csDMARD とステロイドを開始すると，減量や中止が困難となる症例があること，そのためステロイドを長期に使用することとなり，有害事象の頻度が高くなることが懸念された．ステロイドの使用は短期間とし中止を目指すことが前提であること，ステロイドの減量，中止で治療目標を達成できない場合は治療失敗例と認識することが重要である．海外のガイドラインでも非高齢 RA に対して同様の推奨が示されているが，高齢 RA に対するエビデンスの確実性は「非常に低」であることから推奨の強さとしては「弱い」（条件付き）とすることとなった．今後の課題としては，高齢 RA に対するステロイドの短期併用の有効性，安全性の検討があげられた．

5) 採用論文リスト

1) Widdifield J, et al：Arthritis Care Res（Hoboken）2013；65：353-361.
2) Dixon WG, et al：Ann Rheum Dis 2012；71：1128-1133.
3) Schneeweiss S, et al：Arthritis Rheum 2007；56：1754-1764.
4) Widdifield J, et al：J Rheumatol 2019；46：467-474.
5) Ajeganova S, et al：J Rheumatol 2013；40：1958-1966.

6) 推奨作成関連資料一覧（推奨作成関連資料 4 に掲載）

資料 A　CQ 36　文献検索式
資料 B　CQ 36　文献検索フローチャート
資料 C　CQ 36　エビデンスプロファイル

■参考文献

1) Komano Y, et al：J Rheumatol 2011；38：1258-1264.
2) Sakai R, et al：Arthritis Care Res（Hoboken）2012；64：1125-1134.
3) Murata K, et al：Int J Rheum Dis 2019；22：1084-1093.
4) Arnold MB, et al：Rheumatology（Oxford）2014；53：1075-1086.
5) van der Heijde DM, et al：J Rheumatol 1991；18：1285-1289.
6) Mueller RB, et al：Rheumatology（Oxford）2014；53：671-677.
7) Sugihara T, et al：Rheumatology（Oxford）2015；54：798-807.

第3章 クリニカルクエスチョンと推奨

推奨 37

手術・リハビリテーション 1

推奨文

整形外科手術の周術期には MTX を休薬しないことを推奨する(条件付き).

推奨の強さ **弱い**　エビデンスの確実性 **非常に低**　パネルメンバーの同意度 **7.11**

CQ37

整形外科手術の周術期に MTX の休薬は必要か?

サマリー	整形外科手術の周術期における MTX(12.5mg/週以下)の継続は RA の再燃のリスクを抑制し,術後感染症,創傷治癒遅延に影響しないため,周術期における MTX の休薬は原則的に不要である.
注 記	MTX の継続,休薬,再開は,個々の患者で患者の状態や手術による侵襲の大きさ,合併症などを考慮して総合的に判断するべきである.出血量が比較的多い手術(股・膝の人工関節置換術など)では,一時的に急激な体液量の変動をきたして通常より MTX の血中濃度が高くなる可能性があり,手術前後(手術当週)は休薬を考慮する.その他,MTX の使用上の注意に該当する合併症を有する患者では特に注意が必要である.整形外科の予定手術以外の手術,および 12.5mg/週を超える使用量でのエビデンスはほとんどない.

1) 推奨の背景

メトトレキサート(MTX)は関節リウマチ(RA)治療のアンカードラッグであり,RA 治療において使用頻度が高いことから,周術期の管理は,臨床医が一般的に直面する重要な問題であり,治療を進めるうえで参考となるエビデンスが求められる.

2) エビデンスの要約

前回のガイドラインで検討した論文に加え,2012 年以降の報告やレビューを加えて,エビデンスを要約した.PubMed,Cochrane Library,医学中央雑誌より文献検索を行った結果,ランダム化比較試験(RCT)は 2 件抽出された.Grennan らの報告(採用論文 1)は大規模な前向き RCT であり,術後 1 年間に生じた感染/術後合併症をアウトカムとした.感染と創傷治癒遅延など創部の問題との区別が明らかでなかった.対象は 388 例の RA 患者で,MTX 投与中の患者を group A,B,C にランダム割付け(group A:MTX 休薬なし,88 例,MTX 平均投与量 10〔2.5～25〕mg/週;group B:術前後 2 週間の MTX 休薬,72 例,MTX 平均投与量 7.5〔2.5～20〕mg/週;group C:MTX を投与されていない 228 例)し,3 つのグループ間の感染/術後合併症の割合を比較した.その結果,感染/術後合併症は group A で 88 例中 2 例(2%),group B で 72 手術中 11 例(15%),group C で 228 例中 24 例(10.5%)に認められ,group A は group B(p＜0.003)および group C($p = 0.026$)より感染,術後合併症が少なかった.術後 6 週で RA の再燃は group A でなし,group B で 6 例(8%),group C で 6 例(2.6%)であった.ロジスティック

回帰分析では MTX 使用により感染,術後合併症の頻度が上がることはなく,休薬はすべきでないと結論した.しかし,MTX 投与量が中央値で週 7.5～10mg であったことに注意するべきである.また,Sany らの 89 例の MTX の継続と休薬を比較した無作為非盲検 RCT(採用論文 2)では,MTX を休薬した患者(MTX 平均投与量 10〔5～12.5〕mg/週)および MTX を継続した患者(MTX 平均投与量 10〔5～15〕mg/週)のいずれのグループにも術後感染は認めなかった.創傷治癒遅延についても MTX を休薬した患者では 6/50(12%),MTX を継続した患者では 4/39(10%)と差はなかった.上記の RCT 2 報については,アウトカムを「術後合併症」として解析した.

4 件の非 RCT(採用論文 3～6)では,周術期に MTX を継続または休薬した患者の間で,周術期感染,創傷合併症,RA の再燃などが検討された.Perhala ら(採用論文 3)の後ろ向き報告では,MTX を投与していない 61 例と比較して,術後 4 週間以内に MTX を投与(平均投与量 8.2〔5～12.5〕mg/週,範囲は 5～12.5mg)された 60 例の患者で,人工関節全置換術後に感染症や創傷治癒遅延などの合併症に差はなかった.さらに手術の 4 週間以内に MTX を投与されていたグループは,周術期を通じて MTX を継続したグループと MTX を休薬したグループに分けて解析されたが,術後合併症に差はなかった.Murata ら(採用論文 4)は,低用量の MTX(2～8mg/週)を使用していた 201 件の手術を受けた 122 例の患者を後ろ向きに検討したところ,周術期の MTX を継続した group A 48 例(MTX 平均投与量 4.3〔2～8〕mg/週),77 件の手術で合併症は 3 件(3.9%),MTX を休薬した group B 12 例(MTX 平均投与量 4.9〔2～8〕mg/週),21 件の手術で合併症は 1 件(4.8%)であり,2 群間で差は認め

2. クリニカルクエスチョンと推奨

られなかった．MTX を使用していなかった group C 56 例を含めた比較では，創傷治癒遅延は A 群で 1.3%（1/77），B 群で 9.5%（2/21），C 群で 7.8%（8/103）であり，術後 4 週時点において A 群で 3.9%（3/77），B 群で 14.3%（3/21），C 群で 6.8%（7/103）の再燃が認められた．以上より，低用量の MTX の周術期使用は術後合併症の発生率に影響を与えず，むしろ RA の再燃を抑制するとしている．これら 2 報は周術期の MTX 休薬は不要としている．

一方，Bridges ら（採用論文 5）は，整形外科手術を受けた RA 患者 38 例を後ろ向きに調査した．手術の 4 週間前まで MTX を継続した 19 件の手術では，人工関節感染症または創離開・感染症の合併症が 4 例あったのに対し，手術の 4 週間前に MTX を中止した患者または手術前 3 か月間以上寛解導入剤を服用していなかった患者を対象とした 34 件の手術では合併症は認められなかった．また，Carpenter ら（採用論文 6）は，32 例の患者を対象とした小規模な前向きコホート研究では，患者は無作為化なしに MTX の継続群 13 例（平均 MTX 用量 13.1〔5〜20〕mg/週）または 2 週間の休薬群 19 例（平均 MTX 用量 12.5〔7.5〜20〕mg/週）に割り当てられた．MTX を休薬した 26 件では感染が発生しなかったのに対し，MTX を継続した 16 件では 4 件の感染が発生した．両群とも，RA の再燃を生じた患者はいなかった．これら 2 報は周術期の MTX 休薬を推奨している．

系統的レビュー 3 件は参考文献とした（参考文献 1，2，3）．Loza ら（参考文献 1）は，RCT として Grennan（採用論文 1），Sany（採用論文 2）の 2 件，非 RCT から Carpenter（採用論文 6），Murata（採用論文 4）の 4 件を取り上げ，併存疾患および／または感染症の危険因子をもたない患者で，疾患活動性を維持しながら，整形外科手術を行ううえで，周術期に低用量の MTX を継続することは安全であると結論した．Pieringer ら（参考文献 2）は上記の 4 研究に加えて，Bridges（採用論文 5），Perhala（採用論文 3），Kasdan（参考文献 8，MTX 使用群と MTX 非使用群を比較している），Jain（参考文献 9，薬剤はすべて継続しており，休薬群がない）を加えた 8 件を解析し，MTX は周術期の安全性が高く，継続は RA 再燃のリスクの低減にも関連していると述べている．最近，WHO は対象疾患を RA に限定していないが同様の系統的レビューおよびメタ解析を行い（参考文献 3），Bridges，Carpenter，Murata，Colombel（Crohn 病に関する報告）の 4 件の観察研究の解析では継続・休薬群間に差はなし，Grennan，Sany の 2 件の RCT の解析の結果は MTX の周術期継続を支持する結果を報告している．3 件の系統的レビュー間では抽出した論文が異なっており，また重複もあるため，今回の推奨に用いたエビデンスからは除外した．

3）エビデンスの確実性

すべての論文が術後合併症をイベントとして扱っており，イ

ベントの内訳は感染症，創部の問題（創離開や治癒遅延など）であった．本 CQ でも MTX の周術期の継続あるいは休薬が術後合併症の発生率に影響を与えるかを検討した．詳細が明らかな非 RCT 4 報では，アウトカムは感染と術後創傷トラブルに分けて検討した．術後 RA の再燃に与える影響は RCT 1 件，非 RCT 2 件で報告されていた．

術後合併症アウトカムは，2 つの RCT が盲検化されておらず，「バイアスのリスク」は深刻，また RR，95％CI から判断し「不精確さ」は非常に深刻とし，観察期間が異なるため「非直接性」は深刻で，これらよりグレードダウンし，エビデンスの確実性は非常に低とした．感染症と術後創部トラブルのアウトカムは，非 RCT を解析しており，患者選択バイアスにより「バイアスのリスク」は深刻，観察期間は異なるあるいは報告されていない論文があり，「非直接性」は深刻とした．よって，エビデンスの確実性は「非常に低」とした．術後 RA の再燃のアウトカムは，前述の RCT からの 1 件と非 RCT 2 件よりエビデンスを評価し，エビデンスの確実性は「非常に低」とした．結果として，いずれもエビデンスの確実性は非常に低で，結果は異なる方向性を示しており，アウトカム全般にわたる全体的なエビデンスの確実性は「非常に低」とした．

系統的レビューは最終的に抽出した論文に違いがあること，CQ に合致しない論文を複数含む研究があること，RA 以外の疾患を含むメタ解析が 1 件あったことなどから，解析の対象から除外して参考文献とした．

4）推奨の強さ決定の理由

① 利益と害のバランスの評価

MTX を使用していない患者を対象とした研究も含めて多くの研究で MTX の周術期の継続は，感染や創傷治癒遅延などの術後合併症に影響しないことがコンセンサスとなっている．症例数が少なく，ランダム化されていないが，周術期に MTX を継続投与した場合に術後合併症が多いとする一部の報告があるが，MTX の休薬によって感染などの術後合併症が減少するというエビデンスは得られていない．また，MTX の継続により，術後の RA の再燃は防止が可能であり，休薬には RA の活動性の再燃のリスクがある．

MTX の使用量は年齢や合併症，疾患活動性，効果などによって異なる．また，16 歳以上の日本人女性の平均体重は 52kg 前後であり，体重あたりの MTX 使用上限を仮に 0.25mg/週とした場合，投与量は 13mg/週となる．今回採用した論文は Murata らの報告以外は使用量上限を 25mg/週とする欧米人に対するエビデンスであった．また，ほとんどの論文で MTX 使用量が平均値や中央値で使用量が示されており，12.5mg/週を超える使用量の患者における MTX の継続・休薬のエビデンスは得られなかった．しかし，日本人の忍容性と体格，および 10〜12mg/週

117

以下のMTXに対する効果不十分例で生物学的製剤（bDMARD）やヤヌスキナーゼ（JAK）阻害薬が使用されている現状を考えると，今回得られたエビデンスの有用性は高いと考えられる．

以上より，エビデンスの質と量を総合的に判断すると，整形外科予定手術の周術期において，MTXを継続投与する利益が害を上回っていると考えられる．

② 患者の価値観・意向

使用中の薬剤の周術期の継続・休薬の是非については，アウトカムが感染，創傷治癒遅延，RAの再燃など患者の重大な不利益にかかわることであるため，慎重な決定が必要である．休薬の是非に対する同意度は患者の価値観によって異なり，MTXの副作用への懸念から周術期の継続に対して怖れを感じる患者もいれば，せっかく得られた疾患活動性のコントロールを休薬で失いたくないと考える患者もいる．エビデンスに基づく医療側の決定の優先度は高いと考えられるが，12.5mg/週を超えるMTXの使用を行っている患者，整形外科の予定手術以外の手術のエビデンスはない．また，患者の年齢，合併症，身体状況，施行予定の手術の侵襲などを勘案して，周術期のMTX継続・休薬を決定すること，施行にあたっては十分なインフォームドコンセントの実施を行うなどの注意が必要である．

③ コスト

今回得られたエビデンスからコスト評価は困難である．条件付きではあるが「周術期にMTXの休薬をしない」という介入の外的妥当性は高く，術後合併症やRAの再燃がなく良好に経過すれば，手術の効果を最大限に発揮することができる．

④ パネル会議での意見

主としてGrennanらの前向きRCTにより（採用論文1，2），MTXの周術期継続は術後感染症や創傷治癒遅延のリスクを上げないことが示されており，WHO（2018）による周術期の休薬と継続を比較した研究のシステマティックレビューとメタ解析の結果でも同様の報告がなされている（参考文献3）．このことは2009年の3E initiativeの国際パネルや，以後の総説やACRのガイドラインでもコンセンサスとして繰り返し述べられている（参考文献4〜7）．

一方で，取り上げられたエビデンスの解釈において，多くの研究で周術期におけるMTXの安全性が示されているが，データの多くは後ろ向きコホート研究から得られたことに注意が必要である．また，安全性に関して，併存疾患，年齢，またはMTXの高用量との関連についてふれている論文は少ない点に注意が必要である．パネル会議において，周術期のMTXの継続について7.11の同意度が得られた．同意度が低かった委員の理由は併存症やMTXの使用量に関するものであり，推奨を「条件付き」として，それらの点を注記に記載した．アウトカム全般にわたるエビデンスの確実性は「非常に低」であるが，MTXを継続投与する益が害を上回っていると考えられ，パネル会議での意見をふまえて，12.5mg/週以下のMTXの継続使用は条件付きで推奨すべきであると考える（推奨の強さ「弱い」〔条件付き〕）．

特にMTXは腎排泄型の薬剤であり，一般に腎機能低下例には慎重投与ないし禁忌であることから，慎重な対応が必要である．また，整形外科予定手術以外の手術の場合は低用量でも個々の症例に応じて投与の継続・中断・再開を慎重に判断する．日本リウマチ学会「関節リウマチ治療におけるメトトレキサート（MTX）診療ガイドライン2016年改訂版」でも，「整形外科予定手術において，MTXは継続投与できる．整形外科予定手術以外の手術やMTX 12mg/週超の高用量投与例における手術の際には，個々の症例のリスク・ベネフィットを考慮して判断する」としている．12.5mg/週を超える用量のMTXを使用中の患者においては個々の合併症を慎重に考慮し，投与の継続・一時中断・再開を判断する．日本人はMTXに対する忍容性が比較的低い可能性があり，体格も欧米人より小さい．海外の使用上限に比して16mg/週の上限も低く設定されている．今後，わが国においても，高用量MTXの周術期継続に関するエビデンスの構築が必要である．

5）採用論文リスト

1) Grennan DM, et al：Ann Rheum Dis 2001；60：214-217.
2) Sany J, et al：J Rheumatol 1993；20：1129-1132.
3) Perhala RS, et al：Arthritis Rheum 1991；34：146-152.
4) Murata K, et al：Mod Rheumatol 2006；16：14-19.
5) Bridges SL, et al：J Rheumatol 1991；18：984-988．
6) Carpenter MT, et al：Orthopedics 1996；19：207-210.

6）推奨作成関連資料一覧 （推奨作成関連資料4に掲載）

資料A　CQ 37　文献検索式
資料B　CQ 37　文献検索フローチャート
資料C　CQ 37　エビデンスプロファイル
資料D　CQ 37　フォレストプロット

■参考文献

1) Loza E, et al：Clin Exp Rheumatol 2009；27：856-862.
2) Pieringer H, et al：Clin Rheumatol 2008；27：1217-1220.
3) World Health Organization：2018. ISBN:978-92-4-155047-5.
4) Visser K, et al：Ann Rheum Dis 2009；68：1086-1093.
5) Sreekumar R, et al：Acta Orthop Belg 2011；77：823-826.
6) Goodman SM, et al：Arthritis Rheumatol 2017；69：1538-1551.
7) Fleury G, et al：Swiss Med Wkly 2017；147：w14563.
8) Kasdan ML, et al：Orthopedics 1993；16：1233-1235.
9) Jain A, et al：J Hand Surg Am 2002；27：449-455.

2. クリニカルクエスチョンと推奨

推奨 38

手術・リハビリテーション 2

推奨文

整形外科手術の周術期には bDMARD の休薬を推奨する（条件付き）.

推奨の強さ **弱い**　エビデンスの確実性 **非常に低**　パネルメンバーの同意度 **8.35**

CQ38

整形外科手術の周術期に bDMARD の休薬は必要か？

サマリー	整形外科手術の周術期における bDMARD の継続は手術部位感染（SSI），創傷治癒遅延のリスクを高める可能性があることから，術前後は休薬することを推奨する．休薬をする場合は RA の再燃に注意が必要である．
注　記	周術期の休薬の是非について TNF 阻害薬以外の bDMARD に関するエビデンスはほとんど得られていない．また，長期の休薬は RA の再燃を引き起こす可能性があるが，周術期の休薬期間に関しては意見の一致をみていない．

1）推奨の背景

　生物学的製剤（bDMARD），特に TNF 阻害薬を使用と非使用中で関節手術を受けた患者の手術部位感染（SSI）や創傷治癒遅延などの術後合併症の発生率を比較した報告は多いが，術後合併症については増加させるという報告と増加させないという報告があり，意見の一致をみていない．一方で，本 CQ に合致する「bDMARD を周術期に継続群と，休薬群を比較」した報告は少なく，治療を進めるうえで参考となるエビデンスが求められる．

2）エビデンスの要約

　前回のガイドラインで検討した論文に加え，2012 年以降の報告やレビューを加えて，エビデンスを要約した．PubMed，Cochrane Library，医学中央雑誌より 1995 年から 2019 年までの検索を行った．系統的レビューおよびメタ解析は 2 件が抽出された．Mabille ら（採用論文 1）は TNF 阻害薬継続で SSI が 2 倍になったが TNF 阻害薬の休薬は SSI のリスクを変えないと結論しており，SSI のアウトカムに関するメタ解析の結果はそのまま採用した．Clay ら（採用論文 2）の論文では，TNF 阻害薬の周術期休薬は SSI のリスクを下げるとしたが，Berthold の論文（採用論文 5）の解析において，症例数の記載に不正確な部分がある．引用した Tawalkar の合併症 3 件の内訳が股関節脱臼，反射性交感神経性ジストロフィー（RSD），骨折（おそらく術中）であり（採用論文 8），これらを TNF 阻害薬の休薬・継続による感染・創治癒などの合併症としてカウントしている点，Patterson らの学会 Abstract を解析に入れている点など問題も多い．再燃に関しては 2 報（採用論文 8，9）のデータをメタ解析したデータをそのまま採用した．

　非ランダム化比較試験（RCT）は 7 件を採用した．den Broeder ら（採用論文 3）は 1,219 件の手術のうち TNF 阻害薬を使用していた 202 件の手術を TNF 阻害薬休薬群 104 件（2A 群），TNF 阻害薬継続群 92 件（2B 群）に分けて後ろ向きに比較検討した．SSI の発生は 2A 群で 6 件（5.8%），2B 群で 8 件（8.7%）に生じ，合併症発生率は 2A 群で 8 件（7.7%），2B 群で 17 件（18.5%）であった．ロジスティック回帰分析の結果，周術期の TNF 阻害薬の使用は SSI の危険性を高めないと結論した．

　Berthold ら（採用論文 5）は，TNF 阻害薬を休薬していた期間に行われた 872 件中 270 件（Group A）と，休薬を中止し，継続した期間に行われた 681 件中 243 件の手術（Group B）の SSI 発生率を比較した．その他の bDMARD については不明であった．Group A では 11 件（4.1%），Group B では 9 件（3.8%）の SSI が発生した．多変量解析の結果，年齢のみが SSI の予測因子であり，TNF 阻害薬の使用は SSI のリスク因子ではないと結論した．

　Bongartz ら（採用論文 6）は 462 例の関節リウマチ（RA）患者に行った膝あるいは股関節の人工関節置換術について，人工関節感染のリスク因子を後ろ向きに検討した．この中で，TNF 阻害薬を使用していた患者に言及し，術前に休薬した 12 例で SSI は生じなかったのに対して，休薬しなかった 38 例では 3 件の SSI を認めたことを報告した．このサブグループの詳細な背景は不明であった．

　Talwalker ら（採用論文 8）は 11 例（RA 10 例，乾癬性関節炎 1 例）に行った 16 件の手術を後ろ向きに検討した．4 件で TNF 阻害薬を継続，12 件で休薬して手術を行ったところ，全身および局所の感染はいずれの群にも認められなかった．休薬した群のエタネルセプト（ETN）使用患者 1 例に RA の再燃を認めた．

　Wendling ら（採用論文 9）は RA 患者 30 例に行った 50 手術

119

を後ろ向きに解析した（内訳はインフリキシマブが26件，ETN は13件，アダリムマブが11件）．18件でTNF阻害薬を術前に中止し，残る32件では中止せずに投与間隔の間に手術を行った．平均経過観察期間14（1〜42）か月の間にSSIは生じなかった．6件のRAの再燃が生じており，このうち5件が休薬群に生じていた．

Ruyssen-Witrandら（採用論文4）はRA患者を77％含むTNF阻害薬使用中の127手術を検討した．85％が整形外科手術であった．半減期の5倍以内の休薬では65件中12件の合併症（内訳不明），半減期の5倍を超える休薬では36件中7件の合併症（内訳不明）が認められた．合併症発生率は休薬期間が半減期の2倍より短い場合には30％，半減期の2倍以上休薬した場合17.6％であり，前者で合併症が多い傾向であった．一方，Scherrerら（採用論文7）はTNF阻害薬使用患者177手術の解析で，投与間隔の3倍を超える期間術前休薬した47手術ではSSIは1件，一方で投与間隔の3倍以下の期間のうちに手術した122手術中7件でSSIが認められたこと，122手術のうち，1投与間隔以内に手術した場合は1投与間隔を超える期間の休薬後に手術した場合の10倍SSIのリスクが高かったことを報告した．いずれにしても術前休薬・継続の定義次第でSSIの発生率は変わってくるので結果の解釈には注意が必要である．

3）エビデンスの確実性

bDMARDの術前後における休薬と継続を比較した研究はTNF阻害薬に関する研究のみであった．また，非RCTの中でも，休薬の定義は様々で，休薬の定義が明らかでないものが多かった．明らかなものでは，Ruyssen-Witrandら（採用論文4）は半減期の5倍以内の休薬を継続とし，Scherrerら（採用論文7）は投与間隔の3倍以内の期間を休薬としていた．

術後合併症で採用した2件の非RCTは患者選択バイアスにより，「バイアスのリスク」は深刻，観察期間はいずれも1年であり，「非直接性」は深刻でないとした．メタ解析の結果，RRの95％CIの下限と上限がそれぞれ，「相当な利益」とみなされる基準RR＞1.25と「相当な害」とみなされる基準RR＜0.75の双方を含んでいるため，「不精確さ」は非常に深刻とした．

SSIに関しては，Mabilleらの系統的レビューを採用したが，盲検化が明らかでなく，個々の報告は観察期間が異なる，または報告されていないものもあり，またRRの95％CIの上限と下限が，「効果なし」と「相当な利益」とみなされる基準RR＜0.75を含んでいることから，「バイアスのリスク」「非直接性」「不精確さ」はいずれも深刻とした．6件の非RCTでは，上記の理由に加え，結果のばらつきがあることから，「非一貫性」は深刻とした．また，RRの95％CIの上限と下限が，「相当な利益」とみなされる基準RR＜0.75と「相当な害」とみなされる基準RR＞1.25の双方を含んでいるため，「不精確さ」は非常に深刻とした．

RAの再燃については，Clayらの系統的レビューを採用したが，上記の理由に加えて，RRの95％CIの上限が，「相当な害」とみなされる基準RR＞1.25を含んでいるため，「不精確さ」は深刻とした．

いずれのアウトカムに対しても，bDMARDの休薬を支持する結果であったが，エビデンスの確実性はいずれも「非常に低」であり，アウトカム全般にわたる全体的なエビデンスの確実性は「非常に低」とした．

4）推奨の強さ決定の理由

① 利益と害のバランスの評価

周術期にbDMARDの休薬をしない場合にはRAの疾患活動性再燃のリスクは小さく，逆にSSI・創傷治癒遅延のリスクは一般に高くなる．両者のバランスを考慮して休薬期間を検討することが現在のコンセンサスになっている．休薬期間については個々のbDMARDで異なると考えられ，コンセンサスが得られていない．

今回追加検索で得られた文献およびメタ解析でも，多くはTNF阻害薬の休薬はSSIのリスクを下げる，あるいは変えないと結論しており，休薬を推奨している．世界各国のガイドラインでは投与間隔および半減期を考慮した休薬を推奨しているが，前向き試験がないこと，もともとSSIそのものの頻度が1〜2％と少ないことから，術前休薬期間のコンセンサスは得られていない．また，TNF阻害薬以外のbDMARDに周術期の休薬の要否に関する明確なエビデンスはない．さらに，今回の検索によっても，術後合併症としてはSSIに焦点が当てられており，SSI以外の合併症について詳述した研究は2件で（採用論文3，4），再燃に関しても2件（採用論文8，9）のみであった．

② 患者の価値観・意向

使用中の薬剤の周術期の継続・休薬の是非については，アウトカムがSSI，創傷治癒遅延といった患者の重大な不利益にかかわることであるため，慎重な協同的意思決定が必要である．特にbDMARDは平素から感染症に注意するよう患者教育がなされていることもあり，SSI予防のための周術期の休薬については，患者の理解が得られやすい．エビデンスに基づく医療側の決定の優先度は高いと考えられ，休薬期間が長くなることに伴うRAの再燃の可能性とその対応方法についても術前から説明しておくことで，患者の理解がさらに深まると考えられる．bDMARDの半減期，投与間隔に加えて，患者の年齢，合併症，身体状況，施行予定の手術の侵襲，術者の経験なども同時に勘案して，周術期の休薬期間を決定すること，施行にあたっては十分なインフォームドコンセントの実施を行うなどの注意が必要である．

③ コスト

今回得られたエビデンスからコスト評価は困難である．条件

付きではあるが「周術期の bDMARD の休薬を行う」という介入の外的妥当性は高く，術後合併症や RA の再燃がなく良好に経過すれば，手術の効果を最大限に発揮することができる．

④　パネル会議での意見

　本ガイドラインでは整形外科手術の周術期に bDMARD を休薬した群と継続した群を比較した試験に絞り込んだが，いずれも後方視的あるいは対照が historical control であり，アウトカム全般にわたる全体的なエビデンスの確実性は「非常に低」であった．

　パネル会議において，周術期の bDMARD の休薬について 8.35 の同意度が得られた．委員の同意度は 8 あるいは 9 であり，高い同意度であったが，患者 1 人は 7 としていた．bDMARD の休薬を支持する結果であったが，休薬期間のコンセンサスはない．得られたデータはすべて TNF 阻害薬に関するものであり，IL-6 阻害薬，T 細胞選択的共刺激調節薬の休薬・継続に関するデータはない．さらに取り上げられた論文のデータは後ろ向きコホート研究から得られたことに注意が必要である．また，再燃についても，各薬剤での再燃の頻度の検討はなされていない．以上の理由から，推奨を「弱い」（条件付き）とした．今後は TNF 阻害薬以外の bDMARD およびヤヌスキナーゼ（JAK）阻害薬に関するエビデンスの構築が待たれる．また，個々の薬剤で手術までどの程度の休薬期間を設定するかは，半減期を参考にする場合と投与間隔を参考にする場合があり，意見の一致をみていない．疾患活動性の再燃は感染症のリスクを上げる恐れがあり，また，短期間でも代替薬としての副腎皮質ステロイドの使用は感染のリスクを上げる．個々の薬剤ごとの適切な休薬期間の設定が望まれる．術後は創傷治癒が確認されれば再開が可能である点は異論のないところであろう．

　WHO ガイドライン（参考文献 1）では，TNF 阻害薬について周術期の休薬と継続を比較した 2 件の観察研究のうち，Berthold らは TNF 阻害薬を休薬した場合に SSI のリスクが有意に減少したと述べ，den Broeder らは休薬による影響はなかったとした．メタ解析の結果，周術期の休薬は継続する場合と比較して SSI

のリスクを減少させると結論した（エビデンスの質は「非常に低」）．Goodman らの系統的レビューとメタ解析（参考文献 2）の結果は今回の CQ と合致していないため削除した．また，Goh（参考文献 3），Gregory（参考文献 4）のレビューも bDMARD と整形外科手術についての論文を詳述しているので参考にされたい．

5）採用論文リスト

1）Mabille C, et al：Joint Bone Spine 2017；84：441-445.
2）Clay M, et al：Joint Bone Spine 2016；83：701-705.
3）den Broeder AA, et al：J Rheumatol 2007；4：689-695.
4）Ruyssen-Witrand A, et al：Clin Exp Rheumatol 2007；25：430-436.
5）Berthold E, et al：Acta Orthop 2013；84：495-501.
6）Bongartz T, et al：Arthritis Rheum 2008；59：1713-1720.
7）Scherrer CB, et al：Arthritis Care Res（Hoboken）2013；65：2032-2040.
8）Talwalkar SC, et al：Ann Rheum Dis 2005；64：650-651.
9）Wendling D, et al：Ann Rheum Dis 2005；64：1378-1379.

6）推奨作成関連資料一覧（推奨作成関連資料 4 に掲載）

資料 A　CQ 38　文献検索式
資料 B　CQ 38　文献検索フローチャート
資料 C　CQ 38　エビデンスプロファイル
資料 D　CQ 38　フォレストプロット

■参考文献

1）World Health Organization：2018. ISBN: 978-92-4-155047-5.
2）Goodman SM, et al：Rheumatology（Oxford）2016；55：573-582.
3）Goh L J, et al：Rheumatol Int 2012；32：5-13.
4）Gregory F, et al：Swiss Med Wkly 2017；147：w14563.

第3章 クリニカルクエスチョンと推奨

推奨39

手術・リハビリテーション3

推奨文

RA患者の肘関節破壊を伴う機能障害に対して人工肘関節全置換術を推奨する（条件付き）．

推奨の強さ **弱い**　エビデンスの確実性 **非常に低**　パネルメンバーの同意度 **7.71**

CQ39

RA治療において人工肘関節全置換術は有用か？

サマリー	RA患者に対する人工肘関節全置換術は，除痛効果に優れ，上肢のリーチ機能改善によるADL向上が見込まれる．一方で，膝・股関節の人工関節と比較すると人工関節生存率は低く，合併症・再置換率は高い．
注　記	RA患者に対する人工肘関節全置換術は，十分な薬物治療で疾患活動性がコントロールされている状態では，よりよい長期成績が得られることが見込まれる．ただし，使用機種を含め，慎重な手術適応のもと，手術手技，後療法に習熟した施設および術者によって行われることが望ましい．

1）推奨の背景

肘関節障害は，関節リウマチ（RA）患者の20〜65％に認められるとされ，食事・整容など基本的ADLに大きな影響を与える．保存的治療で十分な効果が得られない場合には装具療法や外科的治療が考慮されるが，外科的再建術である人工肘関節全置換術（TEA）は膝や股関節の人工関節と比較して報告数が少ない．またTEAの耐用年数は比較的短く，合併症も多いとされており，適応・実施には慎重を要する．

2）エビデンスの要約

前回のガイドラインから検索範囲を広げて1995年から2019年のデータベース検索の結果，PubMed 182件，医学中央雑誌260件，Cochrane review 3報が抽出され，別に2論文を加えて検討，2nd screeningで102件が残った．さらに，おもに対象をRAとし，平均5年以上の経過観察があるもので人工関節生存率の解析がある報告にしぼったところ，最終的に英文は症例集積研究22件，非ランダム化比較試験（RCT）3件，レジストリ研究2件，和文は症例シリーズ研究4件の合計31件が抽出され，これらを採用した．検索対象期間中に3件の系統的レビューが抽出されたが，1件は80％以上をRA肘が占めたが個々の合併症の詳細な報告であり（参考文献1），他2件はRA肘の割合は30％，70％であり，参考文献とした（参考文献2，3）．

症例集積研究は26件抽出された．今回の症例シリーズ研究のエビデンスの結果の要約では，臨床スコア（MEPI）は術後平均86点に改善し，平均10年での人工関節生存率は71〜99％で

あった．一方，合併症発生率は11〜61％（平均27％）と高かった（採用論文1，2，4，7〜10，13，15〜17，20〜26）．

TEAは一般に連結型（linked）および非連結型（unlinked）に分類され，連結型タイプではCoonrad-Morrey，GSB Ⅲが，また非連結型タイプではSouter-Strathclyde TEA，Capitellocondylar TEA，Kudo型人工関節の報告が比較的多い．

linked TEAであるCoonrad-Morreyでは，Sanchez-Soteloら（採用論文18）が，435肘を平均10年追跡し，術後MEPIは90点，人工関節生存率は10年で92％であったが15年で83％，20年で68％と低下した．Bigsbyら（採用論文17）は同じくlinked TEAのGSB ⅢでTEAを行った40例52肘のうち29肘（うちRAは24肘）を平均13.1年追跡した．合併症は7/52肘（13.5％）に生じ，10年人工関節生存率は95.9％であった．

unlinked型でヨーロッパを中心に多く使用されたのがSouter-Strathclyde elbowである．van der Lugtら（採用論文9）による204肘を平均6.4（2〜19）年追跡した報告では，合併症発生率は29.9％，人工関節生存率は10年で77.4％，18年で65.2％であった．同じくunlinked型のKudo elbowはわが国で最も早く開発と臨床応用が始まり，1982年には上腕骨ステムが付与され，type-4で材質が一時チタン合金製になったが，type-5で上腕骨側はCoCr合金に変更になった．尺骨コンポーネントにはall-polyethylene製と，メタルバック型（MB）がある．Kudo type-5で，all-polyの尺骨コンポーネントの成績を報告したKodamaらの報告（採用論文19）でも人工関節生存率は10年で70％に低下することが報告された．Qureshiら（採用論文14）はMB型のKudo type-5の22肘を平均11.9年追跡した．MEPIは82点に改善したものの，人工関節生存率は12年で74％と報告した．

122

unlinked 型のアルミナ・セラミックとポリエチレンを摺動面にもつ機種が2件報告された．Nishida ら（採用論文21）は JACE 型 TEA の 87 肘，追跡率 96%，5 年以上フォローの成績を報告した．MEPI は 40 点から 95 点に改善し，合併症発生率は 11%，再置換を end point とした人工関節生存率は 14 年で 99%であった．また，Kondo ら（採用論文22）により modular NSK の長期成績が報告された．RA 75 肘，平均 5.2 年の成績で，追跡率は 97%であった．JOA スコアは 42 点から 87 点に改善し，合併症発生率は 12%，10 年人工関節生存率は 93%であった．

比較的新しい機種である Discovery は，Mukka ら（採用論文16）により，25 肘，経過観察期間平均 4.5 年の報告がなされた．5 肘（20%）に合併症を認めて再手術を必要としており，さらに 5 肘の X 線学的検討で無菌性のゆるみを上腕骨側に認めていた．人工関節生存率は 8 年で 90%であった．和文論文は 4 件（採用論文23〜26）で，Kudo，Coonrad-Morrey の報告であり，やや症例数は少ないが，人工関節生存率は 10 年で 80〜91%と良好であった．

非 RCT のうち，Little ら（採用論文27）は Larsen grade V の RA 肘に対して，Coonrad-Morrey，Souter-Strathclyde，Kudo の 3 機種の臨床成績を比較し，人工関節生存率に機種間に大きな差は認められなかったが，観察期間は 5 年と短い．その他 2 件の非 RCT を取り上げたが（採用論文28，29），いずれも機種ごとに経過観察期間が異なっていた．

レジストリ研究は 2 件を採用した．Plaschke ら（採用論文30）はデンマークのレジストリ研究において 1980 年から 2008 年に行われた TEA を調査した．324 肘の初回 TEA（うち，RA 症例は 237 肘〔73%〕），平均経過観察期間は 8.7（0〜27）年を検討した．TEA 全体では 5 年人工関節生存率は 90%（95%CI[88，94]），10 年人工関節生存率は 81%（95%CI[76，86]）であり，unlinked TEA は linked TEA に比べて再置換術のリスクが 1.9 倍（95%CI[1.1，3.2]）高かった．一方，インプラント別の 10 年人工関節生存率は Coonrad-Morrey 88%（95%CI[81，95]）（RA 45/91 肘），GSBIII 89%（95%CI[80，97]）（RA 51/60 肘）Capitellocondylar 88%（95%CI[78，97]）（RA 45/54 肘），Souter-Strathclyde 72%（95%CI[62，82]）（RA 75/90 肘）であった．

別の報告では，Skyttä ら（採用論文31）がフィンランドのレジストリ研究において 1982 年から 2006 年に RA を対象に行われた TEA を調査した．1,457 肘の初回 TEA のうち，専門施設で行われた TEA が 776 肘，その他の 19 施設が 681 肘であった．その他の施設での TEA は専門施設での TEA に比べて再置換術のリスクが 1.5 倍（95%CI[1.1，2.1]）高かった．平均経過観察期間はインプラントによって異なり，平均 3.5〜8.8 年における 10 年人工関節生存率は 83%（95%CI[81，86]）で，機種別では IBP/Kudo 83%（95%CI[76，90]），Souter-Strathclyde 82%（95%CI[80，85]）であった．また，Coonrad-Morrey の 7 年人工関節生存率は 89%（95%CI[83，96]）であった．

総じて RA に対する TEA の報告では症例数が比較的少ないものが多い．また，開発者の施設における良好な成績を報告したものが多く，機種ごとに熟練した手術手技が要求される．総説では適応や手術技術による人工関節生存率の違いを指摘するものもある．

3）エビデンスの確実性

臨床スコアである MEPI，人工関節生存率，術後合併症を重大なアウトカムとして評価した．MEPI（100 点満点）は術後 73〜95 点程度と人工関節の機種間で治療効果には大きな差がなかった．また，人工関節生存率や合併症発生率にも大きな差はなく，「非一貫性」は深刻でないとした．手術治療の効果を RCT で評価することは倫理的にむずかしく，対照群の組入れがないこと，機種の適応基準が明らかでないことなどから，「バイアスのリスク」は深刻とした．また 2 編の非 RCT を取り上げたが（採用論文28，29），いずれも機種ごとに経過観察期間が異なっており，エビデンスのグレードはダウンした．

対象集団は RA であり，アウトカム指標も大きな差はないが，インプラントや施設による違いがあるため，レジストリ研究以外は「非直接性」に関しては非常に深刻あるいは深刻であった．TEA は報告数，個々の報告における症例数が少なく，「不精確さ」についてもレジストリ研究以外は非常に深刻あるいは深刻とした．いずれのアウトカムのエビデンスの確実性も「非常に低」であり，アウトカム全般にわたる全体的なエビデンスの確実性は「非常に低」とした．

4）推奨の強さ決定の理由

① 利益と害のバランスの評価

RA 患者に対する TEA は優れた除痛効果を示し，疼痛，機能，可動域，安定性などを評価する臨床スコアのベースラインからの改善は著しい．一方で，脱臼，ゆるみ，感染，尺骨神経障害，術中・術後骨折などの合併症が報告されており，膝・股関節の人工関節と比較して合併症の頻度はやや高く，人工関節生存率は低い報告が多い．しかし，薬物治療で改善が見込めない肘関節に対して TEA で得られる除痛や可動域の拡大などの改善効果を考慮すると，望ましい効果は望ましくない効果より大きく，TEA による利益が害を上回ると考える．

② 患者の価値観・意向

日本リウマチ友の会会員 1,156 人を対象としたアンケート（第 4 章 2）において，TEA は 78 件の回答を得て，73.1%から期待した効果が得られ，65.4%から満足しているとの回答が得られた．「不都合が多かった」との回答は 19.2%と人工股関節全置換術と同等であったが，「期待した効果が得られなかった」が 9.0%，「後悔している」が 5.1%と比較的多く，施行にあたって

第3章　クリニカルクエスチョンと推奨

は注意が必要である.

③　コスト

TEA の実施に要する費用（2020 年 4 月時点）のうち，手術手技料は 282,100 円（再置換術は 341,900 円），インプラント費用は 581,300 円である．入院・手術に必要な総医療費は麻酔，入院期間，術後のリハビリ，患者の状態によって変化する．術後良好に経過すれば，除痛効果，可動域拡大効果が個人の ADL 拡大に大きく寄与する．

RA では高度かつ様々な形態の変形・関節破壊に対して術式や機種選択など臨機応変な対応が求められる．また，実際には膝・股関節の人工関節と比して施行頻度の低い術式であることから，執刀医や後療法担当理学療法士・作業療法士には十分な経験の蓄積が求められ，手術が適切に行える施設は限られる．

④　パネル会議での意見

TEA は膝・股関節の人工関節全置換術と比較して，実施件数そのものが少なく，術者のラーニングカーブが得られにくい．また，脱臼やゆるみなどの合併症が生じた場合に，TEA の再置換術は容易ではない．パネル会議においては，TEA の推奨についての同意度は 7.71 であった．これは膝・股関節の人工関節より低く，肩，足関節の人工関節と同等であった．利益が害を上回るものの，アウトカムの全般にわたる全体的なエビデンスの確実性は，「非常に低」であり，患者の価値観・意向，実施可能な施設数，および術後良好に経過した場合の効果については信頼できても，合併症を考慮した場合に推奨度が下がると考えられることから，推奨の強さは「弱い」（条件付き）とした．

また，長期成績は最近では 10 年人工関節生存率が 90％を超える良好な報告が散見されるが，薬物治療による良好な疾患活動性のもとでの長期成績についてはさらに良好な結果が期待される．また，種々の改良が施された新機種の長期成績は不明である．骨質の改善により，ゆるみや術後インプラント周囲骨折が減少するのか，身体活動性の向上により，かえってゆるみなどの合併症が増加していくのかは，今後の報告を待たねばならない．また，今回のシステマティックレビューでも疼痛を除けば，いわゆる PRO を用いた報告はなく，本手術法の推奨度を検討するうえで今後のエビデンスを待ちたい．

5）採用論文リスト

1) Risung F：J Bone Joint Surg Br 1997；79：394-402.

2) Gill DR, et al：J Bone Joint Surg Am 1998；80：1327-1335.

3) Trail IA, et al：J Bone Joint Surg Br 1999；81：80-84.

4) Tanaka N, et al：J Bone Joint Surg Am 2001；83：1506-1513.

5) Ikavalko M, et al：J Bone Joint Surg Br 2002；84：77-82.

6) Samijo SK, et al：Acta Orthop Belg 2003；69：501-506.

7) Potter D, et al：J Bone Joint Surg Br 2003；85：354-357.

8) Kelly EW, et al：J Shoulder Elbow Surg 2004；13：434-440.

9) van der Lugt JC, et al：J Bone Joint Surg Am 2004；86：465-473.

10) Malone AA, et al：J Shoulder Elbow Surg 2004；13：548-554.

11) Khatri M, et al：J Bone Joint Surg Br 2005；87：950-954.

12) Landor I, et al：J Bone Joint Surg Br 2006；88：1460-1463.

13) Brinkman JM, et al：Acta Orthop 2007；78：263-270.

14) Qureshi F, et al：J Bone Joint Surg Br 2020；92：1416-1421.

15) Nishida K, et al：J Orthop Sci 2014；19：55-63.

16) Mukka S, et al：Arch Orthop Trauma Surg 2015；135：595-600.

17) Bigsby E, et al：J Shoulder Elbow Surg 2016；25：362-368.

18) Sanchez-Sotelo J, et al：J Bone Joint Surg Am 2016；98：1741-1748.

19) Kodama A, et al：Bone Joint J 2017；99-B：818-23.

20) Pham TT, et al：J Shoulder Elbow Surg 2018；27：398-403.

21) Nishida K, et al：Bone Joint J 2018；100-B：1066-1073.

22) Kondo N, et al：J Shoulder Elbow Surg 2019；28：915-924.

23) 岩川紘子，他：日本肘関節学会雑誌 2015；22：343-346.

24) 本宮　真，他：日本肘関節学会雑誌 2011；18：207-210.

25) 有島善也，他：日本関節病学会誌 2011；30：51-54.

26) 砂原伸彦，他：九州リウマチ 2005；25：21-24.

27) Little CP, et al：J Bone Joint Surg Am 2005；87：2439-2448.

28) Skytta ET, et al：Arch Orthop Trauma Surg 2008；128：1201-1208.

29) Prasad N, et al：J Shoulder Elbow Surg 2010；19：376-383.

30) Plaschke HC, et al：J Shoulder Elbow Surg 2014；23：829-836.

31) Skyttä ET, et al：Acta Orthop 2009；80：472-477.

6）推奨作成関連資料一覧（推奨作成関連資料 4 に掲載）

資料 A　CQ 39　文献検索式

資料 B　CQ 39　文献検索フローチャート

資料 C　CQ 39　エビデンスプロファイル

■参考文献

1) van der Lugt JC, et al：Clin Rheumatol 2004；23：291-298.

2) Little CP, et al：J Bone Joint Surg Br 2005；87：437-444.

3) Welsink CL, et al：JBJS Rev 2017；5：e4.

2. クリニカルクエスチョンと推奨

推奨 40

手術・リハビリテーション 4

推奨文

RA 患者の手関節障害に対する橈骨手根関節の部分関節固定術および Sauvé-Kapandji 手術を推奨する（条件付き）.

推奨の強さ　**弱い**　エビデンスの確実性　**非常に低**　パネルメンバーの同意度　**7.67**

CQ40

RA 治療において手関節形成術（人工関節以外）は有用か？

サマリー	RA 患者に対する手関節形成術は，除痛効果に優れ，握力の増加とともに安定性獲得による ADL 向上が見込まれる．患者満足度は高かった.
注記	RA 患者に対する手関節形成術は，関節の可動性を残しながら手関節を構成する一部の関節を固定する関節温存手術であり，十分な薬物治療で疾患活動性がコントロールされている状態では，よりよい長期成績が得られることが見込まれる．ただし，慎重な手術適応のもと，手術手技，後療法に習熟した施設および術者によって行われることが望ましい.

1) 推奨の背景

手関節は関節リウマチ（RA）の好発部位であり，発症後 2 年で 60％までの患者に，発症後 10 年で 90％，12 年で 95％に手関節炎が生じるとされる．痛みや可動域制限による ADL 障害は比較的高い．薬物治療や装具療法にもかかわらず関節破壊が進行する場合は，多くの患者で遠位橈尺関節の障害に起因する伸筋腱皮下断裂が生じうる．また，中・長期的には強い骨吸収や脱臼による変形，骨性強直に至る可能性がある．手関節形成術は，手関節固定術や，人工手関節全置換術を適応せざるをえない状態になる以前に，主として除痛と安定性獲得を目的に行われる手術であり，伸筋腱皮下断裂に対する腱再建術と併用して行われることも多い.

2) エビデンスの要約

RA で手術的治療を要する手関節の部位は橈骨手根骨間，手根骨間，遠位橈尺関節に分けられる．今回は手関節形成術のうち，RA に主として適応される橈骨手根関節の部分固定術および Sauvé-Kapandji 手術についてシステマティックレビュー（SR）を実施した．本 CQ に対しては術後の疼痛，握力，患者満足度を検討した.

一次スクリーニングで抽出された 1,003 件から橈骨手根関節の部分固定術は術後 5 年以上の観察期間を報告した 13 件の研究を採用した．固定部位としては橈骨・月状骨間部分固定術の報告が 12 件と最も多く，橈骨舟状骨月状骨が 5 件，橈骨月状骨三角骨が 1 件であった（重複あり）．固定方法にはスクリュー，ステープル，K-wire など種々のインプラントが使用されていた.

また，併用して行われる遠位橈尺関節の処置については，尺骨末端切除術をはじめ，種々の方法が行われていた.

疼痛に関しては橈骨手根関節部分固定術では，VAS（100 点満点）で術前後の比較をした研究が 2 件あり，平均 63/100 から 19/100 に改善していた（採用論文 9，13）．また，術後の VAS（10 点満点）評価は 2～3/10 が 3 件（採用論文 2，3，10），<1/10 が 2 件（採用論文 4，6）であった．痛みなしの患者割合は 3 件で記載があり，50～79％であった（採用論文 5，7，8）．また，全例 Excellent あるいは Good とする報告が 3 件あった（採用論文 7，11，12）．評価方法は異なるが，いずれも，術後の除痛効果は良好であった．部分固定術であるため術後手関節の掌背屈可動域は減少した．術後握力はデータのあるものでは増加する傾向にあるが，有意な増加は見込めていない．握力の改善率は 5 件で報告があり，0％，18％，36％，48％，110％と報告されていた（採用論文 2，4，6，7，13）.

一方，遠位橈尺関節に対する手術である Sauvé-Kapandji 手術も良好な除痛効果を認めた．最終的に採用した 11 研究のうち，6 研究は日本からの報告である．使用するインプラント，尺骨頭の固定方法，尺骨断端の安定化処置には種々の方法が混在している．前腕の回内外可動域は有意に改善した．疼痛は 3 件（採用論文 15，17，24）において VAS 評価で術前平均 7.6/10 が術後平均 1.4/10 に改善しており，痛みなしは 3 件で 67％，78％，84％と報告されていた（採用論文 16，19，23）．その他評価方法に差があるが，すべての論文で改善がみられた．握力は 3 件で 7.6％，34％，49％の増加，2 件で 6％，15％の低下と報告されていた（採用論文 15，16，19，20，21）．合併症は 6 件で報告されたが，重篤なものはなかった（採用論文 14，15，17，

第3章 クリニカルクエスチョンと推奨

20, 23, 24).

いずれの術式も RA 手関節の除痛目的では有用であり、重大な合併症は少ないが、いずれの形成術を適応するかは手関節障害の部位や程度によって異なる。また、症例数は少なく、後方視的であった。

3) エビデンスの確実性

手術治療の効果をランダム化比較試験で評価することは倫理的にむずかしく、対照群の組入れがないことから、「バイアスのリスク」は非常に深刻とした。いずれの術式も除痛効果と回内外可動域の改善については一致している。また、再手術の記載はほとんどなく、合併症は軽度なものしか報告されていないことから、「非一貫性」は深刻でないとした。対象集団は RA であり、アウトカム指標も大きな差はないが、疼痛の評価方法、握力の測定方法に違いがあるため、「非直接性」に関しては深刻と評価した。個々の報告における症例数は少なく、「不精確さ」は深刻とした。本推奨文で検討したエビデンスはいずれも比較群がないため、アウトカムごとの方向性が同じか異なるかを正確に評価することは不可能であった。いずれのアウトカムのエビデンスの確実性も「非常に低」であり、アウトカムの全般にわたる全体的なエビデンスの確実性は「非常に低」と判断した。

4) 推奨の強さ決定の理由

① 利益と害のバランスの評価

RA 患者に対する手関節形成術は優れた除痛効果を示し、手関節の安定性に寄与する。報告された術後合併症は尺骨断端の不安定性、感染、血腫などであったが、いずれも少数で軽度なものであった。薬物治療で改善が見込めない手関節に対して関節形成術で得られる除痛や ADL 拡大などの改善効果を考慮すると、望ましい効果は望ましくない効果より大きく、手関節形成術による利益が害を上回ると考える。

② 患者の価値観・意向

手関節手術に対して、今回アンケート調査は行われていない。
重大なアウトカムの1つとして手術後の PRO では患者満足度を検討した(採用論文 1～3, 6, 8～11, 20, 21)。術後満足度は橈骨手根骨間部分固定術において Excellent と Good をあわせて 82～96%、「high」とするものが4件あった(採用論文 2, 3, 4, 10)。また、Sauvé-Kapandji 手術においても Excellent と Good をあわせて 86%、88%(報告は2件のみ、採用論文 20, 21)と高かった。一方、橈骨月状骨間固定術においては Excellent のみが 23～65% と幅があり、Poor も 4～18% に報告されていた。部分固定による可動域の低下、尺骨末端切除による陥凹、後療法などが影響を与える可能性があり、施行にあたっては十分なインフォームドコンセントの実施を行うなどの注意が必要である。

③ コスト

手関節形成術の実施に要する費用(2020年4月時点)のうち、手術手技料は 282,100 円、固定用のスクリューなどインプラント費用は 17,500～30,900 円である。入院・手術に必要な総医療費は麻酔、入院期間、術後のリハビリ、患者の状態によって変化する。今回得られたエビデンスからコスト評価は困難であるが、術後良好に経過すれば、除痛効果、可動域拡大効果が個人の ADL 拡大に大きく寄与する。介入の外的妥当性は高い。

RA では高度かつ様々な形態の変形・関節破壊に対して術式や機種選択など臨機応変な対応が求められる。執刀医や後療法担当理学療法士・作業療法士には十分な経験の蓄積が求められ、手術が適切に行える施設は限られる。

④ パネル会議での意見

橈骨手根骨間部分固定術および Sauvé-Kapandji 手術は比較的安定した術後成績が得られることから、パネル会議においては、手関節形成術の推奨についての同意度は 7.67 であった。利益が害を上回る、に合致するという研究結果もあるが、アウトカムの全般にわたる全体的なエビデンスの確実性は「非常に低」であることから、推奨の強さは「弱い」(条件付き)とした。

両手術ともに、伸筋腱断裂をきたした場合には、腱再建、滑膜切除術と同時に併用されるべき手術である。いずれの術式も滑膜切除を併用し、橈骨-手根骨間の安定性が得られるが、橈骨手根骨間部分固定術は橈骨と手根骨間の、Sauvé-Kapandji 手術は遠位橈尺関節の固定を行う手術であり、対象とする部位が異なることから、2者を比較した報告はなかった。遠位橈尺関節に対しては橈骨手根骨間部分固定術でも操作を加えることから除痛効果や回内外可動域の改善も大きく、RA 手関節に対する両術式の適応・使い分けについてはさらに議論の余地がある。

術後合併症において、尺骨断端の不安定性や痛みといった症状が散見された。いずれの術式においても、問題となる症状であり、尺骨断端による術後伸筋腱断裂を生じることもある。尺骨断端の処置については、いまだ専門医の間でも意見の分かれるところであり、今後の検討が必要である。また、今回の SR でも疼痛、患者満足度以外の ADL に対する PRO を用いた報告はほとんどなく(参考文献)、本手術法の推奨度を検討するうえで今後のエビデンスを待ちたい。

5) 採用論文リスト

1) Della Santa D, et al：J Hand Surg Br 1995；20：146-154.

2) Doets HC, et al：J Bone Joint Surg Br 1999；81：1013-1016.

3) Borisch N, et al：J Hand Surg Br 2002；27：61-72.

4) Ishikawa H, et al：J Hand Surg Am 2005；30：658-666.

5) Uchida K, et al：Mod Rheumatol 2004；14：31-36.

6) Honkanen PB, et al：J Hand Surg Eur 2007；32：368-376.

7) Masuko T, et al：Hand Surg 2009；14：15-21.

2．クリニカルクエスチョンと推奨

8）Gaulke R, et al：J Hand Surg Eur 2010；35：289-295.

9）Bain GI, et al：Hand Surg 2009；14：73-82.

10）Raven EE, et al：J Hand Surg Am 2012；37：55-62.

11）Trieb K, et al：Arch Orthop Trauma Surg 2013；133：729-726.

12）Motomiya M, et al：J Hand Surg Am 2013；38：1484-1491.

13）Saito T, et al：Mod Rheumatol 2016；26：57-61.

14）Taleisnik J：Clin Orthop Relat Res 1992；275：110-123.

15）Fujita S, et al：J Bone Joint Surg Am 2005；87：134-139.

16）Kawabata A, et al：Mod Rheumatol 2014；24：426-429.

17）Papp M, et al：Acta Orthop Belg 2013；79：655-659.

18）Sakuma Y, et al：Mod Rheumatol 2016；26：702-707.

19）Minami A, et al：J Orthop Sci 2018；23：516-520.

20）Tanaka N, et al：Mod Rheumatol 2004；14：222-226.

21）Nakagawa N, et al：Mod Rheumatol 2003；13：239-242.

22）Chantelot C, et al：J Hand Surg Br 1999；24：405-409.

23）Rothwell AG, et al：J Hand Surg Am 1996；21：771-777.

24）Vincent KA, et al：J Hand Surg Am 1993；18：978-983.

6）推奨作成関連資料一覧（推奨作成関連資料 4 に掲載）

資料 A　CQ 40　文献検索式

資料 B　CQ 40　文献検索フローチャート

資料 C　CQ 40　エビデンスプロファイル

■参考文献

1）Riches PL, et al：Arch Orthop Trauma Surg 2016；136：563-570.

第3章 クリニカルクエスチョンと推奨

推奨41

手術・リハビリテーション 5

推奨文

RA患者のMCP関節障害に対してシリコンインプラントによる人工指関節置換術を推奨する（条件付き）.

推奨の強さ **弱い**　エビデンスの確実性 **非常に低**　パネルメンバーの同意度 **7.53**

CQ41

RA治療において人工指関節置換術は有用か？

サマリー	術後のインプラント破損に注意が必要であるが，シリコンインプラントを用いた人工指関節置換術により，不可逆的な手指関節変形を生じた例において除痛，可動域の改善，変形の矯正，手指機能の回復が期待できる.
注記	RAのMCP関節に対するシリコンインプラントを用いた人工指関節置換術について検討した．使用機種を含め，慎重な手術適応のもと，手術手技，後療法に習熟した施設および術者によって行われることが望ましい.

1）推奨の背景

　関節リウマチ（RA）では手指の罹患頻度が高いが，RAの疾患活動性が抑制されたあとも不可逆的な変形が残存・進行することもあり，そのような例では人工指関節置換術の適応となる．人工指関節換術は中手指節関節（MCP），近位指節間関節（PIP）に対して行われることが大半であるが，特にRAではMCP関節の掌側脱臼や尺側偏位の矯正を目的として行われることが多く，シリコンインプラントがおもに用いられる点が特徴である．わが国では手指の手術が増加しており，本手術が行われる機会も増えていると考えられるが，その有用性については不明な点が多く，破損や再置換を含めた人工関節生存率についても検討が必要である.

2）エビデンスの要約

　PIP関節の人工指関節置換術についてはRA例に関する報告が少なく，表面置換型人工関節についてはわが国で使用不可能な機種に関する報告が多いため，本推奨では対象外とした．以下はMCP関節に対するシリコンインプラントを用いた手術について記述する.

　1992年以降の報告について行った文献検索の結果，Cochran reviewでは1報のみが該当したが，後療法について比較検討した内容であり評価対象外とした.

　手術治療については倫理的に非手術群を対象としたランダム化比較試験（RCT）は行うことがむずかしいため，検索された文献から5年以上の経過観察期間を有し，術後合併症（インプラント破損），人工関節生存率に関する記載がある症例集積研究，コホート研究を対象とし，可動域・変形の改善・疼痛や機能などで改善する指標があるかどうか，また，破損あるいは再置換の発生率について評価を行った.

　症例集積研究10件，2機種を比較した非RCT1件，前向きコホート研究1件についてエビデンスプロファイルを作成した．MCP関節に対するシリコンインプラントによる人工指関節置換術により，除痛（7件），伸展可動域の改善（10件），尺側偏位の改善（8件），手指機能の改善（7件）が期待できるとの報告が認められた．一方で屈曲可動域の低下や尺側偏位の再発について示唆する結果もあり注意を要する．特にインプラント破損は平均5～9.6年の調査により2.9～62.5%に発生していた（採用文献1～9，12）．インプラント破損をエンドポイントとしたKaplan-Meier法による非破損生存率は術後15年で35%とする報告（採用文献12）と，17年で34%とする報告（採用文献8）があった．インプラント再置換は平均5～14年の調査により0.6～7.2%に発生しており（採用文献1，2，4～9，12），インプラント再置換をエンドポイントとしたKaplan-Meier法による人工関節生存率は術後10年で95%，90.3%とする2報（採用文献8，12）と，15年で63%とする報告（採用文献4）があり，術後は慎重な経過観察が必要と考えられる.

　また，Chungら（採用文献11）は2017年に手術群と非手術群の経過を比較する多施設前向きコホート研究を行い，その中で観察開始時の患者背景を調整したうえで，可動域および尺側偏位，Michigan Hand Questionnaire Scoreの機能・美容・満足・全体評価において，非手術群と比較して手術群のほうが有意な改善を示したと報告しており，手術そのものの有用性を直接評価した貴重なエビデンスといえる．これ以外の研究は後方視的

128

な前後比較研究のみの評価が大半であり，アウトカム指標も報告により異なる．

3) エビデンスの確実性

重大なアウトカムとして，手術後のPRO（疼痛，手指機能），関節破壊の指標（尺側偏位），術後合併症（インプラント破損），人工関節生存率を，重要なアウトカムとして可動域を評価した．後ろ向きのデータ収集が行われた症例集積研究が大半であり，これらの「バイアスリスクのリスク」は非常に深刻とした．重大なアウトカムとして疼痛，インプラント破損および再置換率を評価したが，その他のアウトカムと同様に報告間で結果にばらつきがみられ，使用されているインプラント，アウトカム指標なども異なることから，症例集積研究の「非一貫性」「非直接性」および「不精確さ」は深刻とした．1件の前向きコホート試験があり，手術群と非手術群のあいだで背景因子は統計学的な調整が行われているが，欠損例が多く，症例数は少なく，「バイアスのリスク」は深刻とした．アウトカムごとにはいずれも益の方向性を示していたがそれぞれのエビデンスの確実性は「非常に低」であり，以上よりアウトカムの全般にわたる全体的なエビデンスの確実性は「非常に低」と判断した．

4) 推奨の強さ決定の理由

① 利益と害のバランスの評価

得られたエビデンスは症例集積研究によるものが大半であるが，手術によって得られる疼痛・可動域・変形・手指機能の改善による利益は非常に大きい．一方でシリコンインプラントの破損率は他の部位の人工関節と比して高く，その傾向は長期・多数の症例集積研究において顕著であることから，インプラントの破損に伴う再手術の発生が最も留意すべき害と考えられる．しかし，薬物治療や装具療法で改善が見込めない不可逆的な変形を生じた例においては得られる変形・手指機能の改善効果を考慮すると，利益が害を上回ると考える．

② 患者の価値観・意向

今回のガイドライン作成にあたってのアンケートでは手指人工関節置換術に関する項目は調査されていない．Chungら（参考文献1）は重度の手指変形を有するRA例において，自らの手指に期待する疼痛・機能を調査し，3年以上経過後に再度調査したところ，シリコンインプラントを用いた人工指関節置換術施行例の83.3％の例において満足との回答をえており，手指の状態（activity，work，pain，appearance）について改善したと回答した患者の割合は非手術例よりも高かったと報告している．

今回エビデンスとして採用した研究では，満足度などについて十分に評価されたものは少なく，定量的な評価は困難であった．

③ コスト

人工指関節（一体型）の材料価格基準は1本につき95,900円（2019年8月）である．手術手技料は初回手術の場合1指につき159,700円となり指ごとに算定される．これに入院・リハビリテーション等の費用が伴う．費用対効果に関する定量的な研究は行われていないが，手指人工指関節置換術による除痛・機能改善効果は非常に大きく，現状では患者ごとに個別に検討する必要がある．

RAでは高度かつ様々な形態の変形・関節破壊に対して臨機応変な対応が求められる．また，実際には膝・股関節の人工関節と比して施行頻度の低い術式であることから，執刀医や後療法担当理学療法士・作業療法士は十分な経験の蓄積が求められ，手術が適切に行える施設は限られる．

④ パネル会議での意見

わが国を含めて，これまでRAに対する人工指関節置換術について記載したガイドラインはない．しかし，シリコンインプラントを用いた人工指関節置換術は1990年代からすでに現在と同世代のインプラントを用いた手術が行われており，パネルメンバーにとって既知の術式と思われ，パネル会議では本推奨に対して平均7.53の同意度が得られた．利益が害を上回り，患者の価値観・意向に合致するという研究結果もあるが，アウトカムの全般にわたる全体的なエビデンスの確実性は「非常に低」で，手術手技，後療法に習熟した施設および術者によって行われるべき手術であること，また耐久性についての問題もあることから，推奨の強さは「弱い」（条件付き）とした．

今回のシステマティックレビューでは，ほとんどが海外の施設から報告されたデータを用いた検討となっている．人工指関節置換術の長期成績には手術手技とともに患者の生活強度や様式も大きく影響する．また，今後，疾患活動性の改善による病態の変化に伴い，人工指関節置換術の成績も向上することが期待されるため，わが国における十分な症例数・観察期間を有する研究報告が求められている．さらに今回はシリコンインプラントの機種は限定せずに調査したが，近年新たな機種も使用可能となっており，機種間の違いについては今後の検討が必要である．

5) 採用論文リスト

1) Kirschenbaum D, et al：J Bone Joint Surg Am 1993；75：3-12.
2) Wilson YG, et al：J Hand Surg Br 1993；18：81-91.
3) Olsen I, et al：Acta Ortho Scand 1994；65：430-431.
4) Hansraj KK, et al：Clin Orthop Relat Res 1997；342：11-15.
5) Swanson AB, et al：Clin Orthop Relat Res 1997；342：22-33.
6) Ishikawa H, et al：J Hand Surg Br 2002；27：180-183.
7) Goldfarb CA, et al：J Bone Joint Surg Am 2003；85-A：1869-1878.

8) Trail IA, et al：J Bone Joint Surg Br 2004；86：1002-1006.

9) Parkkila T, et al：Scand J Plast Reconstr Surg Hand Surg 2006；40：297-301.

10) Tagil M, et al：J Hand Surg Eur 2009；34：743-747.

11) Chung KC, et al：Arthritis Care Res（Hoboken）2017；69：973-981.

12) Boe C, et al：J Hand Surg Eur 2018；3：1076-1082.

6) 推奨作成関連資料一覧（推奨作成関連資料 5 に掲載）

資料 A　CQ 41　文献検索式

資料 B　CQ 41　文献検索フローチャート

資料 C　CQ 41　エビデンスプロファイル

■参考文献

1) Chung KC, et al：Clin Rheumatol 2015；34：641-651.

推奨42

手術・リハビリテーション 6

推奨文

RA 患者の肩関節破壊を伴う機能障害に対して人工肩関節全置換術を推奨する（条件付き）.

推奨の強さ **弱い**　エビデンスの確実性 **非常に低**　パネルメンバーの同意度 **7.56**

CQ42

RA 治療において人工肩関節全置換術は有用か？

サマリー	RA 患者に対する人工肩関節全置換術は，除痛効果に優れるが，腱板損傷合併例では可動域を含む機能改善は十分といえない．近年登場したリバース型人工肩関節全置換術では可動域の改善が期待できるが，現時点では長期の耐久性は明らかではない.
注　記	RA 患者に対する人工肩関節全置換術は，十分な薬物治療で疾患活動性がコントロールされている状態で行われることが望まれる．使用機種を含め，慎重な手術適応のもと，手術手技，後療法に習熟した施設および術者によって行われることが望ましい.

1）推奨の背景

肩関節障害は，関節リウマチ（RA）患者の ADL に対し比較的大きな障害の 1 つである．それに対する手術として解剖学的人工肩関節全置換術（人工肩関節全置換術〔TSA〕）は，RA に対する外科的治療の中で重要なものの 1 つである．また近年腱板機能が損なわれている肩関節障害に対してリバース型人工肩関節全置換術がわが国でも使用可能となったが，現時点では長期の耐久性は明らかではないなどの課題があるため，リバース型 TSA も含めたエビデンスが求められる.

2）エビデンスの要約

2014 年のガイドラインでは，1995 年から 2012 年までの RA の肩関節障害に対する TSA の論文を対象患者の 80％以上が RA の基準で渉猟した 9 件の研究を用いて推奨文を作成した．今回2013 年から 2018 年までの論文を検索しさらに 25 件の研究を追加し合計 34 件の研究を渉猟したが，今回はその中から対象患者のすべてが RA であるか，あるいは RA のみを他疾患から分離して臨床成績を解析している 16 件の研究（2 つの和文を含む）を最終的に採用した．CQ に該当する Cochrane review は 1 つ報告されている.

TSA の再置換術をエンドポイントとした 10 年前後の人工関節生存率はおおむね 90％以上である（採用論文 1, 7, 10, 11）.一方，リバース型 TSA は，Woodruff ら（採用論文 9）が平均 7 年の経過で 15.4％にゆるみを認め，Rittmeister ら（採用論文 8）は平均 4.5 年の経過で肩甲骨関節窩コンポーネントのゆるみが 25％出現し 12.5％の関節はゆるみによる再置換術を施行してい

ると報告している.

臨床成績に関して，症例集積研究（採用論文 5, 6, 12, 13, 15, 16）では，TSA に比してリバース型 TSA の術後可動域が大きい傾向にあるが，これは腱板損傷を合併する肩関節に対して TSA の可動域改善が乏しいことによる．系統的レビュー（採用論文 2, 3, 4），症例集積研究（採用論文 12, 13, 15, 16）においても，リバース型 TSA の術後可動域が大きく改善することが示されている．除痛効果に加え可動域改善が大きいことからリバース型 TSA の臨床成績はおおむね良好である.

合併症について，Christie ら（採用論文 1）によると，TSA の感染症率は 1.3％であったが，リバース型 TSA のそれは 12.5％，その他の合併症発生率は，TSA が 4.6〜7.4％で，リバース型 TSA は 24.0％であると報告されている．系統的レビュー（採用論文 2, 3, 4），レジストリ研究（採用論文 14），症例集積研究（採用論文 12, 13, 16）においても，リバース型 TSA の合併症発生率は TSA に比して同等かもしくはやや高い傾向にあった.

除痛を含めた機能改善が得られるという意味で，TSA，リバース型 TSA のコストベネフィットは高いといえる．ただし，X 線学的に肩甲骨関節窩コンポーネントのゆるみの発生頻度は少なくなく，特にリバース型 TSA では問題といえる．またリバース型 TSA については，現時点で長期成績は十分確認されていない.

3）エビデンスの確実性

重大なアウトカムとして，再置換をエンドポイントとした人工関節生存率，術後の臨床スコア，合併症を評価した．また推奨の参考となる他のアウトカムとして，コンポーネントのゆる

みの発生率, 可動域を評価した.

人工関節生存率については, 系統的レビューと症例集積研究のエビデンスで, グレードダウン項目として系統的レビューでは「バイアスのリスク」が深刻, 症例集積研究では「バイアスのリスク」「不精確さ」が深刻であり, 人工関節生存率全般のエビデンスの確実性は「非常に低」と評価した.

JOA スコアは症例集積研究のエビデンスであり, グレードダウンの項目として, 「バイアスのリスク」「不精確さ」が深刻となり, エビデンスの確実性は「非常に低」と評価した. Constant スコア, American Shoulder and Elbow Surgeon's evaluation は系統的レビューと症例集積研究のエビデンスである. グレードダウン項目として, 系統レビューでは「バイアスのリスク」が深刻, 症例集積研究では「バイアスのリスク」および「不精確さ」が深刻であり, 全体のエビデンスの確実性は「非常に低」と評価した.

合併症については, 系統的レビュー, レジストリ研究のグレードダウン項目として「バイアスのリスク」が深刻であり, 症例集積研究のグレードダウン項目として「バイアスのリスク」と「不精確さ」が深刻であったため, いずれもエビデンスの確実性は「非常に低」であり, 合併症全般のエビデンスの確実性は「非常に低」と評価した.

推奨の参考になるアウトカムとして, コンポーネントのゆるみの頻度を抽出した. すべて症例集積研究のエビデンスであり, グレードダウンの項目として「バイアスのリスク」と「不精確さ」が深刻であり, 全体のエビデンスの確実性も「非常に低」とした. また可動域については, 系統的レビューのグレードダウンの項目として「バイアスのリスク」が, 症例集積研究のグレードダウンの項目として「バイアスのリスク」と「不精確さ」が深刻であった. よって, 全体のエビデンスの確実性も「非常に低」とした.

本推奨文で検討したエビデンスはいずれも比較群がないため, RR の点推定値の方向性がアウトカムごとに同じか異なるかを評価することは不可能であった. したがって上記の各アウトカムのエビデンスの質を総合し, TSA のアウトカムの全般にわたる全体的なエビデンスの確実性は「非常に低」とした.

4) 推奨の強さ決定の理由

① 利益と害のバランスの評価

RA 患者に対し TSA で得られる除痛効果は大きく, 腱板損傷合併例に対してもリバース型 TSA を選択すれば機能や可動域改善も期待できる. 一方, RA 患者では TSA において術後感染症, 周囲骨折などの周術期合併症が確認され, また報告によってはコンポーネントのゆるみも比較的多く認められる. 総合的に判断して, 薬物治療で改善が見込めない肩関節障害に対する TSA やリバース型 TSA では, 望ましい効果は望ましくない効果より大きく, TSA およびリバース型 TSA による利益が害を上回ると考える. リバース型 TSA については, 現時点で長期成績は十分確認されていないため, 慎重に手術適応を決めるべきである.

② 患者の価値観・意向

日本リウマチ友の会会員 1,156 人を対象としたアンケート(第 4 章 2)において, TSA に対しては 17 件の回答があり, 58.8% から期待した効果が得られ, 52.9% から満足しているとの回答が得られた. 一方不都合が多かったとの回答は 5.9% と比較的少なく, TSA は, 患者の期待に応え, 満足度がある程度担保された治療法であるといえる.

③ コスト

TSA は経験ある医師が限られた施設で実施している. 特にリバース型 TSA は日本整形外科学会が定めた基準(執刀経験数など)を満たす医師のみが腱板機能が損なわれている症例に対して施行することが許可されている手術である. TSA の実施に要する費用(2020 年 4 月時点)のうち, 手術手技料は 376,900 円, インプラント費用は TSA が 659,000 円, リバース型 TSA が 766,200 円である. 入院・手術に必要な総医療費は麻酔, 入院期間, 術後のリハビリテーション治療, 患者の状態によって変化する. 術後良好に経過すれば, 除痛効果, 可動域改善, ADL 拡大, 生産性向上に大きく寄与するが, 将来的な治療コストに与える影響は不明である.

④ パネル会議での意見

パネル会議においては, TSA の推奨について比較的高い同意度が得られた. 利益が害を上回るものの, アウトカムの全般にわたる全体的なエビデンスの確実性は,「非常に低」で, 患者の満足度は中等度であること, 手術手技, 後療法に習熟した施設および術者によって行われるべきであり, また長期耐久性について十分なエビデンスがないことから, 推奨の強さは「弱い」(条件付き) とした.

周術期合併症はある程度認められるため, 十分早期から効果的な薬物治療を行ったうえで, なおかつ肩関節破壊が進行し日常生活に支障をきたした場合に手術を行うことが必要と考えられる.

5) 採用論文リスト

1) Christie A, et al: Cochrane Database Syst Rev 2010; 1: CD006188.

2) Gee EC, et al: Open Orthop J 2015; 9: 237-245.

3) Postacchini R, et al: Int Orthop 2016; 40: 965-973.

4) Cho CH, et al: Clin Orthop Surg 2017; 9: 325-331.

5) Sneppen O, et al: J Shoulder Elbow Surg 1996; 5: 47-52.

6) Stewart MP, et al: J Bone Joint Surg Br 1997; 79: 68-72.

7) Torchia ME, et al: J Shoulder Elbow Surg 1997; 6: 495-505.

2. クリニカルクエスチョンと推奨

8) Rittmeister M, et al：J Shoulder Elbow Surg 2001；10：17-22.

9) Woodruff MJ, et al：Int Orthop 2003；27：7-10.

10) Deshmukh AV, et al：J Shoulder Elbow Surg 2005；14：471-479.

11) Rosenberg N, et al：BMC Musculoskelet Disord 2007；8：76.

12) Young AA, et al：J Bone Joint Surg Am 2011；93：1915-1923.

13) Tiusanen H, et al：Eur J Orthop Surg Traumatol 2016；26：447-452.

14) Jauregui JJ, et al：Clin Rheumatol 2018；37：339-343.

15) 松田雅彦，他：整形外科 2005；56：1413-1416.

16) 神戸克明，他：肩関節 2017；41：787-791.

6) 推奨作成関連資料一覧 (推奨作成関連資料 5 に掲載)

資料 A　CQ 42　文献検索式

資料 B　CQ 42　文献検索フローチャート

資料 C　CQ 42　エビデンスプロファイル

第3章　クリニカルクエスチョンと推奨

推奨 43

手術・リハビリテーション 7

推 奨 文

RA 患者の肩関節障害に対して人工肩関節全置換術，上腕骨人工骨頭置換術をともに推奨する（条件付き）．

推奨の強さ　**弱い**　エビデンスの確実性　**非常に低**　パネルメンバーの同意度　**7.40**

CQ43

RA 患者の肩関節障害に対して人工肩関節全置換術は，上腕骨人工骨頭置換術よりも有用か？

サマリー	RA 患者に対する人工肩関節全置換術および上腕骨人工骨頭置換術はともに，臨床改善効果が期待できるが，関節可動域の改善は十分といえない．またコンポーネントのゆるみおよび人工骨頭の上方・中心性移動の問題などがある．
注　記	RA 患者に対する人工肩関節全置換術および上腕骨人工骨頭置換術は，十分な薬物治療で疾患活動性がコントロールされている状態で行われることが望まれる．使用機種を含め，慎重な手術適応のもと，手術手技，後療法に習熟した施設および術者によって行われることが望ましい．

1）推奨の背景

肩関節障害は，関節リウマチ（RA）患者の ADL に対し比較的大きな障害の 1 つである．それに対する手術として人工肩関節全置換術（TSA），上腕骨人工骨頭置換術（HA）があげられるが，その比較検討は重要なものの 1 つであるほか，関節可動域の改善やコンポーネントのゆるみおよび人工骨頭の上方・中心性移動などの課題もあるため，治療を進めるうえで参考となるエビデンスが求められる．

2）エビデンスの要約

ここではリバース型 TSA の論文は除き通常の解剖学的 TSA と上腕骨 HA の論文を採用した．2014 年のガイドラインでは，1995 年から 2012 年までの RA の肩関節障害に対する TSA および HA の論文を対象患者の 80％以上が RA の基準で渉猟した 12 件の研究を用いて推奨文を作成した．今回 2013 年から 2018 年までの論文を検索し，さらに 12 件の研究を追加し全体として 24 件の研究を渉猟したが，今回は対象患者のすべてが RA であるか，あるいは RA のみを他疾患から分離して臨床成績を解析している 15 件の研究（和文 4 つを含む）を最終的に採用した．CQ に関連する Cochrane review は 1 つ含まれる．

Christie ら（採用論文 1）のレビューによると，TSA のゆるみによる再置換率は 3.9〜6.6％，HA のそれは 6.3％であった．Sperling ら（採用論文 2）は再置換をエンドポイントとした TSA の 10 年，20 年の人工関節生存率はそれぞれ，94％，87％，HA の 10 年，20 年の人工関節生存率はそれぞれ，90％，89％であり，腱板が損傷されていない肩関節では TSA のほうが HA より

も人工関節生存率が高いと報告している．症例対照研究（採用論文 2，9，11）を用いた解析では，HA に対する TSA の再置換（すべての理由による）は RR=0.83，95％CI［0.50，1.39］であり，両者に統計学的差は認めなかった．また Barlow ら（採用論文 9）は腱板が損傷されていない場合の TSA の人工関節生存率は有意に高いと報告している．臨床スコアは症例集積研究の結果であるが，TSA，HA ともある程度の改善を認めている．Trail ら（採用論文 7）は RA に対して TSA と HA を行い，術後は両群とも疼痛，可動域，Constant スコア，American Shoulder and Elbow Surgeon's evaluation は有意に改善したと報告している．症例対照研究（採用論文 2，9，11）において，可動域改善は TSA のほうが HA より大きい傾向にあるが，腱板が損傷されている関節では両者に大きな差はなかった．合併症について，Christie ら（採用論文 1）によると，TSA の合併症発生率は 11％，HA のそれは 9.9％であった．

再置換率や臨床成績は，TSA が HA より明確に優れているエビデンスはないが，腱板が温存されている関節では TSA の臨床成績と耐久性は HA に比してやや優れていた．

3）エビデンスの確実性

重大なアウトカムとして，再置換をエンドポイントとした人工関節生存率，手術後の JOA スコアおよびそれと同等と認められるスコア，合併症を評価した．また推奨の参考となる他のアウトカムとして，コンポーネントのゆるみ，人工骨頭の上方・中心性移動の発生率，可動域を評価した．RA の肩関節障害に対する TSA と HA を比較したエビデンスは限られており，また症例対照研究も無作為割り付け，盲検下での検討ではないため

エビデンスレベルは低い.

人工関節生存率のエビデンスは系統的レビュー,症例対照研究および症例集積研究である.系統的レビューのグレードダウン項目として「バイアスのリスク」が深刻であり,エビデンスの確実性は「非常に低」とした.また,症例対照研究と症例集積研究については,グレードダウン項目として「バイアスのリスク」「不精確さ」が深刻であり,エビデンスの確実性はともに「非常に低」とし,人工関節生存率全般のエビデンスの確実性は「非常に低」と評価した.

JOA スコア,Constant スコア,American Shoulder and Elbow Surgeon's evaluation はともに症例集積研究のエビデンスのみであり,グレードダウン項目として,「バイアスのリスク」および「不精確さ」が深刻であり,全体のエビデンスの確実性は「非常に低」と評価した.

合併症については,系統的レビューのグレードダウン項目として「バイアスのリスク」が深刻であり,症例集積研究のグレードダウン項目として「バイアスのリスク」と「不精確さ」が深刻であったため,いずれも「非常に低」と評価し,合併症全般のエビデンスの確実性は,「非常に低」とした.

推奨の参考になるアウトカムとして,コンポーネントのゆるみの頻度と HA における骨頭の上方・中心性移動および可動域を採用した.コンポーネントのゆるみ発生率はすべて症例集積研究のエビデンスであり,グレードダウンの項目として「バイアスのリスク」と「不精確さ」が深刻でエビデンスの確実性を「非常に低」と評価した.また,骨頭の上方・中心性移動のエビデンスはすべて症例集積研究であり,グレードダウンの項目として「バイアスのリスク」と「不精確さ」が深刻であり,エビデンスの確実性を「非常に低」とした.可動域については症例対照研究,症例集積研究のエビデンスであり,グレードダウン項目としてはいずれの研究においても「バイアスのリスク」と「不精確さ」が深刻であり,エビデンスの確実性は「非常に低」と評価した.

本推奨文で検討したエビデンスは比較対照研究が少ないため,RR の点推定値の方向性がアウトカムごとに同じか異なるかを評価することは困難であった.したがって上記の各アウトカムのエビデンスの質を総合し,HA に対する TSA のアウトカム全般にわたる全体的なエビデンスの確実性は,「非常に低」とした.

4) 推奨の強さ決定の理由

① 利益と害のバランスの評価

RA 患者に対し TSA および HA で得られる臨床効果は比較的大きく,特に腱板温存例で TSA を選択すれば機能や可動域改善も期待できる.一方,RA 患者では TSA および HA において術後感染症,周囲骨折,神経障害などの周術期合併症がある程度

確認され,TSA の場合コンポーネントのゆるみ,HA の場合の骨頭の上方・中心性移動も報告によっては比較的多く確認される.総合的に判断して,薬物治療で改善が見込めない肩関節障害に対する TSA もしくは HA では,望ましい効果は望ましくない効果より大きく,利益が害を上回ると考える.

② 患者の価値観・意向

日本リウマチ友の会会員1,156人を対象としたアンケート(第4章2)において,TSA は 17 件の回答があり,58.8%から期待した効果が得られ,52.9%から満足しているとの回答が得られた.一方不都合が多かったとの回答は5.9%と比較的少なく,TSA は,患者の期待に応え,満足度がある程度高い治療法であるといえる.今回,HA についてはアンケートが実施されていないため,HA について期待した効果が得られたか否か,また満足度については不明である.

③ コスト

TSA,HA は経験ある医師が限られた施設で実施している手術である.TSA および HA の実施に要する費用(2020 年 4 月時点)のうち,手術手技料はそれぞれ 376,900 円,195,000 円,インプラント費用は TSA が 659,000 円,HA が 628,700 円である.入院・手術に必要な総医療費は麻酔,入院期間,術後のリハビリテーション治療,患者の状態によって変化する.術後良好に経過すれば,除痛効果,機能改善が得られ ADL 拡大,生産性向上に寄与するが,将来的な治療コストに与える影響は不明である.

④ パネル会議での意見

パネル会議においては,TSA と HA の成績はほぼ同等でともに推奨することついて比較的高い同意度が得られた.利益が害を上回るものの,アウトカムの全般にわたる全体的なエビデンスの確実性は「非常に低」で,患者の満足度は中等度であること,手術手技,後療法に習熟した施設および術者によって行われるべき手術であり,また関節可動域の改善やコンポーネントのゆるみおよび人工骨頭の上方・中心性移動などの課題もあるため,推奨の強さは「弱い」(条件付き)とし,RA 肩関節障害に対する TSA と HA はともに推奨される治療法とした.

TSA と HA ともに周術期合併症はある程度認められるため,十分早期から効果的な薬物治療を行ったうえで,なおかつ肩関節破壊が進行し日常生活に支障をきたした場合に手術を行うことが必要と考えられる.

5) 採用論文リスト

1) Christie A, et al:Cochrane Database Syst Rev 2010;1:CD006188.
2) Sperling JW, et al:J Shoulder Elbow Surg 2007;16:683-690.
3) Sneppen O, et al:J Shoulder Elbow Surg 1996;5:47-52.
4) Stewart MP, et al:J Bone Joint Surg Br 1997;79:68-72.

5) Torchia ME, et al：J Shoulder Elbow Surg 1997；6：495-505.

6) Wakitani S, et al：J Rheumatol 1999；26：41-46.

7) Trail IA, et al：J Bone Joint Surg Br 2002；84：1121-1125.

8) Gadea F, et al：Orthop Traumatol Surg Res 2012；98：659-665.

9) Barlow JD, et al：J Shoulder Elbow Surg 2014；23：791-799.

10) Geervliet PC, et al：Orthopedics 2015；38：e38-42.

11) Voorde PC, et al：Acta Orthop 2015；86：293-297.

12) 宮本隆司，他：臨床整形外科 2003；38：1137-1142.

13) 近藤直樹，他：肩関節 2017；40：1063-1066.

14) 山内 直人：肩関節 2017；40：1063-1066.

15) 松田雅彦，他：整形外科 2005；56：1413-1416.

6) 推奨作成関連資料一覧 (推奨作成関連資料 5 に掲載)

資料 A　CQ 43　文献検索式

資料 B　CQ 43　文献検索フローチャート

資料 C　CQ 43　エビデンスプロファイル

資料 D　CQ 43　フォレストプロット

2. クリニカルクエスチョンと推奨

推奨 44

手術・リハビリテーション 8

推奨文

RA 患者の股関節破壊を伴う機能障害に対して人工股関節全置換術を推奨する.

推奨の強さ **強い**　エビデンスの確実性 **非常に低**　パネルメンバーの同意度 **8.44**

CQ44

RA 治療において人工股関節全置換術は有用か？

サマリー	RA 患者に対する人工股関節全置換術は，除痛効果に優れ股関節機能は安定して維持される．また長期の耐久性も期待できるため強く勧めることができる治療法である．
注　記	RA 患者に対する人工股関節全置換術は，関節破壊と機能障害を伴う股関節障害に対して，ほぼすべての状況において疼痛と機能障害を改善できると考えられる．一方，十分な薬物治療で疾患活動性がコントロールされている状態では，よりよい結果が得られることが見込まれる．

1) 推奨の背景

股関節障害は，関節リウマチ（RA）患者の ADL に対する影響が強い障害の 1 つである．それに対する手術として人工股関節全置換術（THA）は，RA に対する外科的治療の中で最も重要なものの 1 つであるため，治療を進めるうえで参考となるエビデンスが求められる．

2) エビデンスの要約

CQ に該当する Cochrane review は報告されていない．2014 年の本診療ガイドラインでは，1998 年から 2012 年までの RA の股関節障害に対する THA の論文を，対象患者の 80% 以上が RA の基準で渉猟した 11 件の研究を用いて推奨文を作成した．今回 2013 年から 2018 年までの論文を検索しさらに 30 件の研究を追加して 41 件の研究を渉猟したが，今回はその中から対象患者のすべてが RA であるか，あるいは RA のみを他疾患から分離して臨床成績を解析している 23 件の研究（和文 2 つを含む）を最終的に採用した．

RA 股関節障害に対する THA は除痛効果に優れ，その臨床成績である JOA スコア（採用論文 18，20，22），Harris Hip スコア（採用論文 1，2，4，6，8，9，19，21），Merle d' Aubigne' and Postel スコア（採用論文 3，7）ともに良好である．一方合併症に関しては高い大腿骨骨折発生率が報告されている研究（採用論文 15）がある．また感染率は 3.7% 以下と報告されている（採用論文 16）．長期の固定性については，対象年齢，セメント使用の有無，使用機種により多少差を認めるが，多くの報告（採用論文 11，14，19，20）で再置換もしくは無菌性ゆるみをエンドポイントとした 10 年以上の人工関節生存率はおおむね 90% 以上と報告されていた．特に RA に対しステムの成績は良好で

あり，10 年以上の長期で無菌性ゆるみが確認されなかったとの報告もある．一方 Tang ら（採用論文 6），Jana ら（採用論文 7）が報告したセメントカップの成績や，Carl ら（採用論文 13）や Matsushita ら（採用論文 18）が報告したセメントレスカップ，および Eskelinen ら（採用論文 10）の報告した一部のセメントレスカップの成績では 10 年の人工関節生存率は 90% を下回っていた．全身的な疾患活動性，QOL 指標に対する THA の長期的効果のエビデンスは十分でない．

3) エビデンスの確実性

重大なアウトカムとして，再置換をエンドポイントとした人工関節生存率，手術後の JOA スコアおよびそれと同等と認められる臨床スコア（痛みの改善率，機能の改善率），合併症を評価した．また参考となるアウトカムとして，コンポーネント（カップ，ステム）のゆるみの発生率，WOMAC を評価した．

人工関節生存率のエビデンスは系統的レビュー，レジストリ研究および症例集積研究である．系統的レビューとレジストリ研究のグレードダウン項目として「バイアスのリスク」が深刻であり，症例集積研究でのグレードダウン項目として「バイアスのリスク」と「不精確さ」が深刻であったため，確実性はいずれも「非常に低」であり，人工関節生存率全般のエビデンスの確実性は「非常に低」と評価した．

JOA スコア，Harris Hip スコア，Merle d' Aubigne' and Postel スコアは症例集積研究のエビデンスであり，「バイアスのリスク」が深刻，また症例数が少ない報告が含まれているため「不精確さ」が深刻となり，これらの全体のエビデンスの確実性はすべて「非常に低」と評価した．

合併症については，系統的レビューのグレードダウン項目として「バイアスのリスク」が深刻であり，症例集積研究のグレー

137

ドダウン項目として「バイアスのリスク」と「不精確さ」が深刻であったため，確実性はいずれも「非常に低」とし，合併症全般のエビデンスの確実性は，「非常に低」と評価した．また参考までに提示したゆるみの発生率については，系統的レビューのグレードダウン項目として「バイアスのリスク」が深刻であり，エビデンスの確実性は「非常に低」とした．また WOMAC は症例集積研究のエビデンスであり，「バイアスのリスク」が深刻で，エビデンスの確実性は「非常に低」と評価した．

本推奨文で検討したエビデンスはいずれも比較群がないため，RR の点推定値の方向性がアウトカムごとに同じか異なるかを評価することは不可能であった．したがって上記の各アウトカムのエビデンスの質を総合し，THA のアウトカムの全般にわたる全体的なエビデンスの確実性は，「非常に低」とした．

4）推奨の強さ決定の理由

① 利益と害のバランスの評価

RA 患者では THA において術後脱臼，深部感染症などの周術期合併症が報告されているが，RA 患者に対し THA で得られる除痛効果は大きく，機能，可動域を含めた臨床スコアのベースラインからの改善は著しい．また長期の耐久性も期待できる．エビデンスの質は「非常に低」ではあるが，RA 股関節障害に対する THA における効果は多くの臨床の場において確認されており，その有用性を否定するものではない．

以上から，薬物治療で改善が見込めない股関節障害に対する THA では，望ましい効果は望ましくない効果より大きく，THA による利益が害を上回ると考える．

② 患者の価値観・意向

日本リウマチ友の会会員 1,156 人を対象としたアンケート（第4章 2）において，THA については 106 件の回答があり，93.4%から期待した効果が得られ，89.6%から満足しているとの回答が得られた．一方，不都合が多かったとの回答は 18.9%であり，THA は，患者の期待に応え，満足度の高い治療法であるといえる．

③ コスト

THA は日本全国の多くの病院で実施が可能な手術である．実施に要する費用（2020年4月時点）のうち，手術手技料は 376,900 円（再置換術は 548,100 円），インプラント費用はセメントレス THA の場合 735,600 円（スクリュー 1 本を含む）である．入院・手術に必要な総医療費は麻酔，入院期間，術後のリハビリテーション治療，患者の状態によって変化する．術後良好に経過すれば，除痛効果，ADL 拡大，生産性向上に大きく寄与するが，将来的な治療コストに与える影響は不明である．

④ パネル会議での意見

パネル会議においては，THA の推奨について高い同意度が得られた．エビデンスの質は「非常に低」ではあるが，THA による利益が害を上回ると考えられ，実施可能な医療機関は全国に多数存在し，患者の価値観・意向にも合致することから，推奨の強さは「強い」とした．

周術期合併症はある程度認められるため，十分早期から効果的な薬物治療を行ったうえで，なおかつ股関節破壊が進行し日常生活に支障をきたした場合に手術を行うことが必要と考えられる．

5）採用論文リスト

1）Lachiewicz P：J Arthroplasty 1994；91：9-15.

2）Learmonth I, et al：J Orthop Rheumatol 1996；9：33-36.

3）Araujo J, et al：J Arthroplasty 1998；13：660.

4）Loehr J, et al：Clin Orthop 1999；366：31-38.

5）Keisu K, et al：J Arthroplast 2001；16：415-421.

6）Tang W, et al：Int Orthop 2001；25：13-16.

7）Jana A, et al：J Bone Jt Surg Br 2001；83：686-690.

8）Thomason H, et al：J Arthroplasty 2001；16：628-634.

9）Katsimihas M, et al：J Arthroplasty 2003；18：16-22.

10）Eskelinen A, et al：Acta Orthop 2006；77：853-865.

11）Zwartele R, et al：Int Orthop 2008；32：581-587.

12）Rud-Sorensen C, et al：Acta Orthop 2010；81：60-65.

13）Carl HD, et al：Rheumatol Int 2011；31：353-359.

14）Mäkelä KT, et al：J Bone Jt Surg Am 2011；93：178-186.

15）Zwartelé RE, et al：Arch Orthop Trauma Surg 2012；132：535-546.

16）Zwartelé R, et al：Hip Int 2013；23：111-122.

17）Goodman SM, et al：J Rheumatol 2014；41：1774-1780.

18）Matsushita I, et al：Mod Rheumatol 2014；24：281-284.

19）Yuasa T：Eur J Orthop Surg Traumatol 2016；26：599-603.

20）Haraguchi A, et al：Mod Rheumatol 2017；27：598-604.

21）Zhen P, et al：Arch Orthop Trauma Surg 2018；13：92.

22）松下　功，他：日本人工関節学会誌 2015；45：833-834.

23）岡畠章憲，他：Hip Joint 2017；43：1042-1045.

6）推奨作成関連資料一覧 （推奨作成関連資料 5 に掲載）

資料 A　CQ 44　文献検索式

資料 B　CQ 44　文献検索フローチャート

資料 C　CQ 44　エビデンスプロファイル

2. クリニカルクエスチョンと推奨

推奨 45

手術・リハビリテーション 9

推奨文

RA患者の股関節障害に対してセメントおよびセメントレス人工股関節全置換術をともに推奨する(条件付き).

推奨の強さ **弱い**　エビデンスの確実性 **非常に低**　パネルメンバーの同意度 **7.93**

CQ45

RA患者の股関節障害に対してセメントレス人工股関節全置換術は,セメント人工股関節全置換術と同等に有用か?

サマリー	RA患者に対して人工股関節全置換術は,セメント非使用(セメントレス),セメント使用ともに除痛効果に優れ,股関節機能は安定して維持される.また長期の耐久性も期待できるため,どちらの人工股関節全置換術も勧めることができる治療法である.
注　記	RA患者に対する人工股関節全置換術は,関節破壊と機能障害を伴う股関節障害に対して,ほぼすべての状況において疼痛と機能障害を改善できると考えられる.一方,十分な薬物治療で疾患活動性がコントロールされている状態では,よりよい結果が得られることが見込まれる.

1) 推奨の背景

股関節障害は,関節リウマチ(RA)患者のADLに対する影響が強い障害の1つである.それに対する手術として人工股関節全置換術(THA)は,RAに対する外科的治療の中で最も重要なものの1つである.一方,セメントを使わないセメントレスTHAが,骨強度が脆弱であるRAに対しても行われるようになってきているため,治療を進めるうえで参考となるエビデンスが求められる.

2) エビデンスの要約

CQに該当するCochrane reviewは報告されていない.2014年のガイドラインでは,1998年から2012年までのRAの股関節障害に対するTHAの論文を対象患者の80%以上がRAの基準で渉猟した11件の研究を用いて推奨文を作成した.今回2013年から2018年までの論文を検索しさらに22件の研究を追加し全体として33件の研究を渉猟したが,今回はその中から対象患者のすべてがRAであるか,あるいはRAのみを他疾患から分離して臨床成績を解析している21件の研究(和文1つを含む)を最終的に採用した.

症例対照研究(採用論文1,2,3)の解析結果より,セメントに対するセメントレスカップの無菌性ゆるみによる再置換はRR=0.17,95%CI[0.04,0.64]であり,セメントレスカップがセメントカップより優れていた.ステムを比較した症例対象研究(採用論文1,3,4)の解析結果では,セメントに対するセメントレスステムの無菌性ゆるみによる再置換はRR=0.77,95%CI

[0.06,9.12]で,同等の成績であった.レジストリ研究(採用論文5)における10年の人工関節生存率は,セメントレスカップが92%,セメントカップが91%,セメントレスステムが97%,セメントステムが90%であり,セメントレスTHAの成績は劣ってはいない.またレジストリ研究(採用論文5),症例集積研究(採用論文13,15,16,18,20,21)におけるセメントレスステムの成績はおおむね良好であった.一方,Carlら(採用論文16)やMatsushitaら(採用論文18)が報告したセメントレスカップの成績では10年の人工関節生存率は90%を下回っていた.Zwarteléらの系統レビュー(採用論文7)では,セメントに対するセメントレスのゆるみの発生比率は,カップは0.6,ステムは0.71であった.一方,RAに対するセメントレスTHAではやや高い大腿骨骨折の発生率が報告されており(採用論文7),骨強度が低下した症例では注意を要する.

RAの股関節障害に対するセメントレスTHAとセメントTHAを比較したエビデンスは限られており,無作為割り付け,盲検下での検討はないためエビデンスレベルは低い.しかし人工関節生存率,合併症,ゆるみの発生率においてセメントレスTHAがセメントTHAより劣っているとするエビデンスはない.

3) エビデンスの確実性

重大なアウトカムとして,再置換をエンドポイントとした人工関節生存率,合併症を評価した.推奨の参考となる他のアウトカムとしてコンポーネントゆるみの発生率を評価した.

人工関節生存率におけるエビデンスは症例対照研究とレジストリ研究,症例集積研究である.症例対照研究と症例集積研究

139

のグレードダウン項目として「バイアスのリスク」と「不精確さ」が深刻であったため，エビデンスの確実性はともに「非常に低」とした．またレジストリ研究のグレードダウン項目として「バイアスのリスク」が深刻であったためエビデンスの確実性は「非常に低」であり，人工関節生存率全般のエビデンスの確実性は「非常に低」と評価した．

合併症のエビデンスは系統的レビューと症例対照研究であり，系統的レビューのグレードダウンの項目として「バイアスのリスク」が深刻，症例対照研究のグレードダウン項目として，「バイアスのリスク」と「不精確さ」が深刻でエビデンスの確実性はともに「非常に低」であり，合併症全般のエビデンスの確実性は「非常に低」と評価した．

コンポーネントのゆるみの頻度については，系統的レビューは「バイアスのリスク」が深刻であり，エビデンスの確実性は「非常に低」と評価した．また症例集積研究のグレードダウン項目として，「バイアスのリスク」と「不精確さ」が深刻であり，エビデンスの確実性は「非常に低」とした．

本推奨文で検討したエビデンスは比較対照研究が少ないため，RR の点推定値の方向性がアウトカムごとに同じか異なるかを評価することは困難であった．したがって上記の各アウトカムのエビデンスの質を総合し，セメント THA に対するセメントレス THA のアウトカム全般にわたる全体的なエビデンスの確実性は，「非常に低」とした．

4）推奨の強さ決定の理由

① 利益と害のバランスの評価

セメント THA に比してセメントレス THA の人工関節生存率は同等か高い傾向にある．一方，RA 患者に対するセメントレス THA において，報告によってはやや高い大腿骨骨折の発生率が確認されているが，深部感染の発生率はセメント THA と同等か低い結果である．以上より，セメントレス THA の利益と害のバランスは，セメント THA のそれに比して同等と考える．

② 患者の価値観・意向

日本リウマチ友の会会員 1,156 人を対象としたアンケート（第 4 章 2）において，THA については 106 件の回答があり，93.4% から期待した効果が得られ，89.6% から満足しているとの回答が得られた．一方，不都合が多かったとの回答は 18.9% であり，THA は，患者の期待に応え，満足度の高い治療法であるといえる．今回，セメント THA とセメントレス THA を区別してアンケートが実施されていないため，両者の満足度の比較については不明である．

③ コスト

THA は日本全国で実施が可能な手術であるが，セメント THA のみを行っている施設がある．THA の実施に要する費用

（2020 年 4 月時点）のうち，手術手技料は 376,900 円（再置換術は 548,100 円），インプラント費用はセメントレスコンポーネント（スクリュー 1 本含む）が 735,600 円，セメントコンポーネント（骨セメント，セメントガン，セメントミキシングボールを含む）が 503,410 円である．入院・手術に必要な総医療費は麻酔，入院期間，術後のリハビリテーション治療，患者の状態によって変化する．セメントレスおよびセメント THA はともに 術後良好に経過すれば，除痛効果，ADL 拡大，生産性向上に大きく寄与するが，将来的な治療コストに与える影響は不明である．

④ パネル会議での意見

パネル会議においては，セメントレスおよびセメント THA の推奨について高い同意度が得られた．セメントレス THA の利益と害のバランスは，セメント THA のそれに比して同等と考えられ，実施可能な医療機関は全国に多数存在し，患者の価値観・意向にも合致するが，アウトカム全般のエビデンスの確実性が「非常に低」であり，また施設によってはセメント THA のみを行っていることから，推奨の強さは「弱い」（条件付き）とした．

周術期合併症はある程度認められるため，十分早期から効果的な薬物治療を行ったうえで，なおかつ股関節破壊が進行し日常生活に支障をきたした場合に，セメントレスもしくはセメント THA の手術を行うことが必要と考えられる．

5）採用論文リスト

1) Tang W, et al：Int Orthop 2001；25：13-16.
2) Jana A, et al：J Bone Jt Surg Br 2001；83：686-690.
3) Kirk P, et al：Can J Surg 1993；36：229-232.
4) Thomason H, et al：J Arthroplasty 2001；16：628-634.
5) Eskelinen A, et al：Acta Orthop 2006；77：853-865.
6) Mäkelä KT, et al：J Bone Jt Surg Am 2011；93：178-186.
7) Zwartelé RE, et al：Arch Orthop Trauma Surg 2012；132：535-546.
8) Zwartelé R, et al：Int Orthop 2008；32：581-587.
9) Lachiewicz P：J Arthroplasty 1994；91：9-15.
10) Garcia Araujo C, et al：J Arthroplasty 1998；13：660-667.
11) Dominkus M, et al：Acta Orthop Scand 1998；69：455-462.
12) Loehr J, et al：Clin Orthop 1999；366：31-38.
13) Keisu K, et al：J Arthroplast 2001；16：415-421.
14) Learmonth I, et al：J Orthop Rheumatol 1996；9：33-36.
15) Katsimihas M, et al：J Arthroplasty 2003；18：16-22.
16) Carl HD, et al：Rheumatol Int 2011；31：353-359.
17) Rud-Sørensen C, et al：Acta Orthop 2010；81：60-65.
18) Matsushita I, et al：Mod Rheumatol 2014；24：281-284.
19) Yuasa T：Eur J Orthop Surg Traumatol 2016；26：599-603.

20）Haraguchi A, et al：Mod Rheumatol 2017；27：598-604.

21）上田祐輔，他：日本関節病学会誌 2011；30：495-501.

資料 C　CQ 45　エビデンスプロファイル

資料 D　CQ 45　フォレストプロット

6）推奨作成関連資料一覧（推奨作成関連資料 5 に掲載）

資料 A　CQ 45　文献検索式

資料 B　CQ 45　文献検索フローチャート

第3章 クリニカルクエスチョンと推奨

推奨 46

手術・リハビリテーション 10

推奨文

RA患者の膝関節破壊を伴う機能障害に対して人工膝関節全置換術を推奨する.

推奨の強さ **強い**　エビデンスの確実性 **非常に低**　パネルメンバーの同意度 **8.50**

CQ46

RA治療において人工膝関節全置換術は有用か？

サマリー	RA患者に対する人工膝関節全置換術は，長期成績が極めて安定していて，かつ当該関節機能だけでなく，全身健康状態も改善し，疾患活動性，治療コストも下げることが報告されているため強く勧めることができる治療法である.
注　記	RA患者に対する人工膝関節全置換術は，関節破壊と機能障害を伴う膝関節障害に対して，ほぼすべての状況において疼痛と機能障害を改善できると考えられる．一方，十分な薬物治療で疾患活動性がコントロールされている状態では，よりよい結果が得られることが見込まれる.

1）推奨の背景

　膝関節障害は，関節リウマチ（RA）の関節障害の中で最も頻度の高くかつ最もADLに対する影響が強い障害の1つである．それに対する手術として代表的なものである人工膝関節全置換術（TKA）は，RAに対する外科的治療の中で最も重要なものの1つであるため，エビデンスを要約し，推奨を決定した.

2）エビデンスの要約

　CQに該当するCochrane reviewは報告されていない．2014年のガイドラインでは，1998年から2012年までのRAの膝関節障害に対するTKAの論文を渉猟し（147論文），さらに重要と思われる3論文を追加した結果により推奨文を作成した．今回2014年から2018年までの論文を追加検索し，①多施設コホート研究ないしレジストリ研究からの論文，②100例以上のRAを含むTKAの論文で，かつ再置換術をエンドポイントとする10年以上の関節生存率が述べられた論文，③変形性膝関節症に対する手術結果との比較があるもの，を選択した．疾患活動性，HAQ，全身健康状態に対する評価を行っているものは他CQ（推奨55：手術・リハビリテーション19）に譲った．前回構造化抄録を作成した21論文に加え，12論文の構造化抄録を作成した．医学中央雑誌検索では252論文を渉猟した．最終的に24論文を採用した.

　その結果，①TKAのレジストリでは，RAに対するTKAの10年関節生存率は95〜96％である（採用論文1，11），②RAに対するTKAの単一施設コホート研究において，10〜15年の関節生存率は81.6〜100％である（採用論文2〜10，13〜16，21），③疼痛および機能の改善に対しては変形性膝関節症に対

するTKAと比べて，おおよそ遜色ない効果が得られる（採用論文17〜20，22〜24），との結果を得た.

　RAに対するTKAは，その長期成績は極めて安定していて，かつ当該関節機能だけでなく，全身健康状態も改善し，疾患活動性，治療コストも下げることが報告されているため（推奨55：手術・リハビリテーション19参照），多面的な改善効果があって，薬物治療効果との相乗効果も期待できる．また多関節疾患であるRAにおいても，変形性膝関節症と比較して遜色ない疼痛および機能の改善が得られる.

3）エビデンスの確実性

　関節生存率については，単一施設コホート研究，レジストリ研究ともに，対照群の設定がなくアウトカムのタイミングやフォローアップ率の相違があることから，エビデンスの確実性は「非常に低」とした．手術後のPROおよびJOAスコアと同等と認められる疼痛および関節機能の改善率比較については，単一施設コホート研究で「バイアスのリスク」が深刻であることに加えて，評価の方法に相違があることから「非直接性」が深刻であると考えられ，エビデンスの確実性はいずれも「非常に低」とした．治療コストについては，「非直接性」「不精確さ」の確実性が深刻と判断し，エビデンスの確実性は「非常に低」とした.

　本推奨文で検討したエビデンスはいずれも比較群がないため，RRの点推定値の方向性がアウトカムごとに同じか異なるかを評価することは不可能であった．したがってアウトカム全般にわたる全体的なエビデンスの確実性は「非常に低」とした.

4）推奨の強さ決定の理由

① 利益と害のバランスの評価

アウトカム全般にわたる全体的なエビデンスの確実性は「非常に低」であるが，TKA の適応がある RA 患者にはほかに有効な治療法はなく，ランダム化比較研究は倫理的に許容しがたいと思われ，手術の評価としては十分なエビデンス量があると判断した．エビデンスの要約に記載したように，解析結果はすべて TKA の有用性を支持しており，手術をしない場合に比較し正味の利益が十分大きい．RA 患者では TKA に限っても直近のエビデンスでも周術期合併症が多いとする報告が多いが（第3章 3-2. 整形外科手術のリスク因子参照），その頻度は変形性関節症と大きな差はなく，TKA で得られる多面的な改善効果や長期成績を考えると，利益は害よりも十分大きいと考えられる．

② 患者の価値観・意向

日本リウマチ友の会会員 1,156 人を対象としたアンケート（第4章 2）において，TKA は 244 件の回答を得て，90.6％から「期待した効果が得られた」，また 87.3％から「満足している」との回答が得られた．一方「不都合が多かった」との回答は 12.3％と比較的少なく，TKA は，患者の期待に応え，満足度の高い治療法であるといえる．

③ コスト

TKA の実施に要する費用（2020 年 4 月時点）のうち，手術手技料は 376,900 円，インプラント費用は，大腿骨コンポーネントのセメント用が 242,000 円，セメントレス用が 241,000 円，脛骨コンポーネントのセメント用が 145,000 円，セメントレス用が 147,000 円，インサートのポリエチレンが 52,600 円，ビタミン E 入りなどが 71,500 円，膝蓋骨コンポーネントのポリエチレンが 34,100 円，ビタミン E 入りなどが 47,600 円である．入院・手術に必要な総直接医療費は麻酔，入院期間，術後のリハビリ，患者の状態によって変化する．術後良好に経過すれば，除痛効果ならびに歩行能力の向上により，個人の ADL 拡大，労働生産性向上に大きく寄与する．

TKA により，治療コストが減少するという報告もみられ，治療介入の妥当性が示唆されるが（採用論文 12），海外からの報告であり，わが国で同様の結果が得られるかどうかについては留保を要する．医療経済に与える影響は今後の検討課題である．

④ パネル会議での意見

パネル会議においては，TKA の推奨について高い同意度が得られた．本手術法の利益は害よりも十分に大きく，患者満足度も高く，保険適用があり，ADL 拡大，労働生産性向上に寄与することから，推奨の強さは「強い」とした．

一方，現在および将来的に対照となるのは変形性関節症に対する TKA と考えられ，おおよそ遜色ない効果が得られるとする最近の論文はあるものの，特に機能回復の点でまだ劣っている点があることは否めない．術後の機能回復をさらに改善するためには，RA 発症早期から効果的な薬物治療を行い，疾患活動性を十分制御したうえで手術を行うことが必要と考えられるが，この点に関するエビデンスはまだほとんどみられない．

また 2014 年のガイドラインでもふれたように，膝関節障害が強くても関節破壊が軽度である患者において，薬物治療の強化，関節注射などの手術以外の非薬物治療法，滑膜切除術，TKA のいずれがよいのかについてエビデンスはなく，将来的な課題である．また内外側限局型変形性膝関節症や大腿骨内顆骨壊死で適応のある骨軟骨移植術，高位脛骨骨切り術，大腿骨遠位骨切り術，単顆置換術などは，一般的には適応がないと考えられる．しかし疾患活動性が極めて安定している場合には，患者との十分な協働的意思決定をもってこれらの手術を施行可能な場合もあり，適応については今後のエビデンスを待ちたい．細胞移植を含む将来的な再生医療の応用についても期待される．

5）採用論文リスト

1) Robertsson O, et al：Acta Orthop Scand 1997；68：545-553.

2) Shiga H, et al：Arch Orthop Trauma Surg 1998；117：15-17.

3) Schai PA, et al：Clin Orthop Relat Res 1999；367：96-106.

4) Archibeck MJ, et al：J Bone Joint Surg Am 2001；83：1231-1236.

5) Gill GS, et al：J Bone Joint Surg Br 2001；83：355-358.

6) Rodriguez JA, et al：Clin Orthop Relat Res 2001；388：10-17.

7) van Loon CJ, et al：Arch Orthop Trauma Surg 2001；121：26-30.

8) Ito J, et al：J Arthroplasty 2003；18：984-992.

9) Meding JB, et al：Clin Orthop Relat Res 2004；428：146-152.

10) Crowder AR, et al：J Arthroplasty 2005；20（7 Suppl 3）：12-16.

11) Himanen AK, et al：Acta Orthop 2005；76：85-88.

12) March LM, et al：Clin Rheumatol 2008；27：1235-1242.

13) Trieb K, et al：Joint Bone Spine 2008；75：163-166.

14) Miller MD, et al：J Bone Joint Surg Am 2011；93：e130.

15) Woo YK, et al：Can J Surg 2011；54：179-184.

16) Abram SG, et al：Bone Joint J 2013；95-B：1497-1499.

17) Hawker GA, et al：Arthritis Rheum 2013；65：1243-1252.

18) Matsuda S, et al：Clin Orthop Relat Res 2013；471：127-133.

19) Singh JA, et al：Arthritis Care Res（Hoboken）2013；65：1936-1941.

20) Dusad A, et al：Arthritis Rheumatol 2015；67：2503-2511.

21) Lee JK, et al：Can J Surg 2015；58：193-197.

22) Goodman SM, et al：J Rheumatol 2016；43：46-53.

23) Kobayashi S, et al：J Arthroplasty 2019；34：478-482.

24) Minator Sajjadi M, et al：Arch Bone Jt Surg 2019；7：61-66.

第3章 クリニカルクエスチョンと推奨

6) 推奨作成関連資料一覧 （推奨作成関連資料5に掲載）

資料A　CQ 46　文献検索式

資料B　CQ 46　文献検索フローチャート

資料C　CQ 46　エビデンスプロファイル

推奨 47

手術・リハビリテーション 11

推奨文

RA 患者の足関節破壊を伴う機能障害に対して人工足関節全置換術，足関節固定術をともに推奨する（条件付き）．

推奨の強さ **弱い** エビデンスの確実性 **非常に低** パネルメンバーの同意度 **7.67**

CQ47

RA 治療において人工足関節全置換術は足関節固定術より有用か？

サマリー	RA 患者に対する人工足関節全置換術および足関節固定術は，ほぼ同等の除痛効果，関節機能改善が認められる治療法である．しかしいずれも一定の割合で合併症が認められるため，施行にあたり注意が必要である．
注　記	隣接関節の状態に応じた手術適応など，様々な因子を鑑みて手術適応および術式を決定し，インプラント選択をすべきである．

1）推奨の背景

足関節機能障害は，関節リウマチ（RA）の関節障害の中ではやや軽視されがちであるが，その罹患頻度は比較的高く，歩行能力などに対する影響も強い．それに対する手術が必要になった場合に，どのような手術を施行し，どのような結果が得られるか，エビデンスを提示することは重要である．

2）エビデンスの要約

RA の足関節障害に対する人工足関節全置換術（TAA）の報告は，膝関節，股関節と比較するとはるかに少ない．しかしすでに 10 年以上の長期成績の報告がいくつかあり，また北欧各国のレジストリ研究および系統的レビューが報告されている．これらの報告の検討から，TAA は足関節障害に対しては十分有効で，かつ 10 年で 61〜95.4％の関節生存率が報告されており（採用論文 1, 4〜8, 12），推奨できる手術といえる．しかし長期成績は報告によって大きな開きがあり，また再置換術の最大の原因がインプラントのゆるみであり，手術早期のゆるみが多くみられることから，この手術の技術的な困難さを示唆する．手術適応には十分な注意が必要で，かつ術者は十分な経験と注意をもって取り組むべき手術といえる．

一方，足関節固定術が長期的に安定した成績が得られよく行われていることから，この 2 つの手術は優劣があるのか，あるいは適応はどうかという点について，十分わかっていない．このような現状から，この CQ に対し系統的レビュー 3 件，レジストリ研究 4 件，多施設コホート研究 2 件，データベース研究 3 件を抽出した．その結果，RA に対する両手術を比較した系統的レビューでは，両手術による機能改善，および再手術率は同等であるとの結論であった（採用論文 9）．RA に対する TAA の結果では，関節生存率は人工膝関節全置換術（TKA），人工股関節全置換術（THA）と比較して低い結果であった（採用論文 1, 4〜8, 12）．本 CQ の対象患者とは異なるが，変形性関節症（OA）に対する手術法の比較に関しては，①術後機能改善は同等であるか TAA のほうがよい，②手術関連の合併症は同等であるか，major complication は固定術のほうが多い，との結果が得られ，RA に対する結論と同様であった（採用論文 2, 3, 9, 11, 13）．さらに RA と OA に対する TAA を比較した論文では，インプラントの破綻は OA のほうがやや多く，疼痛改善は RA のほうがやや良好であるとの結果であった（採用論文 10）．

一方，RA は多関節障害が特徴であり，隣接関節である距骨下関節，距舟関節，足趾関節の変形が重度である傾向があり，また経年的悪化の可能性も高い．足関節固定術の方法についても，変形性足関節症では通常距腿関節のみの固定であるが，RA では距骨下関節などを含めることもしばしばあり，比較には相当の注意を要する．どのようなときにどちらの術式を選択すべきかについては不明であり，今後の手術法やインプラントの進歩も待ちながら，エビデンスを積み重ねていく必要がある．

3）エビデンスの確実性

TAA の関節生存率については，「バイアスのリスク」は非常に深刻であることからエビデンスの確実性は「非常に低」とした．TAA による関節機能の改善率については，「バイアスのリスク」が非常に深刻，「非直接性」が深刻であることからエビデンスの確実性は「非常に低」とした．TAA による疼痛の改善率については，「バイアスのリスク」が非常に深刻，「非直接性」「不精確さ」が深刻であることからエビデンスの確実性は「非常

に低」とした. TAA と固定術の関節生存率および手術合併症の比較については,「バイアスのリスク」「非一貫性」が深刻,「非直接性」で深刻なものと非常に深刻なものがあり,エビデンスレベルは「非常に低」となった. 関節機能改善の比較では,「バイアスのリスク」「非直接性」が深刻で,エビデンスレベルは「非常に低」とした. 手術件数がそれほど多くない手術法としては相対的にみて十分なエビデンス量があると判断した.

本推奨文で検討したエビデンスは,RR の点推定値の方向性がアウトカムごとに同じものも異なるものもあり,現時点では 2 つの治療群で差があるとする結論には至らなかったと同時に,十分に交絡因子を検討したうえでの非劣性を証明したエビデンスもなかった. したがってアウトカム全般にわたる全体的なエビデンスの確実性は「非常に低」とした.

4) 推奨の強さ決定の理由

① 利益と害のバランスの評価

膝関節や股関節に対する人工関節と比較して TAA は合併症がやや多いと報告されており,適応は慎重にすべきである. しかし最近の報告では,これまで一般に行われてきた固定術と比較してほぼ同等の合併症率であり,またその関節機能改善効果が固定術と遜色なく高いことを考えると,固定術と並んで TAA は考慮すべき術式であるといえる.

② 患者の価値観・意向

日本リウマチ友の会会員 1,156 人を対象としたアンケート(第 4 章 2)において,TAA は 63 件の回答を得て,61.9% から「期待した効果が得られた」,60.3% から「満足している」との回答が得られた. 一方,「不都合が多かった」との回答は 27.0% と比較的多かった. 足関節固定術の満足度を直接調べた報告はみられなかったが,2015 年発行の「リウマチ白書」において(参考文献 1),関節固定術によって「よくなった」と答えた割合が 71.9% に上り,その過半数が足部の関節固定術であると想定されることから,患者からみても足関節固定術の満足度は比較的高いものと思われる.

③ コスト

TAA および足関節固定術の実施に要する費用(2020 年 4 月時点)のうち,手術手技料はそれぞれ 282,100 円および 223,000 円であるが,足関節固定術では自家骨移植術を併用することが多く,その手術手技料は 168,300 円である. TAA のインプラント費用は,脛骨コンポーネントが 362,000 円,距骨コンポーネントが 287,000 円であるが,足関節固定術のインプラント費用は手術術式によって大きく異なると考えられ,例として中空スクリュー S サイズが 1 本あたり 17,500 円,髄内釘標準型が 1 本 138,000 円である. 入院・手術に必要な総直接医療費は麻酔,入院期間,術後のリハビリ,患者の状態によって変化する. 術後良好に経過すれば,除痛効果ならびに歩行能力の向上により,

個人の ADL 拡大,労働生産性向上に大きく寄与する.

TAA ないし足関節固定術により,RA の治療コストがどのように変化するかに関する研究は渉猟しえた範囲では皆無であり,また研究をデザインすること自体に多大な困難を要すると予想される. まして医療経済に与える影響を明らかにすることは非常に困難であり,今後の課題である.

いずれの手術も,限られた医療資源の観点から,限られた施設と術者が行うべきであると考えられる.

④ パネル会議での意見

パネル会議においては,TAA ならびに足関節固定術の推奨について比較的高い同意度が得られた. 両手術法の効果については,渉猟文献および患者アンケートの結果を鑑みてもいずれも効果が高いと考えられるが,合併症が膝関節などと比較してやや高いことや,アウトカム全般にわたる全体的なエビデンスの確実性が「非常に低」であることを考慮して推奨の強さは「弱い」(条件付き)とした.

TAA は TKA や THA と比較して,長期成績が劣ることは周知の事実である. しかし最近の文献では,比較的良好な長期成績が報告されるようになっている. その結果,今回の CQ でみられたように,安定した長期成績が報告される足関節固定術と同等の結果が得られるようになったと考えられる. しかし TAA が技術的な難易度の高い手術であることはよく知られており,またインプラントによって手術の方法などが大きく異なり,今後の成績改善への期待とともに少なからず危惧も含んでいる. また RA は多関節障害が特徴であって,足関節以外の隣接関節である距骨下関節,距舟関節,足趾関節の変形によって,長期成績のみならず,手術方法も大きく左右される. 今回渉猟した文献でも,結果に大きく影響すると考えられる隣接関節の情報は乏しく,比較検討には十分な注意が必要である. どのような場合に,どのような手術法がよい成績が得られるのかという点を含めて,今後さらなるエビデンスの蓄積に期待したい.

5) 採用論文リスト

1) Fevang BT, et al:Acta Orthop 2007;78:575-583.

2) Haddad SL, et al:J Bone Joint Surg Am 2007;89:1899-1905.

3) SooHoo NF, et al:J Bone Joint Surg Am 2007;89:2143-2149.

4) Gougoulias N, et al:Clin Orthop Relat Res 2010;468:199-208.

5) Skyttä ET, et al:Acta Orthop 2010;81:114-118.

6) Zhao H, et al:Int Orthop 2011;35:1751-1758.

7) Henricson A, et al:Acta Orthop 2011;82:655-659.

8) Labek G, et al:Int Orthop 2013;37:1677-1682.

9) van Heiningen J, et al:BMC Musculoskelet Disord 2013;14:306.

10) Pedersen E, et al:J Bone Joint Surg Am 2014;96:1768-1775.

2. クリニカルクエスチョンと推奨

11）Stavrakis AI, et al：J Bone Joint Surg Am 2016；98：1453-1458.

12）Lefrancois T, et al：J Bone Joint Surg Am 2017；99：342-348.

13）Odum SM, et al：J Bone Joint Surg Am 2017；99：1469-1475.

6）推奨作成関連資料一覧（推奨作成関連資料5に掲載）

資料A　CQ 47　文献検索式

資料B　CQ 47　文献検索フローチャート

資料C　CQ 47　エビデンスプロファイル

■参考文献

1）日本リウマチ友の会：2015年リウマチ白書〜総合編〜. 2015.

第3章 クリニカルクエスチョンと推奨

推奨48

手術・リハビリテーション 12

推奨文

併存症を有する RA 患者に対して整形外科手術を行った場合，手術部位感染，創傷治癒遅延，死亡の発生が増える可能性があり，特に注意し観察・治療を行うことを推奨する．

推奨の強さ **強い** エビデンスの確実性 **低** パネルメンバーの同意度 **8.39**

CQ48

併存症を有する RA 患者に対して整形外科手術を行った場合，手術部位感染，創傷治癒遅延，死亡の発生が増えるか？

サマリー	RA 患者は様々な併存症を有すると整形外科手術後合併症が増える可能性がある．個々のリスク因子に応じた適切な観察・治療を行うことが必要である．
注 記	整形外科手術合併症のリスク因子を渉猟しエビデンスを提示した．エビデンスレベルはいずれも高くないが，合併症に対する対策が必要であることは明らかである．それぞれのリスク因子に対しての対策は本ガイドラインの別項ないし関連ガイドラインなどを参照されたい．

1）推奨の背景

関節リウマチ（RA）は整形外科手術合併症の強いリスク因子とされるが，近年薬物治療の進歩によってリスクが少なくなっているとの報告も散見される．手術合併症のリスク因子，特に併存症に関するエビデンスを知ることは対策を立てるうえで極めて重要である．

2）エビデンスの要約

CQ に該当する Cochrane review は報告されていない．世界保健機構（WHO）（参考文献 1），米国疾病予防管理センター（CDC）（参考文献 2），米国リウマチ学会（ACR）（参考文献 3），米国整形外科学会（AAOS）（参考文献 4），米国筋骨格感染症学会（MSIS）（参考文献 5）などによる手術部位感染（SSI）予防のガイドラインが公表されており，SSI のリスク因子についても述べられているが，それぞれ相違がみられ，また術後死亡や創傷治癒遅延については，まとまった報告はない．2014 年のガイドラインでは生物学的製剤（bDMARD）の SSI および創傷治癒遅延に対する影響について推奨を決定したが（第 3 章 3-2. 整形外科手術のリスク因子参照），今回は併存症についてのリスク因子について 2013 年から 2019 年の文献を渉猟し，最終的に 4 論文を採用した．その結果，肥満，アルコール中毒，糖尿病，COPD，虚血性心疾患，尿路感染症の併存，併存症スコアがあげられた（採用論文 1～4）．

RA そのものが整形外科手術合併症のリスク因子であることに加えて（第 3 章 3-2. 整形外科手術のリスク因子参照），一般

的な整形外科手術の術後合併症に対するリスク因子が，より明確にリスクとして報告されていると考えられる．1 つ 1 つのリスク因子については，エビデンスレベルが低いもの，報告数が少ないものも多くある．術後合併症研究は，発生頻度が低いことや背景因子を揃えることがむずかしいことからランダム化比較試験（RCT）や大規模研究を組むことが非常にむずかしい分野であり，エビデンスレベルが高くなくとも，今後も臨床データを丹念に解析して論文化する努力が必要と考えられる．

3）エビデンスの確実性

すべてのエビデンスは観察研究である．肥満，アルコール中毒では「非直接性」が非常に深刻で「バイアスのリスク」も深刻なものがあることなどから，エビデンスレベルは「非常に低」と判断した（採用論文 1～3）．糖尿病は，SSI については「バイアスのリスク」「非直接性」「不精確さ」などが深刻な論文はあるものの，深刻な要素がない論文もあり，総合してエビデンスレベルは「低」とした（採用論文 2～4）．糖尿病の術後死亡，COPD の SSI と術後死亡，虚血性心疾患の術後死亡は，エビデンスの確実性において深刻なものはなく，エビデンスレベルは「低」とした（採用論文 4）．虚血性心疾患の SSI に対するエビデンスは，「不精確さ」が深刻であることから，エビデンスレベルは「非常に低」とした（採用論文 4）．尿路感染症，併存症スコアは「バイアスのリスク」「不精確さ」が深刻で，「非直接性」が非常に深刻であることから，エビデンスレベルは「非常に低」とした（採用論文 2）．

それぞれのリスク因子についてのエビデンスの確実性は「低」

148

ないし「非常に低」であるが，解析したすべての項目でリスクの増加が示されていることから，エビデンス総体の確実性は「低」とした．

4）推奨の強さ決定の理由

① 利益と害のバランスの評価

リスク因子があったときに手術を行うかどうかは，状況によると考えられる．しかし膝関節，股関節，肘関節など，機能障害が生活に多大な影響を与える関節においては，手術による利益が手術の合併症の害を十分上回ると考えられる．またリスク因子があるときに合併症予防策をとることで害を生じることもあり，抗血栓薬の継続投与を行ったときの出血量増加などが1例である．すでに手術合併症予防のガイドラインがある場合はそれを参考に行うが，抗リウマチ薬の周術期投与については本ガイドラインの別項を参照されたい．

② 患者の価値観・意向

リウマチ友の会会員1,156人を対象としたアンケート（第4章2）において，いずれかの人工関節置換術を受けたとの回答は339人から得られた．そのうち，それぞれの関節において「不都合があった」と答えた患者は延べ83件に上り，回答総数508件の16.3％であった．術後比較的多くの患者が不都合を経験しており，手術適応を考えるときに患者と十分情報を共有すべきであり，インフォームドコンセントを得るべきである．

③ コスト

手術そのもののコストは比較的大きいものであるが，手術をしなかったときのADL障害の持続ないし悪化がもたらすコスト損失は十分大きいと考えられる（それぞれの手術に対するCQ参照）．またリスク因子をもつ患者に対して手術をするときに，どのような内容の合併症予防策をとるかによってそのコストが変化するが，手術合併症が起こったときのコストは，人工関節術後感染症治療時にみられるように非常に大きく，予防策をとるためのコストの妥当性が十分支持される．

④ パネル会議での意見

パネル会議においては，推奨に対するエビデンス総体の確実性についてエビデンスレベルは「低」であるものの，併存症をもつ患者が術後合併症を起こすリスクが高いとの認識が行き渡っていることから，高い同意度が得られた．利益と害のバランス，コストの面からも併存症をもつ患者に対して十分な観察と治療を行うべきことに疑いはないと考えられ，推奨の強さは「強い」とした．

一方，具体的にどの程度のリスクのある方に対して，どの程度のリスクの手術なら許容されるかという点は，まさに利益と害のバランス，患者の意向，コストなどを総合的に判断して下されるべきで，単純な結論や指標を提示することは極めて困難である．しかし手術の専門家ではないリウマチ専門医に対してよりどころとなる指標を提示することができれば，そのインパクトは大きい．今後スコア化などの方法でわが国から報告があることを期待したい．

さらに，リスクのある患者に予防策をとる場合，どの程度の予防策をとるべきかについてはリスク因子それぞれの分野で一定の指針がある．手術が必要と判断し，患者も同意をした場合に，リスク因子に応じて周術期の合併症予防策を行うことは，リウマチ専門医にとって必須である．そのために個々の患者に応じたリスク評価を確実に行い，それぞれの手術合併症の指針を参照して適切に予防策をとることを啓発する必要がある．そのためにも診療ガイドライン策定は必要であり，今後も最新の情報を取り入れながら改訂をしていく必要があると考えられる．

本推奨はエビデンスが得難い項目であることも勘案すると，比較的多くのエビデンスが得られているが，リスク因子それぞれについてはエビデンスが不十分であるものもみられ，今後も少しでも多くのエビデンスが報告されることを期待する．

5）採用論文リスト

1）Pugely AJ, et al：J Arthroplasty 2015；30（9 Suppl）：47-50.

2）Kong L, et al：Int Wound J 2017；14：529-536.

3）Salt E, et al：Semin Arthritis Rheum 2017；46：423-429.

4）Cordtz RL, et al：Ann Rheum Dis 2018；77：281-288.

6）推奨作成関連資料一覧（推奨作成関連資料5に掲載）

資料A　CQ 48　文献検索式

資料B　CQ 48　文献検索フローチャート

資料C　CQ 48　エビデンスプロファイル

■参考文献

1）World Health Organization：2016．ISBN：978-92-4-154988-2.

2）Berríos-Torres SI, et al：JAMA Surg 2017；152：784-791.

3）Goodman SM, et al：Arthritis Rheumatol 2017；69：1538-1551.

4）Tubb CC, et al：J Am Acad Orthop Surg 2020；28：e340-e348.

5）Parvizi J, et al：J Arthroplasty 2018；33：1309-1314.

第3章　クリニカルクエスチョンと推奨

推奨49

手術・リハビリテーション13

推奨文

RA患者の足趾変形による機能障害に対して切除関節形成術，関節温存手術をともに推奨する（条件付き）．

推奨の強さ **弱い**　エビデンスの確実性 **非常に低**　パネルメンバーの同意度 **8.00**

CQ49

RA治療において足趾形成術における関節温存手術は切除関節形成術よりも有用か？

サマリー	RA患者の足趾変形による機能障害に対する足趾形成術は，関節温存手術も切除関節形成術も同様に機能改善に優れ，勧められる治療法である．
注　記	足趾形成術として関節温存手術，切除関節形成術，関節固定術の間に明らかな優劣は認めなかったが，最近のエビデンスは関節温存手術を推すものが増えつつある．しかし長期成績は不明である．画一的な術式を施行するのではなく，状況に応じて適切な術式を選択することを考慮すべきである．

1）推奨の背景

関節リウマチ（RA）患者において足趾変形は最もよくみられる関節変形の1つで，歩行障害など機能に与える影響も強い．足趾変形に対する手術は長い歴史があるが，近年，新たな手術法として関節温存手術が多く報告されている．これまでの代表的な手術方法である切除関節形成術と比較して，関節温存手術のほうが機能改善に優れるかどうか不明確であるため，治療を進めるうえで参考となるエビデンスが求められる．

2）エビデンスの要約

CQに該当するCochrane reviewは報告されていない．手術法の比較論文は1982年から2019年までの検索結果でも11件しかなく，サンプルサイズも必ずしも多くない．そのため，今回の文献検索では，関節温存術と切除関節形成術の比較だけでなく，固定術と切除関節形成術の比較論文も渉猟した．また手術結果の評価法が論文ごとに異なるため，メタ解析は困難であり，narrativeなレビューとした．

切除関節形成術と関節温存手術の比較は4件あるが，関節機能の改善比較および術後足底圧の比較で，関節温存術のほうがよいとするものと両者に差がないとするものが混在する（採用論文6〜9）．関節温存手術のほうがよいとするものも，有意差のある項目は評価項目のうち一部に限られる．しかし総合的にみて関節温存手術が機能改善にやや優れる可能性がある．また切除関節形成術と関節固定術（第一MTP関節）の比較論文は4件あり，3件で関節固定術が関節機能の改善で優れているとしている（採用論文1〜4）．しかし1件を除いて2008年以前の論文であるため，現在の治療体系で同様であるかの判断は注意を要する．また関節固定術と関節温存手術との比較論文はない．

総合的にみて，報告数は手術ごとの優劣を判定するには少なく，その比較は不確実といわざるをえない．そのためいずれかの手術法がよりよいかという結論を出すことはできなかった．また短期的には結果が良好な切除関節形成術においても，長期的には変形の再発率が比較的高いとする論文があり，この点で特に関節温存手術の長期経過観察の報告はほとんどないため，長期的にみた比較研究が必要である．

3）エビデンスの確実性

関節温存手術と切除関節形成術の関節機能の改善率の比較において，「バイアスのリスク」は深刻，「非直接性」で深刻なものがあり，「不精確さ」は深刻であることから，エビデンスの確実性は「非常に低」となった．足底圧については，「バイアスのリスク」は非常に深刻，「非直接性」「不精確さ」がいずれも深刻で，エビデンスの確実性は「非常に低」となった．関節固定術と切除関節形成術の関節機能の改善率比較において，「バイアスのリスク」は非常に深刻，「非一貫性」が深刻，「非直接性」は非常に深刻，「不精確さ」は深刻なものがあり，エビデンスの確実性は「非常に低」となった．数本の非盲検ランダム化比較試験（RCT）や単一施設コホート研究などがあるが，エビデンス量は十分とはいえない．

本推奨文で検討したエビデンスは，RRの点推定値の方向性が論文ごとに同じものも異なるものもあり，現時点では2つの治療群で差があるとする結論には至らなかった．したがって全体的なエビデンスの確実性は「非常に低」とした．

4）推奨の強さ決定の理由

① 利益と害のバランスの評価

手術に伴う合併症が一定の割合で報告されており，特に足部手術は合併症がやや多いとされる（第3章3-2. 整形外科手術のリスク因子参照）．しかし機能改善は著明であるため，足趾変形に伴う疼痛や機能障害が強い場合は，利益が害を十分上回ると考えられる．

② 患者の価値観・意向

RAの足趾形成術にしぼって患者の満足度などを調べた調査は渉猟しえた範囲ではなかった．2015年の「リウマチ白書」における手術の結果についての回答をみると（参考文献1），関節形成術を556人が受けている．これの多くが足趾形成術と考えると，そのうち「良くなった」と答えた方が66.2％であり，「悪くなった」と答えた3.6％を大きく上回っているため，足趾形成術の満足度は高いと推定される．しかし「手術の部位によって異なる」と答えた方が17.6％と比較的多く，結果の判断については十分慎重であるべきと考えられる．

③ コスト

足趾形成術の実施に要する費用（2020年4月時点）のうち手術手技料は，関節形成術が140,500円，第一足指外反症矯正手術が107,900円，骨切り術が1本あたり81,500円（ただし「第1指から第5指までのそれぞれを同一手術野とする手術は，関節リウマチの患者に対し，関節温存を前提として中足骨短縮骨切り術を行った場合に限る」との注釈あり），関節固定術が86,400円，自家骨移植168,300円である．インプラント費用は手術法によるが，例として中空スクリューSが1本あたり17,500円である．入院・手術に必要な総医療費は麻酔，入院期間，術後のリハビリ，患者の状態によって変化する．術後良好に経過すれば，除痛効果ならびに歩行能力の向上により，個人のADL拡大，労働生産性向上に大きく寄与する．

足趾形成術により，RAの治療コストがどのように変化するかに関する研究は渉猟しえた範囲では皆無であり，また研究をデザインすること自体に多大な困難を要すると予想される．まして医療経済に与える影響を明らかにすることは非常に困難であり，今後の課題である．またRAに対する足趾形成術，特に関節温存手術は，限られた医療資源の観点から，限られた施設と術者が行うのが望ましい手術であると考えられる．

④ パネル会議での意見

パネル会議においては，足趾形成術の推奨について比較的高い同意度が得られた．本手術法の効果について，足部手術で比較的多いとされる合併症の可能性を考慮しても，施行の有益性は高い治療法といえる．一方，手術術式の選択については未解決な問題が多く，エビデンスレベルも非常に低く，実施可能な施設も限られていることから，推奨の強さは「弱い」（条件付き）とした．

歴史的に数多く施行されてきた足趾形成術であるが，近年，特にわが国から比較的多くの関節温存手術の結果が報告されている．その有用性はリウマチ整形外科医の認めるところとなりつつあるが，切除関節形成術や第一MTP関節の固定術などの別術式をおもに施行する施設もあり，また主として関節温存手術を行う施設においても，時に別術式を選択することがある．どの術式がよいのか，今回渉猟したエビデンスでは明確にすることができなかった．しかしわが国で関節温存手術が主流になりつつある現状に呼応するように，どちらかといえば関節温存手術のほうがよいとするエビデンスが増えつつあることは確かであろう．一方，術式の選択については，年齢，罹病期間や足趾変形の程度，患者の活動性など様々な要素によって選択，決定すべきと考えられる．すべての機能再建術についていえるように，画一的な術式を選択するのではなく，今後，なんらかの有用性評価のスコアや基準を用いて，どのようなときにどの術式を選択すべきかについての指標が，エビデンスをもって明らかになることを期待したい．

5）採用論文リスト

1）Mulcahy D, et al：J Rheumatol 2003；30：1440-1150.
2）Grondal L, et al：J Bone Joint Surg Br 2006；88：914-919.
3）Torikai E, et al：Mod Rheumatol 2008；18：486-491.
4）Tada M, et al：Mod Rheumatol 2015；25：362-366.
5）Fukushi J, et al：Foot Ankle Int 2016；37：262-268.
6）Ebina K, et al：Mod Rheumatol 2017；27：795-800.
7）Ebina K, et al：PLoS One 2017；12：e0183805.
8）Horita M, et al：Foot Ankle Int 2018；39：292-299.
9）Schrier JC, et al：Foot Ankle Surg 2019；25：37-46.

6）推奨作成関連資料一覧 （推奨作成関連資料5に掲載）

資料A　CQ49　文献検索式
資料B　CQ49　文献検索フローチャート
資料C　CQ49　エビデンスプロファイル

■参考文献

1）日本リウマチの友の会：2015年リウマチ白書〜総合編〜．2015.

第3章 クリニカルクエスチョンと推奨

推奨 50

手術・リハビリテーション 14

推奨文

RA患者の頚髄症に対して，神経症状が重症になる前に，また環軸椎不安定性が整復可能である間に頚椎手術を行うことを推奨する（条件付き）．

推奨の強さ **弱い**　エビデンスの確実性 **非常に低**　パネルメンバーの同意度 **8.06**

CQ50

RA患者の頚髄症に対し頚椎手術は有用か？

サマリー	RA患者が頚髄症をきたした場合，適切な頚椎手術をすると一定の神経症状の回復を見込むことができる．しかし神経症状が重症化すると回復率が低下するため，重症化する前に積極的な頚椎手術を検討すべきである．
注　記	どのような場合に神経症状が悪化し，重症化するのかについて，明確なエビデンスはない．また長期的には，変形の再悪化の可能性も考慮すべきである．頚髄症をきたしていない神経根症のみの場合や疼痛のみの場合についてのエビデンスは明らかでない．

1) 推奨の背景

関節リウマチ（RA）における頚椎病変は神経学的障害を引き起こし，時には生命予後にも影響することが知られている．しかし，手術により神経症状が改善する可能性はあるものの，必ず改善するとはいえず，術前の改善予測因子はあまり知られていない．術前の予後予測因子を把握することは，適切な手術時期の決定に重要な検討要素となるため，治療を進めるうえで参考となるエビデンスが求められる．

2) エビデンスの要約

CQに該当するCochrane reviewは報告されていない．2008年以降で，CQに該当する7本の論文の構造化抄録を作成し，このうち4件の後ろ向き観察研究，1件の系統的レビューを採用した．

その結果，反射亢進やしびれを伴う自覚的な筋力低下のある修正Ranawat分類（脊髄症）Ⅱ以下では，保存的治療で神経症状悪化例が70％以上であるのに対し，手術例では10％未満である（採用論文5）．また術前に座ったり歩いたりできないⅢ以下の患者は手術しても改善しにくい可能性がある（採用論文4，5）．整復可能な環軸関節亜脱臼は他の垂直脱臼などに比して，術後2，10年時点での頚椎JOAスコアが高く維持されやすく（採用論文1），修正Ranawat分類（脊髄症）Ⅲ以上の患者では，MRIで髄内の高輝度病変の存在は術後神経症状が回復しないリスクにはならない可能性がある（採用論文3）．また7.5mg/日以上のステロイド使用例と生物学的製剤（bDMARD）不使用例では術後の改善がよかったとの報告もあるが（採用論文2），症

例数が少なく交絡因子が調整されていないため，エビデンスとして不確実である．神経症状をきたして頚椎手術に至るRA患者は少なく，患者の背景因子や頚椎病変の破壊様式，神経症状の程度や期間の影響を加味した質の高い研究は困難といわざるをえない．今回検索された論文ではいずれも背景因子，手術方法などの交絡因子が十分調整されておらず，得られた結果に対する信頼性は高いとはいえない．しかし，神経症状悪化例には，保存的治療よりも手術のほうがよい結果が得られるとの系統的レビューの報告がある（採用論文5）．

3) エビデンスの確実性

頚椎病変の種類が術後JOAスコアに与える影響については，「バイアスのリスク」が非常に深刻，「非直接性」および「不精確さ」が深刻のためエビデンスの確実性は「非常に低」とした．使用薬剤がNurick scaleの改善に与える影響については，「バイアスのリスク」が非常に深刻，「非直接性」および「不精確さ」が深刻のためエビデンスの確実性は「非常に低」とした．術前MRIの所見が修正Ranawat分類（脊髄症）の術後改善率に与える影響については，「バイアスのリスク」が非常に深刻，「不精確さ」が深刻で，エビデンスの確実性は「非常に低い」とした．術前神経学的症状が術後修正Ranawat分類（脊髄症）に与える影響については，「バイアスのリスク」が深刻または非常に深刻，「非直接性」が非常に深刻，「不精確さ」が深刻のものがあり，エビデンスの確実性は「非常に低い」とした．いずれも背景因子の調整が不十分であるなどの不確実性因子が共通している．

本推奨文で検討したエビデンスはそれぞれ違った要素を判定

しているため，RR の点推定値の方向性がアウトカムごとに同じか異なるかを評価することは不可能であった．したがってアウトカム全般にわたる全体的なエビデンスの確実性は「非常に低」とした．神経症状をきたしても手術により一定程度の回復が見込まれる可能性は，エビデンス総体として高いといえる．エビデンスを総合的に判断すれば，神経症状をきたした場合は，神経症状が重症化する前に，積極的に手術を考慮すべきである．

神経障害をきたす RA 頸椎病変の発生率は経時的に著明に減少しており，今後もエビデンスレベルの高い報告を期待することはできない．しかし今回渉猟したエビデンスにおいて，手術治療が神経症状改善に寄与することは一致している．もし RA の頸椎病変による神経障害の悪化をきたした場合は，手術治療を迅速に検討して施行しなければならず，今後も数少ないエビデンスを丹念に積み重ねていく必要性は非常に高いと考えられる．

4) 推奨の強さ決定の理由

① 利益と害のバランスの評価

一般的に，頸髄症が進行している場合，その後進行した麻痺による機能障害を考えた場合，手術によって得られる利益は，手術合併症の害を十分上回るものと考えられる．一方悪化することが比較的確実である場合に特に手術を考えるべきであり，確実ではない場合は，患者と医療者が利益と害のバランスを考えて治療方針を決定すべきである．

② 患者の価値観・意向

これまで発行された「リウマチ白書」などにおいて，頸椎手術についての質問項目はなかったものと思われる．1996 年に発表された英国の論文では，RA 患者で頸椎手術を受けた患者へのインタビューで，69％が神経症状の改善を，67％が痛みの改善を報告し，さらに79％が同じ状態なら再度同じ手術を受け，73％が知人にも手術を勧めると回答したと報告している（参考文献1）．頸椎手術はリスクの高い代表的な手術として患者から敬遠される傾向があるが，患者側からみても手術による改善は明らかで満足度も比較的高い．また懸念される手術合併症についても，近年の技術的な進歩により，重大な手術合併症をきたす可能性は確実に減少している．神経症状をきたし悪化したときの患者の日常生活への影響は甚大であるため，手術をしたときのリスクばかりでなく，手術をしなかったときのリスクも十分説明し，患者との協働的意思決定をすべきものと考えられる．

③ コスト

頸椎手術の実施に要する費用（2020 年 4 月時点）のうち，手術手技料は前方椎体固定が 372,400 円，後方または後側方固定が 328,900 円，後方椎体固定が 411,600 円，前方後方同時固定が 665,900 円，椎弓切除が 133,100 円，椎弓形成が 242,600 円であ

る（ただし，「椎間または椎弓が併せて 2 以上の場合は，1 椎間または 1 椎弓を追加するごとに，追加した当該椎間または当該椎弓に実施した手術のうち，主たる手術の所定点数の 100 分の 50 に相当する点数を加算する．ただし加算は椎間または椎弓を合わせて 4 を超えないものとする」との注記あり）．また固定術の場合は自家骨移植を併用することが多く，手術手技料は168,300 円である．インプラント費用は手術内容や椎間の数などにより様々である．また入院・手術に必要な総直接医療費は麻酔，入院期間，術後のリハビリテーション，患者の状態によって変化する．術後良好に経過すれば，麻痺の改善により個人の ADL 拡大，労働生産性向上に大きく寄与する．

インプラントや手術手技の改良により，以前より多くの脊椎手術が行われ，固定椎間も増加する傾向があり，それに伴って手術手技料とともにインプラントのコストも増加している．これらが労働生産性の向上などを通じて，医療経済にどのように影響を与えるのかは情報がなく，今後の検討課題である．

また RA に対する頸椎手術は，限られた医療資源の観点から，限られた施設と術者が行うべきであると考えられる．

④ パネル会議での意見

パネル会議においては，エビデンスの乏しさにもかかわらず，頸髄症をきたした場合の頸椎手術の推奨について比較的高い同意度が得られた．頸髄症をきたした場合，患者の ADL 低下，QOL 低下のみならず，生命予後の悪化まできたしうるため，手術治療を積極的に検討すべきであると考えられる．しかしエビデンスが乏しい事実は確かであり，実施可能な施設も限られており，またどのような場合に重症化する可能性が高いかが不確実である．したがって，重症化する前の状態では，いたずらに手術治療のみを検討することなく，神経症状の現状と悪化の可能性を慎重に判断すべきと考えられ，推奨の強さは「弱い」（条件付き）とした．

頸椎手術の近年の技術的な進歩は目覚ましいものがある．しばらく前では考えられなかったような重度の変形の矯正が，短時間で，かつ高いリスクを伴うことなく可能になった．わが国は世界的にみても RA の頸椎手術を積極的に行ってその成績を報告してきた歴史があるが，以前にもまして重度の変形に対し頸椎手術，特に固定術が行われるようになっている．一方，頸椎手術の原則は除圧，固定，ないしその合併手術しかなく，固定術を行った場合，残された椎間に対する負荷が増すことは自明である．強固な固定が得られるようになった負の側面として，隣接椎間の障害がより顕著に起こり，長期的にみれば再手術を余儀なくされることがあることも十分認識すべきである．

また薬物治療の進歩によって，RA の頸椎病変自体が減少傾向にあり手術件数が減少していることは，多くの報告が指摘しているとおりである（参考文献2〜5）．それに伴って，より軽症の頸椎病変が手術治療の対象になる可能性がある．頸髄症に

第3章　クリニカルクエスチョンと推奨

対する手術治療の必要性は，神経症状の重症度から疑いの余地がないが，神経根症のみの場合や，神経症状がなく，疼痛のみの場合の手術適応は不明である．しかし日常診療で，これらの症状のために，著しい苦痛や ADL 低下が長期間継続している患者もめずらしくない．技術的な進歩により手術侵襲が減少し，手術リスクも低下している現状において，どのような場合にどの程度の手術を行うべきか，保存的治療との比較検討を含めて，今後のエビデンスの蓄積を待ちたい．

5）採用論文リスト

1）Miyamoto H, et al：Spine J 2013；13：1477-1484.

2）Dahdaleh N, et al：J Craniovertebr Junction Spine 2015；6：60-64.

3）Iizuka H, et al：Spine J 2014；14：938-943.

4）Hirano K, et al：J Spinal Disord Tech 2010；23：121-126.

5）Wolfs JF, et al：Arthritis Rheum 2009；61：1743-1752.

6）推奨作成関連資料一覧（推奨作成関連資料 5 に掲載）

資料 A　CQ 50　文献検索式

資料 B　CQ 50　文献検索フローチャート

資料 C　CQ 50　エビデンスプロファイル

■参考文献

1）McRorie ER, et al：Ann Rheum Dis 1996；55：99-104.

2）Stein BE, et al：Spine 2014；39：1178-1182.

3）Morita O, et al：Mod Rheumatol 2020；30：495-501.

4）Kaito T, et al：Spine 2012；37：1742-1746.

5）Yurube T, et al：Spine 2012；37：2136-2144.

2. クリニカルクエスチョンと推奨

推奨 51

手術・リハビリテーション 15

推奨文

将来の整形外科手術が必要になるリスクを低減するために，RA 患者に対する，早期ないし有効性の高い薬物治療を行うことを推奨する（条件付き）．

推奨の強さ **弱い** エビデンスの確実性 **非常に低** パネルメンバーの同意度 **8.00**

CQ51

将来の整形外科手術のリスク因子をもつ RA 患者に対して，薬物治療は整形外科手術の発生率を減少させるか？

サマリー	RA 患者に対する早期の薬物治療介入は，将来的な整形外科手術の発生を減少させることができる．また高い疾患活動性や低い治療反応性，高い患者 VAS，高い HAQ，関節 X 線所見の進行などは，将来的な整形外科手術のリスク因子である．
注 記	RA 患者が手術に至るまでには数年単位の経過を要するため，研究登録時の背景因子だけでなく，長期間の患者の状態や治療環境の総体としての結果であることに留意すべきである．また手術を避けようとするあまりにいたずらに薬物治療の強化を行い，手術の適切な時期を逃すことは避けるべきである．

1）推奨の背景

関節リウマチ（RA）に対する関節手術は，一般にその関節が不可逆な関節障害をきたしたことを意味する．また手術は関節破壊だけでなく，症状の強さなどを総合的に勘案して行われる．整形外科手術に至るリスクを知ることは，薬物治療および非薬物治療の治療戦略を立てるうえで重要であるため，参考となるエビデンスが求められる．

2）エビデンスの要約

推奨作成に用いるアウトカムとして，「整形外科手術」（人工関節置換術，手関節手術を含む）が選ばれた．

CQ に該当する Cochrane review は報告されていない．1996 年以降で PubMed，医学中央雑誌を検索し，さらに 2019 年発表の論文とハンドサーチを行って追加した．CQ に直接的な回答を与える薬物治療の効果を示した論文だけでなく，整形外科手術のリスク因子を含めて広く論文を渉猟し，最終的に 15 件の研究を採用した．臨床的に重要ではあるが有意な差を示していない項目は本文に参考文献をつけて記載した．整形外科手術としては，すべての手術，ないし人工関節置換術の実施を目的変数として解析した研究を中心として文献を渉猟したが，腱手術などの "intermediate surgery" や手関節手術を扱った論文も対象とした．

診断 1 年以内のメトトレキサート（MTX）や他の従来型抗リウマチ薬（csDMARD）の使用（採用論文 7，13），また生物学的製剤（bDMARD）に MTX を併用すること（採用論文 9，14）は将来的な手術の可能性を下げるとの報告がある．bDMARD の使用そのものは有意差のある結果が報告されていなかった（参考文献 1 および採用論文 7，13 参照）．経口ステロイドの使用は，人工関節が必要となる HR を増やすとするものと減らすとするものがあった（採用論文 7，13，14）．

整形外科手術に至るリスク因子としては，高い疾患活動性と低い治療反応性（採用論文 4，6，15），高い患者 VAS（採用論文 10～12），高い HAQ（採用論文 2，3，10，11），関節 X 線所見の進行（採用論文 3，5，9，12），人工関節手術歴（採用論文 7，13）および変形性関節症の合併（採用論文 5，7，13）が，いずれも複数の報告で示されていた．また，古い発症時期（採用論文 5），長い関節症状持続期間（採用論文 1），抗 CCP 抗体陽性（採用論文 2），局所症状があること（採用論文 12）は，単一の報告で整形外科手術に至るリスクであることが示されていた．さらに渉猟しえたほとんどの報告で，高齢が整形外科手術に至るリスク因子であったが（採用論文 2，3，6，7，9～11，13，14），女性（採用論文 3，5，7，8，13），高い BMI（採用論文 3），長期罹病期間（採用論文 6，10），リウマトイド因子陽性（採用論文 3，11），ESR 値高値（採用論文 3，6）は，リスクであるとする報告とそうでないとする報告が混在していた．

3）エビデンスの確実性

MTX，MTX 以外の csDMARD の使用は「バイアスのリスク」が非常に深刻でエビエンスの確実性は「非常に低」とした．bDMARD ＋ MTX は「バイアスのリスク」が非常に深刻，「非直接性」や「不精確さ」が深刻でエビデンスの確実性は「非常に

155

低」とした．経口ステロイドは「バイアスのリスク」が非常に深刻，「非一貫性」が深刻，「非直接性」が深刻のものがあり，エビデンスの確実性は「非常に低」とした．年齢，罹病期間については，いずれの評価項目も非常に深刻ないし深刻を含み，エビデンスの確実性は「非常に低」とした．性別，リウマトイド因子は「バイアスのリスク」が非常に深刻ないし深刻，「非一貫性」が深刻であることからエビデンスの確実性は「非常に低」とした．BMI，発症時期，抗CCP抗体，人工関節手術歴，変形性関節症合併は「バイアスのリスク」が深刻ないし非常に深刻であることからエビデンスの確実性は「非常に低」とした．症状持続期間，疾患活動性および治療反応性は「バイアスのリスク」が非常に深刻または深刻，「不精確さ」が深刻を含むことからエビデンスの確実性は「非常に低」とした．ESR は「バイアスのリスク」が非常に深刻ないし深刻，「非一貫性」が深刻，「不精確さ」が深刻を含み，エビデンスの確実性は「非常に低」とした．患者 VAS，X線学的変化は，「バイアスのリスク」が非常に深刻ないし深刻であるものを含むものの，1 つの研究で確実性評価がいずれも深刻でないため，エビデンスの確実性は「低」とした．HAQ は「バイアスのリスク」が非常に深刻ないし深刻，「非直接性」が深刻のものを含み，エビデンスの確実性は「非常に低」とした．局所症状は確実性評価がいずれも深刻でないため，エビデンスの確実性は「低」とした．

本推奨文で検討したエビデンスでは，HR ないし RR の点推定値の方向性がアウトカムごとに同じものと異なるものが存在した．そのためアウトカム全般にわたる全体的なエビデンスの確実性は「非常に低」とした．個々のエビデンスごとにその確実性を知り，治療検討時に活かすべきである．

RA 患者が手術に至るまでには数年単位の経過を要するため，登録時の背景因子だけでなく，長期間の疾患活動性の変化や治療経過が影響する．また患者の意向や選択，合併症の有無，RA 手術に精通した整形外科専門医の存在なども影響する．さらに関節ごと，手術の内容ごとに局所症状や X 線学的変化が手術適応に強く影響するが，これらをすべて含めて調査し，また手術実施の有無を確実に捕捉することも困難である．さらにランダム化比較試験は治療の性質上，また倫理的にも許容しがたく，質の高い研究の実施はほとんど不可能であるといわざるをえない．整形外科手術実施を目的変数とした解析を行う研究の場合，どのような研究が最も質の高い研究でありうるか，薬物治療とは異なった判断基準が必要である．

4）推奨の強さ決定の理由

① 利益と害のバランスの評価

整形外科手術は望まざる薬物治療結果と考えられ，そのためにリスク因子を知って，早期の薬物治療介入を行うことは，薬物治療の副作用の可能性を十分上まわると考えられる．しかし整形外科治療を避けようとするあまりに手術の適切な時期を逸することはかえって害が大きくなりうるため，特に注意すべきである．

② 患者の価値観・意向

日本リウマチ友の会会員 1,156 人を対象としたアンケート調査（第 4 章 2）において，手術を受けたとの回答が 508 件得られ（複数回答可），そのうち 406 件（79.9％）が「満足している」と答え，8 件（1.6％）が「後悔している」との回答であった．現在わが国において行われている RA における外科的治療は比較的満足度の高いものと思われる．一方，85 件（16.7％）は「どちらともいえない」と答えていることにも注意が必要である．また一般に，手術を受けざるを得なくなることは，望まざる薬物治療結果と考えられるため，手術を受ける結果にならないような早期に有効性の高い薬物治療を考えるべきである．

③ コスト

手術に要する費用は，手術の内容，加入している保険や地域の医療状況によって様々であるため，一概にいうことは困難であるが，通常の人工関節置換術の場合，入院に必要な総額は 50 ～ 70 万円程度（2020 年 4 月時点，自己負担額 3 割，約 3 週間入院の場合）と概算される．一方，手術が通常必要となるほど症状の強い関節に対して手術をもし行わなかった場合，薬物治療の継続や症状の悪化に対する追加の治療が必要となるが，その費用を概算することは極めて困難である．これに関して，RA に対する人工膝関節全置換術により，治療コストが減少するという報告もみられ，治療介入の妥当性が示唆されるが（参考文献 2），他国からの報告であり，わが国で同様の結果が得られるかどうかについては注意を要する．一方通常，術後良好に経過すれば，除痛効果ならびに日常生活能力の向上により，個人のADL 拡大，労働生産性向上に大きく寄与すると考えられる．医療経済に与える影響は今後の検討課題である．

④ パネル会議での意見

パネル会議においては，将来の整形外科手術リスクのあるRA 患者に対して早期ないし有効性の高い薬物治療を行うことに高い同意度が得られた．整形外科手術に至る薬物治療結果は，患者にとって望ましくないものと考えられ，そのために早期に有効な薬物治療介入を行うことが必要である．しかし整形外科手術に至るリスク因子については，薬物治療を含めてエビデンスが十分でないこと，整形外科手術の内容は多岐にわたることから，推奨の強さは「弱い」（条件付き）とした．

本 CQ では，疾患活動性の低下，機能障害の低下や X 線学的所見の進行抑制といったこれまでの薬物治療の目標とは別に，将来的な整形外科手術の減少を目的因子としたエビデンスの収集と解析を行った．これまであまり行われてこなかった解析であるが，過去には一定数の報告がみられ，一定のエビデンスを得ることができたと考えられる．一方，エビデンスの確実性に

記載したように，整形外科手術に至るまでには長期間の経過に伴って多くの要素がかかわるため，リスク因子の同定や薬物治療の効果を判定することには多大な困難がみられる．また整形外科手術は通常，ある1つの関節あるいは関節領域に対して行われるものであるため，どのように全身の疾患活動性がコントロールされていたとしても，ただ1つの関節の破壊が進行すれば手術が必要となりうる．そのため，整形外科手術を予防しようとすれば，個々の関節の疾患活動性評価や抑制という，これまでにない高い目標をもって治療にあたることが必要となる．様々な治療薬の開発と進歩によって疾患活動性の抑制が十分可能になったと考えられているが，整形外科手術の減少という目標を達成するためには，さらに高いレベルでの疾患活動性評価と治療が必要であると考えられる．しかし整形外科手術によって著明な機能改善効果が得られると予想される時期，関節，患者において，手術を避けようとするがために薬物治療の変更や強化のみを行って，その時期を逸しないようにすべきことを特に強調したい．

5）採用論文リスト

1）Contreras-Yanez I, et al：BMC Musculoskelet Disord 2018；9：378.

2）Gwinnutt JM, et al：Rheumatology（Oxford）2017；56：1510-1517.

3）Nikiphorou E, et al：Curr Rheumatol Rep 2017；19：12.

4）Nikiphorou E, et al：Ann Rheum Dis 2016；75：2080-2086.

5）Nystad TW, et al：Scand J Rheumatol 2018；47：282-290.

6）Pantos PG, et al：Clin Exp Rheumatol 2013；31：195-200.

7）Widdifield J, et al：J Rheumatol 2016；43：861-868.

8）Shourt CA, et al：J Rheumatol 2012；39：481-485.

9）Asai S, et al：J Rheumatol 2015；42：2255-2260.

10）Momohara S, et al：Clin Rheumatol 2008；27：1387-1391.

11）Momohara S, et al：Mod Rheumatol 2007；17：476-480.

12）Yasui T, et al：Mod Rheumatol 2016；26：36-39.

13）Moura CS, et al：Arthritis Res Ther 2015；17：197.

14）Asai S, et al：Arthritis Care Res（Hoboken）2015；67：1363-1370.

15）Poole CD, et al：BMC Musculoskelet Disord 2008；9：146.

6）推奨作成関連資料一覧（推奨作成関連資料6に掲載）

資料A　CQ 51　文献検索式

資料B　CQ 51　文献検索フローチャート

資料C　CQ 51　エビデンスプロファイル

■参考文献

1）Aaltonen KJ, et al：Semin Arthritis Rheum 2013；43：55-62.

2）March LM, et al：Clin Rheumatol 2008；27：1235-1242.

第3章　クリニカルクエスチョンと推奨

推奨 52

手術・リハビリテーション 16

推奨文

RA 患者に対する運動療法は，患者主観的評価を改善させるため，推奨する.

推奨の強さ　**強い**　エビデンスの確実性　**中**　パネルメンバーの同意度　**8.50**

CQ52

RA 患者に対する運動療法は，患者主観的評価を改善させる有用な治療か？

サマリー	運動療法は，RA 患者の身体機能および生活の質に関する患者主観的評価を疼痛の悪化なく改善していた.
注　記	RA 患者の運動療法は，十分な薬物療法による疾患活動性のコントロールの下に，継続して行う必要がある. 具体的にどのような介入方法がより効果的か，またいかに継続して行うかは重要な検討課題である.

1）推奨の背景

薬物治療の進歩により，関節リウマチ（RA）患者の疾患活動性は良好にコントロールされることが多くなってきた．しかしながら，加齢や長期罹病などにより，RA 患者が関節機能障害を有するリスクは，いまだ高い．日常診療上，十分な薬物治療の上に，運動療法を積み上げ，身体機能向上を図ることの重要性が増している．現在，薬物療法において，患者自身によるいわゆる患者主観的評価による治療評価が重要視されている．運動療法についても，筋力，心肺機能などの客観的評価だけでなく，患者主観的評価による効果評価に関するエビデンスが求められる.

2）エビデンスの要約

「関節リウマチ診療ガイドライン 2014」においては，2009 年出版の Cochrane review（参考文献 1）に基づいて運動療法に関するエビデンスをまとめたが，今回は，本ガイドラインで重要なアウトカムとされた患者主観的評価をアウトカム指標として用いた研究について，2009 年から 2018 年までの期間で追加検索を実施した．全身的な運動療法 6 件と，上肢機能改善を目的とした運動療法 3 件が選出され，いずれもランダム化比較試験（RCT）であった.

具体的な重大なアウトカム指標として，全身的な運動療法については患者主観的評価である身体機能（HAQ-DI），生活の質（SF-36），疼痛，および疾患活動性（DAS28），上肢に関しては，患者主観的評価である手指機能 MHQ と上肢機能 DASH を取り上げた.

全身的運動療法の具体的な介入方法は様々であり，介入期間も異なっていた.

運動療法による HAQ-DI の改善は，平均差 −0.35，95％CI

[−0.60，−0.10]で，2010 年以降に発表された研究でより鮮明な効果がみられた．同じく SF-36 においては 8 カテゴリー中 6 カテゴリーで有意な改善を認めた．また，疼痛においても，運動療法により有意な改善が認められ標準化平均差 −2.04，95％CI[−3.77，−0.32]，疾患活動性の悪化などはなかった.

上肢における運動療法は，手に対する個別指導による運動療法に関する研究（採用論文 8，9），上肢機能改善（監督下 1 時間の訓練と家庭での訓練による）を目指す研究（採用論文 7）が含まれ，介入期間は異なるが，患者主観的評価（手指機能 MHQ，上肢機能 DASH）に関して有意な改善を認めた.

3）エビデンスの確実性

本推奨は RCT に基づいているが，運動療法においては盲検化が困難であるため，「バイアスのリスク」は深刻である．また具体的な介入方法は様々であり，介入期間も異なっているため，「非一貫性」も深刻である．全身的な運動療法における HAQ-DI，疼痛，DAS28，SF-36 についてもサンプル数が不十分のため，「不精確さ」は深刻とした．上肢に関する運動療法については，「バイアスのリスク」以外は特に深刻な問題はないと考えた.

重大なアウトカムの効果はすべて同じ方向を向いており，アウトカム全般にわたる全体的なエビデンスの確実性は，最も高いグレードである「中」とした.

4）推奨の強さ決定の理由

① 利益と害のバランスの評価

運動療法により介入群において明らかな HAQ-DI を含む複数の患者主観評価の改善が認められ，一方，疼痛，疾患活動性の増悪は確認されていないことから，運動療法による利益は，害を上回ると判断される.

② 患者の価値観・意向

「関節リウマチ診療ガイドライン 2014」作成のための自記式アンケートの調査結果では，リハビリに対する強い患者ニーズが明らかとなっている．今回のガイドライン作成のために新たに実施した自記式アンケート（第4章2）の調査結果からも，「関節機能や筋力・体力の維持のために調子のよいときに心がけていることがありますか」に対する回答として最も多かった回答は「食事に気を付ける（550人，47.6％）」であったが，「ストレッチ運動をする（501人，43.3％）」，「ウォーキングをする（357人，30.9％）」，「筋力トレーニングをする215人（18.6％）」，「水泳をする56人（4.8％）」という回答が得られており，RA患者の身体機能維持に対する意識・関心の高さがうかがわれ，運動療法に対する患者ニーズは強いと考えられる．

③ コスト

現在の保険診療上，急性期リハビリテーションに重点がおかれている．入院による運動器リハビリテーションとして，骨折，手術等を起算日として150日までということになっている．術後を除くRAに対する運動療法等リハビリテーション療法，特に維持療法を，外来において保険診療で行うのは困難な状況がある．介護保険を利用できる場合は，通所，訪問によるリハビリテーションは可能である．要介護状態に至ることを予防するため，患者個人として，どのように費用を使い，実臨床下でいかに運動療法を指導，継続していくかは非常に大きな課題である．

④ パネル会議での意見

パネル会議においては，運動療法の推奨について高い同意度が得られ，アウトカム全般にわたる全体的なエビデンスの確実性は「中」であること，利益と害のバランス，患者の価値観・意向，コストを総合的に評価し，推奨の強さは「強い」とした．より効果的な介入方法，個別化に向けての評価法，指導にかかわる人的費用，時間的効率などを考慮する必要がある．

前回のガイドライン作成時に参考にした2009年のCochrane reviewでは，運動療法のRA患者における効果について身体機能評価に対する有効性は示されていなかった．2009年時点のレビューは2000年までの論文が大多数であり，現在のいわゆる

T2Tに基づく薬物治療以前のものである．今回の検討において身体機能の改善，疼痛の改善効果が2010年以降より鮮明にみられたのは，近年のRA薬物治療の進歩が背景にあると考えられる．

具体的にどのような介入方法がより効果的か，またいかに継続して行うかについては十分なエビデンスが得られておらず，効果的な介入方法について検証が必要である．

十分な監視下で実施されるRCTにおいては疼痛の増悪はみられていないが，実際に運動療法を実施するうえでは，関節症状の増悪をきたさないよう，適切な指導が重要である．

5）採用論文リスト

1) Baillet A, et al：Rheumatology（Oxford）2009；48：410-415.
2) Durcan L, et al：J Rheumatol 2014；41：1966-1973.
3) Lourenzi FM, et al：Clin Rehabil 2017；31：1482-1491.
4) da Silva KN, et al：Rheumatol Int 2013；33：2269-2275.
5) Siqueira US, et al：Am J Phys Med Rehabil 2017；96：167-175.
6) Jahanbin I, et al：Int J Community Based Nurs Midwifery 2014；2：169-176.
7) Manning VL, et al：Arthritis Care Res（Hoboken）2014；66：217-227.
8) Lamb SE, et al：Lancet 2015；385：421-429.
9) Williamson E, et al：BMJ Open 2017；7：e013121.

6）推奨作成関連資料一覧（推奨作成関連資料6に掲載）

資料A　CQ 52　文献検索式
資料B　CQ 52　文献検索フローチャート
資料C　CQ 52　エビデンスプロファイル
資料D　CQ 52　フォレストプロット

■参考文献

1) Hurkmans E, et al：Cochrane Database Syst Rev 2009；2009：CD006853.

第3章 クリニカルクエスチョンと推奨

推奨 53

手術・リハビリテーション 17

推 奨 文

RA 患者に対する作業療法は，患者主観的評価を改善させるため，推奨する.

推奨の強さ **強い**　エビデンスの確実性 **非常に低**　パネルメンバーの同意度 **8.50**

CQ53

RA 患者に対する作業療法は，患者主観的評価を改善させる有用な治療か？

サマリー	作業療法は，RA 患者の身体機能に関する患者主観的評価を改善する.
注　記	RA 患者の作業療法は，十分な薬物療法による疾患活動性のコントロールの下に，継続して行う必要がある. 具体的にどのような介入方法がより効果的か，またいかに継続して行うかは重要な検討課題である.

1）推奨の背景

薬物治療の進歩により，関節リウマチ（RA）患者の疾患活動性は良好にコントロールされることが多くなってきた. しかしながら，加齢や長期罹病などにより，RA 患者が関節障害を有するリスクは，いまだ高い. 日常診療上，十分な薬物治療の上に，作業療法を積み上げ，身体機能向上を図ることの重要性が増している.

2）エビデンスの要約

「関節リウマチ診療ガイドライン 2014」においては，2008 年出版の Cochrane review（参考文献 1）に基づいて作業療法に関するエビデンスをまとめた.

今回は，本ガイドラインで重大なアウトカムとされた患者主観的評価をアウトカム指標として用いた研究を，2003 年から 2018 年までの期間について追加検索した. 3 件が選出され，いずれもランダム化比較試験（RCT）であった.

具体的な重大なアウトカム指標として，身体機能（HAQ-DI）を取り上げた. 作業療法の具体的な介入方法は様々であり，介入期間も異なっていた. 作業療法による HAQ-DI の改善は採用した 3 件の研究すべてで有意に改善していた，平均差は－0.35，95％CI［－0.63，－0.08］であった. 疼痛（Pain VAS）については 1 件の論文で評価があり平均差－28.18，95％CI［－46.08，－10.28］の改善であった.

また，疾患活動性 について，1 件の論文において介入により，改善の方向を向いていた（DAS28 平均差 －1.00，95％CI［－2.00，－0.00]）.

3）エビデンスの確実性

本推奨は RCT に基づいているが，作業療法においては盲検化が困難であるため，「バイアスのリスク」は深刻である. また具体的な介入方法は様々であり，介入期間も異なっているため，「非一貫性」も深刻である. HAQ-DI 改善の平均差－0.35，95％CI は－0.63，－0.08 と有意であるが，サンプルサイズは小さいため，深刻な「不精確さ」ありとした.

Pain VAS と DAS28 も，盲検化が困難であると理由で「バイアスのリスク」は深刻，「不精確さ」が非常に深刻で，両アウトカムのエビデンスの確実性は「非常に低」となった.

重大なアウトカムの効果はすべて「非常に低」であり，アウトカム全般にわたる全体的なエビデンスの確実性は，「非常に低」とした.

4）推奨の強さ決定の理由

① 利益と害のバランスの評価

作業療法により介入群において明らかな HAQ-DI の改善が認められた. 疼痛，疾患活動性の増悪について，エビデンスの確実性は高いとはいえないが，悪化の方向に向いていないため，利益は害を上回ると判断される.

② 患者の価値観・意向

「関節リウマチ診療ガイドライン 2014」作成のための自記式アンケートの調査結果では，リハビリに対する強い患者ニーズが明らかとなっている. 今回のガイドライン作成のために新たに実施した自記式アンケート（第 4 章 2）の調査結果からも，「関節機能や筋力・体力の維持のために調子のよいときに心がけていることがありますか」に対する回答として最も多かった回答は「食事に気を付ける（550 人，47.6％）」であったが，「ストレッチ運動をする（501 人，43.3％）」，「ウォーキングをする（357 人，30.9％）」，「筋力トレーニングをする 215 人（18.6％）」，「水泳をする 56 人（4.8％）」という回答が得られており，RA 患者の身体機能維持に対する意識・関心の高さがうかがわれ，作

160

業療法に対する患者ニーズは強いと考えられる.

③ コスト

現在の保険診療上,急性期リハビリテーションに重点がおかれている.入院による運動器リハビリテーションとして,骨折,手術等を起算日として 150 日までとなっている.RA に対する作業療法等リハビリテーション療法,特に維持療法を,外来において保険診療で行うのは困難な状況がある.介護保険を利用できる場合は,通所,訪問によるリハビリテーションは可能である.要介護状態に至ることを予防するため,患者個人として,どのように費用を使い,実臨床下でいかに運動療法を指導,継続していくかは非常に大きな課題である.

④ パネル会議での意見

利益が害を上回ると判断されること,患者の強い意向があること,パネル会議において作業療法の推奨について高い同意度が得られたことから,推奨の強さは「強い」とした.より効果的な介入方法,個別化に向けての評価法,指導にかかわる人的費用,時間的効率も考慮する必要がある.

前回のガイドライン作成時に参考にした 2008 年の Cochrane review では,作業療法の RA 患者における効果について,身体機能評価に対する有効性は示されていなかった.2008 年時点のレビューは 2000 年までの論文が大多数であり,現在のいわゆる T2T に基づく薬物治療以前のものである.今回の検討において明らかな身体機能の改善が認められたのは,今回の採用された論文が 2009 年以降のもので,近年の RA 治療の進歩が背景にあると考えられる.

具体的にどのような介入方法がより効果的か,またいかに継続して行うかについては十分なエビデンスが得られておらず,これらの課題に関する検証が必要である.

十分な監視下で実施される RCT においては有害事象の発生はみられていないが,実際に作業療法を実施するうえでは,関節症状を増悪させないよう,適切な指導が重要である.

5) 採用論文リスト

1) Macedo AM, et al:Arthritis Rheum 2009;61:1522-1530.

2) Mathieux R, et al:Ann Rheum Dis 2009;68:400-403.

3) Tonga E, et al:Arch Rheumatol 2016;31:43629.

6) 推奨作成関連資料一覧（推奨作成関連資料 6 に掲載）

資料 A　CQ 53　文献検索式

資料 B　CQ 53　文献検索フローチャート

資料 C　CQ 53　エビデンスプロファイル

資料 D　CQ 53　フォレストプロット

■参考文献

1) Steultjens EM, et al:Cochrane Database Syst Rev 2008, first published 2004;1:CD003114.

第3章 クリニカルクエスチョンと推奨

推奨 54

手術・リハビリテーション 18

推奨文

RA 患者に対するステロイド関節内注射は，患者主観的評価を改善させるため，推奨する（条件付き）．十分な薬物治療を継続することを前提とし，短期使用に限定する．

推奨の強さ **弱い**　エビデンスの確実性 **非常に低**　パネルメンバーの同意度 **7.94**

CQ54

RA 患者に対するステロイド関節内注射は，患者主観的評価を改善させる有用な治療か？

サマリー	単回のステロイド関節内注射は，RA 患者の身体機能および疼痛に関する患者主観的評価を改善する．
注　　記	RA 患者のステロイド関節内注射は，十分な薬物療法の下に，短期的に，補助的な局所療法として使うべきである．

1) 推奨の背景

薬物治療の進歩により，関節リウマチ（RA）患者の疾患活動性は良好にコントロールされることが多くなってきた．しかしながら，寛解，もしくは低疾患活動性にコントロールされたとしても少数の関節炎はしばしば残存する．この残存する関節に対してステロイド関節内注射の効果について明確にする意義は高い．

2) エビデンスの要約

「関節リウマチ診療ガイドライン 2014」においては，2006 年出版の Cochrane review（参考文献 1）に基づいてエビデンスをまとめた．このレビューにおいては，1966 年から 2004 年 12 月までに報告された若年性特発性関節炎，RA 患者におけるステロイド関節注射（膝），装具療法の効果に関するランダム化比較試験（RCT）のエビデンスを評価しているが，RA 患者におけるステロイド関節注射の効果はごく短期的な疼痛軽減に限られていた．

このレビューの検索式をもとに 2003 年から 2018 年まで追加検索を行った．今回のガイドライン作成のために，対象患者は，RA 患者とし，重要なアウトカムとして定めた患者主観的評価を少なくとも 1 つを含むもの，患者背景として薬物治療の記載があるものを選択した．今回，2009 年以降に発表された，注入されるステロイドの種類別の効果比較のための研究が抽出された．したがって，非介入群を対象にしたものではない．3〜24 週後に評価され，どのステロイド注入群でも疼痛に関してほぼ同様の効果が示されていた．3 件の論文のそれぞれの介入前後比較から効果についてメタ解析を行った．膝関節，手関節ともに，有意な疼痛の改善が認められた（膝：標準化平均差−1.79，

95％CI［−2.17，−1.4］，手関節：平均差−4.41，95％CI［−5.12，−3.70］）．さらに膝関節においては HAQ-DI も平均差−0.75，95％CI［−0.89，−0.61］，手関節においては平均差−0.20，95％CI［−0.41，−0.00］と明らかな改善が得られていた．これら，ステロイド関節内注射の RCT は，単回投与の結果であり，頻回，長期の成績を示すものではない．

人工膝関節全置換術での疼痛についての MCID は VAS 30mm と報告されている（参考文献 2）．今回評価した試験がいずれもプラセボ対象試験でないため，疼痛改善についてこの MICD をもとに評価を考えると，ステロイド関節内注射は，膝，手関節ともに，95％CI においても，VAS 30mm を有意に超える疼痛の改善が得られていた．HAQ-DI の MCID は 0.22 とされており（参考文献 3），膝関節に対する，ステロイド関節内注射による改善は MD が 0.75 で，臨床的に意味のある改善といえる．

3) エビデンスの確実性

本推奨についてのメタ解析はプラセボ対象ではなく，関節内注射の効果に対する，交絡要因も明確でないため，「バイアスのリスク」は深刻である．ばらつきは小さいため，「非一貫性」は深刻でない．サンプル数が不十分のため，「不精確さ」は深刻とした．よって，それぞれのアウトカムごとのエビデンスは「非常に低」となった．

重大なアウトカムの効果はすべて同じ方向を向いているため，全体的なエビデンスの確実性は，「非常に低」とした．

4) 推奨の強さ決定の理由

① 利益と害のバランスの評価

ステロイド関節内注射の RCT は，単回投与の結果であり，試験中，感染などの有害事象の報告はなかった．プラセボと比較

試験ではないが，ステロイド関節内注射の臨床的な有効性は広く認められている．しかし，頻回，長期にわたる関節内投与は，感染，関節破壊への悪影響があると考えられる．また，人工関節全置換術を考慮している際には，手術時の感染リスクも考慮する必要がある．単回投与であれば，利益は害を上回ると考える．

② 患者の価値観・意向

「関節リウマチ診療ガイドライン 2014」作成時のフォーカスグループにおける患者意識調査の中でステロイドの効果の認識が確認されている．今回，「関節リウマチ診療ガイドライン2020」作成のための自記式アンケート（第4章2）調査結果から，「現在のリウマチの症状は約1年前と比べてどうですか？」に対して，悪くなったと答えた方が212人（18.3%）であった．関節症状の悪化時，疼痛軽減の得られるステロイド関節内注射は，患者の希望を満たすと考えられる．

③ コスト

関節腔内注射手技料は800円（2020年8月現在），投与薬剤としてベタメタゾン酢酸エステル・ベタメタゾンリン酸エステルナトリウム配合水性懸濁注射液 2.5mg/0.5mL 211円，トリアムシノロンアセトニド水性懸濁注射液 40mg/1mL 815円となっている．

④ パネル会議での意見

パネル会議においては，ステロイド関節内注射の推奨について高い同意度が得られた．推奨の強さは「弱い」（条件付き）とした．

前回のガイドライン作成時に参考にした2008年のCochrane review では，ステロイド関節内注射のRA患者における疼痛に対して，注射後1日目のみプラセボに対して有意な改善がみられたが，1～12週間では有意な改善はみられなかった．今回は最長24週での評価が行われており，ある程度の期間，効果の持続が期待できる．2009年時点のレビューは2000年までの論文が大多数であり，現在のいわゆるT2Tに基づく薬物治療提唱以前のものである．今回の2009年以降の論文の検討において身体機能の改善，疼痛の改善が鮮明にみられたのは，近年のRA薬物治療の進歩が背景にあると考えられる．

近年，強力な薬物療法とステロイド関節注射とのcombinationの効果を早期RA患者で検証するCIMESTRA study（参考文献4），OPERA study（参考文献5），などT2Tの中にステロイド関節内注射を取り入れた質の高いRCTがあり，参考文献4では，半年以上の関節注射の効果持続性についても記載されている．

薬物療法の効果を前提として，短期的かつ，補助的なステロイド関節内注射は，臨床上有用な治療法の1つである．長期間，頻回の関節内注射は，感染，関節内組織の脆弱性の惹起などから勧められない．

5) 採用論文リスト

1）Konai MS, et al：Clin Exp Rheum 2009；27：214-221.

2）Kumar A, et al：Clin Ther 2017；39：150-158.

3）Pereira DF, et al：Am J Phys Med Rehabil 2015；94：131-138.

6) 推奨作成関連資料一覧 （推奨作成関連資料6に掲載）

資料A　CQ 54　文献検索式
資料B　CQ 54　文献検索フローチャート
資料C　CQ 54　エビデンスプロファイル
資料D　CQ 54　フォレストプロット

■参考文献

1）Wallen MM, et al：Cochrane Database Syst Rev 2006；1：CD002824.

2）Escobar A, et al：Osteoarthritis Cartilage 2013；21：2006-2012.

3）Strand V, et al：J Rheumatol 2011；38：1720-1727.

4）Hetland ML, et al：Ann Rheum Dis 2012；71：851-856.

5）Horslev-Petersen K, et al：Ann Rheum Dis 2014；73：654-661.

第3章 クリニカルクエスチョンと推奨

推奨 55

手術・リハビリテーション 19

推奨文

RA 患者に対する関節手術は，患者主観的評価を改善させるため，推奨する（条件付き）．慎重な身体機能評価により，適正なタイミングで行うことが望ましい．

推奨の強さ **弱い**　エビデンスの確実性 **非常に低**　パネルメンバーの同意度 **8.17**

CQ55

RA 患者に対する関節手術は，患者主観的評価を改善する有用な治療か？

サマリー	関節手術は，RA 患者の身体機能および生活の質に関する患者主観的評価を疼痛の悪化なく改善する．
注 記	RA 患者の関節手術は，十分な薬物療法による疾患活動性のコントロールのもとに行うことが望ましい．よりよい身体機能改善には，適切な手術タイミングを考慮する必要がある．

1) 推奨の背景

　薬物治療の進歩により，関節リウマチ（RA）患者の疾患活動性は良好にコントロールされることが多くなってきた．しかしながら，加齢や長期罹病などにより，RA 患者に関節障害を生じるリスクは，いまだ高い．RA 患者における手術療法は，不可逆的破壊が進行した関節に対して有用性がある．日常診療上，十分な薬物治療の上に，手術療法による効果を積み上げ，身体機能向上を図ることが可能である．現在，薬物療法において，患者自身によるいわゆる患者主観的評価による治療評価が重要視されている．関節手術についても，医師による臨床的評価のみでなく，患者主観的評価による治療効果に関するエビデンスが求められている．

2) エビデンスの要約

　2012 年より 2018 年においてエビデンスの検索を行った．その結果，RA に対する手術療法に関する研究で，ランダム化比較試験（RCT），観察研究を含めて，患者主観的評価，疾患活動性評価をアウトカムとして記述しているもの，RA 薬物治療の記載があるものを選択した．上肢手術においては 3 件が抽出され，下肢手術においては 4 件が抽出された．

　様々な手術法があるが，上肢手術と下肢手術に分けて，手術前後の比較におけるメタ解析を行った．

　上肢手術については，手関節形成術・固定術，人工肘関節置換術が主たる手術であった．統計的有意な身体機能（HAQ-DI），患者全般評価（PGA），生活の質（EQ-5D）の改善が得られていた（HAQ-DI の平均差 0.20，95％CI[0.06，0.34]，PGA の平均差 13.1，95％CI[8.9，17.3]，EQ-5D の平均差 0.05，95％CI[0.02，

0.08]）．疾患活動性については DAS28 の平均差 1.00，95％CI[0.79，1.20]と有意な改善が得られていた．

　下肢手術については，人工股，膝関節置換術，前足部関節形成術が主たる手術で，HAQ-DI の平均差 0.10，95％CI[0.01，0.19]，PGA の平均差 15.0，95％CI[9.1，20.8]，EQ-5D の平均差 0.04，95％CI[−0.01，0.08]であった．

　疾患活動性については DAS28 の平均差 0.53，95％CI[0.35，0.71]と有意な改善が得られていた．

3) エビデンスの確実性

　本推奨は，RCT はなく，観察研究のみに基づいている．

　手術療法においては盲検化が困難であるため，「バイアスのリスク」は深刻である．また具体的な手術方法は様々であり，観察期間も異なっているが，結果については，ばらつきは小さいため，「非一貫性」は深刻でない．評価した患者主観的評価のうち，上肢手術の EQ-5D はサンプル数が不十分のため（総数が 400 未満），「不精確さ」を深刻とした．これらから，すべてのアウトカムごとのエビデンスレベルが「非常に低」となった．

　重大なアウトカムの効果はすべて同じ方向を向いているがすべてのアウトカムが「非常に低」であるため，アウトカム全般にわたる全体的なエビデンスの確実性は「非常に低」とした．

4) 推奨の強さ決定の理由

① 利益と害のバランスの評価

　関節手術は，侵襲の大きい治療であり，頻度は低いものの，手術に伴う，感染をはじめとする有害事象が発現しうる．一方，原則，薬物療法で改善が困難である．不可逆的な関節破壊による，疼痛，関節機能障害に対して行われ，疼痛の軽減，身体機

能の改善が得られるため，利益は害を上回ると考えられる．また，利益と害について医師と患者・家族が十分に話し合い，利益は害を上回ると合意した場合に手術療法が選択される．

② 患者の価値観・意向

今回，日本リウマチ友の会会員1,156人を対象としたアンケート（第4章2）において，人工関節置換術に対する満足度を調査した．人工股関節全置換術は106件の回答を得て，93.4%から「期待した効果が得られた」，89.6%から「満足している」との回答が得られた．一方「不都合が多かった」との回答は18.9%であった．人工膝関節全置換術は244件の回答を得て，90.6%から「期待した効果が得られた」，87.3%から「満足している」との回答が得られた．一方「不都合が多かった」との回答は12.3%であった．人工肘関節置換術は78件の回答を得て，73.1%から「期待した効果が得られた」，65.4%から「満足している」との回答が得られた．「不都合が多かった」との回答は19.2%であった．これらの回答は術後平均約15年時点のものであり，人工関節置換術が，長期わたり安定して，患者の期待に応え，満足度の高い治療法であるといえる．

③ コスト

それぞれの手術に対する推奨においても記載されているが，代表的な手術である人工関節置換術における保険診療上のコスト（2020年4月時点）は，以下のとおりである．人工股関節全置換術の実施に要する費用のうち，手術手技料は376,900円（再置換術は548,100円），インプラント費用は759,600円である．人工膝関節全置換術については，手術手技料は376,900円，インプラント費用は，機種より異なるが，500,000円程度である．人工肘関節置換術については，手術手技料は282,100円（再置換術は341,900円），インプラント費用は581,300円である．

手足の手術については，患者状態により様々な手術法が選択され，使用される固定材料も手術手技料も異なる．手術手技料は，手関節形成術は，282,100円，前足部関節形成術では，433,900円（関節温存で5足趾ともに手術した場合：外反母趾矯正手術107,900円＋中足骨骨切り4足趾81,500円×4）である．

入院・手術に必要な総直接医療費は麻酔，入院期間，術後のリハビリ，患者の状態によって変化し，患者負担は，高額医療費の適応により減少する．

また，RAの関節手術は，周術期管理を含め，専門性が高い治療である．医療資源として，手術実施について，RA関節手術について専門の医療施設と術者を要する．

術後良好に経過すれば，長期にわたり，除痛効果，可動域拡大効果が個人のADL拡大，生産性向上に大きく寄与する．

④ パネル会議での意見

パネル会議においては，この関節手術の推奨について高い同意度が得られた．推奨の強さは，エビデンスの確実性，患者の価値観・意向，コストと必要な医療資源を含め総合的に判断し，

「弱い」（条件付き）とした．

手術療法はあくまで，局所療法である．薬物治療による疾患活動性のコントロールが重要である．メタ解析に引用した文献においてそれぞれの手術は，現在の薬物治療のもとに行われている．Ishikawa，Kojimaらの論文（採用論文1，5）では約半数が低疾患活動性を達成しているなかでの手術であることが記載されている．近年のRA薬物治療の進歩が背景にあると考えられる．

今回のメタ解析結果は，RCTによる，非介入群との比較により得られたものでなく，手術前後の比較による改善である．改善が臨床上意味のあるものかどうかをMCIDにより評価した．上肢手術において，HAQ-DIの平均差は0.20でおおむねMCID 0.22（参考文献1）を達成し，EQ-5Dの平均差は0.05でMCID 0.05（参考文献2）を達成していた．一方，これら臨床的に意味のある改善は平均的に得られているのみで，すべての症例で得られているわけではない．下肢手術については，HAQ-DI，PGAの改善はみられたものの，それぞれのMCIDと比較すると効果は限定的である．Kojimaらの論文（採用論文5）によると，手術の成績に術前の状態がかかわることが示されており，手術のタイミングもつねに念頭におくべきと考えられる．また，多関節障害を有する患者においては，局所的な障害に対する治療である手術効果を，全般的身体機能評価であるHAQ-DIにより評価する妥当性について検証していく必要がある．

患者主観的評価，客観的数値による評価（可動域，動作速度など），医師の行う臨床評価それぞれの利点・欠点があり，相互に組み合わせて，評価する必要がある．

5) 採用論文リスト

1) Ishikawa H, et al：Mod Rheumatol 2019；29：335-343.
2) Iwata T, et al：Scand J Rheumatol 2016；45：356-362.
3) Mukka S, et al：Arch Orthop Trauma Surg 2015；135：595-600.
4) Benoni AC, et al：Acta Orthop 2012；83：179-184.
5) Kojima T, et al：Int J Rheum Dis 2018；21：1801-1808.
6) Sawachika F, et al：J Med Invest 2016；63：38-44.

6) 推奨作成関連資料一覧 （推奨作成関連資料6に掲載）

資料A　CQ 55　文献検索式
資料B　CQ 55　文献検索フローチャート
資料C　CQ 55　エビデンスプロファイル
資料D　CQ 55　フォレストプロット

■参考文献

1) Strand V, et al：J Rheumatol 2011；38：1720-1727.
2) Marra CA, et al：Soc Sci Med 2005；60：1571-1582.

第3章 クリニカルクエスチョンと推奨

3 関節リウマチ治療の Q & A

1. ヒドロキシクロロキン

Question

RA患者にヒドロキシクロロキン投与は有用か？

【背　景】

ヒドロキシクロロキン（HCQ）はわが国では関節リウマチ（RA）に対する保険適用がないが，世界的には標準治療薬の1つとして位置づけられている．またわが国でも先進医療として一部の施設で使用が試みられており，RA患者に対するHCQの有用性を理解することは重要である．この項では，HCQのRA治療における有用性を可能な限りエビデンスに基づいて記載し，将来的なわが国での臨床応用を検討する資料として「関節リウマチ診療ガイドライン2020」にQ & A形式で掲載する．

【Answer】

HCQは単剤での有効性は低いが，他の従来型抗リウマチ薬（DMARD）との併用で有効性を上昇させる効果がある．重篤な有害事象は長期間使用時の網膜症であるが頻度は低く，海外では極めて安全な薬剤として認知されている．一方で，わが国では保険適用のある全身性エリテマトーデスの市販後全例調査（全例PMS）が終了しておらず，日本人における安全性は確立されていない．また，RAに対しては保険適用がなく，使用報告も乏しい．以上から，現時点では積極的な推奨とはしないが，今後，全身性エリテマトーデスに対する全例PMSや，一部の施設で実施中のRAに対する先進医療の結果などが集積されることが期待される．

【解　説】

本CQにおけるエビデンスとして，HCQに関して行われた系統的レビュー[1]を参考にランダム化比較試験7件を参照したが，うち1件は情報不足[2]，1件は学会抄録のみで論文化の情報がなく[3]，計5件を評価対象とし[4-8]，資料A エビデンスプロファ

イルにまとめた．本CQにおける重要なアウトカムとして，複合指標のDAS28-ESRの変化量，ACR50達成割合，修正Sharpスコア（mTSS）変化量および重篤な有害事象を用いた．DAS28-ESR変化量は，HCQ＋サラゾスルファピリジン（SASP）＋メトトレキサート（MTX）群（$n=153$）とエタネルセプト（ETN）＋MTX群（$n=154$）との間に非劣性が示された（MD＝0.17，95%CI[0.02，0.32]，劣性マージン0.60）[4]．ACR50達成率は，メタ解析でHCQ＋SASP＋MTX群（$n=283$）はTNF阻害薬（ETNまたはインフリキシマブ〔IFX〕）＋MTX群（$n=282$）にわずかに劣り（RR＝0.74，95%CI[0.55，0.99]）[4,5]，HCQ＋MTX群（$n=58$）はSASP＋MTX群（$n=55$）またはHCQ＋SASP＋MTX群（$n=58$）に対して有意差を認めなかった（SASP＋MTX：RR＝0.36，95%CI[0.81，2.29]，HCQ＋SASP＋MTX：RR＝0.72，95%CI[0.49，1.07]）[6]．mTSSの変化量については，HCQ＋SASP＋MTX群（$n=153$）とETN＋MTX群（$n=154$）との間に有意な差は示されなかったが（HCQ＋SASP＋MTX群0.54，ETN＋MTX群0.29）[4]，HCQ群（$n=28$）とSASP群（$n=22$）の比較ではHCQ群での進行を認めた（MD＝10.0，95%CI[3.0，26.5]）[7]．重篤有害事象発生率は，HCQ＋SASP＋MTX群（$n=352$）はTNF阻害薬＋MTX（ETNまたはIFX）群（$n=347$）と有意差を認めなかった（RR＝0.84，95%CI[0.54，1.29]）[8]．HCQとプラセボを比較した試験はなく，HCQとHCQ＋MTXを比較した試験は1件認めたが[3]，学会抄録情報しか得られず対象外とした．これら試験はいずれもランダム化比較試験で「バイアスのリスク」に深刻な問題はなかったが，いわゆるtriple therapy（HCQ＋SASP＋MTX 3剤併用）は，HCQの効果がどの程度反映されているか不明のため，「非直接性」に深刻な限界があると判断された．また「不精確さ」については総サンプル数やRRの95%CIの下限と上限から深刻または非常に深刻な限界があると判断される報告も多く，DAS28-ESR変化量，ACR50達成割合，mTSS変化量および重篤な有害事象におけるエビデンス

3. 関節リウマチ治療のQ&A

の確実性は，それぞれ「低」，「低」，「低」，「非常に低」と評価した．以上から，エビデンスレベルは低いものの，HCQは単剤での有効性は低いが他のDMARDとの併用で有効性が上昇する効果があり，安全性も高いと判断された．しかし，長期安全性については，わが国では保険適用のある全身性エリテマトーデスの全例PMSが進行中で，確立されていない．

海外の動向としては，欧米では50年以上前からRAに対して使用されてきた歴史がある．米国リウマチ学会（ACR）RA診療ガイドラインでは，免疫抑制効果を最小限にしたい合併症のある患者への使用や，triple therapyとしてMTX，SASPと併用療法が推奨され，安全性については，血算，肝機能，腎機能などのモニタリングは不要とされている[9]．欧州リウマチ学会（EULAR）リコメンデーションでは，直接的な推奨はないものの，軽症RAに対して治療戦略上限定的な立ち位置があると紹介されている[10]．ただし，わが国での薬価は海外に比して高く設定されている．424.00円/200mg錠（2020年8月現在）であり，1日1錠，1錠・2錠隔日，2錠投与でそれぞれ年間154,760円，232,140円，309,520円となり，他のcsDMARDと比較するとタクロリムスより安価であるが，SASP，ブシラミン，イグラチモド，レフルノミドよりは高価となる．

現時点では保険適用がなく，ガイドラインにおいて積極的に推奨することは控えることとなったが，今後，全身性エリテマトーデスに対する市販後全例PMS調査や一部の施設で実施中のRAに対する先進医療などの結果が集積されることが期待されるため，Q&Aセッションで解説することが妥当と判断された．

■作成関連資料一覧（作成関連資料に掲載）
資料A　エビデンスプロファイル

■参考文献
1）Rempenault C, et al：Arthritis Care Res（Hoboken）2019；72：36-40.
2）Nuver-Zwart IH, et al：Ann Rheum Dis 1989；48：389-395.
3）Dissanayake T, et al：J Rheumatol 2014；41：1493-1494.
4）O'Dell JR, et al：N Engl J Med 2013；369：307-318.
5）van Vollenhoven RF, et al：Lancet 2009；374：459-466.
6）O'Dell JR, et al：Arthritis Rheum 2002；46：1164-1170.
7）van der Heijde DM, et al：Lancet 1989；1：1036-1038.
8）Faarvang KL, et al：Ann Rheum Dis 1993；52：711-715.
9）Singh JA, et al：Arthritis Care Res（Hoboken）2016；68：1-25.
10）Smolen JS, et al：Ann Rheum Dis 2020；79：685-699.

第3章 クリニカルクエスチョンと推奨

3 関節リウマチ治療の Q & A

2. 整形外科手術のリスク因子

Question

RA 患者における整形外科手術のリスク因子には，どのようなものがあるか（投与薬剤を含む）？

【背景】

2014 年のガイドラインでは生物学的製剤（bDMARD）の手術部位感染（SSI）および創傷治癒遅延に対する影響について推奨を決定したが，今回は CQ48（推奨 48：手術・リハビリテーション 12）において，併存症のリスク因子についてエビデンスを渉猟し，推奨を決定した．一方，bDMARD やステロイド使用も術後合併症のリスク因子であり，そのほかにも非常に多くの重要なリスク因子が存在するため，今回渉猟した文献で併存症のリスク因子の推奨に使用しなかったものについて，この Q&A の中で紹介する．

【Answer】

関節リウマチ（RA）患者は RA そのものが整形外科術後合併症リスク因子であるだけでなく，様々な併存症や使用薬剤，手術の種類によっても合併症発生のリスクが高まる．

【解説】

RA は変形性関節症（OA）と比較して，SSI などのリスクは同等であるとする論文も少数みられるが，メタ解析を含むほとんどの論文で，RA はいまだに SSI のリスク因子であることが示されている（参考論文 8，11，18，20～26）．たとえば Cordtz らは，3,913 例の RA 患者の人工膝関節（TKA）ないし人工股関節全置換術（THA）と，120,499 例の OA 患者の同手術を比較し，SSI について多変量解析を行い，RA 患者の HR（vs. OA 患者）が HR＝1.46，95％CI［1.13，1.88］と高く，リスク因子であると示している（参考論文 25）．データベース研究をまとめた今回のメタ解析でも，OA に対する RA の SSI の RR は RR＝

1.59，95％CI［1.17，2.15］であった（参考論文 8，11，20，23，26）．bDMARD を含む効果的な治療が行き渡った現在においても，RA が SSI のリスク因子であることは疑いがないと考えられる．ただし創傷治癒遅延および術後死亡については，リスク因子であるとするものとないとするものが混在しており，結論を得ることができなかった．

bDMARD の使用は SSI の発生率を上昇させるとする論文と上昇させないとする論文が混在するが，日本からの論文を含むメタ解析では，発生率を上昇させるとする論文が多い（参考論文 3，5，10，13～5，19，20，25，28）．今回行ったメタ解析でも SSI 発生に関する bDMARD 使用（vs. csDMARD 使用）は RR＝1.66，95％CI［1.25，2.19］となった．一方，創傷治癒遅延は RR＝1.25，95％CI［0.85，1.84］（参考論文 10，15，28），術後死亡に関する bDMARD 使用は RR＝0.97，95％CI［0.44，2.17］（参考論文 25，28）であり，関連する論文が少ないことから，bDMARD の影響は不明であるといわざるをえない．またヤヌスキナーゼ（JAK）阻害薬についての論文はほとんどみられない．

また経口ステロイドの使用は渉猟しえた論文の多くで SSI のリスク因子であると報告されている（参考論文 17，20，25，29）．多変量解析の結果，使用量の増加に応じて SSI のリスクが高まるとする論文もみられ（参考論文 17，29），特にプレドニゾロン換算 1 日 10mg を超える使用量では SSI のリスクが高い．経口ステロイド使用例は非使用例に対して術後死亡の HR が HR＝2.87，95％CI［1.12，7.34］と上昇していることを報告した研究もある（参考論文 25）．経口ステロイドの使用は，他の副作用や合併症に対する影響と同様，術後合併症を減らすためにはなるべく投薬を控え，必要な場合もなるべく少なくすべきとの結論となった．

その他も多くのリスク因子があげられているが，高齢（参考論文 1，15，25），男性（参考論文 11，18，20），足部手術（参

考論文 1，3，5，13，15）や脊椎手術（参考論文 2，4），長い手術時間（参考論文 7，15，16，25）などは術後合併症のリスクであると報告されていることは知っておくべきと考えられる．

推奨 48（手術・リハビリテーション 12）の解説文にも記載したが，術後合併症研究は，RCT や大規模研究を組むことが非常にむずかしいため，エビデンスレベルが高くなくとも，今後も臨床データを丹念に解析して論文化する努力が必要と考えられる．また RA 治療において整形外科手術を考慮するときに，これらのリスク因子を理解し，患者との協働的意思決定に生かすべきである．

■作成関連資料一覧（作成関連資料に掲載）

資料 A　文献検索式

資料 B　文献検索フローチャート

資料 C　エビデンスプロファイル

■参考文献

1）Berthold E, et al：Acta Orthop 2013；84：495-501.

2）Momohara S, et al：Mod Rheumatol 2013；23：440-409.

3）Scherrer CB, et al：Arthritis Care Res（Hoboken）2013；65：2032-2040.

4）Godot S, et al：Arthritis Care Res（Hoboken）2013；65：1874-1879.

5）Kubota A, et al：Mod Rheumatol 2014；24：430-433.

6）Stundner O, et al：J Arthroplasty 2014；29：308-313.

7）Pugely AJ, et al：J Arthroplasty 2015；30（9 Suppl）：47-50.

8）Schnaser EA, et al：J Arthroplasty 2015；30（9 Suppl）：76-80.

9）Singh JA, et al：Arthritis Care Res（Hoboken）2015；67：718-724.

10）Ito H, et al：Mod Rheumatol 2015；25：672-678.

11）Schrama JC, et al：Acta Orthop 2015；86：469-476.

12）Jauregui JJ, et al：Clin Rheumatol 2016；35：595-600.

13）Kadota Y, et al：Mod Rheumatol 2016；26：68-74.

14）Goodman SM, et al：Rheumatology（Oxford）2016；55：573-582.

15）Tada M, et al：Clin Rheumatol 2016；35：1475-1481.

16）Yano K, et al：Mod Rheumatol 2016；26：211-215.

17）George MD, et al：Arthritis Care Res（Hoboken）2017；69：1845-1854.

18）Kong L, et al：Int Wound J 2017；14：529-536.

19）Mabille C, et al：Joint Bone Spine 2017；84：441-445.

20）Salt E, et al：Semin Arthritis Rheum 2017；46：423-429.

21）Lee DK, et al：Knee Surg Sports Traumatol Arthrosc 2017；25：3800-3807.

22）Siu KT, et al：Hong Kong Med J 2018；24：152-157.

23）Horowitz JA, et al：Spine（Phila Pa 1976）2018；43：E1040-E1044.

24）Kurdi AJ, et al：Am J Orthop（Belle Mead NJ）2018；47（7）.

25）Cordtz RL, et al：Ann Rheum Dis 2018；77：281-288.

26）Bernstein DN, et al：Spine J 2018；18：1861-1866.

27）Cordtz R, et al：Semin Arthritis Rheum 2020；50：30-35.

28）Ito H, et al：J Rheumatol 2020；47：502-509.

29）George MD, et al：Ann Intern Med 2019；170：825-836.

第3章 クリニカルクエスチョンと推奨

4 ガイドラインを広めるために

1) 診療ガイドラインの普及に向けた取り組み

　日本リウマチ学会より発刊されたこの「関節リウマチ診療ガイドライン2020」を普及させることにより，関節リウマチ（RA）治療の標準化が一層進み，医療消費者の大きなメリットにつながることが期待される．医療提供者であるリウマチ専門医を対象とした診療ガイドラインであるが，日常臨床で十分に活用されるためには，RA診療に携わるメディカルスタッフや協働的意思決定を行う医療消費者である患者自身にもその内容を理解していただくことが必要である．そのため，本ガイドラインの促進要因と阻害要因については，統括委員会で検討した．

　本診療ガイドライン普及の促進要因として，診療ガイドラインの配布と情報発信法が最も重要である．まず書籍での出版販売を行うが，「クイックリファレンス」や図表を豊富に用いることで，メディカルスタッフや医療消費者にも理解しやすい内容にするとともに，推奨作成関連資料のWeb公開により，医療提供者が必要とする情報を入手しやすいように配慮した．次に，日本語のダイジェスト版を作成し，日本リウマチ学会およびその関連学会や団体，患者会，Mindsガイドラインライブラリ（ウェブサイト）などを通じて公開する．また，本診療ガイドラインに関する講演会やセミナーなどを開催してその普及に努める．国際版としてダイジェスト版を英文論文としても公開する．さらに，厚生労働科学研究費補助金（免疫・アレルギー疾患政策研究事業）ライフステージに応じた関節リウマチ患者支援に関する研究では，本診療ガイドラインをもとにメディカルスタッフ向け患者支援ガイドを作成する予定となっており，本診療ガイドラインの普及とRAのトータルケアの実践につながることが期待される．

　本診療ガイドラインをRA診療の質向上のための単なる情報源ではなく，実際に活用可能なものとするには，様々な阻害要因を想定し，それらに対処する必要がある．第一に，薬物治療では，副作用への懸念から診療ガイドラインに沿った治療が行われないケースがあると想定される．特に高齢者や周産期の患者ではその可能性が高い．そのため，本診療ガイドラインでは高齢RA患者の治療および合併症に関する推奨文を作成し，周

産期のRA治療に関するQ&Aを掲載して，これらの問題点に対応した．また，患者アンケート調査を行い，患者代表の意見を推奨に取り入れるように努めた．リウマチ専門医は，本診療ガイドラインの患者教育の解説文を参考に効果的な患者教育を実施するとともに，患者の価値観・意向に加えて，利益と害のバランスの評価を十分に説明し，協働的意思決定を行うことが求められる．第二に，生物学的製剤（bDMARD）やヤヌスキナーゼ（JAK）阻害薬が高価であることから，経済的にこれらの薬剤の使用がむずかしく，薬物治療のアルゴリズムに沿った治療が行われないケースが考えられる．本診療ガイドラインでは，バイオ後続品の推奨文を作成し，この問題に対応した．第三に，外科的治療の地域格差・施設間格差があげられる．RAに対する外科的治療は，手術手技，後療法に習熟した施設および術者によって行われるべきものが多く，格差解消のためには，短期的には十分な情報提供が，中・長期的には整形外科医の医療レベルの標準化や専門医の増加が求められる．第四に，術後を除くRAに対するリハビリテーション治療，特に維持療法を，外来において保険診療で行うのが困難な状況があげられる．介護保険を利用できる場合は，通所・訪問によるリハビリテーションは可能であるが，それ以外の場合にも，保険診療で運動療法・作業療法を指導・継続可能となるように，行政に働きかけ続ける必要がある．

2) 外部評価

　診療ガイドラインは，エビデンスの検索と質の評価，評価アウトカムの設定から推奨の作成に至る作成プロセスについての外部評価を受ける必要がある．本診療ガイドラインの評価は，公益財団法人日本医療機能評価機構EBM普及推進事業（Minds）[1]によるAppraisal of Guidelines for Research & Evaluation（AGREE）IIの公開前評価を受けた．また，一般社団法人日本リウマチ学会，一般社団法人日本小児リウマチ学会，公益社団法人日本整形外科学会にパブリックコメントを依頼した．

　パブリックコメントの主たる内容は
　　① CQと推奨文の対応
　　② 推奨文の表現

③　副腎皮質ステロイドの使用法

であった.

①は，"十分なエビデンスが得られない等の理由により，推奨文の内容は必ずしも当該 CQ と完全には対応していないこと"を明記した.

②は，推奨文中の比較対象を明確にし，かつエビデンスを忠実に反映した表現に修正した.

③は，副腎皮質ステロイドの推奨の注記とアルゴリズムの図に関する貴重なご意見であった．推奨の注記については，パネル会議での結論から導かれたもので，推奨の内容と解説からご理解いただけるものと判断した．アルゴリズムは，注記の記載を変更しご意見を反映した.

3) モニタリング・外部監査

①　モニタリング

本診療ガイドラインを公開後，適用可能性を検証するためにモニタリングを実施する.

モニタリングの指標：

①　ガイドラインの利用状況

②　各推奨の遵守状況

③　各推奨内容の実践における問題点とその程度

各指標の測定方法：

①と③は日本リウマチ学会の専門医を対象に，本診療ガイドライン出版から一定期間経過後にアンケート調査を実施し，本ガイドラインの利用状況，実践における問題点等について質問し，その結果を集計する．②は保険データベースあるいはコホート研究のデータベース等を用いて，各推奨の対象患者における遵守状況を検討する．遵守状況の評価基準として，推奨されている薬物治療（休薬を含む），手術，リハビリテーション，検査の実施割合等がおもな測定項目である.

②　監査

日本リウマチ学会に本診療ガイドラインを評価するための組織を設置し，モニタリング結果をふまえて本診療ガイドライン公開後の評価を実施する．監査結果を次回の本診療ガイドライン改訂に反映させる.

4) ガイドラインの改訂

本診療ガイドラインは，エビデンスが不十分な clinical question については，future question として次回以降の改訂に委ねた．また，今後のさらなる新薬の承認や医療環境の変化が予測されるため，3 年後を目処にエビデンスの集積状況を考慮して改訂を検討する．改訂の際は改めて診療ガイドライン作成委員会を編成する.

■参考文献

1）公益財団法人日本医療機能評価機構 EBM 普及推進事業（Minds）ガイドラインライブラリ．https://minds.jcqhc.or.jp/

第4章

多様な患者背景に対応するために

第4章 多様な患者背景に対応するために

1 わが国における関節リウマチ診療の実態

三重大学医学部附属病院リウマチ・膠原病センター／東京女子医科大学医学部膠原病リウマチ内科学講座　中島亜矢子
東京女子医科大学医学部膠原病リウマチ内科学講座／東京女子医科大学リウマチ性疾患先進的集学医療寄附研究部門　酒井　良子
昭和大学統括研究推進センター／東京女子医科大学医学部膠原病リウマチ内科学講座　井上　永介

　本研究班のリウマチ疫学分科会において，日本の90％以上の診療をカバーするとされる2017年度のナショナルデータベース（NDB Japan）を用いてRA患者の推定，処方薬剤，合併症，専門施設受診実態，およびこれらの都道府県別実態などを明らかにした．以下，わが国における関節リウマチ（RA）診療の実態を示す．

1) RAの定義とRA患者割合の算出

　2017年4月から2018年3月までのNDB Japanを用いて，日本における16歳以上のRA患者数，患者割合，診療実態を検討した．NDB Japanのうち，各診療機関で保険診療を行った医科レセプト，DPCレセプト，および調剤レセプトを用いて，以下のようにRAを定義した．すなわち，RAに関する保険病名の確定病名が1回以上付与されており，1回の処方箋の処方日数にかかわらず，2017年度中に2月以上，何らかの疾患修飾性抗リウマチ薬（DMARD）の処方箋発行があった症例と定義した．RAの確定診断名を有した症例数は111.6万人，その中で上記の定義により，日本全体でのRA患者数は82.5万人，日本の人口データから，患者割合は0.65％と算出した．男女比は1：3.21で女性が76.2％であった．日本の人口分布データから算出した各年齢別の患者割合を表1[1]に示す．患者割合は，年齢が高くなるにつれ，70～79歳で1.63％と最も高くなった．RA患者における年齢別割合を図1[1]に示す．70～79歳が全体の28.6％を占め，次いで60～69歳が26.4％を占めていた．

2) RA患者への処方実態

　今回定義されたRA患者のうち，2017年度中1月以上処方されていたDMARDおよびその処方割合は，何らかの従来型抗リウマチ薬（csDMARD）95.0％，中でもメトトレキサート（MTX）は63.4％，生物学的製剤（bDMARD）22.9％，ヤヌスキナーゼ（JAK）阻害薬0.9％，経口ステロイド42.1％，注射ステロイド11.1％，非ステロイド系抗炎症薬（NSAID）62.4％であった（表2，図2）[1]．

　csDMARDの内訳は，MTX 63.4％，サラゾスルファピリジン（SASP）24.9％，ブシラミン（BUC）14.5％，タクロリムス（TAC）11.9％，イグラチモド（IGU）9.2％，以下ミゾリビン，金チオリンゴ酸ナトリウム，レフルノミドなどその他で8.4％であった（図3）[1]．

　bDMARDの内訳は，TNF阻害薬14.4％，IL-6阻害薬5.7％，T細胞選択的共刺激調節薬（アバタセプト〔ABT〕）3.9％であった（表2，図2）[1]．

① 年齢別薬物療法処方実態

　csDMARD，MTX，bDMARD，副腎皮質ステロイド（ステロイド），NSAIDの年齢別処方割合を表2[1]および図4[1]に示す．何らかのcsDMARDを処方されていた患者は，40歳代以上で

表1　年齢別RA患者の患者割合と男女比

年齢（歳）	患者割合（％）*	男女比（男性1に対して）
16～19	0.03	2.76
20～29	0.07	3.94
30～39	0.18	3.84
40～49	0.39	3.72
50～59	0.78	3.67
60～69	1.23	2.95
70～79	1.63	2.89
80～84	1.52	3.22
85～	1.06	4.06
全体	0.65	3.21

＊日本の人口分析データより算出
（Nakajima A, et al：Int J Rheum Dis 2020；23：1676-1684 より作図）

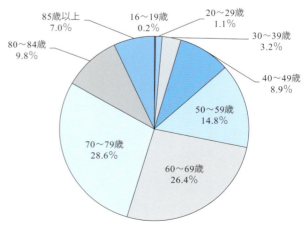

図1　RA患者の年齢別分布
（Nakajima A, et al：Int J Rheum Dis 2020；23：1676-1684 より作図）

1. わが国における関節リウマチ診療の実態

表2 年齢別処方実態

	全例	16〜19歳	20〜29歳	30〜39歳	40〜49歳	50〜59歳	60〜69歳	70〜79歳	80〜84歳	85歳以上
RA 患者数（人）	825,772	1,626	9,293	26,811	73,201	122,602	217,714	236,407	80,583	57,535
csDMARD（％）	95.0	84.9	88.9	88.7	94.1	96.1	95.8	95.1	94.6	95.2
MTX（％）	63.4	60.4	61.4	61.3	71.5	73.0	69.2	61.4	50.5	38.2
SASP（％）	24.9	10.9	18.7	22.5	21.4	22.2	23.0	25.6	30.1	33.9
BUC（％）	14.5	1.5	6.6	8.1	10.3	12.3	14.0	15.3	18.0	22.6
TAC（％）	11.9	15.4	16.3	14.3	11.4	10.3	11.1	12.8	13.5	11.8
IGU（％）	9.2	3.7	7.3	8.2	9.9	9.9	9.3	9.3	8.9	7.4
bDMARD（％）	22.9	50.9	39.8	36.2	27.9	24.0	22.6	22.1	19.4	13.7
TNF 阻害薬（％）	14.4	29.5	26.1	26.9	19.8	16.2	14.1	12.9	10.8	7.4
IL-6 阻害薬（％）	5.7	22.7	13.2	8.8	7.0	6.2	6.1	5.3	4.2	2.7
ABT（％）	3.9	1.2	2.1	2.3	2.4	2.8	3.5	5.1	5.5	4.4
JAK 阻害薬（％）	0.90	‡	0.85	0.78	0.98	0.99	1.00	0.97	0.66	0.37
経口ステロイド（％）	42.1	45.5	45.7	44.0	38.8	37.3	38.7	43.4	49.3	52.0
注射ステロイド（％）	11.1	4.7	7.0	8.8	9.8	11.2	10.8	11.6	12.7	12.0
NSAID（％）	62.4	56.0	61.5	64.8	67.1	66.0	61.8	61.0	62.0	56.9
オピオイド（％）	7.2	2.6	3.7	4.8	5.4	5.9	5.9	8.2	10.6	10.3

（Nakajima A, et al：Int J Rheum Dis 2020；23：1676-1684 より作図）

95％に及んでいた．MTX 処方割合は 40〜50 歳代で最も高く 70％を超え，その後は年齢が上がるとともに低下，85 歳以上では 40％以下となった．一方，経口ステロイド処方割合は 40〜50 歳代で最も低く，その後年齢が上がるとともに増加した．bDMARD 処方割合は，20 歳未満では 50％以上であったが，年齢が上がるとともにその割合は低下し，85 歳以上では 13.7％であった．2017 年度 1 年間の間に 1 度でも注射ステロイドを処方されたのは 20 歳未満で 4.7％，その後年齢が上がるごとに増加し 85 歳以上では 12.0％であった．NSAID 処方割合は，20 歳以下で 56.0％，40 歳代で最も高く 67.1％，85 歳以上でも 56.9％に処方されていた．オピオイドは，20 歳未満で 2.6％，その後年齢が上がるごとに増加し 80 歳代以上で約 10％に処方されていた．

② 年齢別生物学的製剤処方実態

年齢別 bDMARD の処方実態を**図5**[1]に示す．bDMARD 全体，TNF 阻害薬，IL-6 阻害薬とも年齢が上がるごとに処方割合が低下した一方，ABT の処方割合は年齢が上がるごとに増加した．ABT に対する TNF 阻害薬および IL-6 阻害薬の処方割合比は，

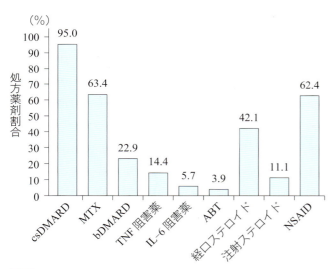

図2 RA 患者に処方された薬剤
（Nakajima A, et al：Int J Rheum Dis 2020；23：1676-1684 より作図）

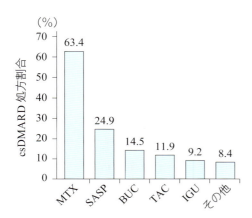

図3 RA 患者に処方された csDMARD
（Nakajima A, et al：Int J Rheum Dis 2020；23：1676-1684 より作図）

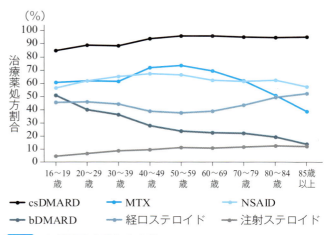

図4 年齢別治療薬処方実態
（Nakajima A, et al：Int J Rheum Dis 2020；23：1676-1684 より作図）

第4章 多様な患者背景に対応するために

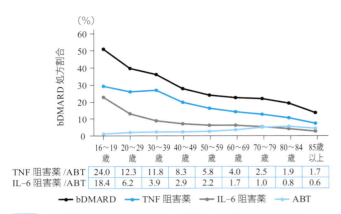

図5 年齢別 bDMARD の処方実態と ABT との処方比
(Nakajima A, et al：Int J Rheum Dis 2020；23-1676-1684 より作図)

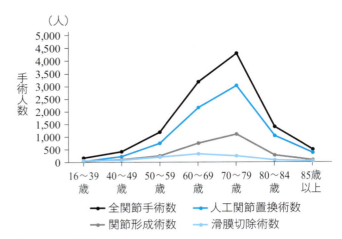

図6 年齢別関節手術の実態
(Nakajima A, et al：Int J Rheum Dis 2020；23：1676-1684 より作図)

20歳未満の24.0, 18.4 から85歳以上の1.7, 0.6 へと低下した．

3) RA 患者の関節手術実態

2017年度1年間に全体で11,100例に手術が行われていた．年齢別の人工関節置換術，関節形成術，滑膜切除術数と RA 患者の中での割合を**表3**[1]に示し，手術数をグラフに示す（**図6**）[1]．

4) RA 患者の合併疾患保有実態

各疾患の確定病名と，対応する1剤以上の薬剤処方で定義した．RA 患者の年齢別合併疾患保有実態を示す（**表4, 図7**）[1]．心血管障害，脳血管障害，骨粗鬆症，糖尿病は，年齢が上がる

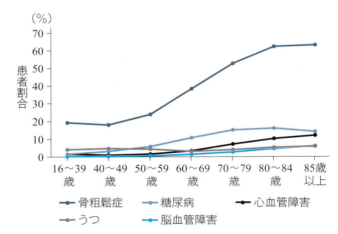

図7 年齢別合併疾患保有の実態
(Nakajima A, et al：Int J Rheum Dis 2020；23：1676-1684 より作図)

表3 年齢別関節手術の実態

	全例	16～39歳	40～49歳	50～59歳	60～69歳	70～79歳	80～84歳	85歳以上
RA 患者数（人）	825,772	37,730	73,201	122,602	217,714	236,407	80,583	57,535
全関節手術（％）	11,112 (1.35)	167 (0.44)	413 (0.56)	1,183 (0.96)	3,170 (1.46)	4,290 (1.81)	1,389 (1.72)	500 (0.87)
人工関節置換術（％）	7,670 (0.93)	53 (0.14)	231 (0.32)	756 (0.62)	2,169 (1.00)	3,036 (1.28)	1,050 (1.30)	375 (0.65)
関節形成術（％）	2,612 (0.32)	42 (0.11)	101 (0.14)	256 (0.21)	748 (0.34)	1,100 (0.47)	275 (0.34)	90 (0.16)
滑膜切除術（％）	1,106 (0.13)	74 (0.20)	97 (0.13)	210 (0.17)	339 (0.16)	262 (0.11)	85 (0.11)	39 (0.07)

(Nakajima A, et al：Int J Rheum Dis 2020；23：1676-1684 より作図)

表4 年齢別合併疾患保有の実態

	全例	16～39歳	40～49歳	50～59歳	60～69歳	70～79歳	80～84歳	85歳以上
RA 患者数（人）	825,772	37,730	73,201	122,602	217,714	236,407	80,583	57,535
心血管障害（％）	5.3	1.6	1.1	1.6	3.5	7.2	10.4	12.1
脳血管障害（％）	2.3	0.4	0.5	0.8	1.5	2.9	4.8	6.3
骨粗鬆症（％）	41.7	19.2	18.0	24.0	38.4	52.7	62.3	63.3
糖尿病（％）	11.1	1.6	3.3	6.1	10.8	15.2	16.2	14.2
うつ（％）	4.3	4.2	4.8	4.4	3.3	4.2	5.4	5.9

(Nakajima A, et al：Int J Rheum Dis 2020；23：1676-1684 より作図)

1. わが国における関節リウマチ診療の実態

表5 年齢別関節エコー，骨密度検査実施の実態

	全例	16〜39歳	40〜49歳	50〜59歳	60〜69歳	70〜79歳	80〜84歳	85歳以上
RA患者数	825,772	37,730	73,201	122,602	217,714	236,407	80,583	57,535
関節エコー（％）	17.6	17.6	19.5	19.0	17.3	17.9	17.1	13.6
骨密度検査（％）	22.5	6.9	9.5	15.0	22.0	28.6	32.4	28.4

(Nakajima A, et al：Int J Rheum Dis 2020：23：1676-1684 より作図)

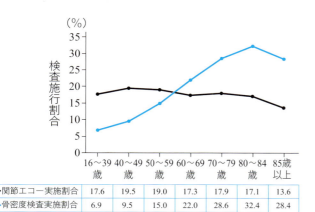

図8 年齢別関節エコー，骨密度検査実施の実態
(Nakajima A, et al：Int J Rheum Dis 2020：23：1676-1684 より作図)

ごとにその割合が増加したが，うつは年齢を通じて5％程度とほぼ一定であった．

5）関節エコー，骨密度検査実施実態

表5[1]，図8[1] に，関節エコー，骨密度検査実施実態を示す．

ここまでの詳細は，文献1に掲載されている．

6）都道府県別RA患者割合，RA治療薬処方割合，RA関連手術実態

都道府県別RA患者割合 (図9)[2]，RA治療薬処方実態 (図10，図11a，b)[2]，都道府県別RA関連手術実態 (図12)[2] を示す．

7）専門施設受診実態

専門医が在籍している診療施設もしくはリウマチ学会教育施設を「専門施設」と定義し，2017年度の受診実態を検討した．専門施設を1度も受診しなかった「専門施設受診なし」例は31.8％，専門施設のみを受診した「専門施設のみ受診」例は51.9％であり，専門施設と非専門施設の双方を受診した「専門施設受診歴あり」例は16.4％であった (図13a)[2]．年齢別の専門施設受診実態を図13b[2] に示す．16〜19歳以下では約80％が専門施設のみを受診していたのに対し，年齢が高くなるごとに

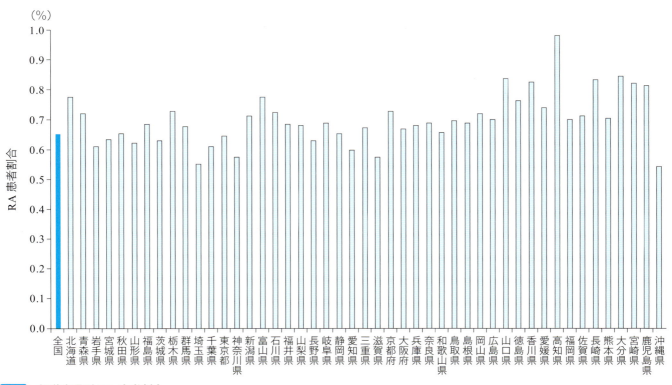

図9 都道府県別RA患者割合
(Nakajima A, et al：Mod Rheumatol online ahead of print.doi:10.1080/14397595.2021.1910615 より作図)

第4章 多様な患者背景に対応するために

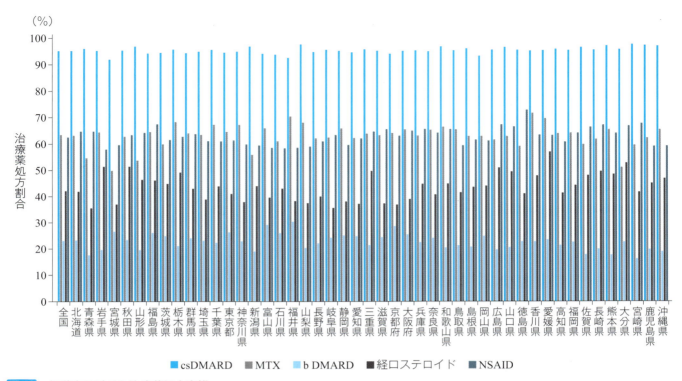

図10 都道府県別RA治療薬処方実態
(Nakajima A, et al：Mod Rheumatol online ahead of print.doi:10.1080/14397595.2021.1910615 より作図)

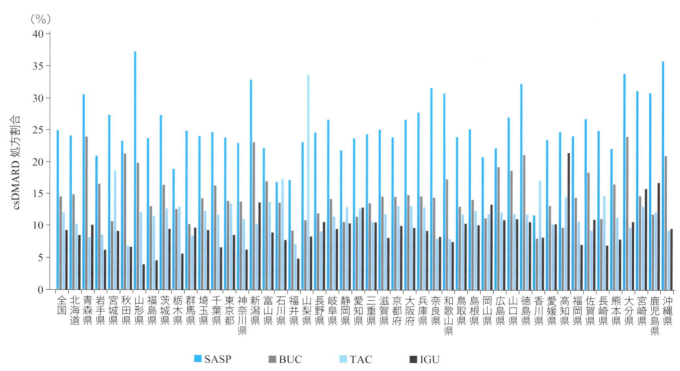

図11a 都道府県別csDMARD（MTX以外）処方実態
(Nakajima A, et al：Mod Rheumatol online ahead of print.doi:10.1080/14397595.2021.1910615 より作図)

専門施設受診割合は低下した．

2017年度の専門施設の受診実態の都道府県別割合を**図14**[2]に示す．専門施設を1度も受診しなかった患者の割合は全国平均で31.8％であり，それより10％以上専門施設受診がない患者の割合が高い県は12県25.5％であった．

8) 専門施設受診実態別のMTXおよびbDMARD使用実態

都道府県別，専門施設受診なし例と専門施設のみ受診例における，RAの代表的治療薬であるMTXおよびbDMARDの処方

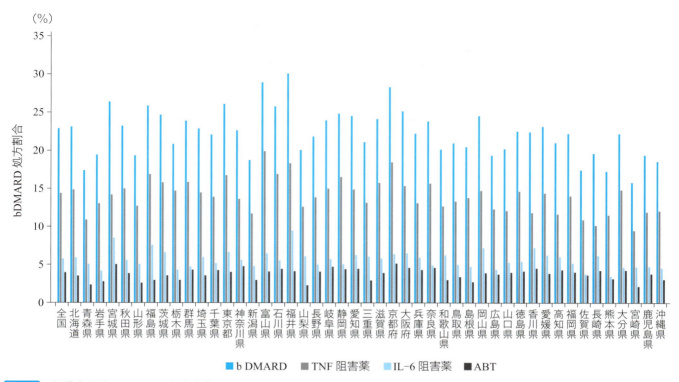

図11b 都道府県別 bDMARD 処方実態

(Nakajima A, et al：Mod Rheumatol online ahead of print.doi:10.1080/14397595.2021.1910615 より作図)

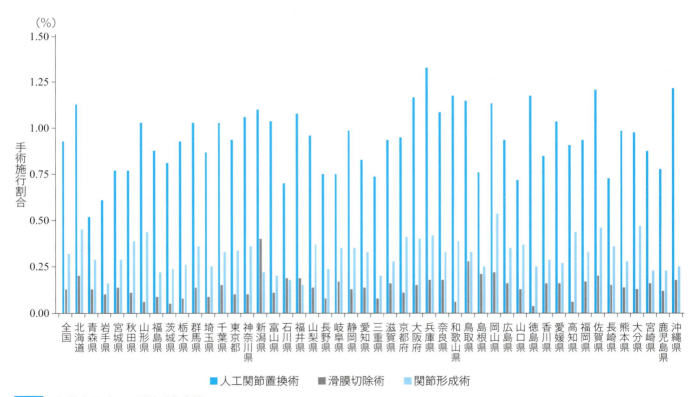

図12 都道府県別 RA 関連手術実態

(Nakajima A, et al：Mod Rheumatol online ahead of print.doi:10.1080/14397595.2021.1910615 より作図)

実態を**図15**[2)]，**図16**[2)] に示す．MTX の処方割合は，専門施設受診なし例と専門施設のみ受診例において，処方は同程度になされていたが (**図15**)[2)]，bDMARD 処方割合は，専門施設受診なし例と比較し，専門施設のみ受診症例のほうが高い傾向であった (**図16**)[2)]．

以上，2017 年 NDB Japan データを解析し，上記のような日本の RA 診療の実態を示した．

今回，日本の 1 億 2,000 万人の 90％以上をカバーするとされ

第4章 多様な患者背景に対応するために

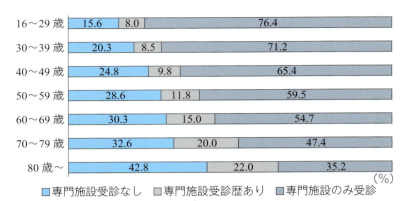

図13a RA患者の専門施設受診実態　　**図13b** RA患者の年齢別専門施設受診実態

（Nakajima A, et al：Mod Rheumatol online ahead of print.doi:10.1080/14397595.2021.1910615 より a：作図，b：引用）

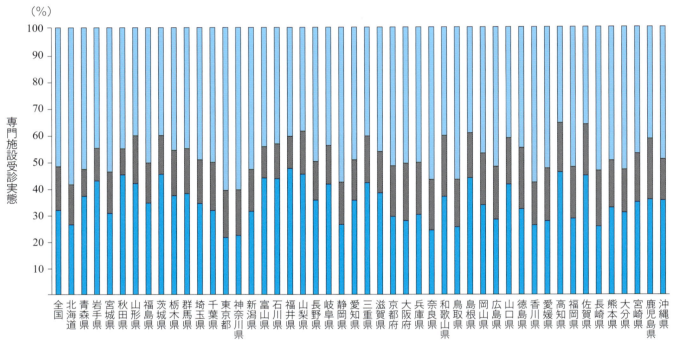

図14 RA患者の都道府県別専門施設受診実態

（Nakajima A, et al：Mod Rheumatol online ahead of print.doi:10.1080/14397595.2021.1910615 より引用）

　るNDB Japanを用いてRA患者82.5万人0.65％と初めて推定した．これまで日本のRA人口，患者割合については，Yamanakaら[3]，Kojimaら[4]が，それぞれ異なる約106万人，46.8万人のデータベースを用いて，70.6万人0.6％，82.2万人0.75％と推定していたが，本研究では選択バイアスの影響がより少ない大規模データを用いて推定した．

　本研究は2017年度の横断的検討であり，NDB Japanにおいては，患者の疾患活動性，身体機能障害度データなどは格納されていないため，本研究はあくまで処方実態・専門施設受診実態を示したものである．その治療の妥当性を検討するものではないことを申し添えておく．また，NDB Japanは保険病名に基づくものであり，その診断の妥当性の検証はこれまでなされていないものの，本研究で用いたDMARD処方によりRAを定義す

る方法と同様の手法で，韓国では診断の妥当性が最も高いことが報告されている[5]．今後，わが国においてもレセプト病名の妥当性の検証が進むことが望まれる．

　日本においては，リウマチ専門医の偏在があり，地域による診療格差があることは否めない．今回，日本のリウマチ診療の実態を示したことが，今後のRA診療の標準化および今後のRAの医療政策の改訂と立案に繋がる基礎的データに資することを期待する．

■文献

1) Nakajima A, et al：Int J Rheum Dis 2020；23：1676-1684.
2) Nakajima A, et al：Mod Rheumatol online ahead of print. doi：10.1080/14397595.2021.1910615.

1. わが国における関節リウマチ診療の実態

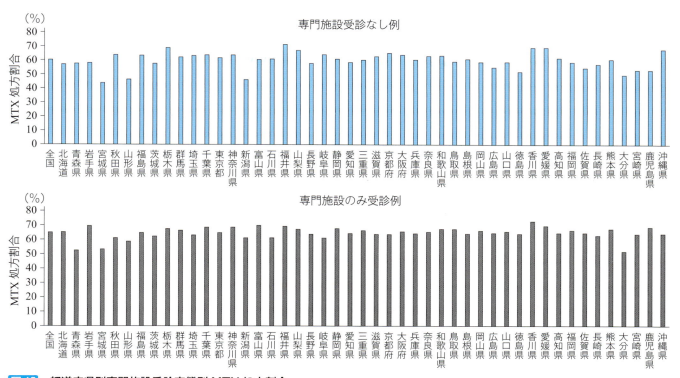

図15 都道府県別専門施設受診実態別 MTX 処方割合

(Nakajima A, et al：Mod Rheumatol online ahead of print.doi:10.1080/14397595.2021.1910615 より引用)

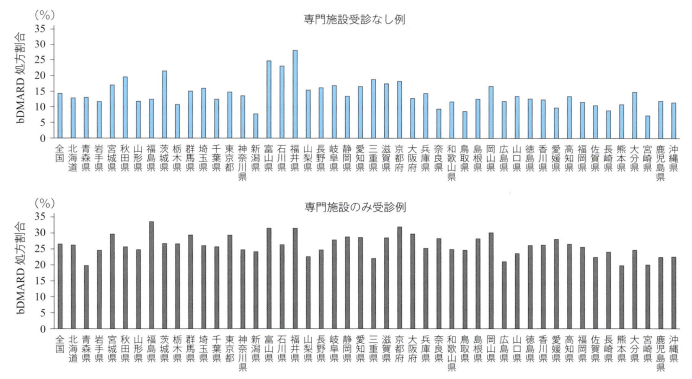

図16 都道府県別専門施設受診実態別 bDMARD 処方割合

(Nakajima A, et al：Mod Rheumatol online ahead of print.doi:10.1080/14397595.2021.1910615 より引用)

3) Yamanaka H, et al：Mod Rheumatol 2014；24：33-40.

4) Kojima M, et al：Mod Rheumatol 2019；30：941-947.

5) Cho SK, et al：Rheumatol Int 2013；33：2985-2992.

第4章 多様な患者背景に対応するために

2 本診療ガイドライン作成のための患者の価値観の評価〜患者アンケート調査〜

国立長寿医療研究センターフレイル研究部　小嶋　雅代
公益社団法人日本リウマチ友の会　長谷川三枝子

1) 調査の目的と方法

「関節リウマチ診療ガイドライン2020」において、患者の声をエビデンスとして反映させることを目的として自記式アンケート調査を実施した。前半は関節リウマチ（RA）患者の現状を把握するための質問を行い、後半は具体的な治療法に対する満足度を尋ねた。

調査対象者は20歳以上の公益社団法人日本リウマチ友の会（以下、日本リウマチ友の会）1,600人とした。20〜49歳300人、50〜64歳500人、65〜74歳500人、75歳以上300人を、各都道府県の会員数に合わせ層別に無作為抽出し、調査用紙、返信用封筒、調査協力依頼文を自宅住所に郵送した。調査票の発送・受取は日本リウマチ友の会に委託し実施した。調査期間は、2019年9月1日〜20日とした。

前回、「関節リウマチ診療ガイドライン2014」[1]の作成のために2013年8月12日〜9月20日に実施した調査と同様に、医療への満足度の100点満点中81点以上（前回調査の上位3分の1をカットポイントとした）を従属変数、「主治医とリウマチの治療目標について話し合ったこと」の有無、現在のリウマチの具合（PtGA）、1年前と比べたリウマチの症状、罹病期間を独立変数、年齢、性別を調整因子として、ロジスティック回帰分析を用いて分析した。

薬物治療および手術治療に対する受け止め方については、薬物治療については、メトトレキサート（MTX）、副腎皮質ステロイド（ステロイド）、合成抗リウマチ薬、生物学的製剤（bDMARD）、ヤヌスキナーゼ（JAK）阻害薬、および抗RANKL抗体について、受けたことがあるか、良い効果があったか、副作用は強かったか、投与を受けて良かった点が悪かった点を上回るかどうかを尋ねた。手術治療についても、股・膝・肘・肩・足関節について、手術を受けたことがあるか、手術を受けた時期、期待した効果が得られたか、不都合があったか、手術を受けて良かったと思うか、再手術を受けたかについて尋ねた。なお、各手術の効果については、初回の手術についてのみ尋ねた。

患者にとって治療の利益が害を上回るか、各薬物および手術部位における回答のばらつきを比較するために、「投与を受けて良かったと思うか」および「手術を受けて良かったと思うか」については、悪い点のほうが多い＝1、どちらともいえない＝2、良い点のほうが多い＝3として、中央値からの平均絶対偏差（MAD median、それぞれの値と全体の中央値との差の絶対値の平均値）を算出し、MAD medianが大きいほど患者評価のばらつきが多く、小さいほどばらつきが少ないと定義した。

2) 回答者の基本情報

表1に質問紙回答者の年齢、診断時の年齢、罹病期間、PtGA、医療への満足度を示す。

調査期間中に1,156通の返送があり、回答率は72.3％であった。そのうち男性は96人（8.3％）、女性は1,038人（89.8％）、

表1 質問紙回答者の年齢、罹病期間、現在のPtGA、医療への満足度

	回答者数(人)	平均値	標準偏差	最小値	最大値
年齢（歳）	1,140	63.0	11.9	21	93
診断時の年齢（歳）	1,141	41.2	14.5	2	81
罹病期間（年）	1,129	21.8	13.5	0	67
PtGA（0〜100）	1,132	32.4	23.8	0	95
医療への満足度（0〜100）	1,140	75.9	17.1	0	100

全体の回答者数は1,156人

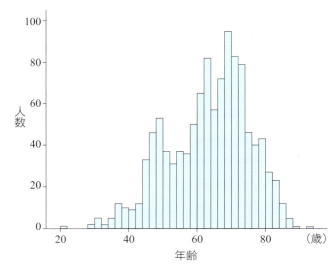

図1 調査対象者の年齢

2. 本診療ガイドライン作成のための患者の価値観の評価〜患者アンケート調査〜

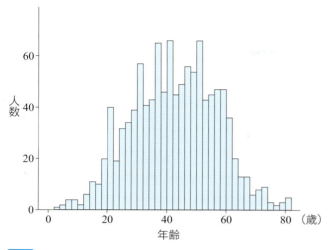

図2　RA と診断された時の年齢

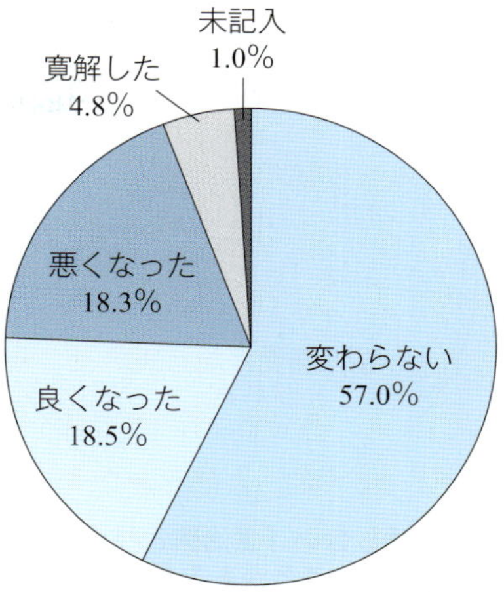

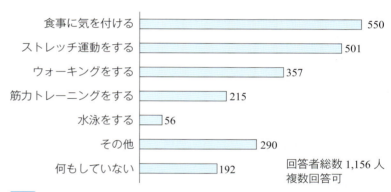

図4　1年前と比べた現在のリウマチの症状（n=1,156）

不明・無回答が 22 人（1.9％）であった．

世代別回答率は 20〜49 歳 65.0％（195 人），50〜64 歳 76.0％（380 人），65〜74 歳 73.4％（377 人），75 歳以上 62.7％（188 人）であった．ほぼ全員（1,128 人，97.6％）が現在，医療機関（医院，診療所を含む）でリウマチの治療を受けていると回答した．

回答者の平均年齢は 63.0±11.9 歳であった（最小 21-最大 93，不明 16 人，図1）．

RA（あるいは若年性特発性関節炎）と診断された時の平均年齢は 41.2±14.5 歳であった（最小 2-最大 81 歳，不明 79 人，図2）．

3）現在のリウマチの具合について

① 「今日の全体的なリウマチの具合はどうですか？」(PtGA，図3)「現在のリウマチの症状は 1 年前と比べてどうですか？」(図4)

PtGA の平均値は 32.4±23.8 で，15 前後に大きなピークがあり，50 前後にも小さなピークがみられた（図3）．20 以下が最

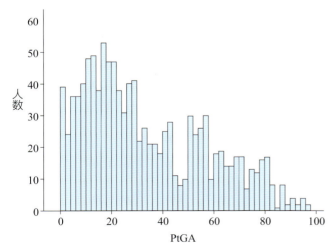

図3　現在のリウマチの具合 PtGA

図5　関節機能や筋力・体力の維持のためにこころがけていること

も多く半数近くを占めた（462 人，40.0％）．

1 年前と比べた症状の変化については（図4），「変わらない」が最も多く（662 人，57.0％），次いで「良くなった」（214 人，18.5％），「悪くなった」（212 人，18.3％），「寛解した」（56 人，4.8％），未記入（12 人，1.0％）の順であった．

② 「関節機能や筋力・体力の維持のために調子のよいときに心がけていることがありますか？」(図5)

関節機能や筋力・体力の維持のために「何もしていない」との回答は 192 人（16.6％）だった．「食事に気を付ける」との回答が 550 人（47.6％）と最も多く，次いで「ストレッチ運動をする」501 人（43.3％），「ウォーキングをする」357 人（30.9％），「筋力トレーニングをする」215 人（18.6％），「水泳をする」56 人（4.8％）であった．「その他」と回答した人が 290 人（25.1％），無回答 12 人（1.0％）であった．

③ 今受けている医療にどのくらい満足していますか？

医療への満足度を 100 点満点で評価した値は 61〜80 点が最も多く（506 人，43.8％），81 点以上は 394 人（34.1％），41〜60 点が 195 人（16.9％），21〜40 点が 36 人（3.1％），0〜20 点が 9 人（0.8％）とつづいた（無回答 16 人，1.4％）．平均値は 75.9±17.1 点であった．

183

第4章 多様な患者背景に対応するために

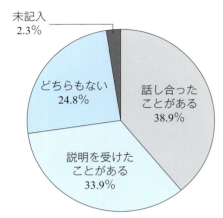

図6 主治医との話し合い「主治医とリウマチの治療目標について話し合ったことがあるか」

④ 「主治医とリウマチの治療目標について話し合う」こと（図6）と医療への満足度との関連（表2）

「主治医とリウマチの治療目標について話し合ったことがある」と回答した者の割合は450人（38.9％），「説明を受けたことがある」392人（33.9％），「どちらもない」287人（24.8％），未記入27人（2.3％）であった（図6）．

表2に「医療への満足度」と「主治医と治療目標について話し合ったことがあるか」，「1年前と比べたリウマチの症状」，「全体的なリウマチの具合（PtGA）」，「罹病期間」との関連を示す．

主治医と治療目標について「話し合ったことがある」と回答した者は，話し合ったことも説明を受けたことも「どちらもない」と回答した者に比べ，現在受けている医療に満足している見込みが6倍以上高かった（未調整OR＝6.19, 調整OR＝7.13）．医療への満足度に対する他の関連要因としては，「前年よりも症状が悪くなった」場合には満足度を得にくく，現在のリウマチの具合が良ければ（PtGA≦10）満足度を得やすいという結果が得られた．罹病期間が長い（32年以上）と医療への満足度を得にくい傾向がみられたが，他項目の調整後は有意な関連は消失した．

4) 薬物治療について

表3に薬物治療に対する患者の評価の結果を示す．

表2 「医療への満足度」の関連要因

	人数	全体に占める%	医療への満足度が81点以上の人の割合 人数	%	項目ごとの解析 OR	(95%CI)	p値	性・年齢, すべての項目の影響を調整した解析 OR	(95%CI)	p値
現在の主治医とリウマチの治療目標について話し合ったことがありますか？										
どちらもない	287	24.8%	39	13.6%	1.00			1.00		
話し合ったことがある	450	38.9%	222	49.3%	6.19	(4.21–9.10)	＜0.001	7.13	(4.72–10.8)	＜0.001
説明を受けたことがある	392	33.9%	125	31.9%	2.98	(2.00–4.44)	＜0.001	3.36	(2.20–5.13)	＜0.001
未記入	27	2.3%	8	29.6%	2.68	(1.10–6.54)	0.03	2.81	(1.05–7.52)	0.04
現在のリウマチの症状は，1年前と比べてどうですか？										
変わらない	662	57.3%	236	35.6%	1.00			1.00		
寛解した	56	4.8%	33	58.9%	2.59	(1.49–4.51)	0.00	1.15	(0.60–2.21)	0.68
良くなった	214	18.5%	81	37.9%	1.10	(0.80–1.51)	0.56	0.85	(0.59–1.21)	0.35
悪くなった	212	18.3%	39	18.4%	0.41	(0.28–0.60)	＜0.001	0.44	(0.29–0.67)	＜0.001
未記入	12	1.0%	5	41.7%	1.29	(0.40–4.11)	0.67	3.54	(0.79–15.9)	0.10
今日の全体的なリウマチの具合はどうですか？										
PtGA＞10	907	78.5%	252	27.8%	1.00			1.00		
PtGA≦10	225	19.5%	137	60.9%	4.07	(3.00–5.52)	＜0.001	3.72	(2.61–5.30)	＜0.001
未記入	24	2.1%	5	20.8%	0.87	(0.34–2.22)	0.77	1.07	(0.38–3.01)	0.90
罹病期間										
12年未満	304	26.3%	118	38.8%	1.00			1.00		
12年以上21年未満	284	24.6%	99	34.9%	0.84	(0.60–1.18)	0.32	0.89	(0.61–1.29)	0.53
21年以上31年未満	267	23.1%	94	35.2%	0.86	(0.61–1.20)	0.37	1.01	(0.68–1.50)	0.95
32年以上	274	23.7%	80	29.2%	0.65	(0.46–0.92)	0.02	0.84	(0.55–1.27)	0.40
未記入	27	2.3%	3	11.1%	0.20	(0.06–0.67)	0.01	0.23	(0.03–2.04)	0.19

ロジスティック回帰分析により算出（解析対象人数1,156人）．すべての項目の影響を調整した解析では，性・年齢が不明なものは除外（解析対象人数1,130人）．

2. 本診療ガイドライン作成のための患者の価値観の評価〜患者アンケート調査〜

表3 薬物治療に対する患者の評価

	メトトレキサート 1,055人		ステロイド 873人		合成抗リウマチ薬 875人		生物学的製剤 745人		JAK阻害薬 67人		抗RANKL抗体 104人	
	人数	%	人数	%	人数	%	人数	%	人数	%	人数	%
良い効果の有無												
なかった	68	6.4	31	3.6	195	22.3	16	2.1	10	14.9	5	4.8
どちらともいえない	250	23.7	179	20.5	317	36.2	54	7.2	13	19.4	62	59.6
あった	716	67.9	656	75.1	352	40.2	667	89.5	44	65.7	35	33.7
無回答	21	2.0	7	0.8	11	1.3	8	1.1	0	0.0	2	1.9
副作用の有無	人数	%	人数	%	人数	%	人数	%	人数	%	人数	%
強い	287	27.2	279	32.0	171	19.5	114	15.3	15	22.4	4	3.8
どちらともいえない	347	32.9	340	38.9	353	40.3	260	34.9	27	40.3	51	49.0
弱い	392	37.2	230	26.3	329	37.6	351	47.1	24	35.8	45	43.2
無回答	29	2.7	24	2.7	22	2.5	20	2.7	1	1.5	4	3.8
投与を受けて良かったか	人数	%	人数	%	人数	%	人数	%	人数	%	人数	%
1. 悪い点のほうが多い	116	11.0	111	12.7	151	17.3	24	3.2	7	10.4	4	3.8
2. どちらともいえない	385	36.5	415	47.5	473	54.1	154	20.7	27	40.3	72	69.2
3. 良い点のほうが多い	531	50.3	327	37.5	227	25.9	553	74.2	33	49.3	27	26.0
無回答	23	2.2	20	2.3	24	2.7	14	1.9	1	1.5	1	1.0
中央値	3		2		2		3		2		2	
MAD median	0.60		0.51		0.44		0.28		0.59		0.30	

ばらつきの指標．MAD median：Mean absolute deviation about the median．中央値についての平均絶対偏差＝各値（xi から x の中央値を引いた値）の絶対値の平均値．

「良い効果があった」との回答割合は，生物学的製剤（667人，89.5％），ステロイド（656人，75.1％）で高く，合成抗リウマチ薬（352人，40.2％），抗RANKL抗体（35人，33.7％）では比較的低かった．副作用が「強い」との回答はステロイドが最も多く（279人，32.0％），抗RANKL抗体が最も低かった（4人，3.8％）．

いずれの薬物治療も「良い点のほうが多い」との回答が「悪い点のほうが多い」との回答を上回ったが（図7），特に生物学的製剤は74.2％（553人）が「良い点のほうが多い」と回答し，ばらつきも小さかった（MAD median＝0.28）．

5) 手術治療について

手術治療（人工関節置換術）を受けたことがあると回答したのは，339人，全体の29.3％であった．

表4に受けた手術部位別人数と初回の手術時期を示す．膝関節が最も多く（244人，21.1％），次に股関節（106人，9.2％），肘関節（78人，6.7％），足関節（63人，5.4％），肩関節（17人，1.5％）であった．膝関節，股関節の置換術を受けた患者の半数は，両側の手術を受けていた．また，再手術を受けたことがある患者の割合が多かったのは，肘関節（17人，21.8％），股関節（21人，19.8％），足関節（10人，15.9％），膝関節（24人，9.8％），肩関節（1人，5.9％）の順であった．

表5に受けた手術治療に対する患者の評価結果を示す．いずれの部位においても，「期待した効果が得られた」との回答が多く，特に股関節（99人，93.4％），膝関節（221人，90.6％）で

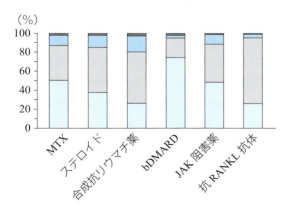

図7 薬物治療に対する患者の評価「投与を受けて良かった点が悪かった点を上回りますか？」

表4 最初の手術を受けたのは何年前ですか？

	各部位の手術を受けたと回答した人数（人）	手術時期の回答者数（人）	平均値（年前）	標準偏差（年前）	最小値（年前）	最大値（年前）
股関節	106	104	14.4	8.5	0.0	30.0
膝関節	244	244	15.1	8.4	0.3	55.0
肘関節	78	74	14.2	8.1	1.0	41.0
肩関節	17	15	7.9	5.3	1.0	19.0
足関節	63	62	9.2	5.8	0.6	25.0

表5 手術治療（人工関節置換術）に対する患者の評価

	股関節 106人		膝関節 244人		肘関節 78人		肩関節 17人		足関節 63人	
期待した効果が得られたか	人数	%	人数	%	人数	%	人数	%	人数	%
なかった	3	2.8	5	2.0	7	9.0	2	11.8	6	9.5
どちらともいえない	3	2.8	18	7.4	14	17.9	5	29.4	18	28.6
あった	99	93.4	221	90.6	57	73.1	10	58.8	39	61.9
無回答	1	0.9	0	0.0	0	0.0	0	0.0	0	0.0
不都合があったか	人数	%	人数	%	人数	%	人数	%	人数	%
多かった	20	18.9	30	12.3	15	19.2	1	5.9	17	27.0
どちらともいえない	19	17.9	39	16.0	19	24.4	10	58.8	13	20.6
少なかった	67	63.2	175	71.7	43	55.1	5	29.4	33	52.4
無回答	0	0.0	0	0.0	1	1.3	1	5.9	0	0.0
手術を受けて良かったと思うか	人数	%	人数	%	人数	%	人数	%	人数	%
1. 後悔している	0	0.0	2	0.8	4	5.1	0	0.0	2	3.2
2. どちらともいえない	9	8.5	27	11.1	20	25.6	6	35.3	23	36.5
3. 満足している	95	89.6	213	87.3	51	65.4	9	52.9	38	60.3
無回答	2	1.9	2	0.8	3	3.8	2	11.8	0	0.0
中央値	3		3		3		3		3	
MAD median	0.09		0.13		0.37		0.40		0.43	

ばらつきの指標．MAD median：Mean absolute deviation about the median．中央値についての平均絶対偏差＝各値（xi から x の中央値を引いた値）の絶対値の平均値．

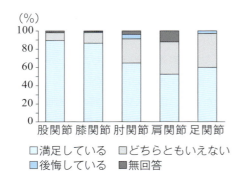

図8 人工関節置換術に対する患者の評価「手術を受けて良かったと思いますか？」

高かった．「不都合がありましたか」との質問に対しては，膝，股，肘，足関節では「少なかった」との回答が過半数を超えたが，肩関節では「どちらともいえない」との回答が6割近くを占めた．

「手術を受けて良かったと思いますか」との質問に対しては（図8），いずれの部位でも「満足している」との回答が5割を超えた．特に股関節は89.6％（95人），膝関節は87.3％（213人）と高く，ばらつきも極めて小さかった（MAD median＝0.09，0.13）．

6）考察

前回から6年後の患者調査となった．今回の調査参加者の平均年齢は63.0±11.9歳であった．調査対象者は日本リウマチ友の会会員の年齢構成に合わせて層別に無作為抽出しており単純な比較はできないが，前回の2013年の調査参加者の平均年齢57.3±12.9歳に比べ5.7歳高くなっている．診断時年齢の平均値41.2歳は前回調査の39.4±13.8歳よりも1.8歳増加しており，近年の高齢発症例の増加を反映しているといえる[2]．RAは今後，患者集団全体の高齢化がますます進むと予測されており[3]，加齢による心身の機能低下に対する備え，フレイル，サルコペニア予防が必要である．今回の調査により，8割以上のRA患者が自らの関節機能や筋力・体力維持のために何らかの自助努力をしていることが明らかとなったことは心強い．今後はRA患者の特性に配慮したフレイル，サルコペニア予防対策が講じられるべきであり，リウマチ専門医を中心とした多職種協働でのエビデンスに基づく有効なプログラムが開発されることが期待される[4,5]．

わが国におけるT2T実践[6]の指標となることを目指し，前回の調査と同様に「主治医とリウマチの治療目標について話し合っているか」を尋ねた．残念なことに前回に比べ，「主治医とリウマチの治療目標について話し合ったことがある」と回答した者の割合は，42.7％から38.9％に低下し，「説明を受けたことがある」と回答した者の割合はほとんど変わらなかった（2014年33.3％，今回33.9％）．また，医療への満足度との関連についても憂慮すべき結果であった．すなわち，治療目標について主治医と話し合ったことも説明を受けたことも「どちらもない」と回答した者に比べ，話し合ったことがある者が現在の医療に満足している見込みが有意に高いという結果は前回と同じであ

るが，OR が 2 倍近く上がっており（前回の未調整 OR＝3.47，調整 OR＝3.05，今回の未調整 OR＝6.19，調整 OR＝7.13），患者からみた医療の質の格差が広がっている可能性が懸念される．

薬物治療に関しては，生物学的製剤の患者評価が圧倒的に高いことが確認された．他の薬剤についてはある程度の効果は期待できるものの副作用も認められ，両者のバランスのもとに許容されている状況が再確認された．JAK 阻害薬と抗 RANKL 抗体については比較的新しい薬剤であり，回答者が少ないため，結果の解釈には注意が必要であるが，JAK 阻害薬は「良い点のほうが多い」が 49.3％であるのに対し，「どちらともいえない」も 40.3％と同程度あり，患者による評価のばらつきの大きいことが示された（MAD median＝0.59）．しかしながら，「悪い点のほうが多い」との回答は 10.4％と低く，合成抗リウマチ薬（17.3％）より少なかった．抗 RANKL 抗体と合成抗リウマチ薬については，いずれも「良い効果」を感じている者が 40％前後で，「良い点のほうが多い」と回答した者の割合も 26％前後と似通っているが，合成抗リウマチ薬では「副作用が強い」と回答した者が 19.5％あったのに対し，抗 RANKL 抗体では 3.8％にすぎず，また「悪い点のほうが多い」との回答も 3.8％と少なく，患者が感じるデメリットが小さいことが明らかとなった．今後，JAK 阻害薬，抗 RANKL 抗体については，長期的な使用に対する患者評価について，引き続き情報を収集・分析する必要がある．

手術治療については，いずれも高い患者満足度が得られていることが確認できた．特に，股関節，膝関節については，ばらつきも小さく，治療法が確立していると考えられる．肘，肩，足関節については回答者数が少ないため結論を得ることはできないが，股関節，膝関節に比べると，様々な改善の余地があるといえよう．

本調査の限界として，以下の点があげられる．第一に，調査対象者が日本リウマチ友の会の会員に限定されている点に留意する必要がある．現在のわが国の RA の患者数は 80 万人強と推計される[3]が，日本リウマチ友の会の会員数は調査時点で 1 万 5 千人を超え，全患者数の約 1.9％を占める．今回の調査では，都道府県別・年齢層別に 10 分の 1 の会員を無作為抽出して行い，医療機関を経由せずに日本リウマチ友の会事務局より会員

宅へ調査票を発送・返却を受け，広く偏りのない意見を収集するよう努めた．しかしながら，日本リウマチ友の会の会員は RA 患者全体の中では比較的罹病期間が長く，またリウマチ医療への期待・関心が高い人が多いと考えられる．本調査の回答率は 72.3％で，特に 50〜64 歳では 76.0％と高かった．本調査において，「主治医とリウマチの治療目標について話し合ったことがある」と回答した患者は全体の 38.9％であったが，全国的にはこれより低い可能性がある．また，患者からみた医療の質の格差についても，会員間以上に広がっている恐れがあり，T2T のさらなる普及推進が必要である．第二に，今回は回収率・回答率を優先し，自記式選択式のアンケート調査としたため，質的な詳しい調査ができなかった点があげられる．本調査において，全般的には現在のリウマチの具合，以前と比べての体調の変化，そして医療者とのコミュニケーション・治療目標の共有の有無が患者満足度に大きな影響を与えることが確認された．また，いずれの薬物治療，手術治療においても，患者が「良い効果があった」と感じていても，必ずしも治療に満足しているとは限らないことが明らかとなった．しかしながら，各治療における患者の満足度の阻害要因の特定には至っておらず，また，個別の薬剤および人工関節置換術以外の手術療法についての評価も本調査では行っていない．治療に関する詳しい情報を収集・分析するうえで，今回のような自記式アンケート調査には回答の信頼性の問題から限界があり，インタビューなどを含むさらなる調査が求められる．

本診療ガイドラインが，全国の RA 医療の質の向上，患者からみたリウマチ医療の質の格差の縮小につながることを期待する．

■参考文献

1）日本リウマチ学会：関節リウマチ診療ガイドライン 2014. メディカルレビュー社　2014.

2）Kato E, et al：Int J Rheum Dis 2017；20：839-845.

3）Kojima M, et al：Mod Rheumatol 2019；30：941-947.

4）Boots AM, et al：Nat Rev Rheumatol 2013；9：604-613.

5）Nawrot J, et al：J Rheumatol 2018；45：590-594.

6）Smolen JS, et al：Ann Rheum Dis 2010；69：631-637.

第4章 多様な患者背景に対応するために

3 今日の関節リウマチ治療における患者教育

名古屋大学医学部附属病院整形外科　小嶋　俊久
国立長寿医療研究センターフレイル研究部　小嶋　雅代
名古屋大学医学部附属病院整形外科　祖父江康司
慶應義塾大学医学部リウマチ・膠原病内科　金子　祐子

1) 今日の関節リウマチ治療における患者教育の意義

　21世紀に入り，関節リウマチ（RA）の薬物療法は劇的に進歩した．本診療ガイドラインは前回の「関節リウマチ診療ガイドライン2014」と比べ，基本的な治療方針に変わりはないものの，裏づけとなるエビデンスが厚くなり，治療効果の確実性が格段に増している．それはすなわち，個々の患者に対して最適な治療を選択し提案する医療者側の責務の重さが増したといいかえることができる．そして，患者自身がRAについての正しい知識と理解をもち，主治医と協働して自らの治療目標を設定し，積極的に治療に参加することが，治療の継続性，および安全性を高めるうえで重要となっている．そうした認識のもと，「関節リウマチ診療ガイドライン2014」では非薬物療法の中の1つとして取り上げられていた患者教育を，本診療ガイドラインでは別章としてまとめることとなった．

　Educationとは，本来，その人のもつ能力を引き出すという意味であり，教え授けるものではない．T2Tを基本方針とする今日のRA診療においては，単なる「患者教育」にとどまらないEducationこそが必要とされている．

2) EULARのPatient Educationに関するリコメンデーション

　EULARが2015年に発表した「炎症性関節炎患者に対する患者教育についてのリコメンデーション」（採用論文1）はわが国においても大変有用と考えられるので紹介する（**表1**）．これは，T2Tの実践にはPatient Educationが必須との認識のもと，ヨーロッパ10か国から患者，看護師，作業療法士，理学療法士など多分野にわたる15人の専門家が集まり，膨大な文献レビューをもとに，2つの基本的な考え方と8つの推奨から構成されるリコメンデーションをまとめたものである．その作成過程では，まずPatient Educationとは何かを定義するところから，エビデンスをもとに徹底的に吟味された．その結果，Patient Educationとは「計画的な双方向の学習過程であり，患者が炎症性関節炎を伴う生活を管理し，健康で幸せな暮らしができるよう支援す

ることを目的とする」と定義され，医師と患者自身の双方向かつ能動的な治療への参加，さらには，看護師，および他の医療スタッフのかかわりも重要であると述べられている．

　本リコメンデーションは，2016年ロンドンで開催されたEULARのSTOPE会議において各国の言語に翻訳し，それぞれの国で普及させるというプロジェクトが提案され，わが国では房間（大阪行岡医療大学，当時），中原（大阪行岡医療大学），金子，竹内（慶應義塾大学）によって翻訳された（採用論文2）．今後は全国での普及と実装が図られる予定である．

3) RA治療における患者教育の効果に関するエビデンス

　「関節リウマチ診療ガイドライン2014」においては，「関節リウマチ治療において患者教育（patient education）は有用か」というCQを立ててシステマティックレビュー（SR）を行った．Cochrane review 1件（参考文献1）をもとに2012年まで追加文献検索を行い，5件のランダム化比較試験（RCT）の結果をまとめたところ，身体機能，疼痛，患者全般評価，心理状況の改善については一貫して短期的な効果が認められるが，長期的な効果は不明と結論づけられた．

　今回，2013年から2018年まで追加検索を行ったところ，新たに4件のRCT（治療に関するパンフレットの配布の仕方，採用論文3），患者個々の問題に対する教育による解決（採用論文4），自己効力感への効果（採用論文5），資料の種類による治療アドヒアランスへの影響（採用論文6），および2件のSR（いずれも治療アドヒアランス，採用論文7, 8），1件の学会リコメンデーション（採用論文6）がCQに合致した．このうち，今回の診療ガイドラインにおける重大アウトカムが取り上げられていたのは，患者主観的評価（RAPID-3）（採用論文4）および身体機能（HAQ-DI）（採用論文6）について評価していた2件であるが，いずれにおいても教育介入によるこれらのアウトカムの有意な改善は認められなかった．患者教育自体に，薬剤のような，直接の治療効果はないため，これらのアウトカムで患者教育を評価することは困難である．採用論文3においては，一方的に，ケアに関するパンフレットを送った群に比し，請求

3. 今日の関節リウマチ治療における患者教育

表1 患者教育についての EULAR リコメンデーション

Recommendation（採用論文 1 より引用）	日本語版（STOPE Japan Committee 編）
Overarching principle	基本的な考え方
1. Patient education is a planned interactive learning process designed to support and enable people to manage their life with inflammatory arthritis and optimise their health and well-being	患者教育は，計画的な双方向の学習過程であり，患者が炎症性関節炎と付き合いながら自分自身の生活を管理し，健康で幸せな暮らしができるよう支援することを目的としている
2. Communication and shared decision making between people with inflammatory arthritis and their healthcare professionals are essential for effective patient education	炎症性関節炎患者と医療者とのコミュニケーションならびに共同意思決定は，効果的な患者教育に必要不可欠である
3. Recommendation	リコメンデーション
4. Patient education should be provided for people with inflammatory arthritis as an integral part of standard care in order to increase patient involvement in disease management and health promotion	患者教育は，炎症性関節炎患者に対する標準治療の欠かせない一部として提供されるべきである．それにより患者は疾患管理と健康増進に積極的にかかわることができる
5. All people with inflammatory arthritis should have access to and be offered patient education throughout the course of their disease including as a minimum; at diagnosis, at pharmacological treatment change and when required by the patient's physical or psychological condition	少なくとも，診断時や薬物治療の変更時，患者の健康状態または精神状態に応じて必要なときなどを含め，炎症性関節炎患者はすべて，病気の経過中いつでも患者教育を受けることができ，また，提供されるべきである
6. The content and delivery of patient education should be individually tailored and needs-based for people with inflammatory arthritis	患者教育の内容と伝達は，炎症性関節炎患者の個々のニーズに合わせるべきである
7. Patient education in inflammatory arthritis should include individual and/or group sessions, which can be provided through face-to-face or online interactions, and supplemented by phone calls, written or multimedia material	炎症性関節炎を対象とした患者教育は，個人セッションもしくはグループセッション，またはその両方を含めるべきである．それらのセッションは対面式またはオンラインでのやりとりを通じて提供され，補足的に電話や印刷物あるいはマルチメディア教材を使用することができる
8. Patient education programmes in inflammatory arthritis should have a theoretical framework and be evidence-based, such as self-management, cognitive behavioral therapy or stress management	炎症性関節炎を対象とした患者教育プログラムは，自己管理や認知行動療法，ストレス管理などの理論的枠組みを有し，エビデンスに基づいたものであるべきである
9. The effectiveness of patient education in inflammatory arthritis should be evaluated and outcomes used must reflect the objectives of the patient education programme	炎症性関節炎を対象とした患者教育の有効性は評価されるべきであるが，使用されるアウトカム評価の指標は必ず患者教育プログラムの目的を反映していなければならない
10. Patient education in inflammatory arthritis should be delivered by competent health professionals and/or by trained patients, if appropriate, in a multidisciplinary team	炎症性関節炎を対象とした患者教育は，十分な知識や技能をもった医療者もしくはトレーニングを受けた患者またはその両方，必要であれば分野横断的なチームによって提供されるべきである
11. Providers of patient education in inflammatory arthritis should have access to and undertake specific training in order to obtain and maintain knowledge and skills	炎症性関節炎を対象とした患者教育を行うものは，知識と技能を習得し維持するために特定のトレーニングを受ける機会をもつことができ，また受けるべきである

に応じてパンフレットを送った群では，パンフレットの使用頻度は高かった．採用論文 4 において，患者それぞれの問題について教育することは，その問題解決に対して効果があることが示された．採用論文 5 においては the Educational Needs Assessment Tool という質問紙を用い患者の必要度を評価し，教育指導を行い，自己効力感の有意な改善が示されている．いずれにおいてもそれぞれの患者が求めていることを把握することが，教育の効率を上げることを示唆している．

今回の SR において，「治療に対するアドヒアランス」が新たな RA 患者教育のアウトカムとして既報の SR に取り上げられていたことは特筆に値する（採用論文 7，8）．薬物の効力が確実であれば，患者の治療に対するアドヒアランスは実際の治療効果の重大な決定要因となる．ちなみに，採用論文 7，8 では，「関節リウマチ診療ガイドライン 2014」で用いた Cochrane review に含まれる論文も多数あるが，いずれも介入によるアドヒアラ

ンス向上の一貫性のある効果は認めていない．採用論文 6 においては，マルチメディアを用いたときと，いわゆる講義によるもので，治療アドヒアランスに差はなかった．アドヒアランスを向上させる介入方法とともに，アドヒアランスの低い患者をどのように支援していくかを検討すべきかもしれない．

4）患者の価値観・意向

今回の診療ガイドライン作成のための自記式アンケートの結果から（「第 4 章 2．本診療ガイドライン作成のための患者の価値観の評価～患者アンケート調査～」，P.182 参照），患者が治療の目標について合意のうえ，能動的に参加することが，受けている医療への「満足度」をあげるために重要であることが示された．

先に述べたように，Patient Education が，「計画的な双方向の

第4章　多様な患者背景に対応するために

学習過程であり，患者が炎症性関節炎を伴う生活を管理し，健康で幸せな暮らしができるよう支援することを目的とする」ものであれば，患者と医師とのかかわり，医師と患者との協働的意思決定においても患者教育が重要であることはいうまでもない．

5）患者教育に要するコスト，利益と害

患者教育のコストについて，RA については難病外来指導管理料の加算はなく，保険診療で算定できるものは限られている．生物学的製剤（bDMARD）の自己注射に対しては，在宅自己注射指導管理料が算定可能である．製薬企業から提供される教育資材を用いる場合もあるが，独自に教育資材を開発し使用している医療者・医療機関も多い．患者教育は各医療機関の時間的，経済的な負担となっており，今後わが国の RA 診療において一層の充実を図るためには，財源・制度上の裏づけが必要である．

患者教育に関する害について直接的なエビデンスはないが，患者の価値観・ニーズをふまえず，一方的な押しつけと受け止められた場合には，身体的・精神的な負担となりうるため注意が必要であろう．患者教育の利益は 3）で吟味した直接的なものにとどまらず，EULAR リコメンデーション（採用論文 1, 2）にあるように，今日の RA 治療の基礎として必要不可欠なものとして理解すべきである．

6）おわりに

今日の RA 治療には患者教育を超えた Patient Education の実践，すなわち，患者自身が，医療者と協働し，病気をもちながらも自分らしい生活を維持できるセルフマネジメント力を醸成していくことが求められている．わが国の RA 診療の場における Patient Education の取り組みはまだ検討の緒に就いた段階で，現況把握や実践に向けた障害に関する評価が行われている．今後いかに実践し普及させていくかが，現在 RA 診療に携わるわれわれの大きな課題である．

■採用論文

1) Zangi HA, et al：Ann Rheum Dis 2015；74：954-962.
2) 房間美恵，他：臨床リウマチ 2019；31：181-187.
3) Claassen A, et al：BMC Health Serv Res 2018；18：211.
4) Pot-Vaucel M, et al：Joint Bone Spine 2016；83：199-206.
5) Ndosi M, et al：Ann Rheum Dis 2016；75：1126-1132.
6) Unk JA, et al：J Am Assoc Nurse Pract 2014；26：370-377.
7) Lavielle M, et al：RMD Open 2018；4：e000684.
8) Galo JS, et al：Ann Rheum Dis 2016；75：667-673.

■作成関連資料一覧（作成関連資料に掲載）

資料 A　文献検索式
資料 B　文献検索フローチャート
資料 C　エビデンスプロファイル
資料 D　フォレストプロット

■参考文献

1) Riemsma RP, et al：Cochrane Database Syst Rev 2003；2：CD003688.

第4章　多様な患者背景に対応するために

4 関節リウマチ治療における医療経済評価

東京女子医科大学医学部膠原病リウマチ内科学講座　　田中　榮一

1）はじめに

　関節リウマチ（RA）は，慢性炎症性疾患であり，関節破壊の進行に伴って関節の変形，身体機能の悪化をもたらす．そのため，QOLの大幅な低下をきたし多大な社会的経済的負荷の原因となる．RAのような慢性疾患では，継続的な通院や加療が必要であるため，生涯に要する患者の医療費負担は大きいことが知られている．近年のRA治療の飛躍的な進歩に伴い，さらなる医療費の高騰が懸念され，社会的にも重要な問題となっているにもかかわらず，わが国におけるRAの医療経済学的評価研究は欧米に比しほとんど行われていないのが現状である．わが国でも高騰する医療費の適正化を考えるうえで，RA診療における医療経済の評価は重要であると認識されるようになっており，「関節リウマチの診療ガイドライン2014と経済評価」においても，経済評価の必要性や，おもに海外における経済評価の現状について述べられた．本項では，まず，日本におけるRA医療費の現状や医療経済的検討（費用対効果）について述べる．さらに，おもに海外における高額なRA治療薬の費用対効果や，生物学的製剤（bDMARD）によるRAの労働生産性への影響に関する検討に関し，特定非営利活動法人日本医学図書館協会の協力のもと，文献検索で得られた結果について述べる．

2）医療費の分類 （表1）

　医療費は，直接費用（direct cost）と，間接費用（indirect cost）からなる．直接費用は疾病に関連して実際に支払が発生する費用で，投薬・処置・検査・手術・リハビリなどのため，病院や薬局などへ支払う直接医療費と，本人や家族が支払う疾病以外にかかる費用，すなわち交通費・自助具・介護費用・家の改修などの直接非医療費に分類される．間接費用は，本人や介護者の生産性・労働性の低下などによる社会的損失のことであり，①RAにより仕事を休んだり，転職したり離職することなどによる生産性損失（absenteeism）と，②仕事はしているのだが，RAのために以前と同様に仕事ができないことによる生産性損失（presenteeism）に分類される．RAは罹病期間が長期にわたる慢性疾患であり，身体機能低下を伴うため，直接医療費のみならず，間接費用における疾病負担費も大きな問題になる．

3）日本におけるRA医療費の現状

　平成29（2017）年度の日本における国民医療費は43兆710億円，前年度の42兆1,381億円に比べ9,329億円，2.2％の増加となっている（図1）[1]．人口1人あたりの国民医療費は33万9,900円，前年度の33万2,000円に比べ2.4％の増加となっている[1]．傷病分類別医科診療医療費構成割合でも，RAが含まれる「筋骨格系及び結合組織の疾患」は，「循環器系の疾患」，「新生物（腫瘍）」に次ぐ第3位を占めている[1]．日本は2007年に，65歳以上の人口の割合が全人口の21％を占める超高齢社会へと世界に先駆けて突入した．今後も高齢者率は高くなると予測されており，高齢化に伴い，RA医療費も高額になることが予想されている．

　東京女子医科大学膠原病リウマチ痛風センターにおけるRA患者の前向き調査であるIORRAコホートを用いたRA外来医療費の推移に関する検討[2]でも，RA外来医療費が経年的に増加しており，特にbDMARDが使用可能となった2003年以降の増加が目立っている．また，直接医療費も，DAS28にて評価した疾

表1　医療費の分類

●直接費用
　◆直接医療費（疾病の診断や治療のために支払う費用）
　　・外来医療費（投薬料・注射料・検査料・診察料など）
　　・入院医療費（入院基本料・手術料・食事料など）
　　・代替医療費（健康食品・民間薬・はり灸など）
　◆直接非医療費（本人や家族が支払う医療以外の費用：交通費・介護費用・家の改修費用など）
●間接費用（本人や介護者の生産性・労働性の低下などによる社会的損失）

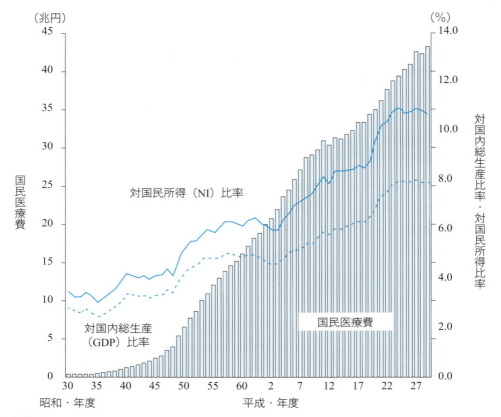

図1 平成29年度国民医療費の概況（国民医療費・対国内総生産・対国民所得比率年次推移）

（厚生労働省：平成29年度国民医療費の概況．https://www.mhlw.go.jp/toukei/saikin/hw/k-iryohi/17/dl/data.pdf）

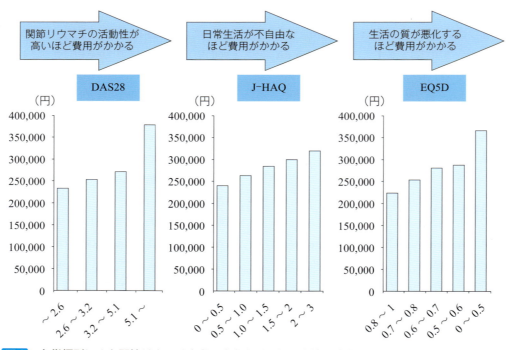

図2 各指標別にみた関節リウマチ患者1人あたりの年間直接医療費

（Tanaka E, et al：Mod Rheumatol 2013；23：742-751 より引用・改変）

患活動性上昇，J-HAQ にて評価した身体機能障害悪化，QOL の指標である EQ-5D の悪化とともに高額になるという結果も得られた（**図2**）[3]．このことは，RA にかかわる費用は特に RA 治療が不十分な場合に高額になるということを示している．RA を発症早期から積極的にコントロールすることにより疾患活動性が抑制できれば，身体機能障害も進まず，結果的に生涯の医療費が軽減できる可能性が考えられる．

4. 関節リウマチ治療における医療経済評価

表2 bDMARD および JAK 阻害薬の薬価および患者負担額の一覧

（体重 50kg の患者自己負担額〔3 割負担〕，2020 年 8 月現在）

作用対象	薬剤名（商品名）	薬剤名（一般名）	投与経路	薬価（円）	1か月薬価（円）（28 日）	1か月あたりの3割負担額（円）	年間（52週）での3割負担額（円）
bDMARD（TNF 阻害薬）	レミケード 100（3mg/kg　1 回/8 週）	インフリキシマブ	点滴	75,009	75,009	22,503	292,535
	レミケード 100（6mg/kg　1 回/8 週）		点滴	75,009	112,514	33,754	438,803
	レミケード 100（10mg/kg　1 回/8 週）		点滴	75,009	187,523	56,257	731,338
	インフリキシマブ BS「*」（3mg/kg　1 回/8 週）	インフリキシマブ BS	点滴	43,229	43,229	12,969	168,593
	インフリキシマブ BS「*」（6mg/kg　1 回/8 週）		点滴	43,229	64,844	19,453	252,890
	インフリキシマブ BS「*」（10mg/kg　1 回/8 週）		点滴	43,229	108,073	32,422	421,483
	インフリキシマブ BS　CTH（3mg/kg　1 回/8 週）		点滴	35,715	35,715	10,715	139,289
	インフリキシマブ BS　CTH（6mg/kg　1 回/8 週）		点滴	35,715	53,573	16,072	208,933
	インフリキシマブ BS　CTH（10mg/kg　1 回/8 週）		点滴	35,715	89,288	26,786	348,221
	エンブレル 25 シリンジ（2 回/週）	エタネルセプト	皮下	12,739	101,912	30,574	397,457
	エンブレル 25 ペン（2 回/週）		皮下	12,861	102,888	30,866	401,263
	エンブレル 50 シリンジ（1 回/週）		皮下	25,317	101,268	30,380	394,945
	エンブレル 50 ペン（1 回/週）		皮下	25,171	100,684	30,205	392,668
	エタネルセプト BS25 シリンジ（2 回/週）	エタネルセプト BS	皮下	8,657	69,256	20,777	270,098
	エタネルセプト BS25 ペン（2 回/週）		皮下	8,657	69,256	20,777	270,098
	エタネルセプト BS50 シリンジ（1 回/週）		皮下	16,796	67,184	20,155	262,018
	エタネルセプト BS50 ペン（1 回/週）		皮下	17,025	68,100	20,430	265,590
	ヒュミラ 40 シリンジ（1 回/2 週）	アダリムマブ	皮下	62,976	125,952	37,786	491,213
	ヒュミラ 40 ペン（1 回/2 週）		皮下	62,620	125,240	37,572	488,436
	ヒュミラ 80 シリンジ（1 回/2 週）		皮下	122,397	244,794	73,438	954,697
	ヒュミラ 80 ペン（1 回/2 週）		皮下	121,401	242,802	72,841	946,928
	シンポニー 50 シリンジ（1 回/4 週）	ゴリムマブ	皮下	119,252	119,252	35,776	465,083
	シンポニー 50 オートインジェクター（1 回/4 週）		皮下	119,709	119,709	35,913	466,865
	シンポニー 100 シリンジ（1 回/4 週）		皮下	238,504	238,504	71,551	930,166
	シンポニー 100 オートインジェクター（1 回/4 週）		皮下	239,418	239,418	71,825	933,730
	シムジア 200 シリンジ（1 回/2 週）	セルトリズマブ ペゴル	皮下	60,688	121,376	36,413	473,366
	シムジア 200 オートクリックス（1 回/2 週）		皮下	61,164	122,328	36,698	477,079
bDMARD（IL-6 受容体阻害薬）	アクテムラ 400（8mg/kg　1 回/4 週）	トシリズマブ	点滴	75,198	75,198	22,559	293,272
	アクテムラ 162 シリンジ（1 回/2 週）		皮下	32,485	64,970	19,491	253,383
	アクテムラ 162 シリンジ（1 回/週）		皮下	32,485	129,940	38,982	506,766
	アクテムラ 162 オートインジェクター（1 回/2 週）		皮下	32,608	65,216	19,565	254,342
	アクテムラ 162 オートインジェクター（1 回/週）		皮下	32,608	130,432	39,130	508,685
	ケブザラ 150 シリンジ（1 回/2 週）	サリルマブ	皮下	36,831	73,662	22,099	287,282
	ケブザラ 200 シリンジ（1 回/2 週）		皮下	48,728	97,456	29,237	380,078
	ケブザラ 150 オートインジェクター（1 回/2 週）		皮下	37,152	74,304	22,291	289,786
	ケブザラ 200 オートインジェクター（1 回/2 週）		皮下	49,048	98,096	29,429	382,574
bDMARD（T 細胞選択的共刺激調整薬）	オレンシア 250（500mg/4 週）	アバタセプト	点滴	55,677	111,354	33,406	434,281
	オレンシア 125 シリンジ		皮下	28,375	113,500	34,050	442,650
	オレンシア 125 オートインジェクター		皮下	28,633	114,532	34,360	446,675
ヤヌスキナーゼ（JAK）阻害薬	ゼルヤンツ錠 5mg（2 回/日）	トファシチニブ	経口	2,660	148,954	44,686	580,922
	オルミエント錠 4mg（1 回/日）	バリシチニブ	経口	5,275	147,697	44,309	576,019
	スマイラフ錠 150mg（50mg＋100mg）（1 回/日）	ペフィシチニブ	経口	5,087	142,433	42,730	555,489
	リンヴォック錠 15mg（1 回/日）	ウパダシチニブ	経口	4,973	139,238	41,772	543,030

「*」：会社名が入る

第4章 多様な患者背景に対応するために

4）RA 治療における高額な薬剤の医療経済的検討（費用対効果）の重要性

　日本において 2020 年 8 月現在，2 種類のバイオ後続品を除くと 8 種類の bDMARD が使用可能であるが，いずれの製剤も従来の抗リウマチ薬に比して著しく高価である．体重 50kg の RA 患者の自己負担額（3 割負担）は，多くの製剤で 1 か月あたり 30,000～40,000 円と，薬剤の費用のみでも高額である（表 2）．最近，RA に対し使用できるようになったヤヌスキナーゼ（JAK）阻害薬も 1 か月あたり 42,000～45,000 円とさらに高額である（表 2）．これらの薬剤は大変有効性が高く，疾患活動性のみならず関節破壊や身体機能障害の進行を有意に抑制することが多くの国内外の臨床試験や観察研究により示されているが，やはり費用対効果も検討しなければならない．

　使用する薬剤の臨床的効果と経済的効率の両面を評価し，薬剤費用に見合った価値があるかどうかを分析する学問がフェーマコエコノミクス（薬剤経済学）である．欧州を中心に高額な薬剤や医療技術に対する薬剤経済評価は医療政策の決定のためにすでに広く用いられており，特にイギリスでは薬剤経済評価結果が薬価の決定や薬剤使用に際してのガイダンス作成に活用されている．イギリスには 1999 年に設立された NICE（国立医療技術評価機構）とよばれる評価機関と，NHS（国民保健サービス）という税金でまかなわれる公的医療制度がある．NICE は医薬品や医療機器などの費用対効果の評価を行っているが，費用対効果がよくないと判断された場合は，NHS での使用が推奨されなくなる．たとえば，RA の bDMARD に関しては，従来型抗リウマチ薬（csDMARD）による併用治療が無効（うち 1 剤はメトトレキサート〔MTX〕）で DAS28＞5.1 の場合にのみ使用できるという厳しいガイドラインがある．

　日本においても，高額な医療技術の増加による医療保険財政への影響についての懸念から，医療技術の費用対効果評価の導入の検討を目的に，2012 年 5 月に中医協費用対効果評価専門部会が設置され，2016 年 4 月に一部の高額な抗がん剤や C 型肝炎治療薬に対する費用対効果評価の試行的導入が始まったが，RA に使用される高額な薬剤に対する薬剤経済評価の報告はほ

とんどないのが現状である．

　RA のような慢性疾患の薬剤経済評価においては，おもに費用効用分析（cost-utility analysis）が用いられる．この方法においては，評価対象の医療技術および比較対照の医療技術について，「費用」と「効果」を別々に積算する．このときに使われる概念が QALY（質調整生存年）であり，1 QALY=「完全に健康な状態で過ごす 1 年間」である．そして 1 QALY を獲得するための必要な費用が ICER（増分費用効果比〔新薬による増加費用／新薬による延長 QALY で求められる〕）であり，日本においては ICER が 540 万円以下であれば医療経済学的に許容しうると判断されている[4]．筆者らは日常診療で RA 患者に bDMARD を使用した場合の生涯の薬剤経済評価を行い，日本の RA 患者の前向きコホート研究である IORRA の日常診療データに基づくシミュレーション分析により行い，bDMARD を用いた治療群の費用対効果は，アンカードラッグである MTX を用いた治療群に比べて，ICER は 540 万円以下となり，十分許容可能な範囲であることを報告した（表 3）[5]．これらの結果から，日本において bDMARD は高額であるが，必要な RA 患者に適切に使用することは，社会的な視点からも有用であるという可能性が示された．

5）RA 治療における医療経済的検討に関するエビデンス

　「RA 治療において bDMARD または JAK 阻害薬を使用する場合，医療経済性を考慮すべきか？」という CQ に対し，2013 年から 2018 年までの Cochrane Library，医学中央雑誌，PubMed のデータベースを用いて関連する文献を網羅的に検索した結果，RA 患者における bDMARD および JAK 阻害薬に関する医療経済的な検討を行っている 79 件が抽出された．このうち，32 件について詳細な検討を行った．わが国で RA に保険適用外であるリツキシマブに関する報告，bDMARD を含まない報告，ナースケア導入に関する報告など本 CQ に該当しない文献を除き，17 件を対象とした（表 4）．うち，6 件は csDMARD と bDMARD の比較であり[5]～[10]，5 件は TNF 阻害薬や MTX に抵抗性の RA

表3 bDMARD（BIO 群）とメトトレキサート群（MTX 群）の生涯累積費用

（社会的視点，薬剤費は 10 割で計算，2012 年の薬価を使用）・QALY の比較

	生涯累積費用（円）	QALY	ICER（円）（費用/QALY）
BIO 群（TCZ を含む）	34,853,554	11.066	3,817,871
BIO 群（TCZ を含まない）	36,668,104	10.831	4,885,450
MTX 群	24,264,393	8.292	reference

QALY：質調整生存年，ICER：増分費用効果比，TCZ：トシリズマブ，MTX：メトトレキサート
bDMARD 群（BIO 群，平均年齢 53 歳）の 1 人あたりの RA 患者に，生涯にかかる費用は，約 3,500～3,700 万円と，メトトレキサート群（MTX 群，平均年齢 56 歳）の 2,400 万円に比し，高額であると推定された．一方，獲得できる QALY は，BIO 群のほうがよく，トシリズマブの使用有無にかかわらず，ICER は 540 万円の閾値を下回った．
(Tanaka E, et al：Mod Rheumatol 2017；27：227-236 より引用・改変)

194

4. 関節リウマチ治療における医療経済評価

表4 関節リウマチにおける医療経済的検討に関するエビデンスの一覧

試験の内容（カッコ内は試験名）	調査内容（カテゴリー別）				評価を行った主要なアウトカム	調査期間	文献番号
	バイオありなしの比較	バイオ製剤間比較	減量, 休薬	その他			
MTX 単剤 vs. TCZ を含んだ bDMARD 群, または TCZ 含まない bDMARD 群（IORRA コホート）	○				Cost, QALY, ICER	生涯	5
早期 RA に対する triple vs. ETN（TEAR trial）	○				Cost, QALY, ICER	60 か月	6
IFX vs. triple（SWEFOT 試験）	○				Cost, QALY, ICER	21 か月	7
ADA＋MTX 併用 vs. MTX 単剤（PREMIER 試験）	○				Cost, QALY, ICER	6 か月	8
ETN 半量 vs. ETN 通常量 vs. MTX	○				Cost, QALY, ICER	生涯	9
csDMARD vs. 抗 TNF-α 阻害薬	○				効果に対する Cost	NA	10
TNF 阻害薬不応に対する他の TNF 阻害薬, RTX, ABT の比較（Switch trial）		○			Cost, QALY, ICER	48 週	11
TNF 阻害薬不応に対する他の TNF 阻害薬, RTX, ABT の比較		○			効果, Cost, QALY	12 か月	12
ABT vs. ADA（Ample 試験）		○			ACR 改善に対する Cost	24 か月	13
MTX 不応の TCZ, ETN, ADA の単剤投与の比較		○			NNT に対する Cost	6 か月	14
CZP vs. ADA, ETN, IFX		○			Cost, QALY, ICER	生涯	15
TNF 阻害薬中止 vs. 継続（POET 試験）			○		Cost, QALY, ICER	12 か月	16
TNF 阻害薬減量, 中止（DRESS 試験）			○		Cost, QALY, DCER	18 か月	17
TNF 阻害薬減量, 中止（DRESS 試験）			○		RA 再燃率, TNF-α 阻害薬使用割合	36 か月	18
TNF 阻害薬の間隔延長（STRASS 試験）			○		Cost, QALY, DCER	18 か月	19
TOF＋MTX vs. ADA＋MTX				○	Cost, QALY, ICER	6 か月	20
IFX（ATTRACT 試験, STURE 試験）				○	Cost, QALY, ICER	生涯	21

TCZ：トシリズマブ, bDMARD：生物学的製剤, triple：3 剤併用療法（サラゾスルファピリジン＋ヒドロキシクロロキン＋メトトレキサート）, ETN：エタネルセプト, IFX：インフリキシマブ, ADA：アダリムマブ, MTX：メトトレキサート, csDMARD：抗リウマチ薬, RTX：リツキシマブ, ABT：アバタセプト, CZP：セルトリズマブ・ペゴル, TOF：トファシチニブ, NA：not applicable, Cost：費用, QALY：質調整生存年, ICER：増分費用効果比, NNT：治療必要数, DCER：decremental cost-effectiveness ratio

患者における bDMARD 同士を比較した検討[11]~[15], 4 件は bDMARD の減量や休薬ありとなしを比較する検討であった[16]~[19]. その他として, 1 件は bDMARD と JAK 阻害薬の比較[20], 1 件はインフリキシマブのランダム化比較試験（RCT）と日常診療との比較[21] であった. これらの報告では, RA における bDMARD 使用の費用対効果はおおむね良好ではあったが, 一定の見解は得られていない. また, bDMARD が減量や休薬できるのであれば医療経済的には有用であるとするという報告も散見された. しかしながら, 文献による研究デザインやアウトカム, 調査期間, 個々の国での保険システムや薬価, ICER の閾

値などのばらつきが大きいなどの問題があるため, 今回はメタ解析を実施しなかった.

前述した報告はほとんどが海外からの報告である. これらの検討はいくつかのレビューにもまとめられており[22][23], bDMARD の使用は, csDMARD による治療と比較して, 1 QALY あたりの ICER は容認可能とする報告が比較的多いものの, やはり一定の見解は得られていないのが現状である. 海外では, このように bDMARD などの高額な薬剤に関する費用対効果の検討が行われているが, 日本では RA に関する詳細な医療経済的な検討はほとんど行われていない. しかし, 個々の国での保

195

険システムや薬価が異なることによる「費用」の観点から、また、使用できる薬剤（MTX 使用量、日本独自の csDMARD〔ブシラミン、タクロリムス、イグラチモドなど〕、日本では RA に対する保険適用が認められていない csDMARD や bDMARD〔ヒドロキシクロロキンやリツキシマブなど〕）の違いや、さらには QOL や ICER の閾値が各国において、また時代背景によっても異なることなどの「効果」の観点からも、海外の医療経済評価に関する結果をそのまま日本に当てはめることは困難であると考えられる。今後、日本独自の医療経済的な検討結果の集積が求められる。

6）RA 治療における間接費用に関するエビデンス

RA 治療における間接費用は、直接費用とほぼ同等から直接費用の 3 倍に相当するとするレビューもあり[24]、重要な社会的問題であることは疑いない。罹病期間が長期であること、高齢発症 RA であること、多臓器合併症があること、高疾患活動性であること、教育のレベルが低いことなどが、就労障害に至るリスクファクターとして報告されているが、最も影響を与えている因子は HAQ（身体機能障害）の悪化であることが示されている[25][26]。また、高額な薬剤に関する費用対効果などの医療経済的検討を行う際は、直接費用のみならず、これらの間接費用も考慮した検討も望まれている。

「RA 治療において bDMARD または JAK 阻害薬を使用する場合は、使用しない場合と比べ労働生産性を改善させるか？」という CQ に対し、2008 年から 2020 年までの Cochrane Library、医学中央雑誌、PubMed のデータベースを用いて関連する文献を網羅的に検索した。RA 患者における bDMARD または JAK 阻害薬の就労に関する検討を行っている抽出された論文のうち、主要な 17 件の研究について詳細な検討を行った（表5）[27]～[43]。すべての報告において、bDMARD または JAK 阻害薬の使用による RA 患者の就労状況の改善効果や労働生産性の改善効果が認められていた。これらの論文の研究デザインは、RCT のサブ解析として行われたものが 10 件、観察研究が 7 件であった。RCT のうち、RA 平均罹病期間が 1 年未満の早期 RA 患者に対する検討は 5 件あり、早期からの bDMARD 導入による労働生産性改善へのインパクトが示されていた。評価を行った製剤については、bDMARD が 15 件（TNF 阻害薬がほとんどであり、1 件のみトシリズマブ）、JAK 阻害薬が 2 件であった。評価方法は、absenteeism、presenteeism、両者を併せた overall work impairment が評価可能な WPAI（Work Productivity and Activity Impairment）を使用した報告が多かったが、ほかにも様々な評価方法が用いられていた。また、海外にて行われた研究が多くを占めたが、日本における検討も 2 件報告されている。日本においては、RA 患者に対するアダリムマブ（ANOUVEAU 試験）[39] やトシリズマブ導入（FIRST ACT-SC 試験）[40] による就労改善効果が報告されたが、エビデンスはいまだ十分であるとはいえないのが現状である。欧米と比べると、家事に従事する RA 患者の割合が多いという特殊性もあり、RA の間接費用に関する日本における独自の評価がさらに必要であろうと思われる。

7）RA におけるバイオ後続品（バイオシミラー）について

近年 TNF 阻害薬に対するバイオ後続品（BS）が開発され、その普及が患者の経済的負担軽減や医療保険財政改善に繋がることが期待されている。BS はすでに使用許可を得た先行バイオ医薬品（RP）と類似した bDMARD である。すなわち、BS は RP との比較試験で、品質、有効性、安全性においてバイオシミラリティ（同等性・同質性）が示された場合にのみ承認され、RP と同じ方法で適切な患者に使用することができる。今回の診療ガイドラインにおいても、「RA に対し、バイオ後続品は RP と比して、同様に有用か？」と、「先行バイオ医薬品を使用中の RA 患者に、バイオ後続品への切替えは、切替えない場合と比して、同様に有用か？」という CQ が、BS に関して初めて採用されたが、これらに対する推奨作成に関するエビデンスの検討においても、BS は RP と同様に使用することができることを支持する結果が得られた。

欧州、特に北欧においては、国策として RP から BS への切替えが積極的に行われており、急速にそのシェアが拡大している。これらの BS の開発、普及に伴い、BS の包括的原則とコンセンサス・リコメンデーションが発表された[44]。この中で、「BS の利用は、RA 疾患の個々の患者の治療コストを大幅に下げ、すべての患者にとって最適な治療へのアクセスを高める」と述べられており、このことが BS 出現の大きな目的であり、意義であると思われる。BS がさらに安価な製剤となることで、これまで経済的に導入が困難であった患者においても使用可能になり、また、患者の RA 治療に対するアドヒアランスの向上も期待できる。

わが国においても、2020 年 8 月現在、インフリキシマブとエタネルセプトの BS が RA に使用が可能であり、薬価は RP の約 6 割程度である（表2）。このように安価な BS の開発・普及は、RA 医療費にとって良い影響を及ぼす可能性は高い。一方で、どのような患者で RP から BS に切替えても問題ないのか、BS 同士の切替えは可能か、BS の長期の安全性は問題ないのかなども含め、BS に関するエビデンスはまだまだ十分であるとはいえない。個々の症例で適切に BS を使用をしていくために、今後もエビデンスを蓄積していく必要がある。

表5 関節リウマチにおける労働生産性に関するおもなエビデンスの一覧

	報告年	国	スタディデザイン	製剤	観察人数	RA 平均罹病期間(年)	観察期間	対照群	評価を行った指標	文献番号
Kimel	2008	北米, ヨーロッパなど	RCT（PREMIER 試験）	ADA	268	0.7	2 年	あり（MTX 単剤群, 米国一般集団）	SF-36, 就労状況	27
Zhang	2008	カナダ	観察研究（CanAct 試験）	ADA	389	12.5	12 週	なし	HLQ	28
Halpern	2009	ヨーロッパ, 豪州, カナダ	RCT, open-label extension 試験（DE033 試験）	ADA	158	10.5	24 週	あり（ノルウェーの RA コホート）	仕事の継続期間	29
Anis	2009	ヨーロッパ, 南米, アジアなど	RCT（COMET 試験）	ETN	105	0.7	52 週	あり（MTX 単剤群）	WPAI, WLQ	30
Kavanaugh	2009	北米, ヨーロッパなど	RCT（RAPID1, RAPID2 試験）	CZP	1,275	6.2	52 週	あり（MTX 単剤群）	WPS-RA	31
Eriksson	2013	スウェーデン	RCT	IFX	105	0.88	21 か月	あり（MTX＋SASP＋HCQ 群）	欠勤日数	32
Hone	2013	米国	観察研究	ETN	204	5.1	6 か月	なし	WPAI	33
Hussain	2015	サウジアラビア	観察研究（AWARDS 試験）	ADA	63	5.3	6 か月	なし	WPAI	34
Zhang	2015	ヨーロッパなど	RCT（PRIZE 試験）	ETN	196	0.5	52 週	なし	VOLP	35
Emery	2016	A：ヨーロッパ, 北米など, B：英国	RCT（A：OPTIMA 試験, B：PROWD 試験）	ADA	A：146, B：64	A：0.3, B：0.8	A：26 週 B：24 週	あり（MTX 単剤群）	RA-WIS, WPAI	36
Smolen	2016	ヨーロッパ, 南米, アジアなど	RCT（PRESERVE 試験）	ETN	763	6.9	36 週	なし	WPAI	37
Rendas-Baum	2017	北米, ヨーロッパなど	RCT（A：ORAL-Step 試験, B：ORAL-Standard 試験）	TOF	A：267, B：405	A：6.99.0, B：11.3〜13.0	2 年	あり（A：プラセボ群, B：プラセボ群と ADA 群）	SF-36, 就労状況	38
Takeuchi	2017	日本	観察研究（ANOUVEAU 試験）	ADA	1,808	6.4	48 週	なし	WPAI	39
Tanaka	2018	日本	観察研究（FIRST ACT-SC 試験）	TCZ-sc	377	6.9	52 週	あり（csDMARD 群）	WPAI, QOL	40
Westhovens	2019	ベルギー	観察研究	CZP	141	6.4	32〜56 週	なし	WPS-RA	41
Michaud	2019	北米, ヨーロッパなど	RCT（RA-BEAM 試験）	BARI	486	9	24 週	あり（プラセボ群と ADA 群）	WPAI	42
Behrens	2020	ドイツ	観察研究	ADA	783	7.8	2 年	なし	WPAI	43

RCT：randomized controlled trial, ADA：アダリムマブ, ETN：エタネルセプト, CZP：セルトリズマブ・ペゴル, IFX：インフリキシマブ, TOF：トファシチニブ, TCZ：トシリズマブ皮下注射, BARI：バリシチニブ, MTX：メトトレキサート, RA：関節リウマチ, SASP：サラゾスルファピリジン, HCQ：ヒドロキシクロロキン, csDMARD：抗リウマチ薬, SF-36：Short-Form 36 Health Survey, HLQ：Health and Labour Questionnaire, WPAI：Work Productivity and Activity Impairment, WLQ：Work Limitations Questionnaire, WPS-RA：arthritis-specific work productivity survey, VOLP：Valuation of Lost Productivity Questionnaire, RA-WIS：RA-Work Instability Scale

8) おわりに

分子標的治療薬の導入により RA 治療は各段に進歩したが, その反面, RA 患者の経済的負担額は増加傾向にある. しかしながら, RA 治療が早期より適切に開始され, 関節破壊の進行を防止することができれば, 将来的な関節手術の必要がなくなり, 寝たきりにならず, 介護を受ける必要もなくなり, さらに就労が可能となることなどが期待され, 将来的な医療費は軽減される可能性がある. ただし, これまでに述べてきた多くのエビデンスは欧米における研究結果であり, 日本における bDMARD, JAK 阻害薬の費用対効果の検討はほとんどなされていないのが現状である. 欧米の一部の国々では, 新規薬剤の承認審査あるいは薬価審査において医療経済性評価成績が必要とされている. わが国でも高騰する医療費の適正化を考えるうえで, 今後, RA のような慢性疾患における医療経済的評価はますます重要となるであろうと思われる.

第4章　多様な患者背景に対応するために

　さらに日本の保険医療には，国民皆保険制度，後期高齢者医療制度，高額療養費の支給制度，身体障害者制度，生活保護制度など，他国と異なる独自のシステムを採用している．これからの超高齢社会を迎えるにあたり，医療財政の破綻も危惧される中，ますます日本における患者の自己負担に関する検討のみならず，間接費用や生命予後などの社会経済的な側面を考慮したRA医療費の検討の重要性は増してくることは明白である．RAにおける医療経済的評価に関し，日本発の質の高いエビデンスを創出することは非常に重要であり，ガイドラインにこれらのエビデンスが組み込まれることを期待したい．

■**参考文献**

1）厚生労働省：平成29年度国民医療費の概況. https://www.mhlw.go.jp/toukei/saikin/hw/k-iryohi/17/dl/data.pdf

2）Tanaka E, et al：Mod Rheumatol 2010；20：46-53.

3）Tanaka E, et al：Mod Rheumatol 2013；23：742-751.

4）Shiroiwa T, et al：Health Econ 2010；19：422-437.

5）Tanaka E, et al：Mod Rheumatol 2017；27：227-236.

6）Jalal H, et al：Arthritis Care Res（Hoboken）2016；68：1751-1757.

7）Eriksson JK, et al：Ann Rheum Dis 2015；74：1094-1101.

8）Stephens S, et al：BMJ Open 2015；5：e006560.

9）Kobelt G：Value Health 2014；17：537-544.

10）Scott DL, et al：Health Technol Assess 2014；18：i-xxiv, 1-164.

11）Brown S, et al：Health Technol Assess 2018；22：1-280.

12）Manders SH, et al：Arthritis Res Ther 2015；17：134.

13）Weijers L, et al：Rheumatol Int 2017；37：1111-1123.

14）Batticciotto A, et al：Adv Ther 2016；33：1360-1373.

15）Hidalgo-Vega Á, et al：Cost Eff Resour Alloc 2015；13：11.

16）Tran-Duy A, et al：Arthritis Rheumatol 2018；70：1557-1564.

17）Kievit W, et al：Ann Rheum Dis 2016；75：1939-1944.

18）Bouman CA, et al：Ann Rheum Dis 2017；76：1716-1722.

19）Vanier A, et al：Value Health 2017；20：577-585.

20）Lee MY, et al：Clinical therapeutics 2015；37：1662-1676.

21）Lekander I, et al：Value Health 2013；16：251-258.

22）van der Velde G, et al：Arthritis Care Res 2011；63：65-78.

23）Schoels M, et al：Ann Rheum Dis 2010；69：995-1003.

24）Rat AC, et al：Joint Bone Spine 2004；71：518-524.

25）Eberhardt K, et al：J Rheumatol 2007；34：481-487.

26）Filipovic I, et al：Rheumatology（Oxford）2011；50：1083-1090.

27）Kimel M, et al：J Rheumatol 2008；35：206-215.

28）Zhang W, et al：J Rheumatol 2008；35：1729-1736.

29）Halpern MT, et al：Ann Rheum Dis 2009；68：930-937.

30）Anis A, et al：Rheumatology（Oxford）2009；48：1283-1289.

31）Kavanaugh A, et al：Arthritis Rheum 2009；61：1592-600.

32）Eriksson JK, et al：JAMA Intern Med 2013；173：1407-1414.

33）Hone D, et al：Arthritis Care Res（Hoboken）2013；65：1564-1572.

34）Hussain W, et al：Open Rheumatol J 2015；9：46-50.

35）Zhang W, et al：RMD Open 2015；1：e000042.

36）Emery P, et al：Rheumatology（Oxford）2016；55：1458-1465.

37）Smolen JS, et al：Arthritis Res Ther 2016；18：114.

38）Rendas-Baum R, et al：Rheumatology（Oxford）2017；56：1386-1394.

39）Takeuchi T, et al：Adv Ther 2017；34：686-702.

40）Tanaka Y, et al：Arthritis Res Ther 2018；20：151.

41）Westhovens R, et al：Acta Clin Belg 2019；74：342-350.

42）Michaud K, et al：Rheumatol Ther 2019；6：409-419.

43）Behrens F, et al：Clin Rheumatol 2020；39：2583-2592.

44）Kay J, et al：Ann Rheum Dis 2018；77：165-174.

第4章 多様な患者背景に対応するために

5 関節リウマチ治療と妊娠・出産

国立成育医療研究センター周産期・母性診療センター／妊娠と薬情報センター　村島　温子
国立成育医療研究センター周産期・母性診療センター／妊娠と薬情報センター　後藤美賀子

Question 1

生殖年齢女性において抗リウマチ薬はどのように使用するか？

【背　景】

これまでの研究により，関節リウマチ（RA）の疾患活動性が高いと妊孕性が低下する，RA の疾患活動性が高いまま妊娠すると妊娠中の改善率が低下する，妊娠中の高い RA の疾患活動性は子宮内発育不全や妊娠合併症のリスクとなる，ことが示されている．すなわち，挙児希望がある女性においては流産や催奇形性などのリスクが低いと考えられている薬剤を用いて寛解状態を維持しながら妊活することが望ましい．挙児希望がない場合は，流産や催奇形性などのリスクを有する薬剤であっても使用は可能であるが，避妊するように指導する．

妊娠判明後は流産や催奇形性，胎児毒性のリスクがないと考えられる薬剤については継続が可能である．しかし，寛解状態で妊娠すると寛解状態を維持できることが多いので，薬物治療を継続すべきかどうかの判断はむずかしい．妊娠成立後も継続する場合には，流産と先天異常の自然発生率がそれぞれ15%，3%あることを伝えておく（流産率は年齢により，先天異常はどの時期に誰がどの基準で判定するかにより，数値に幅があることに留意する）．

【Answer】

① 従来型抗リウマチ薬（csDMARD）のうち，メトトレキサート（MTX）・D-ペニシラミンは催奇形性があるため，妊婦には使用しない．MTX は中止後1月経周期をあけて妊活可能とする．

② csDMARD のうちレフルノミド（LEF）・ヤヌスキナーゼ（JAK）阻害薬・イグラチモド（IGU）・ミゾリビン（MIZ）は動物実験で催奇形性が示されており，ヒトにおける疫学研究が乏しいかないため妊婦に使用しない．

③ csDMARD のうちサラゾスルファピリジン（SASP）・タ

クロリムス（TAC）はリスクベネフィットを勘案し，状況により妊婦への使用が可能である．

④ 生物学的製剤（bDMARD）のうち，TNF 阻害薬はリスクベネフィットを勘案し，状況により妊婦へ使用することが可能である．

⑤ bDMARD のうちトシリズマブ（TCZ）・アバタセプト（ABT）は，リスクベネフィットを勘案し，状況により妊婦へ使用することが容認できる．

⑥ サリルマブ（SAR）/BS（TNF 阻害薬）は，リスクベネフィットを勘案し，状況により妊婦へ使用することが容認できる．

⑦ そのほかの csDMARD はリスクベネフィットを勘案し，状況により妊婦へ使用することが容認できる．

注：①～⑦の用語は以下のように場合分けして使用した．

① ヒトで催奇形性が示されている→投与しない

② 動物実験でリスクがあり，ヒトでの経験がないか乏しい→使用しない

③ 動物実験のリスクを問わず，ヒトでの疫学研究においてリスクを認めず→可能である

④ 動物実験でリスクがなく，ヒトでの疫学研究においてリスクを認めず→可能である

⑤ 動物実験でリスクがなく，ヒトでの限られた報告ではリスクを認めず→容認できる

⑥ 動物実験でリスクがなくヒトでの疫学研究はないが類薬ではリスクを認めず→容認できる

⑦ 動物実験でリスクがなく，上市後に長い年月が経っているが明らかな有害事象の報告なし→容認できる

【エビデンスの評価】

2013 年以降に発表された文献を渉猟し（Cochrane Library, 医

学中央雑誌，PubMed），システマティックレビュー（SR）を行った．児の先天異常（大奇形）を主要アウトカムとした．

上記検索により抽出された89の文献に，妊娠と薬情報センターの薬剤情報データベースから4報を加えて検討した．次にタイトルやアブストラクトから評価項目が異なると判断した論文を除外し，37報の論文を取り寄せた．論文の内容を確認し，学会報告や，オリジナルのデータが含まれないレビューなどを除外し，そこから児の先天異常に関する記載のある4報を採択した．

MTXに関する論文は1報あり，欧州（ENTIS）と北米（OTIS）の奇形情報機関による合同の前向きコホート研究によると，大奇形発生率はMTX曝露群において6.6％（7/106）であり，健常対照群の2.9％と比べて有意に増加していた（調整OR＝3.1，95％CI[1.03, 9.5]）．自己免疫疾患対照群の3.6％と比べても高率であったが，有意差はみられなかった（調整OR＝1.8，95％CI[0.6, 5.7]）．ただしMTX胎芽病と思われる異常はなかった[1]．

TNF阻害薬については，3報の前向きコホート研究を採択した．メタ解析を行うと，TNF阻害薬の曝露群と非曝露群の比較でOR＝1.47，95％CI[0.45, 4.82]であり，大奇形の発生のリスク上昇はみられなかった．ただし，このメタ解析はI^2＝67％であり異質性がやや高かった．3つの論文についてそれぞれをみると，1つはOTISからの論文で，72例と小規模であったが，対象がアダリムマブ（ADA）使用のRA患者のみであり，疾患活動性の調整を行っていることから「バイアスのリスク」は他の2報よりも低いと思われた．この研究では，疾患コントロール群と比較したADA曝露群における先天大奇形は調整OR＝0.72，95％CI[0.14, 3.5]であり，リスクの上昇を認めなかった[2]．ENTISからの論文では，TNF阻害薬曝露群において，調整OR＝2.2，95％CI[1.0, 4.8]と先天大奇形のリスクが上昇する結果であった[3]．報告された大奇形は，特定のものではなく種類が様々であり，奇形発生例の使用薬剤に偏りはなかった．この研究は，TNF阻害薬曝露群が421例，コントロール群が1,385例と規模は大きいものの，コントロール群が疾患コントロールではない点やロジスティック回帰分析は施行しているが，疾患活動性では調整していないという問題がある．また，コントロール群における大奇形発生率がEUROCATで報告される非染色体奇形発生率2.2％を下回っており，コントロールのリスクが低く見積もられていたことが，TNF阻害薬曝露群の調整ORの上昇を導いた可能性がある．もう1報は，イスラエルの奇形学情報サービスの報告で，TNF阻害薬に曝露した83例の妊娠（インフリキシマブ[IFX]35例，エタネルセプト[ETN]25例，ADA23例，うち81例は第1三半期曝露）の転帰を前向きに調査したものであった．非曝露疾患対照群と比較して，調整OR＝0.9，95％CI[0.2, 4.2]）と有意差はみられなかった[4]．

今回のSRでは，上記のTNF阻害薬，MTX以外の薬剤に関する論文は抽出されてこなかった．これは，SRが2013年以降

の論文を対象としたことや，症例集積研究は除外したことなどが理由と考える．したがって，TNF阻害薬，MTX以外の薬剤については妊娠と薬情報センターの薬剤情報データベースをもとに記載する．

csDMARDについて，SASPはいくつかの症例集積研究や症例対照研究で催奇形性を疑う結果は出ていない[5)~8)]．ブシラミン（BUC）は，疫学研究や論文化された症例報告がなく，判断が困難であるが，発売から長い年月の中で催奇形性のリスクを疑う報告はなされていない．

TACは，動物実験で催奇形性があることから添付文書において妊婦に対して禁忌とされていたが，移植患者の妊娠例の報告が多数あり[9)10)]，これらを検討した結果，2018年7月に妊婦に対しての禁忌が解除され有益性投与となっている．

D-ペニシラミンは，動物実験で催奇形性を認め，複数の症例報告においても動物実験と一致する先天異常を認めている[11)~13)]．

LEFも動物実験で催奇形性を認めたため，添付文書上妊婦に対しての投与は禁忌である．OTISの前向きコホート研究の報告では，妊娠第1三半期にLEFを使用したRAの女性64人，疾患コントロール108人，健常コントロール78人の3グループの大奇形発生率には有意差はみられなかったが[14)]，安全性を判断するには十分なデータがあるとはいえない．

IGUも動物実験で催奇形性を認めたため，添付文書上妊婦に対しての投与は禁忌であるが，ヒトでのデータはない．

MIZも動物実験で催奇形性を認めたため，添付文書上妊婦に対しての投与は禁忌であるが，ヒトでのデータはない．

bDMARDについて，非TNF阻害薬であるTCZは症例集積研究において，明らかな先天大奇形のリスク上昇を示唆する結果はみられていない[15)16)]．SARは動物実験において催奇形性を示唆する結果はなく，添付文書で有益性投与であるが，ヒトでのデータはない．ABTも症例集積研究において，児の先天大奇形のリスクは上昇していなかった[17)]．バイオ後続品（BS）については先行医薬品と同等・同質の品質，安全性，有効性をもつと考えられるため，妊婦に対する投与の報告がないが，先行医薬品のデータをもとに検討することになる．

JAK阻害薬であるトファシチニブの臨床試験中の74例の妊娠第1三半期曝露例に関する報告では，先天大奇形のリスク上昇は示唆されなかったが[18)]，安全性を判断するには情報が不十分である．バリシチニブ，ペフィシチニブ，ウパダシチニブはヒトでのデータはない．いずれのJAK阻害薬においても，動物の生殖発生毒性試験で通常投与による血漿中濃度との比較で催奇形性に関する安全域が10倍未満とヒトでの生殖発生毒性が懸念される状況であることも勘案し，妊娠中は使用しない．

胎盤通過性という視点も重要である．IFXで治療されていた母体から出生した児が，生後3か月で受けたBCG接種が原因

5. 関節リウマチ治療と妊娠・出産

で死亡したという症例報告[19]があってから bDMARD で治療している母体から出生した児の生ワクチン接種について注意喚起がされるようになった．TNF 阻害薬のうち，IgG 製剤である IFX，ADA は母体よりも胎児の濃度が高くなること[20)21)]，ETN ならびにセルトリズマブ ペゴル（CZP）はほとんど移行しないこと[20)22)]が示されている．TCZ は報告によって数値は異なるが[23)~25)]，IgG 製剤であるわりに移行率はさほど高くない．bDMARD の中では児への移行量が多い IFX，ADA を妊娠末期まで使用していた例において出生 6 か月まで児の血中に検出さ

れたとの報告がある[20)21)]ことから，妊娠末期まで継続して使用していた場合には児への生ワクチン接種に注意を要する．日本の添付文書には「注意が必要である」との記載があるものや製剤によっては記載がないものもある．米国の添付文書では「リスクベネフィットで考える」，欧州の添付文書では「薬剤ごとに 14 週間から 6 か月間の期間をおいてから接種する」となっている．製剤ごとに胎盤移行率は異なるが，現時点ではいずれの bDMARD を妊娠末期まで使用した場合においても児への生ワクチン投与は生後 6 か月後を目安に実施可能とする．

Question 2

男性 RA 患者のパートナーが妊娠を望む場合，抗リウマチ薬はどのように使用するか？

【背　景】

　男性が薬剤を使用する際に危惧される妊娠への影響は，男性の生殖能への影響とパートナーの妊娠における先天大奇形の発生リスクである．現在まで，男性の薬使用とパートナーの妊娠・出生児に関する疫学研究において，児の先天大奇形のリスク上昇を示した報告はない．男性の薬剤曝露による児の先天奇形発生のメカニズムとして，精子核酸への作用によるもの（変異原性）と，精液に分泌された薬物がパートナーの腟粘膜から吸収されて胎児に作用した結果として生じるものと 2 つのパターンが考えられる．通常の精液中にも，奇形がある精子が 20％ほど含まれている．もし，男性が受けた薬剤が精子に影響するとすれば，理論的には薬剤の影響を受けた精子は受精能を失う，ないしは受精しても着床しないと考えられ，児の大奇形のリスクになる可能性は極めて低い．精液を介した腟粘膜からの吸収については，催奇形性があることを証明された薬であっても，女性の体内で血中濃度が上昇するほどの吸収があるとは考えにくい．したがって，特段の配慮は不要であると考えられている．

【Answer】

　男性 RA 患者に MTX を投与する場合，治療に不可欠な場合には，MTX を中止せずにパートナーが妊娠することも可能である．

　男性 RA 患者に MTX 以外の csDMARD，bDMARD，JAK 阻害薬を投与する場合には，特段の配慮は行わない．ただし，SASP を使用中の例で，パートナーが妊娠に至らないケースで

は，男性が精子の検査を受けることを検討してもよい．

【エビデンスの評価】

　2013 年以降に発表された文献を渉猟し（Cochrane Library，医学中央雑誌，PubMed），SR を行った．検索の結果，155 の論文が抽出され，これに妊娠と薬情報センターの薬剤データベースから 2 つの論文を加え，157 報を対象とした．男性側の RA 治療薬の曝露とパートナーの女性の妊娠における児の大奇形をアウトカムとして検討した．結果として，2 つの男性側の MTX 曝露に関する論文を得た．メタ解析の結果，MTX の曝露群と非曝露群の比較において OR＝0.94，95％CI[0.38，2.33]であり，曝露による大奇形の発生のリスク上昇はみられなかった．検討した論文の 1 つは，ベルリン奇形学情報サービスの前向き研究であり，受胎時期に父親が MTX を使用していた妊娠 113 例と，催奇形性物質への曝露がない妊娠 412 例と比較したところ，先天大奇形（OR＝1.02，95％CI[0.16，6.57]）と発生率の有意な増加はなかった[26)]．もう 1 つは，デンマークの国家レジストリを利用した研究で，パートナーの女性の妊娠前 90 日以内に父親の MTX 曝露があった出生 127 児と妊娠前 90 日以内に父親が MTX を使用していない妊娠の出生 849,549 児を比較している．先天大奇形の発生はそれぞれ 4 例（3.2％），28,814 例（3.4％）でリスクの増加はみられなかった（調整 OR＝1.01，95％CI[0.73，2.71]）[27)]．わが国の MTX の添付文書には，男性に投与する場合は投与中および投与終了後少なくとも 3 か月間は配偶者が妊娠を避けるよう注意を与えることと記載があるが，今回の検索結果によりその記載は文献的に裏付けできないことが示された．また後述するように，これまで男性の薬使用が児の先

201

第4章 多様な患者背景に対応するために

天大奇形のリスクを上昇させるとする報告はないことから，MTX の男性の使用について，治療に不可欠な場合には，中止せずにパートナーが妊娠することも考慮可能と考える．

MTX 以外の薬剤に関する論文は，今回の SR で抽出されなかった．これは，SR が 2013 年以降の論文を対象としたことや，症例集積研究は除外したことなどが理由と考える．したがって，MTX 以外の薬剤については妊娠と薬情報センターの薬剤情報データベースをもとに記載する．

SASP については，炎症性腸疾患の男性に RA 患者への投与量よりも多い 2〜4g/日投与した例で，コントロール群と比し，精子の運動機能低下や奇形精子数増加を認めた報告があるが，変化が可逆的であることや男性側の SASP 継続例で妊娠例がみられることから，この精子の変化が受精力の決定的な要素ではないと筆者らは考察している[28]．男性が SASP を使用中の例で，パートナーが妊娠に至らないケースでは，男性が精子の検査を受けることを検討してもよい．

Question 3
産後の女性において抗リウマチ薬はどのように使用するか？

【背　景】

産後は高率に RA が再燃するため，抗リウマチ薬を必要とする状況となるケースが多い．母乳栄養は児に対する抗感染作用，児の認知能力への好影響，母親の体重回復など母児にとってメリットは大きい．母乳栄養と薬物治療が両立できる薬剤は，母乳を介して乳児が摂取することになる量（RID*）が少ない低分子化合物と bDMARD であろう．

*RID＝母乳を介する薬の用量（mg/kg/日）/乳児の治療量**（mg/kg/日）×100（％）

**乳児の治療量が決まっていない場合には母親の体重あたりの治療量で代用可

【Answer】

① 授乳中は，MTX・LEF・JAK 阻害薬・IGU を使用しない．

② SASP，TAC は母乳栄養のメリットを考慮し，授乳中も使用することが可能である．

③ bDMARD は，母乳栄養のメリットを考慮し授乳中も使用することが可能である．

④ BS は，母乳栄養のメリットを考慮し授乳中も使用することが可能である．

⑤ そのほかの csDMARD は，母乳のメリットを検討したうえで，授乳しながら使用することが容認できる．

注：①〜⑤の用語は以下のように場合分けして使用した．

① 乳汁中の薬物濃度測定結果がないか乏しく，MTX は薬物の特性（抗がん剤）を加味→使用しない

② 乳汁中の薬物濃度測定結果あり，児への影響なし→可能である

③ 薬物の特性（高分子化合物）からの判断，さらに乳汁中

④ の薬物濃度測定結果あり，児への影響なし→可能である

⑤ 薬物の特性（高分子化合物）からの判断，乳汁中の薬物濃度測定結果はなし→可能である

乳汁中の薬物濃度測定結果ないが上市後に長い年月が経っていても明らかな有害事象の報告なし→容認できる

【エビデンスの評価】

MTX の乳汁移行に関する報告は，産後 1 か月の絨毛癌患者に対して MTX 22.5 mg（15 mg/㎡）を連日経口投与した例で測定されたものである．初回投与の 10 時間後に乳汁中濃度はピークとなったが，2.3 µg/L と低く，投与後 12 時間で乳汁中に分泌された総量はわずか 0.32 µg と算出されている（尿中は 4.3 mg）[29]．この結果から，RA における週 1 回低用量投与では，さらに乳汁中への移行は低いことが予想され，乳児への影響はない可能性が高い．しかし現時点では臨床経験が限られるため，薬剤の特性を考慮して母乳栄養中の投与は推奨されない．

SASP は，代謝産物であるスルファピリジン，メサラジンともに乳汁への移行はわずかであることがわかっており，母乳栄養中の投与が可能である．児に血性下痢を生じた症例報告があるが[30]，筆者らは，児でアレルギー反応が生じたためと考察している．また同様の報告は続いていないため，授乳を中止する理由にはならないと考えられる．LEF は情報がないため，授乳中の使用は推奨されない．D-ペニシラミンは，乳汁中への移行がみられなかったとする報告[31]や，母親がシスチン尿症のために内服していた授乳例で，3 か月間の授乳期間に児に問題はみられなかったとする報告がある[32]．BUC や MIZ は，母乳中濃度に関する情報がないものの，発売されてからの長い年月の中で，授乳を受けた児における有害事象は報告されていない．

TAC は乳汁中への移行が少なく[33]，授乳を受けていた児にも

問題はみられていない[34].

　bDMARDは分子量が大きく，乳汁中にはほとんど分泌されない，または分泌されていても乳児の経口摂取における生体利用率は非常に低いと考えられるため，授乳は可能である．実際にIFX，ADA，ETN，ゴリムマブ，CZP，TCZ，ABTでは乳汁への移行が低いことが確認されている．IFX，ADA，ETN使用患者の授乳児における薬剤血中濃度は検出感度以下であることも報告されている[22][35][36].

　BSは，授乳に関するデータがないが，先行バイオ医薬品と同様に考える．

　JAK阻害薬については授乳に関するデータがないため，使用中の授乳は避ける．

■参考文献

1）Weber-Schoendorfer C, et al：Arthritis Rheumatol 2014；66：1101-1110.

2）Burmester GR, et al：Ann Rheum Dis 2017；76：414-417.

3）Weber-Schoendorfer C, et al：Br J Clin Pharmacol 2015；80：727-739.

4）Diav-Citrin O, et al：Reprod Toxicol 2014；43：78-84.

5）Mogadam M, et al：Gastroenterology 1981；80：72-76.

6）Willoughby CP, et al：Gut 1980；21：469-474.

7）Nielsen OH, et al：Scand J Gastroenterol 1983；18：735-742.

8）Norgard B, et al：Aliment Pharmacol Ther 2001；15：483-486.

9）Westbrook RH, et al：Liver Transpl 2015；21：1153-1159.

10）Coscia LA, et al：Best Pract Res Clin Obstet Gynaecol 2014；28：1174-1187.

11）Solomon L, et al：N Engl J Med 1977；296：54-55.

12）Mjolnerod OK, et al：Lancet 1971；1：673-675.

13）Scheinberg IH, et al：N Engl J Med 1975；293：1300-1302.

14）Chambers CD, et al：Arthritis Rheum 2010；62：1494-1503.

15）Nakajima K, et al：Mod Rheumatol 2016；26：667-671.

16）Hoeltzenbein M, et al：Semin Arthritis Rheum 2016；46：238-245.

17）Kumar M, et al：Semin Arthritis Rheum 2015；45：351-356.

18）Mahadevan U, et al：Inflamm Bowel Dis 2018；24：2494-500.

19）Cheent K, et al：J Crohns Colitis 2010；4：603-605.

20）Mahadevan U, et al：Clin Gastroenterol Hepatol 2013；11：286-292；quiz e24.

21）Zelinkova Z, et al：Aliment Pharmacol Ther 2011；33：1053-1058.

22）Murashima A, et al：Ann Rheum Dis 2009；68：1793-1794.

23）Saito J, et al：Rheumatology（Oxford）2019；58：1505-1507.

24）Moriyama M, et al：Scand J Rheumatol 2020；49：165-166.

25）Tada Y, et al：Rheumatology（Oxford）2019；58：1694-1695.

26）Weber-Schoendorfer C, et al：Rheumatology（Oxford）2014；53：757-763.

27）Eck LK, et al：Obstet Gynecol 2017；129：707-714.

28）O'Morain C, et al：Gut 1984；25：1078-1084.

29）Johns DG, et al：Am J Obstet Gynecol 1972；112：978-980.

30）Branski D, et al：J Pediatr Gastroenterol Nutr 1986；5：316-317.

31）Izumi Y：Teikyo Med J 2012；35：17-24.

32）Gregory MC, et al：Lancet 1983；2：1158-1160.

33）French AE, et al：Ann Pharmacother 2003；37：815-818.

34）Thiagarajan KM, et al：Prog Transplant 2013；23：137-146.

35）Kane S, et al：J Clin Gastroenterol 2009；43：613-616.

36）Fritzsche J, et al：J Clin Gastroenterol 2012；46：718-719.

第4章 多様な患者背景に対応するために

6 関節型若年性特発性関節炎の成人移行期診療

宮城県立こども病院総合診療科　梅林　宏明
東京女子医科大学病院膠原病リウマチ痛風センター小児リウマチ科　宮前多佳子
東京医科歯科大学生涯免疫難病学講座　森　雅亮

この項では「関節リウマチ診療ガイドライン2020」に収載する成人移行期分野に関する内容を可能な限りエビデンスに基づいて整理することを目的に，関節リウマチ（RA）に病態が近い関節型若年性特発性関節炎（JIA）を対象にして「成人移行期」について記載する．

JIAの病型によっては成人以降も治療の継続が必要な例も少なくなく，小児科から成人診療科へのシームレスな診療の継続が重要である．長年通院した小児科から成人診療科への転科と，進学などライフイベントが重なるなどの環境の変化により移行期患者のストレスが増大することも多い．わが国における移行期医療・移行支援の実情をふまえ，本診療ガイドラインに記載される内容としては，JIAや移行期についての知識などその背景を説明するような背景疑問が主であると考えられた．それをふまえて移行期領域において留意すべき事項をまとめるべく，医学図書館協会による文献検索を利用し，さらにハンドサーチにて文献を収集した．それぞれ移行期における「RAとJIAとの違い」「JIAの疾患活動性」「JIAの長期予後」「JIA関連ぶどう膜炎」に関するキーワードを提示し，2019年8月までの全年代でCochrane Library，PubMed，医学中央雑誌にて検索を行い，小児リウマチ医の複数名ペアで系統的レビューを行った．検索結果は解説や総論が大多数であり，移行期はGRADE法を用いたRAの推奨とは別に記載し，成人診療科医師が知っておいたほうがよいと考えられる4つの要点を小児リウマチ医が背景や解説とともにQ&Aとして作成した．わが国では，RAに保険適用がある薬剤の約半数がJIAには承認されていない．また，成人したJIA患者を対象に限定した薬剤の治療の有効性を示すエビデンスはなく，薬剤に関する記述は保険適用の相違などの日常診療における注意事項を述べるにとどめた．

JIA診療の全般に関しては，市販されている「若年性特発性関節炎診療ハンドブック2017」や，論文化されたガイダンス（Modern Rheumatology 2019；29：41-59）をご参照いただきたい．JIA関連ぶどう膜炎に関しては「小児非感染性ぶどう膜炎初期診療の手引き2020年版」も参考になる．さらに，JIAを含めた小児リウマチ性疾患における移行期医療全般については，「成人リウマチ医のための小児リウマチ移行支援ガイド」もご参照いただきたい．幅広い移行期に関する内容と併せることにより，成人移行期JIA患者の診療において，この「関節リウマチ診療ガイドライン2020」は有意義な内容になると考えられる．

Question 1

関節型JIA患者の成人移行期における診療は成人RA患者と比べて異なる配慮が必要か？

【背　景】

成人移行期の関節型JIA患者には，多感な思春期・青年期と罹病期間が重なっていることで心理的・社会的問題が生じる場合がある．また，RAとは保険適用の薬剤や医療費助成制度などが異なる．

【Answer】

① 罹病期間と成長期・思春期が重なる関節型JIA患者において，心身の成熟に影響がみられる場合があり，自立度や社会性が低い例などに対しては対応に配慮が必要な場合がある．

② わが国ではメトトレキサート（MTX）以外の従来型抗リウマチ薬（csDMARD）についてJIAに対する保険適用はない．生物学的製剤（bDMARD）に関してもRAとは保険適

用が異なる製剤が複数あり，使用には注意が必要である．
③ 成人まで移行する関節型 JIA は難治性であることが多く，bDMARD の使用割合が高い．
④ 関節型 JIA は指定難病に指定されており医療費助成の対象となる場合もあるので，その点も注意が必要である．

【解　説】

移行期 JIA 患者には，心理的発達や社会性などが低い場合や，自己薬剤管理ができないなど自立性が低い場合がある．また，移行の段階で通院を自己中断してしまう例もあり，対応に配慮が必要である．bDMARD の適用率も高いが，現在（2020 年 10 月時点），わが国において関節型 JIA に対して保険適用を取得している bDMARD は，エタネルセプト，アダリムマブ，トシリズマブ（点滴静注製剤），アバタセプト（点滴静注製剤）のみである．また，保険適用を取得している csDMARD は MTX のみである．成人に移行した JIA 患者において MTX 等が副作用等で使用できない場合もあり，今後成人になった JIA 患者に対する治療を行ううえで，RA には保険適用があるタクロリムス等 MTX 以外の csDMARD や，JIA に保険適用がない bDMARD の使用が可能になることが望まれる．

関節型 JIA は 2018 年 4 月に指定難病に指定されており医療費助成の対象となっている．医療費助成の対象となるのは，原則として「指定難病」と診断され，「重症度分類等」に照らして病状の程度が一定程度以上重症の場合である．重症度分類を満たす例は医療費助成の対象となり，さらに「高額かつ長期（月ごとの医療費総額が 5 万円を超える月が年間 6 回以上ある者）」に該当すれば自己負担上限額がより軽減される．また，重症度分類を満たさない場合でも，「軽症高額（医療費総額が 33,330 円を超える月が支給認定申請月以前の 12 月以内に 3 回以上ある場合）」に該当すれば医療費助成の対象となる．bDMARD を使用している患者においては，症状が安定し重症度分類を満たさない例も多いが，上記の「軽症高額」に該当すれば医療費助成が受けられる．20 歳前に寛解し 20 歳以降に再燃した場合は，重症度分類を満たせば助成の対象となる．医療費助成制度は細かい変更も多く，その都度確認が必要であり，メディカルソーシャルワーカーとの連携が必要である．

【エビデンスの評価】

検索の結果，13 件の論文が抽出されたが，移行期 JIA 患者と RA 患者の違いを直接比較したものはなかった．しかし移行期 JIA 患者には特有の問題があり（採用論文 1），JIA 患者に対する EULAR/PReS からの移行期ケアのリコメンデーションでも記載されているとおり，診療の際は注意が必要である（採用論

文 2）．おもな注意点として，自律性や社会性が低い例が存在すること，重症例や合併症が多く bDMARD 使用の割合が多いこと，RA と保険適用となる治療薬や社会保障制度が異なることなどがあげられる．

心身の成熟性に関しては 5 件の文献が該当した．オランダでは障害が残る JIA 患者は心理的発達が同年代と比較して低い傾向があった（採用論文 3）．また，イギリスにおける 14 と 17 歳の JIA の自己薬剤管理率はそれぞれ 76.9%，80.0% であり（採用論文 4），自立度や社会性が低い場合は対応に配慮が必要である．またオランダでの JIA を含む小児膠原病患者の成人クリニック転院以降の通院自己中断率は 5.1% という報告や（採用論文 5），活動性の低い患者で通院を自己中断するリスクを伴っているという報告があり（採用論文 6，7），移行以後の通院継続についても注意が必要である．

合併症の割合に関しては 3 件の文献があり，海外において RA と比較して JIA では活動性が低く QOL が高かった（採用論文 8）．わが国では RA と比較して移行期関節型 JIA の活動性が低い傾向があるが，関節予後に差はなく（採用論文 9），より高年齢の関節型 JIA 患者で併用薬剤数が多く，合併症も多かった（採用論文 10）．

bDMARD の使用割合に関しては 3 件の報告があり，ドイツでは 16〜20 歳の移行期 JIA の 18〜20% が bDMARD を，40% 程度が csDMARD を使用していた（採用論文 11）．フィンランドでも移行期 JIA の bDMARD の使用率は 29%（採用論文 12）であり，わが国でも RA と比較して移行期 JIA の bDMARD 使用率は高い（採用論文 9）．

なお，アメリカでの移行期 JIA 患者の治療薬に関する報告では，成人診療科に移行した患者は NSAID の使用率がやや減少していたが，多くの症例ではその他の治療薬は継続されていた（採用論文 13）．

■採用論文

1) Palman J, et al：Best Pract Res Clin Rheumatol 2014；28：229-246.
2) Foster HE, et al：Ann Rheum Dis 2017；76：639-646.
3) Haverman L, et al：Rheumatology 2012；51：368-374.
4) Shaw KL, et al：Rheumatology 2005；44：806-812.
5) Walter M, et al：Pediatr Rheumatol Online J 2018；16：50.
6) van Pelt PA, et al：Clin Exp Rheumatol 2018；36：163-168.
7) Hazel E, et al：Pediatr Rheumatol Online J 2010；8：2.
8) Relas H, et al：Clin Rheumatol 2019；38：785-791.
9) Matsumoto T, et al：Mod Rheumatol 2020；30：78-84.
10) 武井修治：今後の小児慢性特定疾病治療研究事業のあり方に関する研究 平成 27 年度総括・分担研究報告書．2016.
11) Luque Ramos A, et al：Semin Arthritis Rheum 2017；47：269-

12) Vidqvist KL, et al : Rheumatology 2013 ; 52 : 1999-2003.
275.
13) Mannion ML, et al : Pediatr Rheumatol Online J 2016 ; 14 : 49.

Question 2

関節型 JIA 患者の成人移行期における疾患活動性評価に用いる指標として JADAS-27 と DAS28 ではどちらが望ましいか？

【背景】

関節型 JIA では頸椎や股関節，足関節などがしばしば罹患関節となり，RA との差異がみられる．疾患活動性評価に用いる JADAS-27 と DAS28 とでは評価関節が異なる．

【Answer】

① 関節型 JIA の疾患活動性評価には，関節型 JIA における罹患関節の特徴や指定難病の申請にも関連して，移行期・成人期においても JADAS-27（図1）を用いることが望ましい．

② 臨床的に DAS28 を成人関節型 JIA 患者に使用することは許容されるべきだが，過小評価の可能性があるため結果の取り扱いにつき留意が必要である．

③ 日本小児リウマチ学会ホームページに診療支援ツールとして JADAS-27 計算ツールを掲載している（http : //plaza.umin.ac.jp/~praj/activities/JADAS27Calc.html）．

【解説】

JADAS では，成人で用いる DAS28，SDAI，CDAI で評価する 28 関節に含まれないが JIA 患者で高頻度に所見を認める，頸

以下の 1～4 項目の数値の総和で評価する．カウントする関節の詳細は下記の JADAS-27 の関節図を使用し，■の 27 関節中，活動性関節炎数をカウントする．

JADAS-27（範囲：0～57）＝｛評価者全般評価（VAS）：0～10｝＋｛患者全般評価（VAS）：0～10｝
　　　　　　　　　　　　＋｛活動性関節炎数：0～27｝＋｛標準化赤沈値：0～10｝

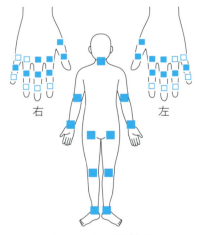

1. 評価者による全般評価（VAS）（0～10 cm）
2. 患者による全般評価（VAS）（0～10 cm）
3. 活動性関節炎*数（0～27）
4. 標準化赤沈値**（0～10）
   *圧痛または腫脹のある関節，圧痛がない場合は伸展負荷にて痛みがある．
   　注）伸展負荷による痛みは痛みをうまく訴えられない年少児に対し適応．
   **（赤沈 1 時間値〔mm〕－20）÷10 で算出（20 mm/ 時未満は 0，120 mm/ 時以上は 10）
   　注）一般に使用される赤沈値とは異なるものであり留意されたい．

図1　JADAS-27

（Consolaro A, et al : Arthritis Rheum 2009 ; 61 : 658-666 より一部改変）

椎関節・足関節・股関節などが評価関節に含まれている．評価関節の差により DAS28 では疾患活動性の過小評価が生じる可能性があり，臨床において移行期・成人関節型 JIA 患者に DAS28 を使用する際にはこの差に注意する必要がある．

【エビデンスの評価】

検索の結果 2 件の文献が抽出され，さらに「成人リウマチ医のための小児リウマチ移行支援ガイド」の参考文献から 2 件の文献を，JADAS，DAS28，SDAI，CDAI で検索した論文より 1 件を追加し，計 5 件の論文を対象とした．

関節型 JIA における疾患活動性の評価としては，JADAS-27 が用いられる．JADAS の有用性については計 4,578 人の JIA 患者（関節型に限らない）を対象とした横断研究において validation がなされている．評価関節数 10，27，71 の各評価方法では各臨床パラメータや CHAQ（Childhood Health Assessment Questionnaire）との相関は同等であり，CDAI，DAS28 より良好な相関を示した．JADAS は，3 年間の Sharp/van der Heijde score の変化とも有意な正の相関を認めることから関節予後とも関連することが示されている．異なる 2 時点での評価において ACR-Pedi とも有意に相関し，疾患活動性の変化の評価にも有用である（採用論文 1）．また，多関節炎を有する JIA 患者 97 人を対象としインフリキシマブの有効性を検討したランダム化比較試験の二次解析において，JADAS は inactive disease の指標としても DAS28，SDAI，CDAI より有意に陽性適中率が高いことが報告されている（採用論文 2）．

成人関節型 JIA 患者において DAS28 と JADAS-27 のいずれが有用かを比較した検討はなかったが，成人を含む関節型 JIA 患者 49 人を対象とし，DAS28 と JADAS-10 を比較した観察研究がある．DAS28 と JADAS-10 は有意な正の相関を示したが（r＝0.69，$p < 0.0001$），JADAS-10 で高疾患活動性と判断された患者 13 人のうち，DAS28 でも高疾患活動性と判断された患者は 1 人のみであり，DAS28 では過小評価される可能性がある（採用論文 3）．これはおもに評価関節の違いによるスコアの差であった．

エビデンスレベルの高い文献はなく推奨とすることはできないが，関節型 JIA と RA では各関節の罹患頻度が異なり，成人関節型 JIA においてもその特徴に対応した JADAS を用いることが望ましい．しかし，この指標は 2009 年に提唱された比較的新しいものであり，この指標を用いた論文自体が非常に少なく，成人診療科医師にはあまり知られていない．加えて，わが国における成人および移行期関節型 JIA の疾患活動性評価の既報の論文では DAS28 で評価された 1 件（採用論文 4）と CDAI で評価された 1 件（採用論文 5）のみであり，JADAS-27 が用いられたデータは存在しない．

■採用論文

1) Consolaro A, et al：Arthritis Rheum 2009；15：658-666.
2) Ringold S, et al：Arthritis Care Res（Hoboken）2010；62：1095-1102.
3) Wu Q, et al：Ann Rheum Dis 2016；75：635-636.
4) Miyamae T, et al：Mod Rheumatol 2015；25：62-66.
5) Matsumoto T, et al：Mod Rheumatol 2020；30：78-84.

Question 3

関節型 JIA の長期予後についてわかっていることは何か？

【背景】

わが国において JIA 全体として発症 10 年以内に治癒する患者の割合は約 3 割とされているが，関節型 JIA の治療成績は，bDMARD の導入により著しく改善した．関節型 JIA の中でも病型により罹患関節の違いがみられる．

【Answer】

① 関節型 JIA は病型により治癒率が異なり，RF 陽性多関節炎は治癒しにくい．

② 既存の治療で寛解が得られない関節型 JIA に対して適切な時期に bDMARD を導入することで 30〜50％の患者で臨床的寛解が達成可能となった．

③ 少関節炎は下肢中心に大関節の罹患が多く，多関節炎は大関節に加えて小関節も罹患しうる．

④ 関節型 JIA における関節破壊のリスク因子は，RF 陽性，多関節炎発症，疾患活動性の長期持続である．

【解説】

MTX や bDMARD を適切なタイミングで導入することによ

第4章　多様な患者背景に対応するために

り，少関節炎持続型では50〜80％，少関節炎進展型では20〜50％，RF陰性多関節炎では15〜50％，RF陽性多関節炎では5〜20％でドラッグフリー寛解を達成できる．関節型JIAは病型により罹患関節が異なる．少関節炎は膝関節，足関節を中心として，手関節，肘関節などの大関節が罹患することが多いが，多関節炎は手指関節，足趾関節などの小関節も罹患しうる．関節破壊の好発部位も病型により異なる．少関節炎は膝関節に多く，多関節炎は手，手指，足，足趾に多い．関節破壊の頻度が最も高い病型はRF陽性多関節炎である．骨成長に影響するため，関節型JIAは下肢長左右差が生じることがあり，その頻度は少関節炎が最も高い．顎関節障害はいずれの病型にも起こりうる．

【エビデンスの評価】

検索の結果3件の文献が抽出された．さらに「成人リウマチ医のための小児リウマチ移行支援ガイド」の参考文献から2件の文献を，ハンドサーチで8件の文献を追加し計12件の文献を対象とした．

関節型JIAに関して寛解や治癒の定義は明確ではないが，多くの文献においてJADAS寛解やWallaceの寛解基準が用いられている．本項ではWallaceのclinical remission off medicationをドラッグフリー寛解として用いることとした．臨床的寛解および患者QOLについては6件の文献を採択した．関節型JIAに対して，csDMARDを中心とした既存の治療では一度も寛解達成できなかった患者の割合は，少関節炎53.1％，RF陰性多関節炎75.9％，RF陽性多関節炎100％（採用論文1）と，csDMARDのみの治療では限界があった．bDMARDの導入により，臨床的寛解となった患者の割合は少関節炎持続型で62.9％，少関節炎進展型で44.1％，RF陰性多関節炎で60.7％，RF陽性多関節炎で40％（採用論文2）と著明な改善を認め，さらには治療を終了できたドラッグフリー寛解を達成した患者は少関節炎持続型で68％，少関節炎進展型で31％，RF陰性多関節炎で30％，RF陽性多関節炎で5％と報告されている（採用論文3）．

わが国ではbDMARDの使用下において，全病型のJIAで約30％，少関節炎で50〜60％，RF陰性多関節炎で70％，RF陽性多関節炎で30〜40％がドラッグフリー寛解を達成したと報告されている（採用論文4）．一方で，わが国において成人診療科に移行したJIA患者の調査では，約25％が思春期に一度はドラッグフリー寛解を達成しており，bDMARDが普及した2000年代以降に発症した患者のほうが比較的早期にbDMARDを導入され，関節機能予後が良く，疾患活動性が抑えられていたと報告されている（採用論文5）．JIA患者のQOLを良好に保つためには，早期の寛解達成が重要であり，発症1年後のJADAS-10寛解を達成することにより，5年後のCHAQと関節機能評価が

良好に保たれていたと報告されている（採用論文6）．

病型による罹患関節および関節破壊の好発部位については4件の文献を採択した．関節型JIAの罹患関節は，少関節炎で膝関節が24％と最も多く，下肢長差も22.7％に認められたと報告されている（採用論文7）．一方，多関節炎では関節破壊の指標である骨びらんの発生頻度として，手・手指関節（79％），足・足趾関節（74％），股関節（35％）の順に多い（採用論文8）．顎関節炎はいずれの病型でも認められ，成人期JIA患者の口腔顔面症状や顎関節機能異常の原因になるとされている（採用論文9，10）．

関節破壊のリスク因子については3件の文献を採択した（1件が関節破壊の好発部位についての文献と重複）．RF陽性とRF陰性多関節炎患者においてX線での骨びらんの頻度は，手関節でそれぞれ91％，65％（OR＝5.65，95％CI［1.02，31.48］，$p=0.048$），足関節でそれぞれ91％，55％（OR＝8.59，95％CI［1.57，46.89］，$p=0.01$）とされ，RF陽性多関節炎患者で有意にその頻度が高いと報告されている（採用論文8）．最終観察時のX線で関節裂隙狭小化および骨びらんのリスクとなるのはRF陽性多関節炎（それぞれOR＝23.43，95％CI［7.26，75.60］，$p=0.001$，OR＝8.53，95％CI［3.08，23.64］，$p<0.0001$），疾患活動性の持続期間（それぞれOR＝1.18，95％CI［1.08，1.29］，$p<0.0001$，OR＝1.10，95％CI［1.02，1.18］，$p=0.016$）と報告されている（採用論文11）．また，最終観察時におけるSharp/van der Heijde score高値のリスクとなるのは多関節炎で発症（$\beta=126.9$，95％CI［56.1，197.7］，$p<0.001$），発症から5年以内の活動性関節炎の期間（$\beta=3.6$，95％CI［1.3，5.7］，$p=0.002$）と報告されている（採用論文12）．

■採用論文

1）Fantini F, et al：J Rheumatol 2003；30：579-584.

2）Glerup M, et al：Arthritis Care Res（Hoboken）2020；72：507-516.

3）Wallace CA, et al：Arthritis Rheum 2005；52：3554-3562.

4）Okamoto N, et al：Mod Rheumatol 2019；29：41-59.

5）Miyamae T, et al：Mod Rheumatol 2015；25：62-66.

6）Shoop-Worrall SJW, et al：Arthritis Rheum 2018；70：1519-1529.

7）de Oliveira Sato J, et al：Clin Exp Rheumatol 2011；29：871-877.

8）Elhai M, et al：J Rheumatol 2013；40：520-527.

9）Glerup M, et al：J Rheumatol 2020；47：730-738.

10）Resnick CM, et al：J Oral Maxillofac Surg 2017；75：1191-1200.

11）Oen K, et al：J Rheumatol 2003；30：832-840.

12）Dimopoulou D, et al：Rheumatology 2017；56：1928-1938.

6. 関節型若年性特発性関節炎の成人移行期診療

Question 4

関節型 JIA の関節外症状であるぶどう膜炎は成人になっても注意が必要か？

【背　景】

JIA においてぶどう膜炎は重要な関節外症状の1つであるが，関節炎の活動性に並行せず，多くが無症候性・潜行性である．関節炎発症前，関節炎発症と同時，関節炎の治療中および治療終了後，といずれの時期にも発症する可能性があり，関節炎の活動性とぶどう膜炎の発症・活動性は並行しない．

ぶどう膜炎は関節炎よりも治療抵抗例が多く，ぶどう膜炎のみが残ることも多い．

【Answer】

① ぶどう膜炎の多くは関節炎発症後4〜7年以内に起こると報告されているが，それ以降でも発症する例があり成人以降も注意が必要である．移行期〜成人期において年1回程度の眼科診察を行うことが望ましい．

② ぶどう膜炎が寛解している場合でも，治療中止や変更（特に MTX や bDMARD）に伴いぶどう膜炎が再燃または悪化する例があるため，治療変更の際はより注意を要する．

③ すでにぶどう膜炎を発症している者は，眼科医と協力して治療にあたる．

【解　説】

JIA 関連ぶどう膜炎（JIA-U）は，関節炎の活動性に並行せず発症する可能性のある関節外症状である．アジアの有病率は欧米に比べると低く，人種差があると考えられている．少関節炎で発症することが多く，RF 陽性多関節炎および全身型で発症することはまれである．リスク因子は，少関節炎，関節炎早期発症，抗核抗体陽性，RF 陰性，抗 CCP 抗体陰性である．多くが関節炎発症から4〜7年以内に無症候性・潜行性にぶどう膜炎を発症するが，20年以上経過して発症する例もある．年長児では，腱付着部炎関連関節炎および HLA-B27 陽性例で急性・症候性にぶどう膜炎を発症するリスクが高くなる．

ぶどう膜炎が寛解していても，関節炎の寛解や妊娠希望などで治療（特に MTX や bDMARD）を中止または変更した際に，ぶどう膜炎が再燃または悪化するリスクがあり，注意が必要となる．数は少ないものの，成人期に無症候性・潜行性にぶどう膜炎を発症する例があり，また，無症候性・潜行性のぶどう膜炎は難治である．

「若年性特発性関節炎初期診療の手引き 2015」（採用論文1）で JIA の眼科受診推奨間隔を提案しているが，発症から何年までフォローすべきかは一定の見解はない．前述のとおり関節炎発症から長期間を経てぶどう膜炎を発症する例があることを考慮すると，成人期にも年1回程度の眼科診察が望ましい．

【エビデンスの評価】

検索の結果9件の論文が抽出された．

JIA-U は，関節炎の活動性に並行せず発症する可能性のある関節外症状である．有病率は欧米では10％を超えるものの，アジアでは10％以下である（採用論文2）．JIA subtype の JIA-U リスク因子としては，少関節炎があげられる．JIA subtype における発症割合には人種差があり（採用論文3），これらの差がぶどう膜炎の有病率に影響していることが考えられる（採用論文2）．多くが関節炎発症から4〜7年以内にぶどう膜炎を発症し（採用論文3，4），5年以上経過してぶどう膜炎を発症するのは3〜5％（採用論文5），との報告がある．2016年にわが国の JIA-U を対象に行った調査では，95％が関節炎発症から7年以内にぶどう膜炎を発症していた（採用論文2）．

JIA-U の多くは少関節炎で発症し，少関節炎の多くが幼児期に発症すること，また JIA-U の多くが関節炎発症から7年以内に発症することを鑑みると成人期に新たにぶどう膜炎を発症する可能性は低い．しかしながら一方で，一部の患者で関節炎発症から20年以上経過してぶどう膜炎を発症した報告がある（採用論文4）．若年成人 JIA 123人を後方視的に観察した報告では，無症候性ぶどう膜炎19人中3人と急性ぶどう膜炎6人中5人は16歳以降にぶどう膜炎を発症していた（採用論文6）．10歳以上の HLA-B27 陽性の付着部炎関連関節炎は，急性・症候性にぶどう膜炎を発症することが多く（採用論文3），無症候性のぶどう膜炎が成人期に発症することはまれ（採用論文7）とされる．

JIA-U は成人期にも炎症が続くことが多い．成人 JIA 154人を後方視的に観察した報告では，8％にぶどう膜炎が残存しており（採用論文8），JIA-U 55人を後方視的に観察した報告では，ぶどう膜炎発症から24年後も半数は炎症が残存していた

209

（採用論文9）．このように成人期にもぶどう膜炎の治療を継続する必要のある例も多いが，MTX や bDMARD で寛解しても，関節炎の寛解や妊娠希望などでこれらの薬剤を減量・中止することでぶどう膜炎が再燃することがある（採用論文7）ため十分な注意が必要である．

■採用論文

1）日本リウマチ学会小児リウマチ調査検討小委員会：若年性特発性関節炎初期診療の手引き2015．メディカルレビュー社 2015.

2）Yasumura J, et al：Pediatr Rheumatol Online J 2019；17：15.

3）Heiligenhaus A, et al：Ocul Immunol Inflamm 2013；21：180-191.

4）Ozdal PC, et al：Ocul Immunol Inflamm 2005；13：33-38.

5）Heiligenhaus A, et al：Dtsch Arztebl Int 2015；112：92-100.

6）Kotaniemi K, et al：Ann Rheum Dis 2005；64：871-874.

7）Coulson EJ, et al：Rheumatology（Oxford）2014；53：2155-2166.

8）Vidqvist KL, et al：Rheumatology（Oxford）2013；52：1999-2003.

9）Skarin A, et al：Ocul Immunol Inflamm 2009；17：104-108.

■作成関連資料一覧（作成関連資料に掲載）

資料A　文献検索式

資料B　文献検索フローチャート

第4章 多様な患者背景に対応するために

7 関節リウマチとリンパ増殖性疾患

東海大学医学部内科学系リウマチ内科学　鈴木　康夫

1) はじめに

関節リウマチ（RA）患者では，Hodgkin リンパ腫（HL），非 Hodgkin リンパ腫（NHL），骨髄腫など造血器・リンパ組織腫瘍の頻度が一般人口に比べて高いことが，メトトレキサート（MTX）や生物学的製剤（bDMARD）などの分子標的治療薬が治療に使用される以前の 1980 年代から報告されている[1]~[3]．

RA 以外でもシェーグレン症候群（SS）や全身性エリテマトーデス（SLE）などの自己免疫疾患では古くから悪性リンパ腫の合併頻度が高いことが報告されている[4]．

Zintzaras らは SLE，SS，RA と NHL の発生リスクをメタ解析し[4]，NHL の標準化罹患比（SIR）は原発性 SS で 18.8，SLE で 7.4，RA では 3.9 と，3 疾患とも一般集団に比して有意に高かった．この研究では原発性 SS，SLE の治療薬剤についての言及はないが，RA では従来型抗リウマチ薬（csDMARD），免疫抑制薬（MTX，シクロホスファミドなど），bDMARD の治療薬の違いによって，リスクにばらつきがみられた．このような自己免疫疾患における悪性リンパ腫の発生リスクの増加の背景には原疾患に伴う免疫異常や慢性炎症が関与していると考えられていた．これらの疫学的研究は，化学療法が必要となるような悪性リンパ腫を対象として行われたものであるが，最近，MTX などの免疫抑制療法施行中の RA 患者で増加が懸念されているのは悪性リンパ腫から反応性病変を含むリンパ増殖性疾患（LPD）である．LPD とは，"リンパ球が過剰に増殖した状態で，単一の腫瘍をさすものではなく，自然退縮する良性あるいは反応性のリンパ球増殖から真の悪性リンパ腫まで含んだ概念" である．RA 治療中に発生する LPD（本項では RA 関連 LPD と略す）

の疫学，発生要因，臨床病理学的特徴，経過と予後，発生後の RA 治療については，いまだ不明な点が多く，現在，日本リウマチ学会，日本血液学会，日本病理学会合同ワーキンググループで「診断と管理の手引き」の作成作業が進行中である．本項では，わが国におけるエビデンスを中心に，2021 年 2 月の時点で明らかになっている RA 関連 LPD の臨床像や発生後の対応について解説する．

2) 疫学

① 罹患率と発症リスク

RA 患者におけるリンパ腫の罹患率や相対リスクを検討した成績は，1960 年代の症例から MTX や分子標的治療薬が治療に積極的に使用されるようになった 2000 年以降の症例の解析まで多数みられる．古くは Hakulinen（フィンランド）が 1967～1973 年の間調査した研究から，最近では Hellgren（スウェーデン）が 1997 ～ 2012 年の間調査した研究まで多数の疫学研究があり[1]~[3][5]~[25]，これらの報告の中には有意なリスクの増加は認めなかったものもあるが，大多数の報告では，SIR は 2 ～ 4 程度で有意なリスクの増加を示している[1]~[3][7]~[25]．

また，HL および NHL のどちらもリスクが高く，Hellgren の報告では，1997 ～ 2003 年と 2004 ～ 2012 年の 2 年代を比較した結果，HR は 1.8 と 1.4 であり，強力な薬物療法が導入された 2000 年以降も発症リスクの増加はないと報告している[25]．

わが国の代表的 RA レジストリにおける悪性リンパ腫の SIR は IORRA 6.07[26]，NinJa 3.43[27]，SECURE 6.18[28]，国立国際医療研究センターコホート 8.21[29] と報告されている．今回，日本リ

表1 わが国の RA レジストリにおけるリンパ腫の標準化罹患比（SIR）

	観察期間（人・年）	標準化罹患比（SIR）
IORRA[26]	2001-2012（25,567）	6.07［3.71-9.37］
NinJa[27]	2002-2012（66,953）	3.43［2.59-4.28］
SECURE[28]	2009-2014（49,320）	6.18［4.81-7.64］
国立国際医療研究センター[29]	1990-2010（2,379）	8.21［0.16-24.3］
JCR-RA-LPD study[30]	2011-2014（24,294.5）	5.99［4.30-7.68］

（Yamada T, et al：Reumatol Int 2011；31：1487-1492, Hashimoto A, et al：J Rheumatol 2015；42：564-571, Harigai M：Mod Rheumatol 2018；28：1-8, Yoshida Y, et al：Mod Rheumatol 2014；24：763-765, Honda S, et al：Mod Rheumatol online ahead of print. doi:10.1080/14397595.2020.1869370 より引用・作成）

211

第4章 多様な患者背景に対応するために

表2 世界の代表的 RA レジストリにおけるリンパ腫の罹患率の比較

	レジストリ						
	CORRONA[31]（米国）	SRR[31]（スウェーデン）	NOAR[31]（英国）	BSRBR-RA[32]（英国）		IORRA[31]（日本）	ERCP[33]（ヨーロッパ 12 か国）
				csDMARD	TNFi		
観察期間（人・年）	75,787	81,459	10,931	19,473	95,126	33,951	584,236
イベント数	62	82	10	30	84	23	533
粗罹患率/100 人・年	0.08	0.10	0.09	0.154	0.088	0.07	0.085
調整後罹患率/100 人・年（95％信頼区間）	0.06（0.04-0.08）	0.06（0.04-0.08）	0.09（0.04-0.21）			0.06（0.04-0.10）	

CORRONA：Consortium of Rheumatology Researchers of North America, SRR：Swedish Rheumatology Quality of Care Register, NOAR：Norfolk Arthritis Register, BSRBR-RA：British Society for Rheumatology Biologics Register for Rheumatoid Arthritis, IORRA：Institute of Rheumatology, Rheumatoid Arthritis, ERCP：European registries collaborative project, csDMARD：conventional synthetic disease modifyng anti-rheumatic drug, TNFi：TNF inhibitors
（Askling J, et al：Ann Rheum Dis 2016；75：1789-1796, Mercer LK, et al：Ann Rheum Dis 2017；76：497-503, Mercer LK, et al：Ann Rheum Dis 2017；76：2025-2030 より引用・作成）

表3 リンパ増殖性疾患の危険因子の解析

JCR-RA-LPD study

ベースラインの変数	reference	HR	95％ CI	p 値
年齢（10 歳ごと）		1.47	1.18-1.85	**＜0.001**
性別（男性）	女性	0.781	0.450-1.35	0.378
RA 罹病期間（年）		1.00	0.998-1.00	0.526
bDMARD あり	なし	0.904	0.504-1.62	0.73
MTX（0＜MTX≦8 mg/週）	MTX 0 mg	2.35	1.25-4.42	**0.008**
MTX（MTX＞8 mg/週）	MTX 0 mg	4.39	2.07-9.32	**＜0.001**
CRP（mg/dL）		1.07	0.942-1.20	0.315
シェーグレン症候群あり	なし	0.663	0.207-2.12	0.488

bDMARD：biological disease-modifying antirheumatic drug, MTX：methotrexate, CRP：C-reactive protein, HR：hazard ratio, CI：confidence interval
（Honda S, et al：Mod Rheumatol online ahead of print. doi:10.1080/14397595.2020.1869370 より引用）

NinJa レジストリ　　　　　　　　　　iR-net 多変量解析

危険因子	OR	95％ CI	p 値
年齢（1 歳ごと）	1.04	–	**0.0032**
男性	1.6	0.9-2.8	0.088
NSAID	0.7	0.4-1.1	0.1048
ステロイド薬	0.8	0.5-1.4	0.4523
MTX	3.5	2.0-6.3	**＜0.0001**
TAC	3.9	1.9-7.4	**＜0.0001**
TAC 以外の免疫抑制薬	6.8	0.4-32.8	0.0608
bDMARD	0.9	0.4-1.9	0.8731

NSAID：non-steroidal anti-rheumatic drug, MTX：methotrexate, TAC：tacrolimus, bDAMRD：biological disease-modifying antirheumatic drug, OR：odds ratio, CI：confidence interval
（Hashimoto A, et al：J Rheumatol 2015；42：564-571 より引用）

ウマチ学会調査研究委員会で行われた後方視的観察研究（JCR-RA-LPD study）では，2011 年 4 月 1 日から 7 月 31 日までに受診した RA 患者を 3 年間追跡し，LPD が 68 例（うちリンパ腫 54 人）発症した．病理組織学的に診断された悪性リンパ腫の SIR は 5.99 と従来の RA 大規模レジストリと同じであった（**表1**)[26]~[30]．

また，日本と米国，英国，スウェーデン，ヨーロッパ 12 か国の悪性リンパ腫の罹患率を**表2**[31]~[33]に示すが，各国の罹患率に差はなく，人種による差はないと考えられる[31]~[33]．

②　危険因子

JCR-RA-LPD study で，LPD の危険因子を Cox 回帰分析で解析すると，年齢と MTX が有意な因子であった．MTX に関しては高用量（週 8 mg 超）でより HR が高かった（**表3**)[30]．同様に，MTX 用量と LPD 発症の関連を示唆する報告がある[34]．わ

が国の iR-net のデータベースの解析では年齢と MTX，タクロリムスが有意な危険因子であった**（表 3）**[27]．現時点では，高齢と MTX 治療が LPD の危険因子と考えられるが，MTX 用量との関連については相反する報告もある．

3）RA 患者におけるリンパ増殖性疾患の発生要因

RA 関連 LPD の発症には免疫抑制・免疫不全／免疫異常が背景にあり，その要因として，加齢あるいは免疫老化，RA の免疫異常や慢性炎症，遺伝的な要素，他の自己免疫疾患の合併，に加えて MTX をはじめとする薬剤による免疫抑制など多因子が関与していると考えられる．

① 加齢（senescence）と免疫老化（immunosenescence）

リンパ腫の発生は高齢者に多く，国立がん研究センターの統計でも 60 歳代，70 歳代，80 歳代で全体の約 75％を占める．特に，NHL の頻度は年齢とともに増加することが報告されている．びまん性大細胞型 B 細胞リンパ腫（DLBCL）のリスクは 40 歳未満では 0.09（女性）〜 0.13％（男性）であるが，70 歳以上では 1.4（女性）〜 1.77％（男性）と報告されている．リウマトレックス適正使用情報 vol.25[35]によれば，2011 年以降の収集されたリンパ腫を中心とした新生物による死亡例の年齢分布は，70 歳以上が 55.9％，60 歳以上が 86％と，大半が高齢者である．

高齢者に好発する理由として，加齢に伴う遺伝子の変異やエピミューテーションが，細胞増殖能の変化や細胞の腫瘍化をきたす可能性が指摘されている．

一方，加齢に伴う免疫機能の異常（免疫老化）は変異細胞や腫瘍細胞の処理能を低下させる．また，ウイルスの処理能力の低下は持続感染につながる[36][37]．1 例として，加齢に伴う T 細胞機能の低下が EB ウイルス（EBV）感染 B リンパ球に対する免疫監視機構の破綻をもたらし，潜伏感染状態からウイルスの活性化や持続感染，さらには EBV 関連リンパ腫の発症につながる仮説がある．EBV 陽性 DLBCL や EBV 陽性皮膚粘膜潰瘍の症例のほとんどは高齢者である．

② 遺伝的要因

RA 患者とリンパ腫の両者に共通の環境因子は現時点では明らかでない．両疾患とも家族内集積があるため，遺伝的要因を明らかにする目的で疫学研究が行われた．RA あるいは全身性自己免疫疾患の患者と一親等血縁者のリンパ腫のリスクを検討した研究では，患者自身のリンパ腫の SIR は有意に高かったが，血縁者では HL，NHL ともリスクの上昇はなかった[38]〜[40]．以上の結果より，RA とリンパ腫の間に共通の遺伝的要因がある可能性は低いと考えられる．

一方，RA に対して MTX 投与中に発生した LPD 症例の臨床病理遺伝学的特徴を検討したわが国の成績では，EBV 陽性の LPD 症例では，HLA-B 15:11 ハプロタイプが有意に高頻度にみられた[41]．特定の HLA との関連は LPD 発症に遺伝的背景が関与する可能性を示唆するが，少数例の検討であるので，今後，検証が必要と思われる．

③ RA の炎症活動性や免疫異常

RA の炎症活動性とリンパ腫発生の関連を示唆する報告は多い．Baecklund らはスウェーデンがん疾患登録システムの症例を検討した結果，高疾患活動性の症例では低活動性の症例に比べてリンパ腫の相対危険率が 25.3 倍高かった．また，Steinbrocker Class Ⅳ の症例は Class Ⅰ の症例の 12.9 倍，小関節と大関節の障害がある症例では小関節だけの症例の 9.3 倍リスクが高かった[42]．病理組織学的には，大半の症例が NHL で，その 3 分の 2 は DLBCL であった．DLBCL の症例は，抗リウマチ薬治療中の症例や EBV 陽性症例が少なく，活動性が高い症例が多かった[43]．その後，症例を増やして検討しても，高疾患活動性，Class Ⅳ の症例は低活動性あるいは Class Ⅰ の症例と比較して，約 70 倍リスクが高かった．一方，治療との関連では，抗リウマチ薬（non-biologic）治療とリンパ腫の発生リスクには関連がなかった．また，病理組織型では DLBCL が約半数と多かったが，EBV 陽性症例は 12％と少なかった[44]．DLBCL の亜型を分類すると，非胚中心 B 細胞型 DLBCL（non-germinal center B cell-like DLBCL）が 70％で，胚中心型は 30％と，通常の DLBCL の亜型の比率に比べて，非胚中心型が多かった．このことから，活動性 RA では，末梢の活性化 B 細胞がリンパ腫の発生に寄与していると推論している[45]．同様に，Wolfe は RA 患者を 25 年間継続的に追跡し，赤沈値＞40 mm/時の活動性 RA 症例では NHL のリスクが 9 倍高いと報告している[46]．

④ EB ウイルス感染

MTX 関連 LPD では末梢血 EBV-DNA 量が増加する症例がある．また LPD 組織中に EBV 遺伝子が約 50〜70％陽性であり，潜伏様式は latency 2 あるいは latency 3 が多いことがわかっている．しかし，病理組織型との関連や予後との関連など不明の点は多い．また，EBV 陽性皮膚粘膜潰瘍は超高齢者のような免疫機能が低下している例や免疫抑制薬治療中の RA 患者に発症する．EBV の形質転換ポテンシャルと次項で述べる治療薬による免疫抑制状態の両者が LPD 発症に関与する可能性がある．

⑤ 治療薬による免疫抑制

薬剤による免疫抑制がリンパ腫のリスクを増大させる可能性は指摘されていた．そのため，抗リウマチ薬とリンパ腫の発生リスクを検討した研究は多くある．アザチオプリン（AZP）や MTX 治療とリンパ腫の関連を示唆する成績はいくつかあるが，ほとんどの研究は治療薬とリンパ腫のリスク増加は関係なく，疾患自体と関連があることを示唆している[47][48]．

213

第4章 | 多様な患者背景に対応するために

表4 リンパ増殖性疾患国内症例の患者背景と病変部位

		JCR LPD-WG[55] (n=232)	JCR-RA-LPD study[30] (n=68)	国内症例報告[54] (n=81)	Kurita et al[53] (n=219)
背景	年齢（中央値，歳）	67	68	67	68
	女性（%）	77.2	79.4	66.7	72.6
	RA 罹病期間（中央値，年）	12	12	12.6	9.8
	MTX 用量（中央値，mg/週）	8	8	8	-
	MTX 投与期間（中央値，/月）	78	76	75	48
	bDMARD の使用割合（%）	24.1	26	16	28
B 症状（%）		31	-	-	29
病変の広がり	リンパ節病変のみ（%）	49	40	21	52
	節外病変のみ（%）	23	42	46	14
	リンパ節病変＋節外病変（%）	28	18	33	34
節外病変	肺（%）	16	9	22	12
	口腔・咽頭（%）	9	13	11	8
	消化管（%）	7	7	9	4
	骨髄（%）	6	9	5	5
	皮膚・皮下組織（%）	6	6	4	8
	肝臓（%）	4	13	9	9

（Honda S, et al：Mod Rheumatol online ahead of print. doi:10.1080/14397595.2020.1869370, Kurita D, et al：Am J Sur Pathol 2019；43：869, 令和元年度厚生労働行政推進調査事業費補助金（免疫・アレルギー疾患政策研究事業）「我が国の関節リウマチ診療の標準化に関する臨床疫学研究」（H30-免疫-指定-002）分担研究報告書. 2019, Takada H, et al：Mod Rheumatol online ahead of print. doi:10.1080/14397595.2021.1899570 より引用・作成）

しかし，Kamel らが MTX 治療中の RA，皮膚筋炎患者に MTX 中止により自然退縮する reversible lymphoma の 2 症例を報告[49] して以来，MTX 中止により自然退縮するリンパ腫／LPD が注目されるようになった．2004 年の造血器リンパ組織腫瘍の WHO 分類第 3 版[50] では MTX 関連 LPD（MTX-associated LPD）が免疫不全関連 LPD の 1 カテゴリーとして追加された．その後，TNF 阻害薬など他の免疫抑制薬でも同様の症例が報告され 2008 年の WHO 分類第 4 版[51] ではその他の医原性免疫不全関連 LPD（other iatrogenic immunodeficiency-associated LPD：OIIA-LPD）と名称が改訂され，改訂第 4 版 2017 年[52] でも疾患名やカテゴリーの変更はなかった．

OIIA-LPD は「自己免疫疾患に対して MTX や TNF 阻害薬などの免疫抑制薬を投与中に発生するリンパ球増殖やリンパ腫」と定義される．最近の症例報告や副作用報告では，TAC などのカルシニューリン阻害薬や JAK 阻害薬でもリンパ腫の報告がみられる．わが国の NinJa レジストリ患者のリンパ腫の危険因子の解析では，加齢，MTX，TAC が有意な危険因子であった[27]．

OIIA-LPD の臨床病理学的特徴については別項で述べる．

4) RA 患者に発生する LPD の臨床病理学的特徴

RA 関連 LPD の実態を明らかにするため日本リウマチ学会（JCR）主導で 2 つの臨床研究；①調査研究委員会疫学・薬剤安全性小委員会（委員長：針谷正祥）による後方視的観察研究

JCR-RA-LPD study，②ワーキンググループによる後方視的多施設共同研究 LPD-WG study（研究責任者：鈴木康夫）が行われた．後者では 232 例の LPD 症例（うち 37 例は，LPD が疑われ免疫抑制薬中止により自然退縮した clinical LPD）の発症時，発症前 3 年間，発症後 2 年間の臨床病理学的データを収集した．これらの研究結果と国内からの症例報告例や Kurita ら[53] が多数例を系統的に解析した結果を中心に，RA 関連 LPD の患者背景や臨床病理学的特徴をまとめる（表4）[30)53)~55)]．

(1) 患者背景

一般的に悪性リンパ腫の好発年齢は高齢者で，70 歳以上が大半を占める．RA 関連 LPD の国内症例の患者背景を表4 に示すが，年齢の中央値は 67~68 歳で，女性比率は 67~80% である．RA 発症から LPD 発生までの期間は中央値で 10~12 年である．LPD 発生時の MTX 投与量は週 8 mg，投与期間は 4~6 年，bDMARD 使用割合 20~25% であった．

(2) 臨床症状と徴候

① 全身症状（B 症状）

発熱（38℃以上），体重減少（10%以上），盗汗のいずれか 1 つの全身症状を認めた症例は約 30% である．

② リンパ節病変と節外病変

頸部，腋窩などの表在リンパ節や胸腔内，腹腔内などの深部リンパ節のいずれかのリンパ節病変のみがみられた症例は，報告により多少異なるが 40~50% と考えられる．節外病変の頻度が多いのが特徴で，節外病変のみの症例も 25~40% 程度みられ，リンパ節病変，節外病変両者を認める症例は半数以上に及

7. 関節リウマチとリンパ増殖性疾患

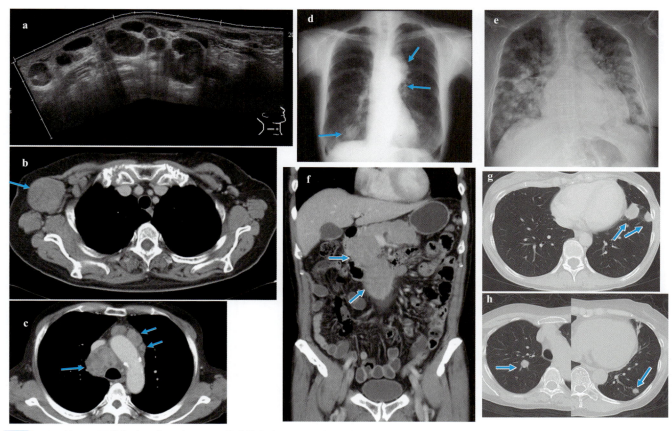

図1 その他の医原性免疫不全関連リンパ増殖性疾患のリンパ節病変（a, b, c）と節外病変（d, e, f, g, h）
a：多発性頸部リンパ節腫脹（血管免疫芽球性T細胞リンパ腫），b：巨大な腋窩リンパ節腫脹（多形性LPD），c：気管支周囲，傍大動脈リンパ節腫脹（深部リンパ節腫脹）（血管免疫芽球性T細胞リンパ腫），d：肺の腫瘤陰影と縦隔腫瘤（びまん性大細胞型B細胞リンパ腫），e：全肺野にわたる多発性結節性／腫瘤陰影（びまん性大細胞型B細胞リンパ腫），f：腹腔内腫瘤（びまん性大細胞型B細胞リンパ腫），g：肺の多発性腫瘤陰影（リンパ腫様肉芽腫症），h：MTX中止により1か月で消失した両肺野の小結節影（Clinical LPD）

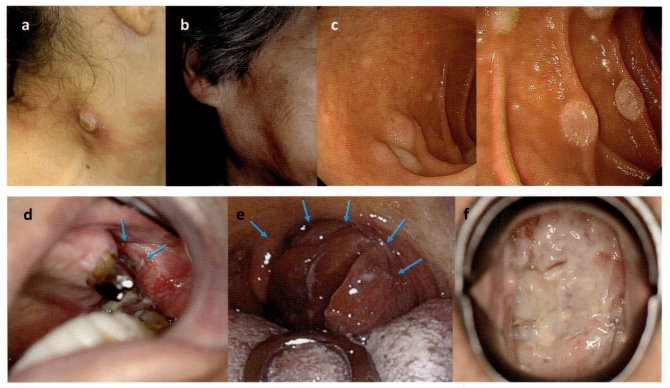

図2 その他の医原性免疫不全関連リンパ増殖性疾患の節外病変
a：皮膚潰瘍を伴う皮下腫瘤（古典的Hodgkinリンパ腫），b：右耳下腺腫大（びまん性大細胞型B細胞リンパ腫），c：胃十二指腸の多発性隆起性病変（びまん性大細胞型B細胞リンパ腫），d：歯齦の深い有痛性潰瘍（EBV陽性皮膚粘膜潰瘍），e：著明な口蓋扁桃腫大（びまん性大細胞型B細胞リンパ腫），f：子宮頸部の巨大潰瘍を伴う腫瘤（リンパ腫様肉芽腫症）

215

第4章 多様な患者背景に対応するために

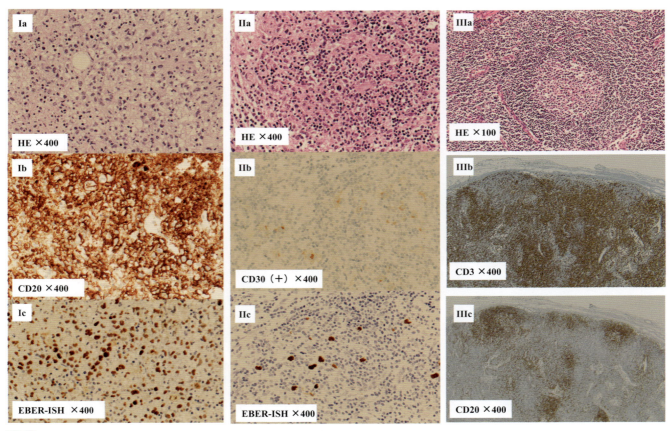

図3 その他の医原性免疫不全関連リンパ増殖性疾患の代表的病理組織像
I：びまん性大細胞型B細胞リンパ腫（a. HE染色，b. CD20陽性，c. EBER-ISH陽性），II：古典的Hodgkinリンパ腫（a. HE染色　Reed Sternberg細胞（＋），b. CD30陽性，c. EBER-ISH陽性），III：反応性リンパ濾胞過形成（RH）（a. HE染色：腫大した胚中心をもつ濾胞の増生，b. CD3陽性，c. CD20陽性）
東海大学医学部中村直哉先生提供

ぶ．節外病変では肺，口腔・咽頭粘膜が多く，次いで消化管，骨髄，皮膚・皮下組織などが続く．代表的な臨床所見および画像を示す（**図1，2**）．

（3）わが国における病理組織型

OIIA-LPDの代表的な病理組織像を**図3**に示す．

OIIA-LPDの病理学的特徴としてB細胞リンパ腫が多く中でも，DLBCLの頻度が多い．WHOが世界の症例をまとめたデータ（**表5**）[52]でも，B細胞系組織型は全体の75％を占め，そのうちDLBCLは58％である．次いで古典的Hodgkinリンパ腫（CHL）が15％を占める．また，EBVが組織中に陽性である症例が約半数みられる[56]．臨床的には，節外病変が全体の3分の2の症例にみられ，頻度が高いのが特徴である．自然退縮率は40％とRAと関連しないリンパ腫に比べて予後が良い．

わが国の報告例をまとめると，DLBCLが40～50％で，CHLは10～12％とWHOの統計（**表5**）[52]と同じ傾向である（**表6**）[30)53)～55]．WHOの統計にはないが，臨床では反応性リンパ濾胞過形成（RH）が比較的頻度が高く，やはり自然退縮率が高い．

OIIA-LPDの特徴的な病理組織の1つとして，EBV陽性皮膚粘膜潰瘍があるが，EBV陽性で高齢者に多く，臨床的に口腔内，歯齦，咽頭粘膜，皮膚に潰瘍性病変を呈する．病理学的には多様なリンパ球様細胞がみられ，自然退縮率が高い．WHO

分類改訂第4版に新たに追加されたカテゴリーであるが，臨床的特徴をふまえた概念である．多形性LPDは成熟リンパ球に加え，形質細胞，大型B細胞など多様なリンパ球様細胞が組織中に存在し，時にHodgkin/Reed Sternberg細胞もみられる．Hodgkin様病変やEBV陽性皮膚粘膜潰瘍は病理学的には多形性LPDに包括される場合がある[56]．

わが国の症例のまとめではEBV陽性率，節外病変，自然退縮率はWHOの集計より高い．

（4）発症時の検査値異常

LPD-WG studyではLPD発症前3年間の臨床検査値を検討したが，LPD発症3か月前まで，特徴的な検査値の変動はなかった．発症時には，RA疾患活動性が安定している反面，血清CRP，LDH値の上昇がみられた．可溶性IL-2レセプター（sIL-2R）は異常値を呈する例が多く，中央値は1,080 U/mLで2,000 U/mL以上の症例は約25％であった．また，LPD発症時のリンパ球数は中央値で1,080/μLで発症9か月前に比べて有意に低下していた．RA治療経過中に，関節炎活動性コントロールが良好であるのにかかわらず，血清LDH，CRP値の上昇やリンパ球数低下がみられた場合は，LPD合併の可能性も考える[55)57]．

表5 その他の医原性免疫不全関連リンパ増殖性疾患（MTX 関連リンパ増殖性疾患）の病理組織所見

組織型		n（%）	EBV 陽性	節外病変	自然退縮
B-cell	びまん性大細胞型 B 細胞リンパ腫	159（58.0）	45/108	66/90	35/115
	多形性／リンパ形質細胞性リンパ増殖性疾患	27（9.9）	12/17	6/6	10/14
	濾胞性リンパ腫	11（4.0）	2/10	2/5	3/8
	Burkitt リンパ腫	3（1.1）	1/3	0/1	0/3
	辺縁帯リンパ腫／粘膜関連リンパ組織型リンパ腫	3（1.1）	0/3	3/3	1/1
	リンパ形質細胞性リンパ腫	2（0.7）	0/2	–	0/2
	慢性リンパ性白血病／小リンパ球性リンパ腫	1（0.4）	0/1	0/1	0/1
	マントル細胞リンパ腫	1（0.4）	0/1	–	–
T-cell	末梢型 T 細胞リンパ腫	7（2.6）	0/4	0/1	3/5
	節外性 NK／T 細胞リンパ腫，鼻型	2（0.7）	2/2	2/2	1/1
	その他の T 細胞性リンパ腫	1（0.7）	1/1	1/1	1/1
Hodgkin リンパ腫		42（15.3）	19/23	2/19	11/25
Hodgkin 様病変		6（2.2）	6/6	3/5	5/6
EBV 陽性皮膚粘膜潰瘍		9（3.3）	9/9	9/9	5/6
総計		274	97/199（48.7%）	94/143（65.7%）	76/188（40.4%）

（Gaulard P, et al：Other immunodeficiency associated lymphoproliferative disorders. In：WHO classification of tumors of haematopoietic and lymphoid tissues. Edited by IARC Press Lyon, 2016：462-464 より引用）

表6 国内症例における LPD のおもな病理組織型

	LPD–WG study[55]（n＝195）	JCR–RA–LPD[30] study（n＝55）	国内症例報告例[54]（n＝81）	Kurita et al[53]（n＝219）
びまん性大細胞型 B 細胞リンパ腫（DLBCL）	41%	54%	42%	48%
古典的 Hodgkin リンパ腫（CHL）	11%	11%	10%	12%
EBV 陽性皮膚粘膜潰瘍（EBV–MCU）	8%	2%	5%	3%*
反応性リンパ濾胞過形成（RH）	6%	2%	1%	14%
濾胞性リンパ腫（FL）	6%	5%	–	1%
末梢性 T 細胞リンパ腫（PTCL）／血管免疫芽球性 T 細胞リンパ腫（AITL）	3%	7%	9%	6%
多形性（polymorphic）LPD	1%	2%	5%	12%*

*原著では polymorphic LPD の中に，EBV–MCU が包括されているが，本表では分けて掲載した.
DLBCL：diffuse large B-cell lymphoma, CHL：classic Hodgkin lymphoma, EBV–MCU：Epstein–Barr virus –positive mucocutaneous ulcer, RH：reactive follicular hyperplasia/reactive lymphoid hyperplasia. FL：follicular lymphoma, PTCL/AITL：peripheral T-cell lymphoma / angioimmunoblastic T-cell lymphoma
（Kurita D, et al：Am J Sur Pathol 2019；43：869–884, Takada H, et al：Mod Rheumatol online ahead of print. doi:10.1080/14397595.2021.1899570 より引用）

5）LPD 発生時の対応/治療と予後

① 発生時の対応

OIIA-LPD では，免疫抑制薬中止後に LPD に対する治療なしで退縮（自然退縮）する症例がみられる．MTX 中止後に自然退縮する症例は，WHO の集計では約 40％であるが，わが国報告例では自然退縮率が高い．Kurita らの報告では，MTX 中止後の経過が追跡できた症例 136 例中 90 例（66.2％）が退縮している[53]．LPD-WG study では MTX 中止後 216 例中 144 例（66.7％）が退縮（完全退縮＋部分退縮）を示した[57]．リウマトレックス適正使用情報 Vol. 25（1999〜2018 年の集計）によれば，1,226 件中，1,104 例（90.0％）が MTX 中止後に退縮が認められている[35]．したがって，RA に対して MTX，bDMARD など免疫抑制

療法中に LPD が疑われた場合は，免疫抑制薬を中止するのが原則である．

免疫抑制薬中止後も退縮しない症例では，その後の治療に関して血液内科にコンサルトする必要がある．速やかに対応するには，非退縮例の背景や特徴と退縮例の時間的経過の把握が重要である．

② 自然退縮例と非退縮例の背景と臨床病理学的特徴

Kuramoto らは MTX 中止後に退縮した症例と非退縮例の患者背景を比較したところ年齢，性，罹病期間や RA 活動性に差はなかった．臨床検査値は退縮群では，リンパ球数，血清 LDH値，sIL-2R 値が，非退縮群に比べて有意に低かった．両群の RA治療薬（csDMARD，bDMARD，副腎皮質ステロイド）に差はなかったが，退縮群では診断時 MTX 投与量が有意に多かった．

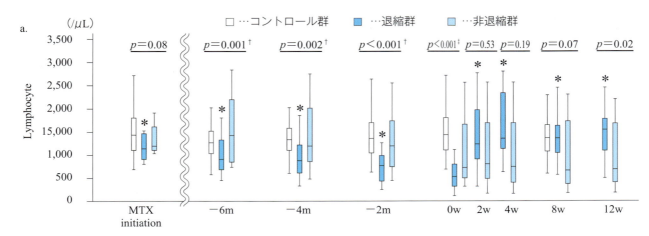

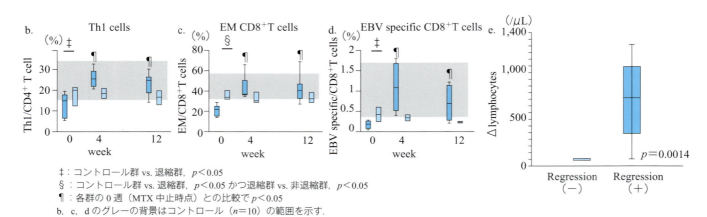

† : コントロール群 vs. 退縮群, $p<0.05$ かつ退縮群 vs. 非退縮群, $p<0.05$
‡ : コントロール群 vs. 退縮群, $p<0.05$ かつ退縮群 vs. 非退縮群, $p<0.05$ かつコントロール群 vs. 退縮群, $p<0.05$
＊: 各群の 0 週（MTX 中止時点）との比較で $p<0.05$

‡ : コントロール群 vs. 退縮群, $p<0.05$
§ : コントロール群 vs. 退縮群, $p<0.05$ かつ退縮群 vs. 非退縮群, $p<0.05$
¶ : 各群の 0 週（MTX 中止時点）との比較で $p<0.05$
b, c, d のグレーの背景はコントロール（$n=10$）の範囲を示す.

図4　MTX 中止後の LPD 退縮例と非退縮例のリンパ球数の推移

a：退縮群，非退縮群，コントロール群における LPD 発症前，発症時，発症後の末梢血リンパ球数の推移（Saito S, et al：Rheumatology 2017；56：940-946 より引用），b, c, d：Th1 細胞，エフェクターメモリー（EM）CD8⁺T 細胞，EBV 特異的 CD8⁺T 細胞の推移（Saito S, et al：Front Immunol 2018；9：Article621 より引用，転載許諾取得済），e：MTX 中止後 2 週目のリンパ球数変化（Inui Y, et al：Leuk Lymphoma 2015；56：3045-3051 より引用，転載許諾取得済）

臨床的には退縮群では深部リンパ節腫脹，節外病変の頻度が少なかった．また，病理学的に退縮群では DLBCL の頻度が有意に低く，EBV 陽性皮膚粘膜潰瘍，反応性リンパ濾胞過形成の頻度が高かったが，組織中の EBV 陽性率に差はなかった[57]．

③ 自然退縮の時間的経過と検査値の推移

自然退縮例の時間的経過を検討した Kuramoto らの報告[57]では，MTX 中止後 2 週間目で 90％以上の症例で退縮が始まっているが，完全退縮例は 13.8％であった．完全退縮例の比率は MTX 中止後 12 週で 50.7％，52 週で 64.3％と，退縮傾向がみられるのは比較的早いが，完全に退縮するまでには数か月から 1 年かかることを示している[57]．同様に，Inui らは MTX 中止後の最大退縮までの期間は中央値 12 週（2-76 週）と報告している[58]．

MTX 中止後の検査値の変動で，重要なのは末梢血リンパ球数である．Saito らの報告では，退縮例では LPD 発生時リンパ球数が有意に低下し，MTX 中止後 2 週目に有意に上昇していたが，非退縮例ではリンパ球数の変動はなかった **（図4）**[59]．さらに，リンパ球の減少は，Th1 細胞，エフェクターメモリー CD8⁺T 細胞，EBV 特異的 CD8⁺T 細胞の減少によるもので，MTX 中止後 4 週目にはこれらの T 細胞が回復していた．また，回復期には血清 IFN-γ の増加がみられ，Th1 細胞より産生される IFN-γ が CD8⁺T 細胞の誘導と活性化を介して LPD の退縮に関与すると推定している[60]．Inui らも MTX 中止後の早期のリンパ球数の回復が退縮例ではみられると報告している **（図4）**[58]．Kuramoto らの報告でも，退縮例では MTX 中止後 2 週間で，リンパ球数の上昇，CRP 値の低下がみられた[57]．

以上より，①深部リンパ節病変や節外病変あり，②リンパ球数低下がない，あるいは MTX 中止後のリンパ球数回復が悪い，③LDH，sIL-2R 高値，④組織学的に DLBCL の臨床的特徴をもつ症例では，退縮が悪い可能性がある．このような症例で，免疫抑制薬中止後 2 週間目で退縮傾向がまったくみられない場合は，早めに血液内科との連携を考慮する．

④ 再発と生命予後

自然退縮後も再発例の報告がみられる．LPD-WG study の症例の解析では，5 年までの再発率は 25％で，その後の再発は少

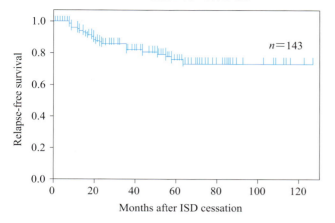
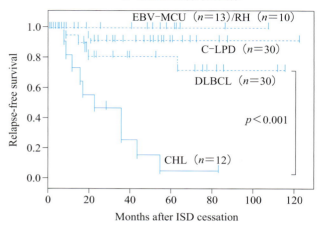
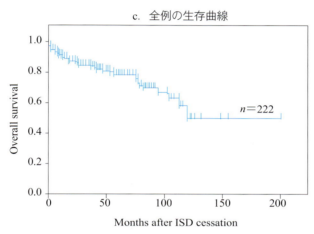

図5 LPD-WG study における退縮群の再発曲線および全症例の生存曲線

ISD：immunosuppressive drug，CHL：classic Hodgkin lymphoma，DLBCL：diffuse large B-cell lymphoma，C-LPD：clinical lymphoproliferative disorder，EBV-MCU：Epstein-Barr virus-positive mucocutaneous ulcer，RH：reactive lymphoid hyperplasia
(Saito R, et al：Mod Rheumatol online ahead of print. doi:10.1080/14397595.2020.1866837 より引用)

なかった(図5)[61]．病理組織型別に検討するとCHLでは他の組織と比べて有意に再発が多かった．また，EBV陽性皮膚粘膜潰瘍や反応性リンパ濾胞過形成では再発例はなかった(図5)[61]．再発リスクの検討では，CHL（HR＝6.7，$p=0.003$），sIL-2R高値（＞2,000 IU/L）（HR＝4.0，$p=0.014$）が有意な因子であり，深部リンパ節病変は再発と関連する傾向がみられた(HR＝2.9，$p=0.056$)．また，再発時にはリンパ球数低下，血清CRP値，sIL-2R値の上昇がみられた[61]．

Tokuhiraらの報告では，MTX中止後，病理組織検査を行う前に退縮したが，その後経過観察中にLPDが再燃し，病理組織検査を行い確定診断した症例をclinical LPDと定義している．clinical LPDの再発時の病理組織はほとんどがHLであった[62]．リウマトレックス適正使用情報によれば，退縮後の再発例は全体で15％と少ないが，HLでは約50％と再発率が高かった[35]．以上より，HLでは再発頻度が高い可能性があり，退縮後も自覚症状，他覚所見に加え，リンパ球数，炎症反応，sIL-2R検査などの慎重なフォローが必要である．

生命予後の検討では，5年生存率は78.2％と比較的良好で(図5)[61]，Ichikawaらが102例のRA関連LPDを検討した報告でも，約70％であった[63]．

LPD-WG studyでは予後不良因子を多変量解析で検討し，高齢（＞70歳），performance status＞1，深部リンパ節腫脹または節外病変＞1，CHLが5年以内の死亡のリスク因子として抽出された[61]．Kuritaらが無増悪生存率（PFS）と全生存率（OS）を検討した成績では，全症例のPFSの中央値は46か月であり，組織別PFSではCHL＞DLBCL＞polymorphic LPD＞RHの順で予後不良であった．OSの検討でも同様の傾向があったが，各組織間で有意差はなかった[53]．

6）LPD発生後のRA治療

LPD発生後のRA治療薬の選択に関しては，自然退縮例，化学療法施行後寛解例のいずれにおいても，エビデンスは少ない．またMTX診療ガイドライン[64]において，MTXの再投与は推奨されないが，その他の経口免疫抑制薬やbDMARDの使用の可否についての明確な結論は得られていない．

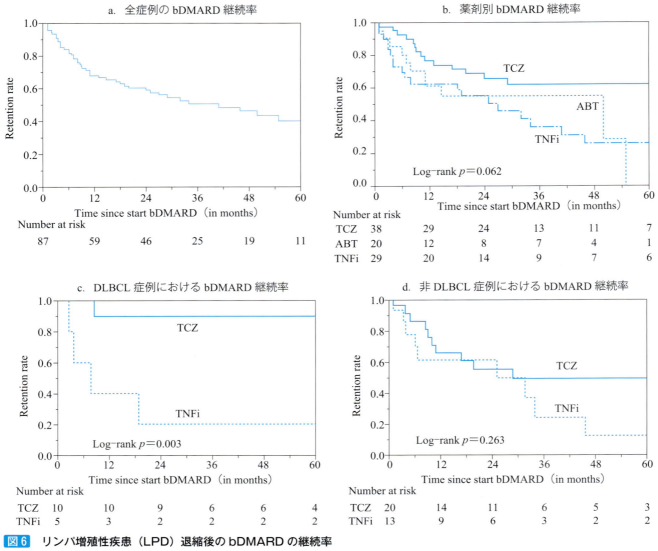

図6 リンパ増殖性疾患（LPD）退縮後のbDMARDの継続率
DLBCL：diffuse large B-cell lymphoma, TCZ：tocilizumab, ABT：abatacept, TNFi：TNF inhibitors
(Nakano K, et al：Mod Rheumatol 2020；1-13. doi:10.1080/14397595.2020.1847775 より引用)

　Nakanoらは，MTX治療中あるいは投与歴があるLPD症例のうち自然退縮例138例とLPDに対して治療が行われた52例のRA治療中の再発を検討した[65]．経過中，自然退縮例の16.7％，LPD治療例の32.7％で再発がみられた．RA治療開始後2年間の累積再発率は12.3％であった．再発例と非再発例の背景を比較すると，CHL，LPDのStage 3あるいは4，LPDに対する治療歴，sIL-2R高値が再発群で有意に多かったが，RA治療薬剤（csDMARD，経口免疫抑制薬，bDMARDや副腎皮質ステロイド）の使用頻度に差はなかった．多変量解析を用いた再発危険因子分析ではCHLが唯一の有意な危険因子であった（OR＝3.81，$p=0.042$）．RA治療としてbDMARDが使用された90例の継続率をKaplan-Meier法で分析すると，全体の継続率は1年目67.8％，2年目59.1％であり，薬剤別では効果不十分による脱落例が少なかったトシリズマブ（TCZ）の継続率が高かった（1年目76.3％，2年目65.2％）（**図6a, b**）[65]．bDMARD中止にかかわる因子をCox比例ハザードモデルで解析すると，LPD治療歴のある症例のHR＝15.90（$p=0.006$）と高かった．bDMARD別継続率はTCZ，アバタセプト，TNF阻害薬間で差はなかったが，DLBCLではTCZの継続率がTNF阻害薬に比べて有意に高かった（**図6c, d**）[65]．

　今回の解析では，RA治療薬剤のLPD再発リスクに与える影響は，bDMARDや経口免疫抑制薬を含め，明らかでなかった．しかし，再発リスクが高いLPD治療歴がある症例では，免疫抑制薬の使用はbenefit/risk比を考慮し慎重に検討すべきである．LPD発生後の最適なRA治療薬の選択に関しては，さらなる症例の蓄積が必要であろう．

7）おわりに

　RA関連LPDの疫学，発生要因，臨床病理学的特徴，経過，予後，LPD発症後のRA治療について，JCR主導の2つの臨床研究の結果を含め，現在までに集積されたエビデンスをもとに

解説した．しかし，RA 関連 LPD の発生に関与する因子は，MTX をはじめとする薬剤による医原性免疫不全だけではなく，明らかになっていない点も多い．実際の臨床で LPD が発生した場合，リウマチ専門医と血液内科専門医，病理診断医との連携は不可欠であり，共同で対応する必要がある．現在，日本リウマチ学会，日本血液学会，日本病理学会の 3 学会合同で「関節リウマチ関連リンパ増殖性疾患の診断と管理に関する手引き」を作成中であり，3 学会の共通認識が示される予定である．発刊の際はご一読いただければ幸いである．

謝辞

本項で引用した JCR 調査研究員会の後方視的観察研究，JCR RA-LPD ワーキンググループの後方視的多施設共同研究の解析データは，以下の先生方を中心にまとめられたもので，この場をかりて深謝いたします．

針谷正祥[1]，高田秀人[1]，本田 卓[1]，杉本直樹[1]，金子祐子[2]，齋藤俊太郎[2]，齋藤和義[3]，中野和久[3]，田中真生[4]，齋藤林太郎[4]，藤井隆夫[5]，藏本伸生[5]，佐々木翔[6]

[1] 東京女子医科大学，[2] 慶應義塾大学，[3] 産業医科大学，[4] 京都大学，[5] 和歌山医科大学，[6] 東海大学

■文献

1) Hakulinen T, et al：Am J Med 1985；78：29-33.

2) Pior P, et al：Ann Rheum Dis 1984；43：128-131.

3) Gridley G, et al：J Nat Cancer Inst 1993；85：307-311.

4) Zintzaras E, et al：Arch Intern Med 2005；165：2337-2344.

5) Smedby KE, et al：Blood 2008；111：4029-4038.

6) Fallah M, et al：Ann Oncol 2014；25：2025-2030.

7) Mellemkjaer L, et al：Eur J Cancer 1996；32A：1753-1757.

8) Kauppi M, et al：Cancer Causes Control 1997；8：201-204.

9) Silman AJ, et al：Ann Rheum Dis 1988；47：988-992.

10) Moder HG, et al：Am J Med 1995；99：276-281.

11) Tavani A, et al：Eur J Cancer Prev 2000；9：59-64.

12) Eksrom K, et al：Arthritis Rheum 2003；48：963-970.

13) Mariette X, et al：Blood 2002；99：3909-3915.

14) Thomas E, et al：Int J Cancer 2000；88：497-502.

15) Wolfe F, et al：Arthritis Rheum 2004；50：1740-1751.

16) Geborek P, et al：Ann Rheum Dis 2005；64：1414-1420.

17) Franklin J, et al：Ann Rheum Dis 2006；65：617-622.

18) Franklin J, et al：Arthritis Rheum 207；56：790-798.

19) Abasolo L, et al：Sem Arthritis Rheum 2008；37：388-397.

20) Hemminiki K, et al：Rheumatology 2008；47：698-701.

21) Parikh-Patel A, et al：Cancer Causes Control 2009；20：1001-1010.

22) Chen YJ, et al：Arthritis Rheum 2011；63：352-358.

23) Dreyer L, et al：Ann Rheum Dis 2913；72：79-82.

24) Mercer L, et al：Rheumtology 2013；52：91-98.

25) Hellgren K, et al：Arthritis Rheumatol 2017；69：700-708.

26) Yamada T, et al：Reumatol Int 2011；31：1487-1492.

27) Hashimoto A, et al：J Rheumatol2015；42：564-571.

28) Harigai M：Mod Rheumatol 2018；28：1-8.

29) Yoshida Y, et al：Mod Rheumatol 2014；24：763-765.

30) Honda S, et al：Mod Rheumatol online ahead of print. doi:10.1080/14397595.2020.1869370

31) Askling J, et al：Ann Rheum Dis 2016；75：1789-1796.

32) Mercer LK, et al：Ann Rheum Dis 2017；76：497-503.

33) Mercer LK, et al：Ann Rheum Dis 2017；76：2025-2030.

34) Kameda T, et al：Arthritis Care Res 2014；66：1302-1309.

35) リウマトレックス適正使用情報 vol.25. ファイザー株式会社，2019.5.

36) Mancuso S, et al：Immunity Aging 2018；15：22.

37) Sarkozy C, et al：Curr Oncol Rep 2015；17：32.

38) Ekstrom K, et al：Arthritis Rheum 2003；48：963-970.

39) Landgren O, et al：J Nat Cancer Inst 2006；98：1321-1330.

40) Mellemkjaer L, et al：Arthritis Rheum 2008；58：657-666.

41) Yamakawa N, et al：J Rheumatol 2014；41：293-299.

42) Baecklund E, et al：Br Med J 1998；317：180-181.

43) Baecklund E, et al：Arthritis Rheum 2003；48：1543-1550.

44) Baecklund, et al：Arthritis Rheum 2006；54：692-701.

45) Baecklund E, et al：Arthritis Rheum 2006；54：3774-3781.

46) Wolfe F：Arthritis Rheum 1998；41（Suppl 9）：S188.

47) Kaiser R：Clinical Lymphoma Myeloma 2009；8：87-93.

48) Lopez-Olivo M, et al：JAMA 2012；308：898-908.

49) Kamel OW, et al：N Engl J Med 1993；328：1317-1321.

50) Harris NL, et al：editors. Pathologyand genetics of tumors of haematopoietic and lymphoid tissues. Eorld Health Organization Classification of Tumors. IARC Press. London, 2001：270-271.

51) Other iatrogenic immunodeficiency-associated lymphoproliferative disorders. In：WHO Classification of Tumours of Haematopoietic and Lymphoid Tissues. Edited by Swerdlow SH, et al：IARC Press Lyon, 2008：350-351.

52) Gaulard P, et al：Other immunodeficiency associated lymphoproliferative disorders. In：WHO classification of tumors of haematopoietic and lymphoid tissues. Edited by Swerdlow SH, et al, 2017：462-464.

53) Kurita D, et al：Am J Sur Pathol 2019；43：869-884.

54) 令和元年度厚生労働行政推進調査事業費補助金（免疫・アレルギー疾患政策研究事業）「我が国の関節リウマチ診療の標準化に関する臨床疫学研究」（H30-免疫-指定-002）分担

研究報告書. 2019.

55）Takada H, et al：Mod Rheumatol online ahead of print. doi:10.1080/14397595.2021.1899570.

56）Momose S, et al：J Clin Exp Hematol 2019；59：48-55.

57）Kuramoto N, et al：Mod Rheumatol online ahead of print. doi:10.1080/14397595.2021.1879362.

58）Inui Y, et al：Leuk Lymphoma 2015；56：3045-3051.

59）Saito S, et al：Rheumatology（Oxford）2017；56：940-946.

60）Saito S, et al：Front Immunol 2018；9：Article 621.

61）Saito R, et al：Mod Rheumatol online ahead of print. doi:10.1080/14397595.2020.1866837.

62）Tokuhira M, et al：Leuk Lymphoma 2019；60：2508-2515.

63）Ichikawa A, et al：Eur J Haematol 2013；91：20-28.

64）日本リウマチ学会 MTX 診療ガイドライン策定小委員会：関節リウマチ治療におけるメトトレキサート（MTX）診療ガイドライン 2016 年改訂版. 羊土社 2016.

65）Nakano K, et al：Mod Rheumatol 2020；1-13. doi:10.1080/14397595.2020.1847775.

索　引

和　語

あ

アウトカム　8, 12
悪性腫瘍　102
悪性リンパ腫　104
アダリムマブ　46, 40, 58, 81, 111
アダリムマブ BS　84
アバタセプト　42, 48, 63, 111
アブストラクト　11
アミロイドーシス　93
アルゴリズム　3, 16, 18

い

イグラチモド　27
医原性免疫不全関連 LPD　214
移行期　3, 204
医療経済　3
医療経済的検討　194
医療費　191
インターロイキン 6　61
インプラント費用　165
インフリキシマブ　40, 46, 111
インフリキシマブ BS　81, 84
インフルエンザワクチン　105

う・え・お

うつ　177
運動器リハビリテーション　159, 161
運動療法　158
エタネルセプト　40, 58, 111
エタネルセプト BS　81, 84
エビデンス　12
エビデンスプロファイル　xii, 13
オピオイド　175

か

介護保険　159
外部評価　170
活性型葉酸　22
合併疾患　176
滑膜切除術　19, 143, 176
環軸椎不安定性　152
間質性肺疾患　38, 87
患者アンケート　13, 182
患者教育　188
患者主観的評価　158, 160, 162, 164
患者全般評価　164
患者ニーズ　160
患者の価値観・意向　v
関節温存手術　19, 150
関節機能再建手術　19
関節機能障害　158
関節形成術　176
関節腔内注射手技料　163
関節固定術　19, 150
関節手術　164, 176
関節生存率　142, 145

関節内注射　19
間接費用　191
関節リウマチ診療ガイドライン 2014　41, 43
感染症　36, 37

き・く・け

協働的意思決定　4, 170
金チオリンゴ酸ナトリウム　27
クイックリファレンス　ii, 12
クリニカルクエスチョン　iii, 10, 11
頚髄症　152
頚椎手術　152
外科的治療　18
血管イベント　38

こ

抗 CD20 抗体　56
抗 IL-6 受容体抗体　61
抗 RANKL 抗体　17, 79
高齢関節リウマチ　108, 111, 114
高齢者　3
コスト　v
骨髄腫　211
骨粗鬆症　176
ゴリムマブ　40, 46

さ

催奇形性　199
在宅自己注射指導管理料　190
採用論文リスト　v
作業療法　160
サラゾスルファピリジン　27, 174
サリルマブ　42, 61

し

シェーグレン症候群　211
自記式アンケート　159, 160, 163, 182, 189
自己効力感　188
システマティックレビュー　11
疾患活動性　36, 158
膝関節破壊　142
指定難病　205
市販後調査　37
死亡　36, 37
若年性特発性関節炎　ii, 204
周産期医療　3
周術期　116, 117
周術期管理　165
周術期休薬　119
重症心不全　90
修正 Delphi 法　8, 13
修正総 Sharp スコア　36
重篤有害事象　36, 37
従来型抗リウマチ薬　16, 24, 27, 31, 155, 174
従来型抗リウマチ薬で効果不十分　40, 42
手関節形成術　125, 165
手指機能 MHQ　158

手術合併症　148
手術治療　185
手術部位感染　119, 120, 148, 168
術後合併症　117, 168
術後感染症　116
術後死亡　148
術前休薬期間　120
少関節炎　208, 209
上肢機能 DASH　158
静脈血栓塞栓症　91
上腕骨人工骨頭置換術　134
シリコンインプラント　128, 129
腎機能障害　93
神経症状　152
心血管疾患　90
心血管障害　176
人工関節生存率　122
人工関節置換術　19, 155, 176
人工肩関節全置換術　131, 132, 134
人工股関節全置換術　137, 139, 165
人工指関節置換術　128, 129
人工膝関節全置換術　142, 165
人工足関節全置換術　145
人工肘関節全置換術　122
人工肘関節置換術　165
身体機能　158, 160, 164
心不全　90

す・せ・そ

ステロイド関節内注射　162
生活の質　158, 164
整形外科手術　148, 155
生物学的製剤　17, 40, 81, 155, 168, 174, 191
脊椎手術　169
切除関節形成術　150
セメント人工股関節全置換術　139
セメントレス人工股関節全置換術　139
セルトリズマブ ペゴル　40, 46
先行バイオ医薬品　81, 84, 196
全身性エリテマトーデス　211
前足部関節形成術　165
造血器・リンパ組織腫瘍　211
創傷治癒遅延　116, 117, 119, 120, 148, 168
増分費用効果比　194
足関節固定術　145
足趾変形　150
足部手術　168

た・ち

胎児毒性　199
帯状疱疹生ワクチン　105
タクロリムス　27
単剤療法　48
直接費用　191
治療アドヒアランス　188
治療原則　16
治療目標　16

223

て・と

デノスマブ　79
橈骨手根関節部分固定術　125
橈骨手根骨間部分固定術　126
疼痛　158
糖尿病　176
トシリズマブ　42, 48, 61, 111
トファシチニブ　65, 68, 71, 74, 77, 111

な・に・の

ナショナルデータベース　174
生ワクチン　201
難病外来指導管理料　190
日本リウマチ友の会　46, 49, 182
脳血管障害　176
脳・心血管合併症　38
ノーシーボ効果　85

は

肺炎球菌ワクチン　105
バイオ後続品　81, 84, 196
肺塞栓症　91
パネル会議での意見　v
バリシチニブ　65, 68, 71, 74, 77, 111
ハンドサーチ　11
反応性リンパ濾胞過形成　218

ひ

非 Hodgkin リンパ腫　211
非 TNF 阻害薬　42, 51, 54, 56
非 TNF 阻害薬単剤投与　48
非ステロイド系抗炎症薬　33, 174
ヒト T 細胞白血病ウイルス　99
ヒドロキシクロロキン　166
びまん性大細胞型 B 細胞リンパ腫　213
非メラノーマ性皮膚癌　102
非薬物治療　18
費用効用分析　194
費用対効果　194

ふ・へ・ほ

フェーマコエコノミクス（薬剤経済学）
　194
不可逆的破壊　164
副腎皮質ステロイド　36, 114, 168, 174
ブシラミン　27
ぶどう膜炎　209
フローチャート　11
併存症　148
ペフィシチニブ　65, 68, 71, 74, 77
補助的なステロイド関節内注射　163

ま・め

満足度　189
メトトレキサート　16, 20, 22, 24, 108, 116,
　155, 174
メトトレキサートで効果不十分　51, 54
免疫老化　213

や・よ

薬物治療　184
ヤヌスキナーゼ阻害薬　17, 31, 65, 68, 71,
　74, 77, 174, 194
要介護状態　159

葉酸　22

り・れ

利益と害　v
リコメンデーション　188
リツキシマブ　52, 55, 56
リツキシマブ BS　81
リバース型 TSA　131, 132
リハビリテーション　18, 19
リンパ増殖性疾患　103, 211
レフルノミド　27
労働生産性　196

欧　文

A

ABT　42, 48, 63, 111
ACR ガイドライン 2015　41, 43, 47, 50, 55,
　57
ADA　46, 40, 58, 81, 111
ADA-BS　84
ADACTA 試験　54
add-on　52
AMPLE 試験　51
ANOUVEAU 試験　196
ATTEST 試験　51

B・C

BARI　65, 68, 71, 74, 77, 111
bDMARD　17, 40, 81, 155, 168, 174, 191
BS　81, 84, 196
BUC　27
B 型肝炎ウイルス　95
CD28　63
cost-utility analysis　194
csDMARD　16, 24, 27, 31, 40, 42, 155, 174
csDMARD 減量　31
CTLA-4-Ig　63
CZP　40, 46
C 型肝炎ウイルス　97

D・E・F

DANBIO レジストリ　85
DAS28　36, 158
denosumab　79
DLBCL　213
EQ-5D　164
ETN　40, 58, 111
ETN-BS　81, 84
ETN 単剤　111
EULAR リコメンデーション 2019　41, 43,
　47, 50, 55, 57
FIRST ACT-SC 試験　196

G・H

GOL　40, 46
GRADE 法　2, 8, 12, 13
GST　27
HA　134
HAQ　36
HAQ-DI　158, 160, 164
HBs 抗原陽性患者　95
HBV　95
HBV 既感染者　95

HBV 再活性化　95
HCQ　166
HCV　97
HL　211
Hodgkin リンパ腫　211
HTLV-1　99

I・J・K

ICER　194
IFX　40, 46, 111
IFX-BS　81, 84
IGU　27
IL-6　61
IL-6 阻害薬　51, 54, 56, 61, 174
ILD　38, 87
IORRA コホート　191
JADAS-27　206, 207
JAK 阻害薬　17, 31, 65, 68, 71, 74, 77, 174,
　194
JCR-RA-LPD study　212, 214
JIA　ii, 204
JIA 関連ぶどう膜炎　204, 209
JOA スコア　142
KAKEHASHI 試験　42

L・M

LEF　27
LPD　103, 211
LPD-WG study　214, 216, 219
MCID　162
Minds　13, 170
MOBILITY 試験　42
MONARCH 試験　54
mTSS　36
MTX　16, 20, 22, 24, 51, 54, 108, 116, 155,
　174

N・O・P

NDB Japan　174
NHL　211
NICE　194
non-TNF 阻害薬　17
NSAID　33, 174
OIIA-LPD　213
Patient Education　188
PCP 肺炎　88
PEFI　65, 68, 71, 74, 77
PGA　164
PICO 形式　10
PMS　37

Q・R

QALY（質調整生存年）　194
RANKL　79
REAL 研究　41
RF 陰性多関節炎　208
RF 陽性多関節炎　208
RID　202
RP　81, 84, 196
RTX　52, 55, 56
RTX-BS　81

S

SAR　42, 61

SASP　27, 174
Sauvé-Kapandji 手術　125, 126
SF-36　158
SLE　211
SR　11
SS　211
SSI　119, 120, 148, 168
switch　52, 54

T・V

T2T　2, 16

T2T アプローチ　36
TAA　145
TAC　27
TCZ　42, 48, 61, 111
TEA　122
THA　137, 139, 165
TKA　142
TNF 阻害薬　17, 40, 45, 51, 58, 174
TNF 阻害薬効果不十分　56
TNF 阻害薬単剤投与　45
TOF　65, 68, 71, 74, 77, 111

TSA　131, 132, 134
T 細胞共刺激分子　63
T 細胞選択的共刺激調節薬　51, 52, 54, 56, 63, 174
VTE　91

数字

2nd TNF 阻害薬　56

・ JCOPY 〈(社)出版者著作権管理機構 委託出版物〉
本書の無断複写は著作権法上での例外を除き禁じられています.
複写される場合は,そのつど事前に,(社)出版者著作権管理機構
(電話 03-5244-5088, FAX 03-5244-5089, e-mail：info@jcopy.or.jp)
の許諾を得てください.

・本書を無断で複製（複写・スキャン・デジタルデータ化を含みます）
する行為は,著作権法上での限られた例外（「私的使用のための複
製」など）を除き禁じられています. 大学・病院・企業などにお
いて内部的に業務上使用する目的で上記行為を行うことも,私的
使用には該当せず違法です. また,私的使用のためであっても,
代行業者等の第三者に依頼して上記行為を行うことは違法です.

関節リウマチ診療ガイドライン2020   ISBN978-4-7878-2499-8

2021年 4 月26日	初版第 1 刷発行
2021年 5 月14日	初版第 2 刷発行
2021年 5 月21日	初版第 3 刷発行
2021年11月16日	初版第 4 刷発行

編　集　者	一般社団法人日本リウマチ学会
発　行　者	藤実彰一
発　行　所	株式会社　診断と治療社
	〒 100-0014　東京都千代田区永田町 2-14-2　山王グランドビル 4 階
	TEL：03-3580-2750（編集）　03-3580-2770（営業）
	FAX：03-3580-2776
	E-mail：hen@shindan.co.jp（編集）
	eigyobu@shindan.co.jp（営業）
	URL：http://www.shindan.co.jp/
表紙デザイン	長谷川真由美（株式会社サンポスト）
印刷・製本	日本ハイコム株式会社

© 一般社団法人日本リウマチ学会, 2021. Printed in Japan.　　　　　　　　　　［検印省略］
乱丁・落丁の場合はお取り替えいたします.